国际老龄科学研究院（NIIA）暖心策划
点亮幸福美好生活 · 创新设计系列丛书

点亮健康设计：100个国际创意案例

北京服装学院艺术设计学院 倾力打造
丁肇辰 吴立行 杨一帆 主 编

西南交通大学出版社
· 成 都 ·

内容提要

医学技术的发展延长了人类的平均寿命，以致我们对健康的观念从过去的“治病”转换成“治未病”，并开始思考如何为日常生活提供更好、更全面的健康设计方案与服务。为了推进该领域的学术研究，加强课题实践深度，本书编者集中研究与分析了国内外顶尖健康设计的相关作品与系统，相关组织、企业与设计师的全面介绍，并邀请了多所高校与科研机构的编委进行点评与编审。案例内容涵盖 24 个国家与地区，包括健康医疗产品器材设计、传统平面设计、健康管理应用设计、建筑环境设计在内的 4 个方面的设计。其中，视觉平面设计案例 27 个，建筑环境设计案例 11 个，健康医疗产品器材设计案例 52 个，健康管理应用 16 个。本书是一本有关健康设计方面的国际创意案例集，也是一套关注设计语言和设计方法的资源库，能够为相关设计人员提供灵感，同时为健康设计造福社会出一份力。

图书在版编目（CIP）数据

点亮健康设计：100 个国际创意案例 / 丁肇辰，吴立行，杨一帆主编. —成都：西南交通大学出版社，2021.5
ISBN 978-7-5643-8044-1

Ⅰ. ①点… Ⅱ. ①丁… ②吴… ③杨… Ⅲ. ①保健－案例 Ⅳ. ①R161

中国版本图书馆 CIP 数据核字（2021）第 094667 号

点亮健康设计：100 个国际创意案例
Dianliang Jiankang Sheji：100 Ge Guoji Chuangyi Anli

丁肇辰　吴立行　杨一帆 / 主编

责任编辑 / 罗爱林
封面设计 / 陈奕冰

西南交通大学出版社出版发行
（四川省成都市金牛区二环路北一段 111 号西南交通大学创新大厦 21 楼　610031）
发行部电话：028-87600564　028-87600533
网址：http://www.xnjdcbs.com
印刷：四川玖艺呈现印刷有限公司

成品尺寸　210 mm × 235 mm
印张　18.25　　字数　344 千
版次　2021 年 5 月第 1 版　　印次　2021 年 5 月第 1 次

书号　ISBN 978-7-5643-8044-1
定价　120.00 元

为幸福城市“美好生活”而设计

人的幸福是由主观感受和客观福祉共同决定的，幸福城市是把规模经济效益同归属认同和社会价值结合起来，把城市安全和现代化功能品质放在更加突出的位置，拥有高质量城市生态系统、安全系统和市民家庭支持系统的现代都市形态。成都、杭州、珠海等一批最具幸福感城市的实践表明，市民乐天达观、市井烟火的幸福基因，浸润着多元文化、平等开放、包容友善的社会氛围，再加上让城市更健康、更安全、更宜居，建设高品质生活空间的制度安排和政策举措，就是当代幸福城市“美好生活”的中国表达。

幸福城市是由经济发展、人的全面发展、可持续发展三目标而均衡构建的。

前几年，有些地方走了“弯路”。比如，“面子”思维造成不计成本整治中心街区、主干道和重要出入口区域，却不把背街小巷视为“里子”；将大量资金用于形象改造、景观提升，却始终没管好淤塞的下水道、拥堵的十字路口；有烟火气的地方缺乏设计感和美学体验，而有设计感的场所又热衷于建地标、造“盆景”，忽略了市民住有所居、居有所安、商有所营的基本需求。幸福城市的规划设计应该把握多目标的平衡，做到无“盲点”，避免“噪点”，甚至有时候还要少“热点”，不追“网红”。

幸福城市是由不同人群相互创造需求，相互提供供给而平等构建的。

市民人人不同，却又人人“相同”。比如，有人生产服装鞋帽，有人供应油盐酱醋；你给我教书看病，我给你打扫卫生、清理垃圾。科学家、金融人士、教师、医生也要吃住行，也要有人为他们提供服务。所以，幸福城市既要有白领也要有蓝领，既要有大学生也要有农民工，既要有年轻人也要有老少，既要支持健全人也要帮助残疾人。幸福城市的服务设计应该包容和接纳所有人，做到有人性、有人文、有温情，发扬自立互助的城市精神。

幸福城市是以互联网信息化为时代背景，尊重保护人的数字权利而发展构建的。

数字鸿沟容易使一些人被社会边缘化，沦为数字时代的“无用一族”，引发数字贫困。数字时代的社会公平，要为每个人提供自主选择社会服务的机会和能力，而不是代替他们做选择。不仅要帮助有意愿的人包括老年人、残疾人加速联网，还要用改进创新的“传统”方法帮助暂时不愿或不能联网的人享受数字生活的便利，综合考虑儿童、老人、残障人等群体的需求，以全新的数字权利观引领城乡社区包容发展。幸福城市的技术设计，要倡导科技向善、技术利人，探索全龄友好包容的数字化技术标准和应用场景，建立终身学习型社会。

幸福城市是以民生民心为依循，依靠强有力的制度安排而稳定构建的。

关于幸福城市的定义，最朴素的逻辑是回答“什么样的城市是人们需要和喜欢的”，从民生福祉、社会治理到产业布局、经济发展，涵盖面非常广。但当前“闻老幼弱病残就色变”的现象仍然比较突出，一些地方没有意识到养老、托育、助残、家政等工作不仅是“只花钱”“能省则省”的福利事业，也是民生工程、民心工程，更是同招引人才、营商环境、稳定预期、提振消费等经济工作密切关联的基础性工作。幸福城市的制度设计应该以全力补齐民生短板为首要任务，稳定并强化公共财政、保障民生的刚性，解决好群众“急难愁盼”问题，以普惠可及提高幸福城市的温度和质感。

幸福城市是由一系列“幸福方略”的有机集成而系统构建的。

政府有相关部门，却不能让市民自己“找门”。比如，奔波在上下班路上的“打工人”，无法分辨拥堵不堪、糟糕的通勤到底应该找“交管”还是“规划”又或者“住建”；高龄独居的“空巢老人”，无法分辨合适的健康照护到底应该找养老机构还是医院又或者社区。所以，幸福城市的社会公共服务，零敲碎打调整不行，碎片化修补也不行，必须是全面系统的改革和改进，是各领域改革和改进的协同联动。幸福城市的治理设计应该着力在交叉领域凝练重点问题，改变“各炒一盘菜”“零敲碎打搞调整”“碎片化搞修补”的局面，切实提高部门间、层级间政策和行动的协调性、联动性，同时构建制度规范体系加以约束。

显然，幸福城市的最显著特性是“人民性”。

“人民性”必须落实到个体层面上来，以具体的个人作为基本的治理单元，发展面向个人的精准治理，以城市性来呈现“人民性”，以个人权利来发扬“城市性”，把更多善意与温暖体现在城市生活的每个场景、每个流程、每个细节中，努力让这座城市没有一个在局外的人、没有一个掉了队的人、没有一个受冷落的人、没有一个被遗弃的人。

怀着善意的思考与设计，总是能让人民生活变得更美好。看得到地标区域的灯火辉煌，听得见老旧街区的欢笑盈盈。如此设计而诞生的幸福城市，定是“盛民”之都。

杨一帆
西南交通大学教授，国际老龄科学研究院副院长
国际行政科学学会世界幸福城市治理研究中心拟任主任
四川师范大学中国幸福家庭建设研究中心联席主任
中国质量认证中心现代服务业评测中心康养服务首席专家

与时俱进的健康促进

健康，是我们长久以来都关注的一个话题，但是过去人们对健康的认知一直较为狭隘，认为只要没生病就等于是健康的。以往医院也以消极的态度等待病人主动上门求诊。现在，世界卫生组织重新定义了健康：健康被认为是生理、心理和社会福祉的完美状态，它颠覆了健康＝没生病/身体孱弱的传统认知。近年来，由于医疗环境的优化、医疗政策的改变，以及民众经济水平与教育程度的普遍提高，医院亦被要求不断自主地完善医疗功能，并改变医院在医疗事务中的角色定位，由被动等候民众上门要求提供医疗服务，转变为主动接触民众、向民众讲授医疗知识。

另外，随着现代科技的进步，新的生活形态相继出现。人类面临与日俱增的新风险、新压力，越来越多的人陷入不健康的生活状态中，也不断涌现出诸多身心问题。1986年，世界卫生组织在首届健康促进大会上提出了健康促进(Health Promotion)的观念。健康促进是人类可持续发展的分目标之一。此观念呼吁平等的医疗观，倡导人人都需拥有“促进健康”的健康管理观念，并期望社会能够构建平等丰富的健康环境，共享健康资源和医疗资源。基于此，世界卫生组织呼吁各国能够以健康促进观念为宗旨，出台以健康为目标的优良政策，建立可持续发展的健康制度；同时完善社区在健康方面的服务能力，搭建多样化、便利化的信息传播渠道，以便让个人能快速准确地获取相关健康信息和知识，提高及时处理健康问题的能力，增强应对健康危机的能力；同时倡议人类应从城市层面、学校教育层面和社会层面，共同加快搭建以健康为中心的公共设施，组建相关话语机构，从点到面、从个人到集体、从外部措施到内心认知，共同构筑以健康福祉为核心、以可持续发展为目标的人类健康社会。

健康设计元年

2019年年底，新冠病毒突然出现，并迅速蔓延至全世界，来势汹汹超乎我们的想象，各国也在应对疫情、治病救人方面做出了诸多努力。这俨然是一场对人类社会应对突发公共卫生问题的严峻考验。这场残酷危急的病毒战，让我们更清晰地看到了生命的脆弱，更深刻地认识到健康问题、医疗问题在未来人类社会中的重要地位，完善医疗卫生系统已迫在眉睫。这种突发性的生命威胁让我们从全新的视角来审视日常实践、社会规范和社会制度，并将此视角延伸到设计实践中。我们也自发地开始以不同往日的视角，来审视设计研究与设计实践的新方向。可以发现，2021年社会已经全面注意到了健康的重要性，并改变了过去以治疗疾病为主、辅以平衡营养膳食和优化生活方式来维持健康的观念，逐渐转变为以“预防疾病”为主、“治愈人体”为辅的健康宗旨。以此宗旨为核心，政府和企业正在展开丰富的、前沿性的相关科学研发。基于此，设计师面临着良好的机遇和挑战，要求在交叉领域合作的背景下更多地参与到与健康相关的产业中。

健康设计是一个以大局观关注医疗科学与科技发展的设计范畴，它通过设计手段连接科技、文化和用户三方，来进行健康相关的设计思考与产品实践。同时健康设计也是一个注重运用多学科知识来更新设计语言、完善设计方法的概念。它以医学研究为基础，帮助人类了解人体与外部环境之间的关系，增强用户健康意识，改善医疗环境；从人的层面，关注个人生理机能与精神领域两者之间的协调性；从用户需求层面，以设计问题与用户需求为导向，进行定量数据采集的定性方面的分析；从健康设计层面，研究健康产品与人的关系，最大化规避产品对健康产生的不利影响，并致力于降低得病率、维护健康状态。健康设计借由“以人为本”的观念为导向，增进产品与用户之间的互动性，满足用户需求，更新人们对健康的理解，并倡导“健康设计”这一新观念。

跨界思维的健康设计

“以人为本”的概念来源于设计领域，其是针对用户体验研究和设计实践方面的设计理念。它要求在设计过程中，以用户体验为宗旨，做出设计决策，开展设计活动。它是一种强调用户优先的设计模式。在健康设计领域，我们也将“用户”比喻成获取健康的“消费群体”。简言之，“以人为本”的健康设计，颠覆了让用户去适应产品的老旧设计理念，从用户的需求和用户的感受出发，围绕用户这个中心轴线，进行与产品和服务相关的设计、开发及维护。

一方面，健康设计体现的是医疗领域内的进步。医疗产品/服务设计不再以医者为用户主体，而更多转向对患者或用户的关注，这种关注延伸至除疾病治疗以外的内容，包含患者/用户精神压力方面的关注（这种关注从关注如何舒缓精神压力转变为思考如何提供更好的医疗过程，如何提供较优的精神体验）、与患者/用户相关的情感群体。另一方面，健康设计同时也是一种生活方式的设计，它以“人的健康生活”为核心，围绕人的行为、生活方式等影响人类发展的范畴展开，有效地为我们提供帮助，以便人们能够准确地判断什么是健康的生活方式，并自主选择更加健康的生活方式。

从设计学角度看，健康设计必然是一个跨领域、跨专业协同合作的设计范畴，它也只能通过跨界的方式产生优秀产品。与健康设计相关的领域和专业，覆盖包含科技、文化、环境、经济等在内的各方面。疫情期间，比尔及梅琳达·盖茨基金会一直在开展全球卫生项目。此种努力给了我们一个很好的示范。基金会全球卫生项目从四个重要维度思考了疫情问题，并试图解决如何平衡有限的医疗资源这一难题，以尽可能公平有效的方式，满足包括公众、患者、医疗专家、基层医护人员等对医疗资源的直接需求。这四个重要的维度分别是：加速病毒检测、保护脆弱人群、尽可能降低疫情对社会和经济的影响、开发相关的产品并尽量提供长时间的供应，以便能够随时响应疫情的变化。

健康设计的教学实践

身为国内顶尖的时尚类院校之一，北京服装学院一直致力于研究中国人的生活方式，并输出相应的设计产品。经过过去几年的积累，学校已在健康设计领域取得了部分成果，主要集中在教学与设计实践、相关课题研究、输出成果的展览展示等方面。

设计马拉松（Design Day Marathon）是一个大型国际设计工作坊项目，它也是北京设计周的重要学术活动之一。历届活动皆由北京服装学院发起，并联合其他多所国内、国际院校共同举办和参与。设计马拉松高度关注健康与生活方式等民生领域，如2019年的活动主题为“青银共创未来”。“青银共创未来”旨在关注银发群体的健康生活方式，关怀老年群体未来幸福养老方案方向。活动以跨代银发长者与青年学生共同参与的形式，搭建了青银对话的通道，并吸引了共260名中外学生参与设计挑战。

睡眠设计研究项目“都会寝室”是2014年诞生于北京服装学院的设计项目，也是高校首个全面探讨“睡眠设计”的研究项目。课题执行过程中曾联合多个医疗机构，如国际睡眠科学与科技协会、台北医学大学睡眠研究中心等，共同推动相关毕业设计课题的完成。设计课题包含生活方式品牌策划、食物设计、数字娱乐设计、睡眠空间规划、睡眠书籍设计、睡眠电影、睡眠信息可视化、智能家居与家具产品设计等。其目的是希望通过以上设计提升都会年轻人的幸福感，并引导他们养成良好的健康卫生习惯。

多国语言版本的《新型冠状病毒儿童绘本》是一本面向4岁以下儿童，讲述新冠病毒知识的儿童绘本。其内容包括：什么是新型冠状病毒、如何防疫、如何防止被病毒感染等。2020年1月新冠疫情爆发后，北京服装学院的师生团队在第一时间创作了国际版的《新型冠状病毒儿童绘本》，发行了中文、韩文、英文、西班牙文等四国语言版本，并在包括CCTV在内的33家国内外媒体平台进行320万以上的曝光量，后又完全开放下载。读者可以自由翻译成其他语言版本让更多的小朋友了解防疫知识，让全世界的孩子了解外面发生了什么，希望孩子们不缺席这场健康保卫战。

锻炼手眼脑活动力的《怀旧书法日历》是一款可以持续锻炼手、眼、脑的活动力的产品。它旨在通过写书法，缓解老年人的不良情绪，提高老年人的认知能力，增加他们的自信心与成就感。它还提供新型冠状病毒的相关知识，附带多种小游戏。这些功能能够有效锻炼老年人的认知功能，增加老年用户在网络社群和家庭集体中的活跃度。此设计关注老年人的生活及其在疫情期间的身体与心理状况，尤其关怀失智症老年群体。设计围绕老年失智症患者的病情特征进行设计：记忆力减退、语言和读写障碍、视觉空间功能障碍、执行功能障碍，并提供五阶段的书法怀旧疗程。

为8岁以下儿童设计制作的《快乐飞行》棋盘游戏提供了一个让家长、孩子共同参与和互动的简易游戏环境，通过桌游卡牌中的信息传达，让儿童了解基础性知识，懂得什么是性侵害，以及如何自我保护并且寻求帮助。近期，各种关于儿童性侵事件的报道较多，家长们也逐渐意识到性教育的重要性，认为应该尽早开始儿童性教育知识的教授。基于此，这款游戏能缓解家长对告知孩子性问题的尴尬，提高儿童自我保护意识，并增加亲子互动。

这是个属于“未来”的健康社会

在治病与治未病观念的引导下，多领域专家的协作必将成为“健康设计”最常见的设计路径。基于此，设计人员也将有更多机会，参与到包括产品、服务、流程、推广、数字体验等领域的创新工作中，为维护健康、完善疾病治疗措施，提出具体有效的方案，并且积极为健康设计做出贡献。此外，移动技术的进步与信息传播的高速化，为用户提供更多样的方式去更新健康观念、丰富健康知识。全球健康信息的传播终将从点状连成面状，设计也将从只考虑孤立的产品，扩大到全面性的系统服务设计。未来的健康设计将会更加依赖互联网的智能化技术，以便搭建具有可预测性和高度创新性的“设计服务系统”，使我们能够随时连通身边临近的智能感测系统服务，获取专家的一手健康建议，并得到改善自身健康状况的最优解。

丁肇辰

北京服装学院教授、博导

北京服装学院新媒体主任

意大利米兰理工大学全球学者

让我们用创意设计点亮可持续的健康生活愿景

“健康设计”是以增进全人类的“健康福祉”为目的所开展的设计思考和设计实践。

近年来，基于“‘健康’不仅为疾病或虚弱之消除，而是体格，精神与社会之完全健康状态”理念的提出，除了对增强全球健康意识、优化健康政策与措施、激励健康事业和产业的发展起到了积极的推动作用，也鼓舞了人们对如何实现这种“整体性的健康观”所应当涉及的范围与层次、有关的理论研究与实现路径等进行全方位、系统性思考。这一方面固然反映出“世界”对过往存在的与“健康”问题有关措施加以改善的意志及决心，以及致力实现人类可持续美好生活愿景的努力；另一方面实则也显示出，人类社会在持续发展过程中，因人文、自然环境的改变，所导致的诸如传染病、慢性疾病、精神心理疾病等一连串新问题,对个人、家庭、社会、国家乃至全球造成的危害日趋显著，在维持医疗、卫生、保健等事务上所需投入的成本和承担的压力皆较过往更加沉重的事实。“健康设计”正是在此全域视角背景下，为了践行“设计”与健康领域有效协作、相互促进，在近年格外受到重视的一个新兴设计方向。

虽然人类社会谋求解决与健康有关问题的设计研究和实践并非从今日才开始，而且确实也已经有许多令人激赏的成功案例，但是两者间的协作仍然有许多尚待开发的空间，还需要更多高质量的教育参与进来，并在程度和规模上做出适配的响应。因为我们现在要面对的不纯粹是点对点的问题，而是环环相扣的系统；考虑的不只是出现健康问题之后如何解决，也需要思考怎样预防健康风险；重视的不单单只是患者，也涵盖家属、从事健康事业的工作人员和一般大众；关心的不只是生理问题，也在意心理状态；提升的不只是医疗技术，也呼唤具有同理心的医护服务；改善的不再限于医疗环境，也扩及生活、工作及休闲娱乐空间；强化的不仅是治理，也需要促进沟通；呈现的不再是缺乏温度的形象，而是具人情味的亲和友好；研发的不再只是冰冷的器械用品，而是兼具人性化与适配个性的亲密伴侣；鼓励的不是被动接受，而是积极行动；希望的不是单方告知，而是双向交流；诉求的不是苟活于世，而是尊严与体面的告别。

“设计”的现代发展，至今已经超过一百年，虽然对人类的历史而言只是一个多世纪，但是影响却非常巨大。无论是从“设计”的载体或是功能诉求区分，“设计”在造型与审美、文化形塑与传播、优化管理制度和方法、提高效能和降低成本、创新材料应用、普适通用性、增强识别性、提升体验性、完善人机交互性、有效沟通和决策、激励参与和交流、启发创意和创新等诸多方面，都已然取得了卓越的成就，也积累了大量的经验。它们不仅能够帮助已有的成果更好的实施，也能够在系统化思考及创意层面，为健康有关的事务提供更宽广的思路，为更进一步拓展和深化“健康设计”提供厚实的基础。

当前，“健康设计”的进一步推广和深化尚受制于以下几方面的问题：

1. 在我国，设计院校的专业课程大多不是以“健康设计”“服务设计”“社会设计”“银发设计”这种分类方式开设的，专题性的研究通常是以工作室或是研究中心的形式进行的。虽然在通识性的设计课程中也会教授一些与上述设计领域相关的观念和方法，但绝大多数都只是点到为止，无法真正深入。而“健康设计”又显然具有很强的跨学科设计特征，所以往往当我们真正想要理解或试图解决某一个与健康有关的具体问题时，经常会遭遇到缺乏情境及相应的知识和同理心的情况，导致无法妥善合理地使用所学到的相关设计技术。这就使大多数“健康设计”作品往往只能止于概念性或片面性的一厢情愿，既缺少实证的测试机制，也很少能够真正获得实施渠道。

2. 公共医疗卫生保健体系相关从业人员大多不能，也没有过多的精力去理解“设计”的进展以及其能够在健康领域中的哪些层面发挥作用。即便能够认可“设计”的价值，但普遍而言仍易于将“设计”视为审美性的而非功能性的。此外，缺乏实证的设计，其效能如何不好判断，贸然进行没有把握的“升级”，所承担的风险不只是一时的人力、物力、财力耗损，还可能出现众多后遗症及善后工作。

3. 健康产业是市场经济下的产物，基于市场竞争，能够对“健康设计”的专业化起到强而有力的推进效果。因为从设计史来看，大多数优秀设计理论和设计案例都是经由市场机制形成、经过市场检验证明的。尽管如此，由于市场规模及企业实力决定了设计的内容与设计程度，因此通过市场来成就“健康设计”虽然在理论上来说是可行的，不过若是只寄希望于通过市场机制来建立完善且具系统性的“健康设计学”，可能尚不足够，仍需要结合更多的科研学术力量和更多的社会参与才能促成。

以上种种，意味着“健康设计”需要设计专业院校与医疗卫生保健系统及相关产业形成更加紧密的合作关系：通过开设跨学科课程和项目，才能发挥更大的功效，并为社会公共卫生和医疗保健培养更多优秀的专业设计人才。“健康设计”是重视以用户为中心、以证据为基础、以结果为导向的跨领域设计研究，所以为了保证设计范围的精准性与合理性、设计内容的适度性与创新性、设计路径的可行性、设计结果的有效性，研究就必须涵盖情境研究、探索研究、生成研究、评估研究这四个必不可少的阶段，且每一个阶段也都需要相应的内容和方法来保证设计的完整性及可用性。美国医学协会曾经总结了六个医疗保健系统所面临的挑战，我认为在一定程度也上也可以作为“健康设计”基本原则的借鉴和参考。

1. 安全：帮助人们避免可能引起的伤害；

2. 有效：只针对目标受众及利益相关人群提供有科学知识依据的服务；

3. 以目标受众为中心：提供尊重并响应目标受众的个人偏好、需求和价值观的服务，并且要能够基于患者的价值观，来指导所有临床决策；

4. 及时：减少被治疗者和护理者的等待时间；

5. 高效：避免浪费，如设备、供应品、想法和能源的浪费；

6. 公平：不因性别、种族、地理位置和社会经济地位等个人特征而提供在质量上有差异的护理。

总的来说，重视健康的目的是实现更美好的生命体验，而设计关注的是理解“人”以及可以怎样帮助人们把现有的现实变成更好的现实。严格来说，“健康设计”涉及的不单纯只是健康领域和设计领域这两个已然极其庞大复杂的体系，所以以上种种只能概括性地描绘“健康设计”的轮廓，以及“设计”在健康领域可能起到的助益。本书并没有办法完整列出在健康领域可能涉及的所有层面和类型，只是在力所能及的范围内，尽可能地选择近几年“健康”和“设计”在实践、研究、教育中已经做过和正在做的一些案例，其中也收录了一些尚未真正经过市场或是医疗机构检验的作品，主要是希望通过这些实验性的创想，帮助我们突破一些思维惯性，提供一些新的视角和思路。

最后，期望我们的设计教育能够更多地关注培养具有灵活性和适应性的专业人才，并且鼓励通过跨学科的团队合作，帮助我们的健康举措得以更完善更合理的实施，为实现更好的人口健康和更好的医疗保健做出贡献，为人类在致力于实现可持续发展的道路上，尽最大努力排除因健康问题所带来的障碍。

吴立行

南开大学文学院艺术设计系视觉传达设计专业主任

目 录

1　找回声音计划 / Project Revoice

帮助渐冻症患者找回声音的计划

类别： 广告设计、声音设计、影视设计

年度： 2019

地区： 澳大利亚悉尼

作者： 渐冻症者协会（The ALS Association）

标签： 肌萎缩性侧索硬化症、渐冻症、声音交流、语音模型、澳大利亚

这是一项帮助渐冻症患者找回自己声音的计划。肌萎缩性侧索硬化症（Amyotrophic Lateral Sclerosis，ALS）是一种神经退化性疾病。因为该病有一个逐渐恶化的过程，因此也被称作渐冻症。患者患病后会逐渐丧失肌肉能力，最终被剥夺运动、发声、呼吸甚至生存的权利。丧失发音能力的患者只能通过机器或电脑发出的合成声音与外界交流。而冰冷无情的电子声不仅给患者本人贴上病重的标签，使病人愈加消极，同时也让亲人倍加痛苦。该设计正是为了缓解合成声音对患者的消极影响。“找回声音计划”采集患者以往的声音样本，利用科技转变后的数字声音来取代冰冷的机器合成声音，从而帮助渐冻症患者找回声音以及过去曾经拥有的自信。

帕特·奎因（Pat Quinn）是一位渐冻症患者，也是全球闻名的“冰桶挑战计划”的联合创始人。由于他通过“找回声音计划”成功找回了自己的声音，因此被推选成为全球渐冻症者协会的代表，并为此计划发声。本计划的终极目标是希望任何一位渐冻症患者都能保有自己的原声。“虽然我无法站起来拥抱你，但我可以用我的声音来告诉你我爱你。”这即是“找回声音计划”的初衷。

专家点评

自从数年前的冰桶挑战运动开始，渐冻症越来越多地受到了公众的关注。作为一种渐进的神经性疾病，患者与其的抗争往往是一个长期的过程，逐渐失去行动能力意味着许多我们生活中理所当然的事情也需要他人照护，从最基本的生活起居，到出行、社交。找回声音计划不是单纯的录音或记录，它承载着每一个参与其中的渐冻症患者的生活点滴与精神世界，帮助渐冻症患者找回生命的丰富多彩，也把我们每个人带进他们的世界，感受爱与生命的价值。这是一份礼物，也是一份勇气，鼓励着我们每一个人。

（杨一帆，西南交通大学国际老龄科学研究院）

PROJECT
REVOICE

REVOICE
A voice cloning revolution for people with ALS
"Absolutely life-changing"
"A technological breakthrough"
"The days of machine-sounding voices may be over"
+850M
41M
+100
ALS

REVOICE

COMPLETE VOICE CLONE

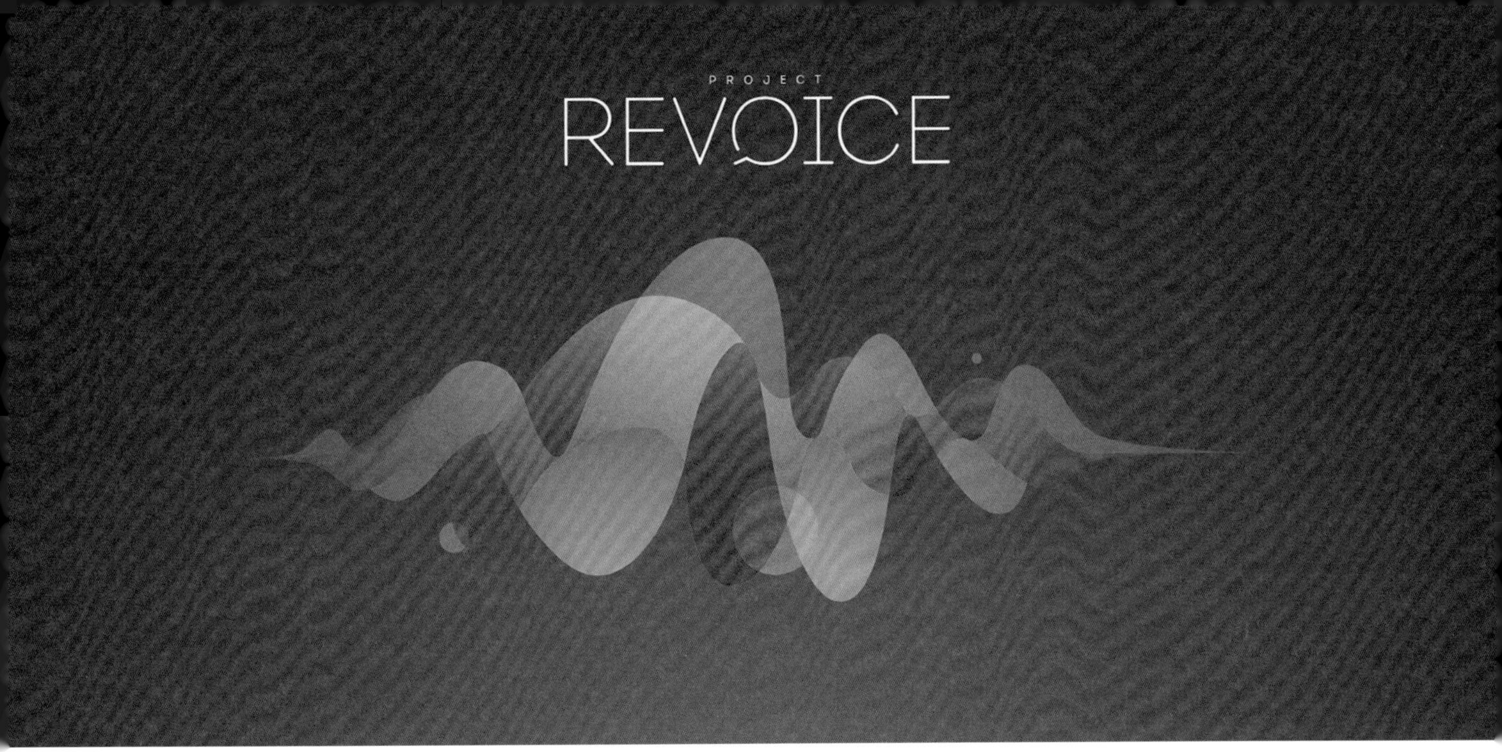

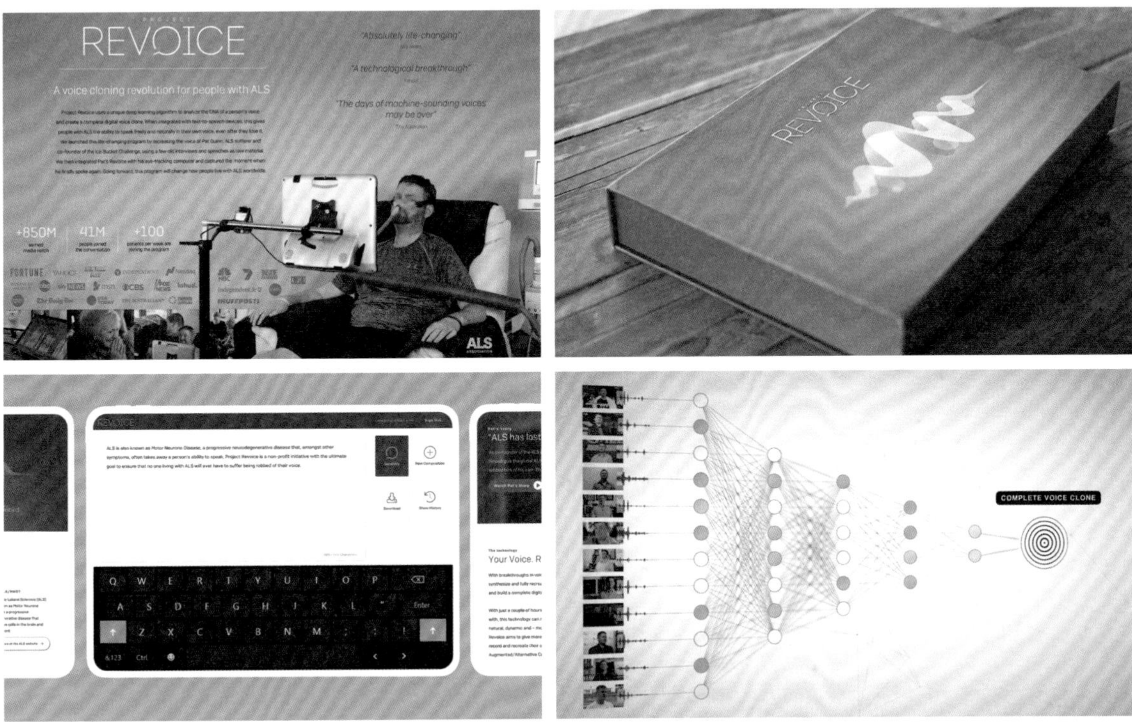

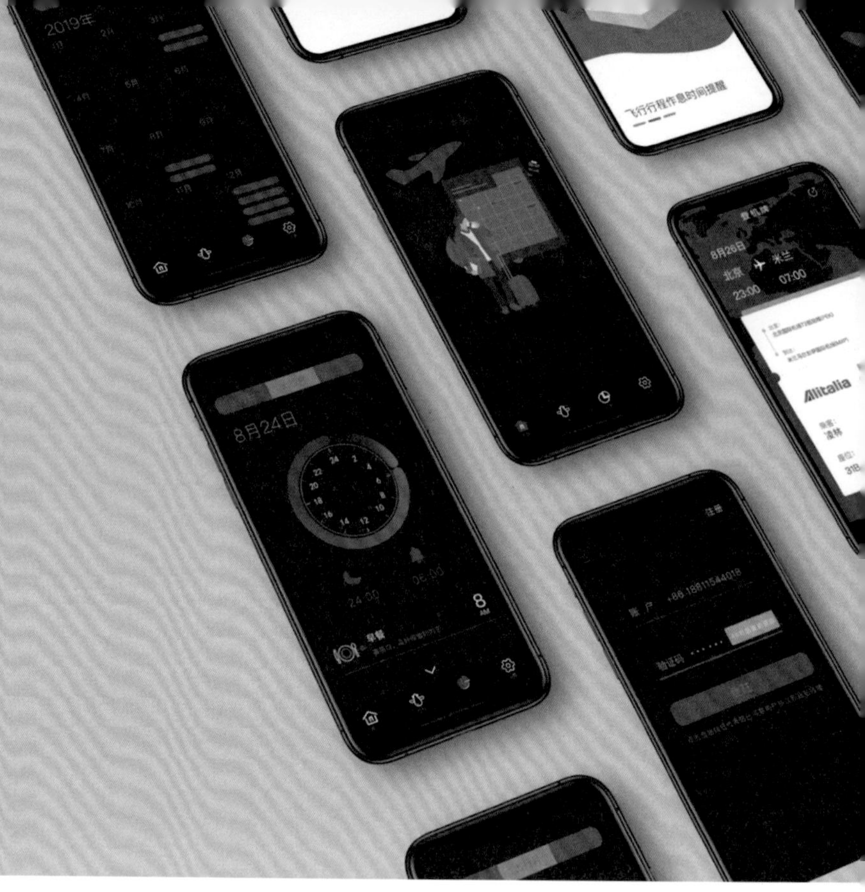
时差管家
Jetlag Steward
开启新的旅程
Start A New Journey
同步飞行行程
Synchronous Flight
全面专业改善你的时差
Fully Professional To Improve Your Jet Lag
8月24日
Alitalia

2 **时差管家** / Jetlag Steward

帮助旅行用户调节时差综合症的应用程序

类别：交互设计、信息设计、概念设计

年度：2019

地区：中国

作者：孙晓（北京服装学院）

导师：丁肇辰

标签：时差综合症、信息设计、中国

这是一款应用程序的概念设计，用于指导用户调节时差综合症。它主要针对即将或正在经历跨时区差旅的用户，从作息时间、三餐饮食、日常活动、光照4个方面，帮助用户综合改善时差带来的不适感。“时差管家”要求用户在出行前，将自己的作息时间和该次差旅的出行信息录入应用程序。应用程序通过用户的生物钟以及行程的信息，制定出与之相适应的倒时差方案。该调整方案可以有效帮助用户调整睡眠和饮食，以避免用户在抵达目的地后产生时差反应而影响后续的行程安排。

专家点评

每个人在长途旅行中对跨时区的反应以及对新时区的适应能力各不相同，根据美国疾控中心黄皮书《国际旅行健康信息》可知，飞行时差反应的强度和持续时间与年龄增长、所跨时区的数量、旅行方向、旅行中的睡眠质量、目的地是否提示当地昼夜时间和提示频率以及各人的状态耐受性之间存在一定的关联。这款APP操作简单，可以帮助旅行者制定适合每一次旅程的倒时差方案，非常适合需要跨时区的旅行者，帮助他们更加顺利、舒适地享受旅程。

（杨一帆，西南交通大学国际老龄科学研究院）

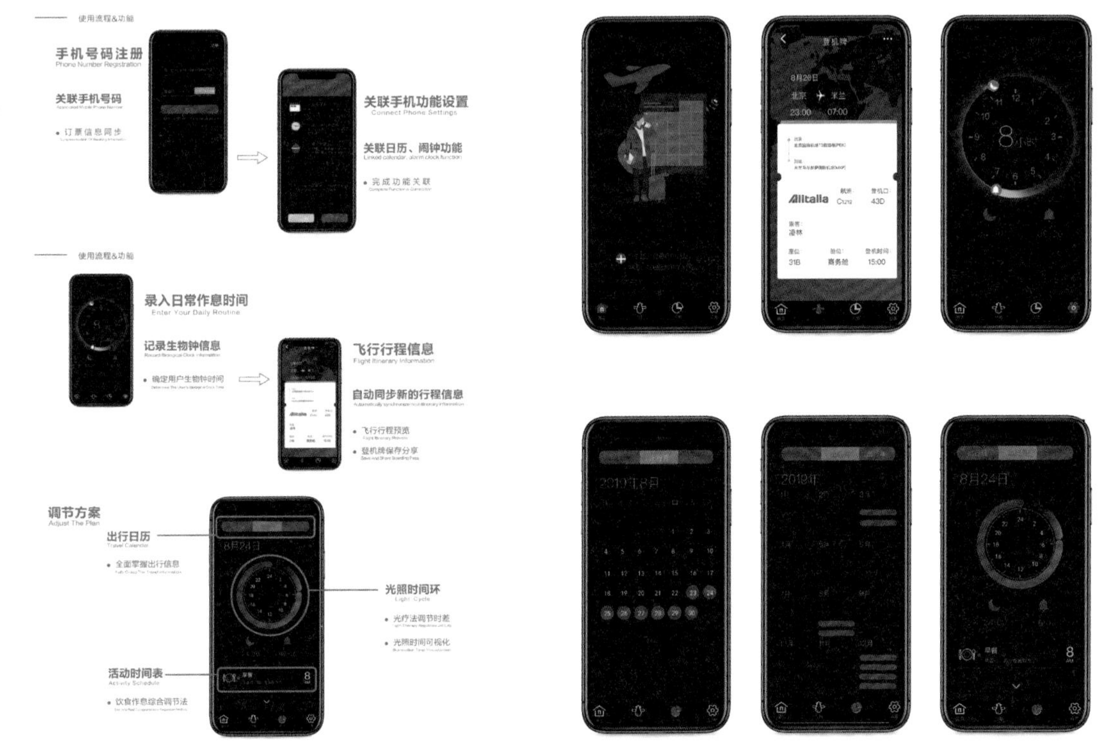
使用流程&功能
手机号码注册
Phone Number Registration
关联手机号码
订票信息同步
关联手机功能设置
Connect Phone Settings
关联日历、闹钟功能
Linked calendar, alarm clock function
完成功能关联
使用流程&功能
录入日常作息时间
Enter Your Daily Routine
记录生物钟信息
确定用户生物钟时间
飞行行程信息
Flight Itinerary Information
自动同步新的行程信息
飞行行程预览
登机牌保存分享
调节方案
Adjust The Plan
出行日历
Travel Calendar
全面掌握出行信息
光照时间环
Light Cycle
光疗法调节时差
光照时间可视化
活动时间表
Activity Schedule
饮食作息综合调节法
8月24日
Alitalia

3 睡眠城市 / Sleep City
辅助养成良好睡眠习惯的闹钟游戏

类别：交互设计、信息设计、概念设计

年度：2017

地区：中国

作者：曹铭阳、马官正（北京服装学院）

导师：丁肇辰

标签：年轻人、手机游戏、习惯养成、睡眠卫生、中国

这是一款协助用户养成良好睡眠习惯的养成游戏。该游戏的规则是：以上床和起床时间为指标，只要玩家能保持良好睡眠习惯就可获得积分，并用此积分来建设游戏中的城市，而建设的好与坏则是直观反应出用户睡眠作息习惯的优劣。因此，玩家如果想建造美丽的城市，就要在自己规定的时间内作息。

造成年轻人作息恶性循环的原因有：缺乏足够运动、睡前玩手机游戏、熬夜和深夜进食等。而养成固定的入睡与起床时间，是保持健康的基础工作。根据研究，习惯认知的养成周期为21天，此游戏以21天为一个周期来制订睡眠计划，让玩家通过日常熟悉的游戏交互方式，养成更加健康的生活起居习惯。

专家点评

根据一项针对全球城市的睡眠调查指出，亚洲人普遍睡眠不足，全球睡眠时数最少的3大城市也都位于亚洲。这款应用通过游戏的方式，督促用户按时入睡，获得高质量的睡眠时间，帮助用户养成良好的睡眠习惯。其画面与游戏方式也符合使用者的心理，将睡眠变成了一件有获得感的任务，帮助用户主动、自律地按时入睡。

（杨一帆，西南交通大学国际老龄科学研究院）

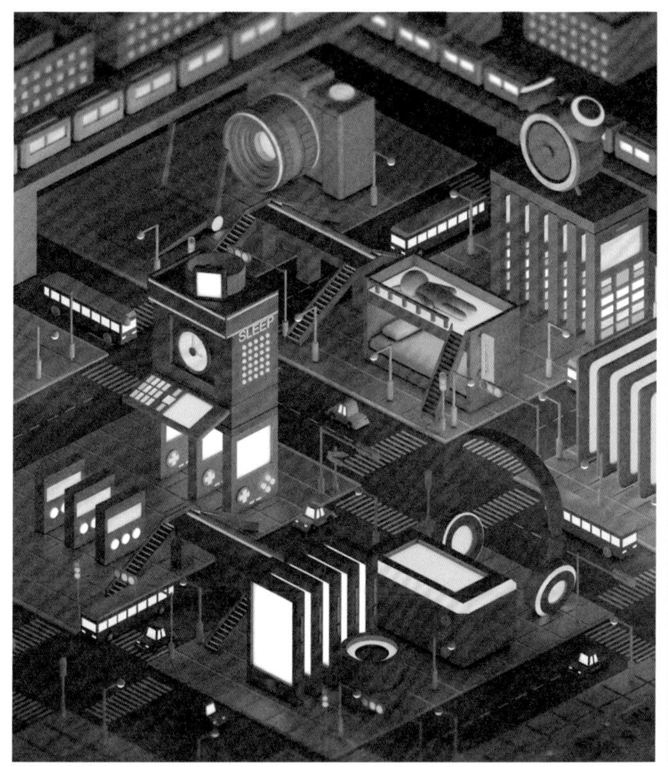
SLEEP

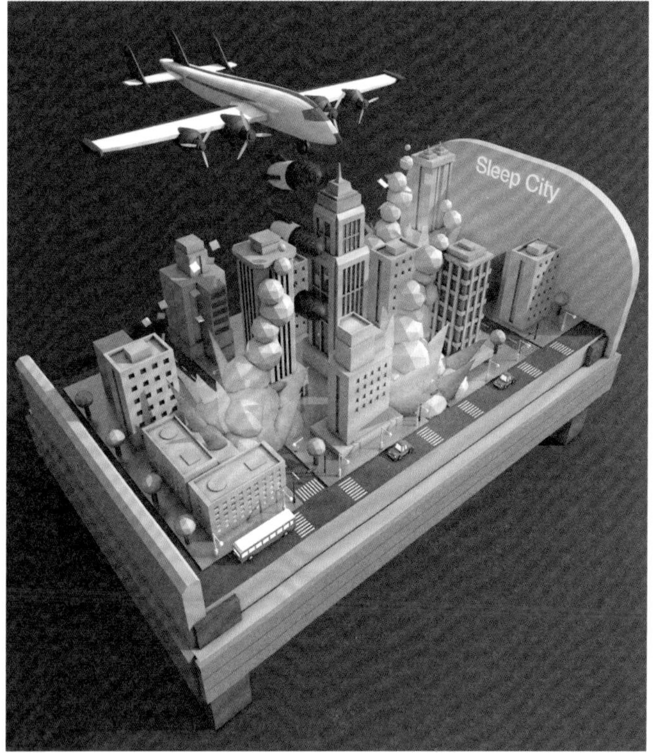
Sleep City

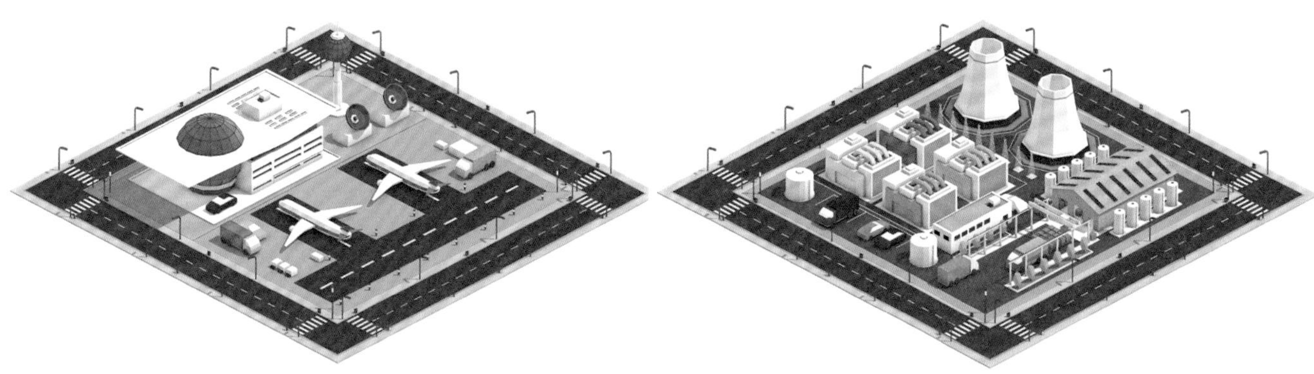

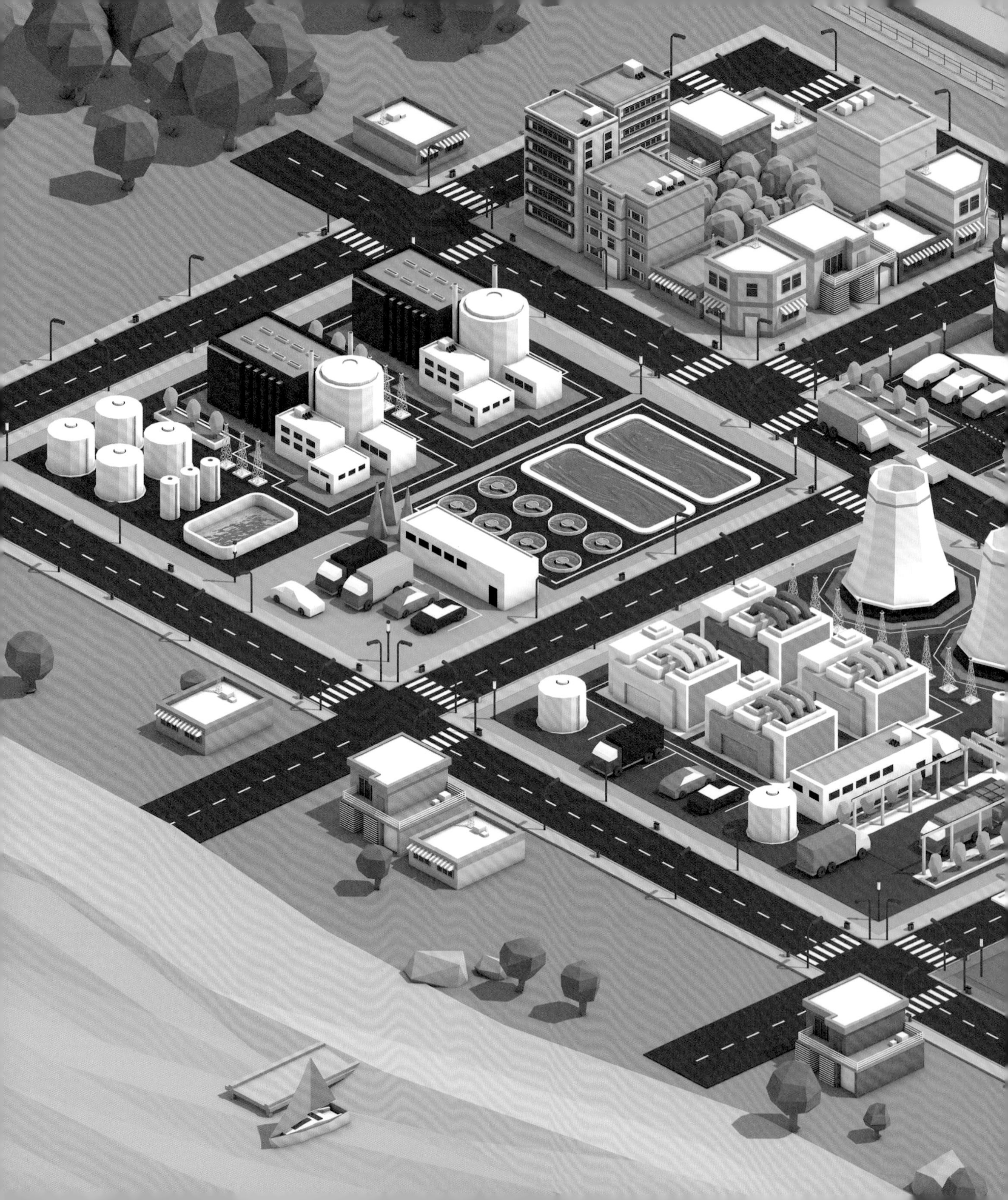

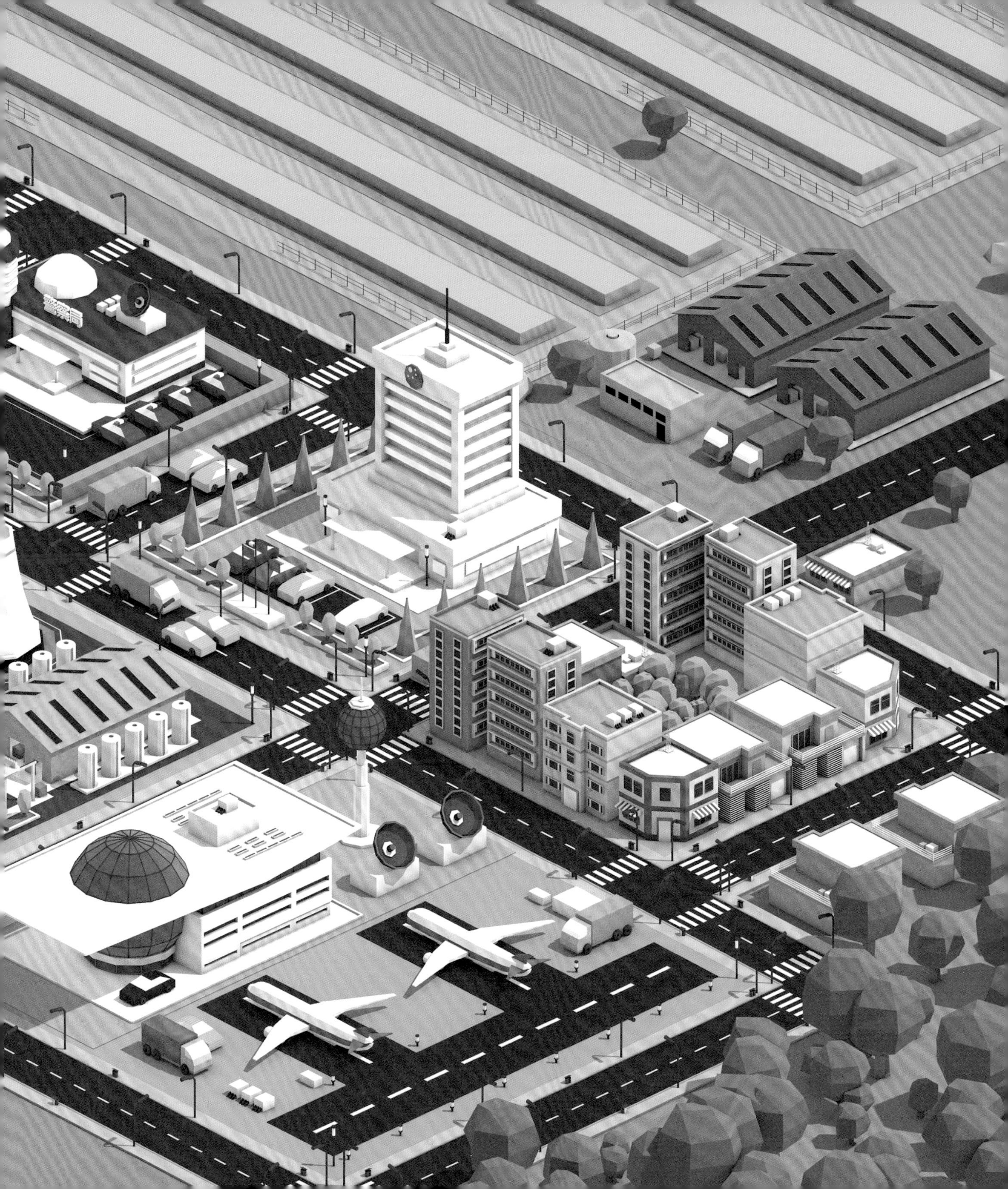
警察局

4　小豆性教育聊天机器人 / Roo
指导青少年解决性健康问题的聊天程序

类别：产品设计、交互设计

年度：2019

地区：美国

作者：美国计划生育联合会（Planned Parenthood Federation of America）

标签：性健康、青少年、聊天机器人、美国

这是一款针对青少年性健康问题而设计的智能聊天程序，它曾荣获2019年《快速公司》（*Fast Company*）杂志的创新设计奖。当前的青少年关于“性”的了解还不够完备，他们常常面临无法正确解决自身性问题的窘境。而研究表明，人们更愿意向聊天机器人坦诚公开个人私密信息。因此，美国计划生育联合会推出“小豆性教育聊天机器人”应用程序，提供全天候的即时问答服务，帮助青少年解决与“性”相关的难题。

该应用程序的特殊之处在于，它可关照多种性别身份的用户。用户可自行选择不同身份，如男性、女性、跨性别者或顺性别者等。程序建立了多种性别的问题库，满足年轻用户多元的自我认知需求。使用时，用户可以向机器提问或与机器聊天，也可以单纯浏览问题与相关解答。为确保机器回答的正确性，该问题的答案由相关领域专家提供；而当聊天机器人无法回答用户遇到的问题时，软件也会自动跳转到相关答案的网页。

专家点评

青少年性健康教育不仅关乎其身体发育、行为习惯，更关乎其身心健康。在中国，社会、家庭、学校对于青少年的性教育的关心与关注都远远不够。这款APP通过一对一的聊天方式向青少年普及性健康知识，在保证每个用户私密性的前提下，对青少年关心的问题提出针对性的、科学的答复。难能可贵的是，它也向不同性别身份的青少年提供选择，引导青少年建立系统的自我认识，保持身心健康。

（杨一帆，西南交通大学国际老龄科学研究院）

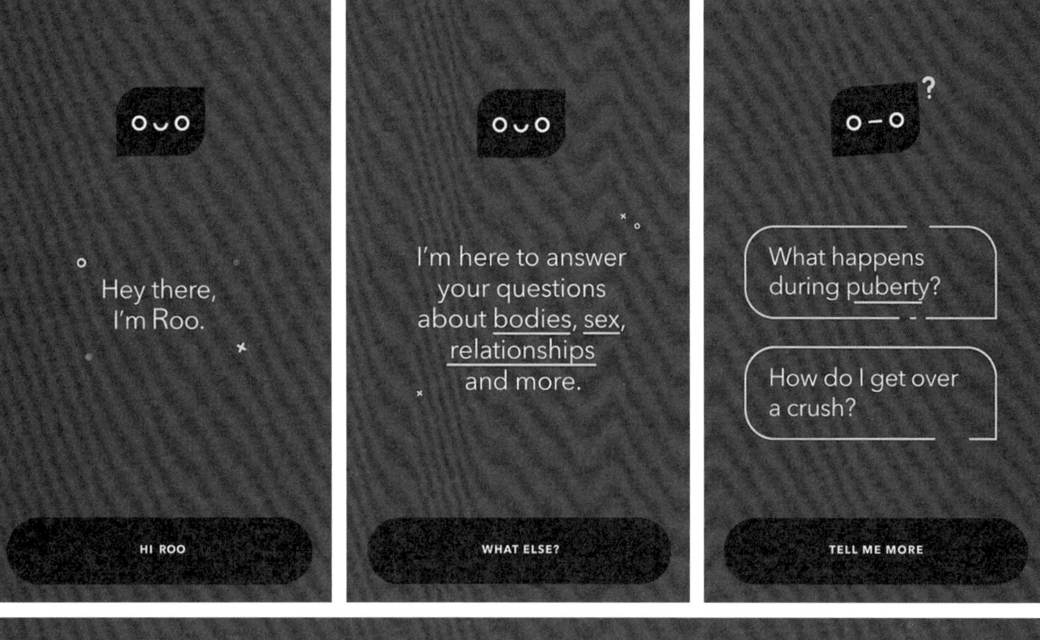
Hey there,
I'm Roo.
HI ROO
I'm here to answer
your questions
about bodies, sex,
relationships
and more.
WHAT ELSE?
What happens
during puberty?
How do I get over
a crush?
TELL ME MORE

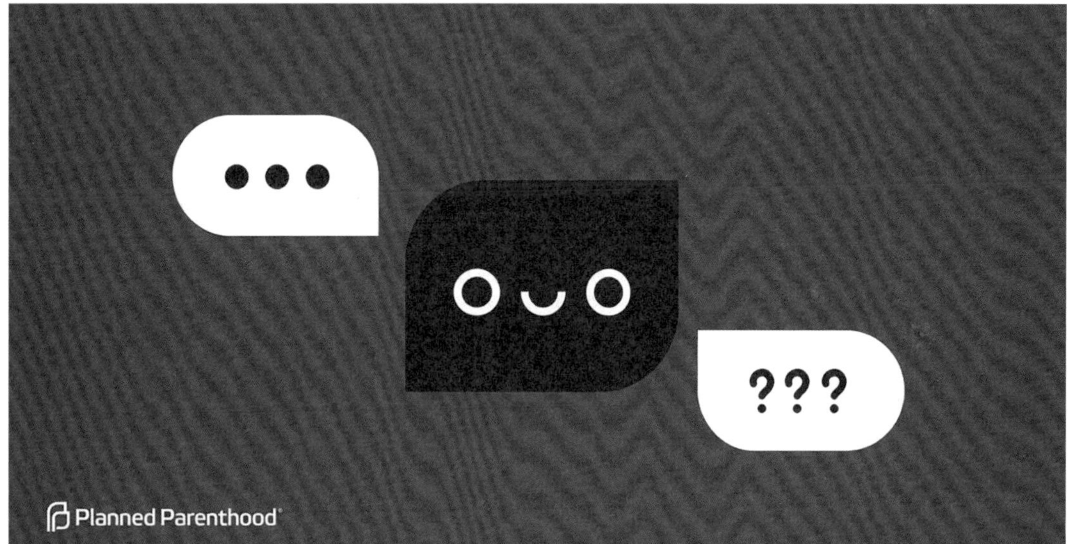
???
Planned Parenthood

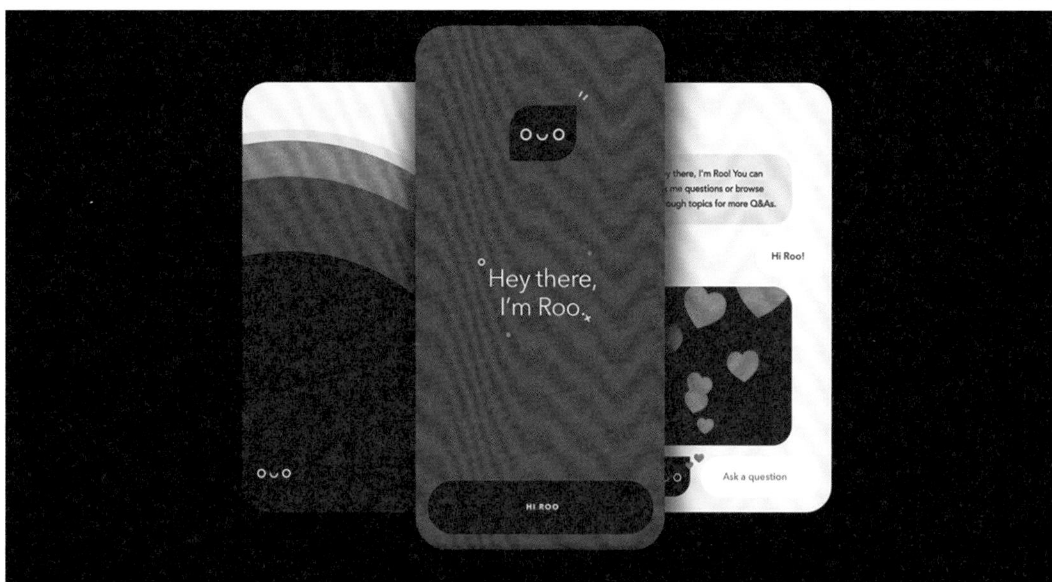
Hey there,
I'm Roo.
HI ROO
Hi Roo!
Ask a question

5 护眼卫士 / Eye Care Plus
利用碎片时间进行眼部保健的应用程序

类别：产品设计、交互设计、信息设计

年度：2016

地区：美国

作者：移动健康照护（Healthcare 4 mobile）

标签：眼部健康、眼保健操、视力治疗、美国

这是一个测试眼部健康度、训练眼球能力、提供保护视力方法的应用程序。用户每天只需用5分钟的碎片时间，就可放松眼睛、缓解眼疲劳、改善近视和远视程度，并提高眼睛聚焦速度。通过测试学习，该程序能帮助用户了解和改善眼睛状况，并结合有关眼睛健康和眼部疾病的信息，给用户提供更加科学规范的方案，以护理眼部、锻炼眼球。该程序的功能包括视力检测、日常眼保健操、眼部健康知识学习等3部分。在视力检测与日常眼保健操中，配有跟踪式的训练日历，可提醒并监督用户每天坚持眼保健操；在眼部健康知识学习中，用户能够获得常见的眼病信息和急救措施等。此外，该程序还提供健康食谱，用户可以通过改变饮食来改善视力和眼疾。

专家点评

在用眼频繁的数字时代，手机等电子设备成为我们日常生活的必需品，如何保护好我们的眼睛、增加我们的用眼知识成为当下受关注的一个健康热点。眼部保健APP关注眼部健康，有利于缓解用眼疲劳，提升了我们关于眼部方面的健康素养，体现了对数字时代用眼过度的健康关怀，捕捉了“时代通病”。同时，眼部保健APP拥有高质量的眼部数据库，且其界面在色彩设计上既干净简单又舒适，主要以蓝色、白色等温和的色调为主，为用户提供了丰富的医疗资源和舒适的用眼环境。

（祝帅，北京大学新闻与传播学院研究员）

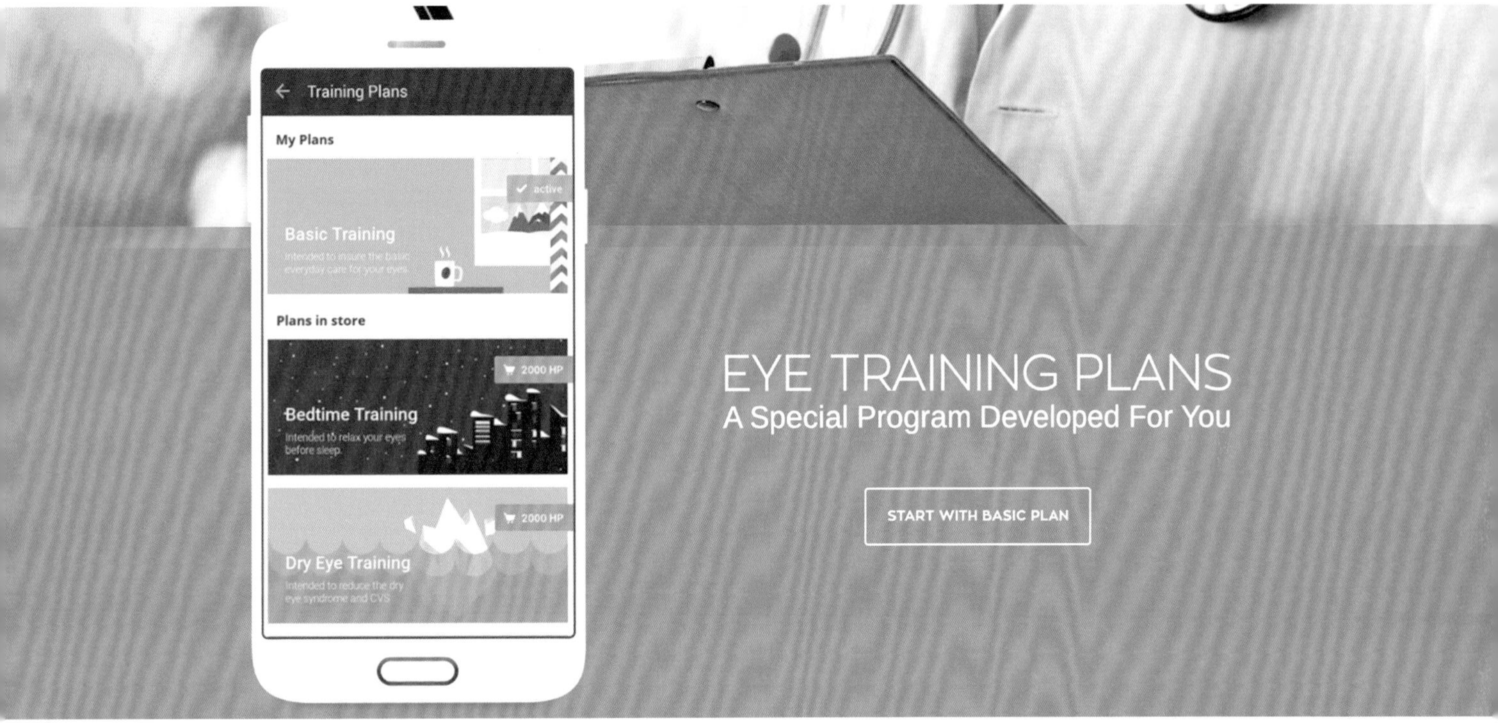

Training Plans
My Plans
active
Basic Training
Intended to insure the basic everyday care for your eyes
Plans in store
2000 HP
Bedtime Training
Intended to relax your eyes before sleep
2000 HP
Dry Eye Training
Intended to reduce the dry eye syndrome and CVS

EYE TRAINING PLANS
A Special Program Developed For You

START WITH BASIC PLAN

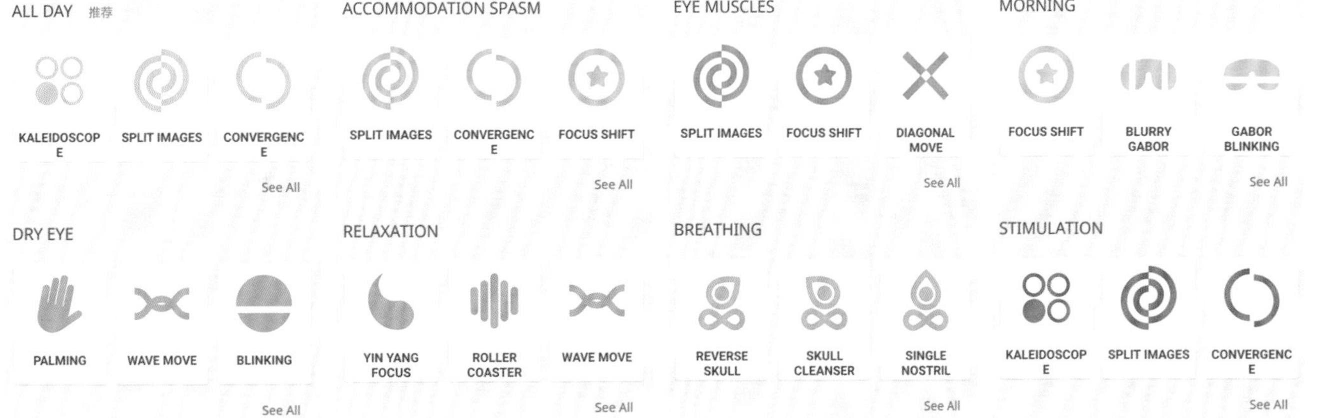

6 贝雷 / Belay 预防孩童食物过敏的应用程序

类别：产品设计、交互设计、信息设计

年度：2018

地区：美国纽约

作者：德博拉·阿德勒（Deborah Adler）

标签：儿童看护者、食物过敏、过敏风险、美国

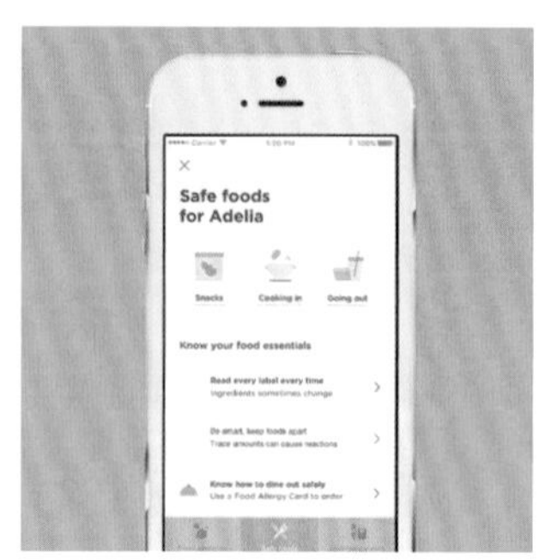

这是一款用来帮助改善儿童食物过敏问题的社交应用程序。父母亲能透过它获得孩子的食物过敏信息，并与老师、司机、保姆等监护人一起共享过敏信息。根据医学研究，当儿童每吃进一种新食物的时候就如同冒一次险，儿童身体内的免疫系统会把食物当作一位不友善的“入侵者”，进而引发一连串因免疫反应所造成的过敏症状。透过贝雷，父母亲不仅可以学习如何预防过敏，还可以创建孩子的食物过敏数据库，将其过敏食物清单和孩子个人资料等信息，以短信的方式分享给儿童的监护人。此外，该程序还会能自动生成“餐厅卡”。当监护人带着孩童外出就餐时，“餐厅卡”中的信息能够帮助他们选择正确的餐饮，并且通过他们与餐厅工作人员的交流对话来提供降低过敏风险的信息。

专家点评

儿童和老人是健康社会需要关注的两大重点群体，其中饮食是影响健康的重要因素。而儿童和食物过敏却很少被各类健康APP所关注，所以以“预防”为目的，以食物过敏为切入点的创意有利于监测儿童的饮食健康状况，有利于提升家长的预防意识，增加家人食物过敏的相关知识。另外，这款APP设计界面简洁、操作方便，让用户在使用过程中能准确通过不同功能键的提示找到自己所需的信息。这一设计实实在在地解决了特定群体的需求，有助于儿童健康成长。

（祝帅，北京大学新闻与传播学院研究员）

no peanuts. he's got this.

belāy

RISE ABOVE FOOD ALLERGIES, TOGETHER

Navigation

Preferences

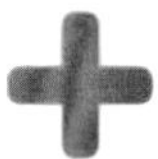
Emergency

Locate Pen

See History 1

See History 2

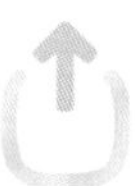
Share Allergy Info

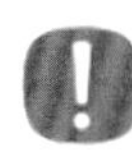
Notifications

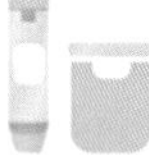
Epi Devices

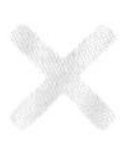
Cancel

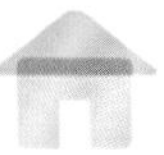
Home

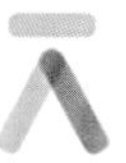
My Profile

My Team

Allergy 101

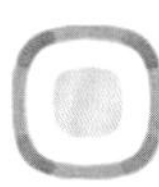
Trust Zones

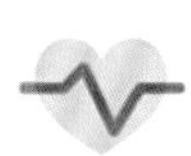
Heart Rate

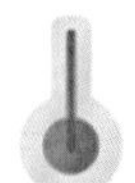
Skin Temperature

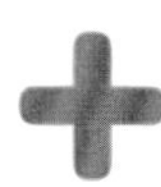
Emergency

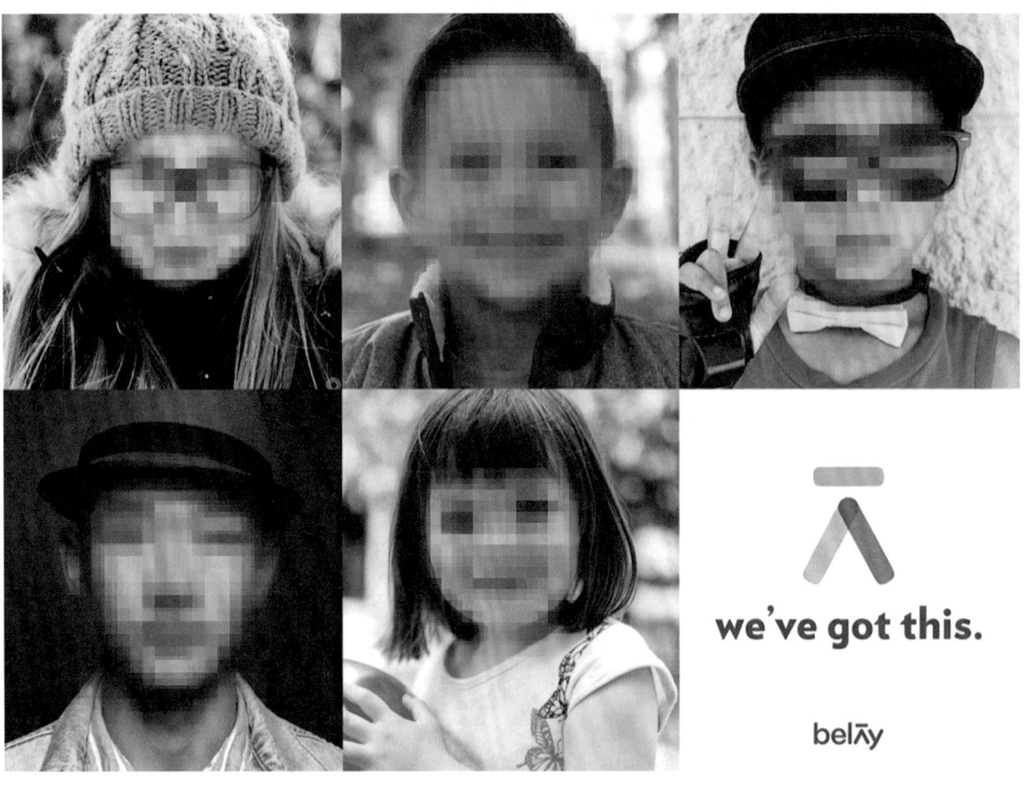
we've got this.
belāy

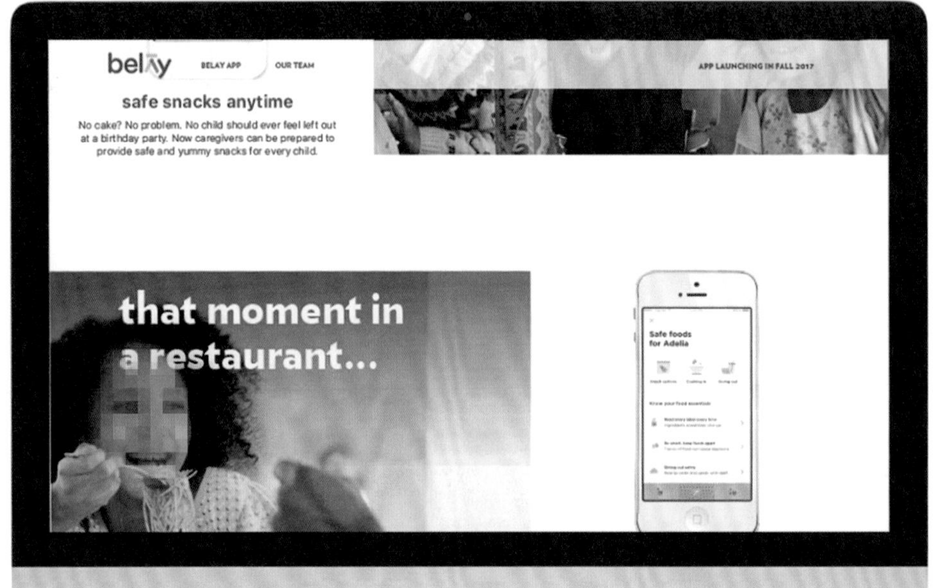
belāy
BELAY APP
OUR TEAM
APP LAUNCHING IN FALL 2017
safe snacks anytime
No cake? No problem. No child should ever feel left out at a birthday party. Now caregivers can be prepared to provide safe and yummy snacks for every child.
that moment in a restaurant...
Safe foods for Adelia

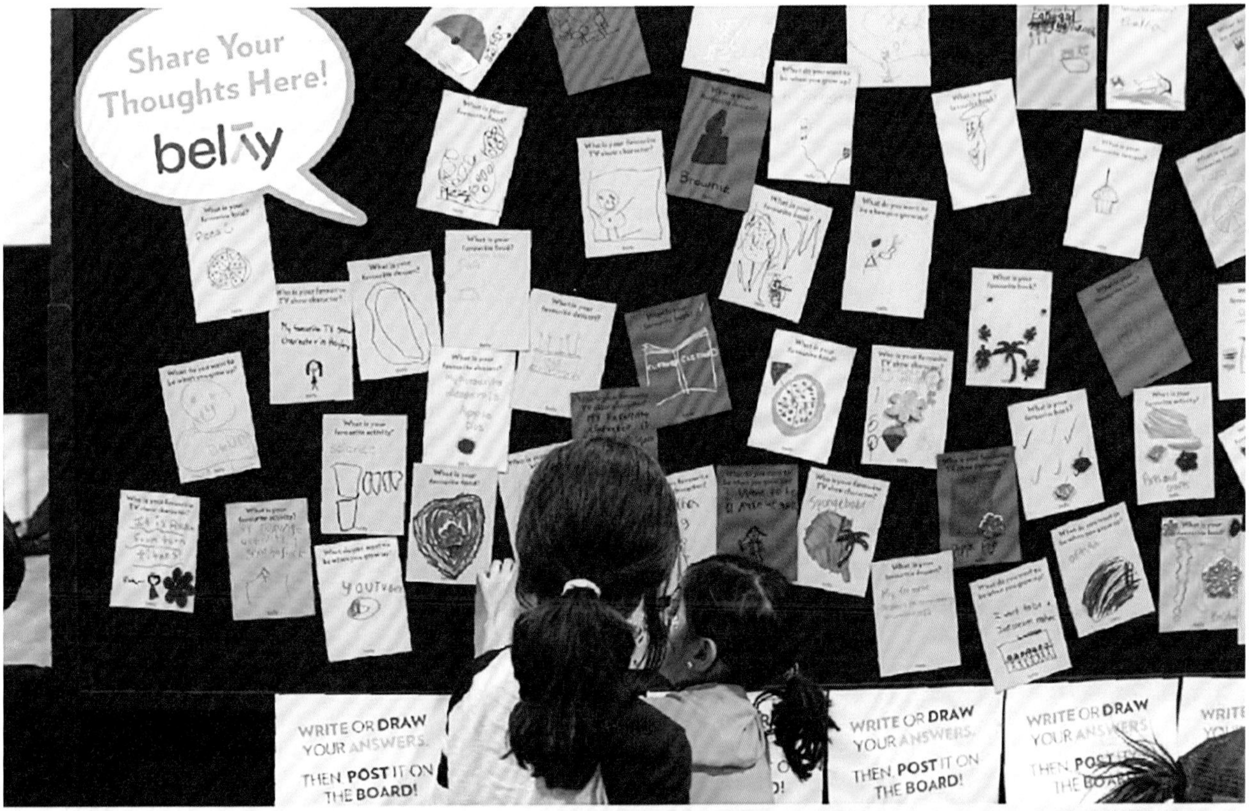

Share Your Thoughts Here!
belay

WRITE OR DRAW YOUR ANSWERS. THEN POST IT ON THE BOARD!

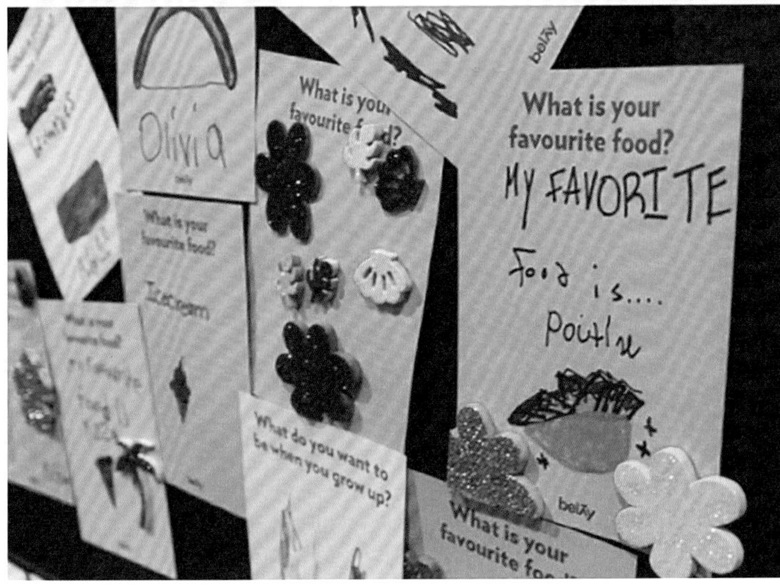

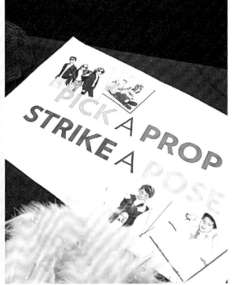

7 芬恩智能奶瓶系统 / Nfant Feeding Solution and Analytics
解决母婴喂奶的智能化方案

类别： 产品设计、交互设计

年度： 2019

地区： 美国

作者： 芬恩实验室（NFANT Lab）

标签： 医疗设备、物联网、母婴、喂奶、美国

芬恩智能奶瓶系统是一套智能化的婴儿喂奶方案。它由4部分构成，分别是：①奶瓶传感器；②奶嘴；③喂食应用程序和；④数据分析平台。据统计，有70%的早产婴儿无法自行顺利过渡到母乳或奶瓶喂养。而不恰当的喂奶方式可能让婴儿产生严重的生理反应，如呼吸暂停和心律异常等。这款方案可透过奶瓶传感器将普通奶瓶变成智能化奶瓶，让医护人员以及监护人在喂奶过程中实时监控婴儿进食情况，并将此数据传送到应用程序中进行分析，以提供正确有效的喂奶方案。

专家点评

现阶段，高达70%的早产婴儿和10%的足月婴儿还存在着喂养困难，因此如何让新生父母安心且科学地喂养尤为重要。智能母婴产品通过奶瓶设计较好地解决了这一问题，一方面智能瓶子能有效减少异常现象发生的概率，另一方面智能数据提供的喂养参数、信息能让家长和医生实时监控婴儿喂养状况。此款APP为婴儿吸收营养提供了良好的外在环境，也为家长们建立了一个及时、科学的专业服务咨询平台。

（祝帅，北京大学新闻与传播学院研究员）

The Complete System for Cue Based Feeding

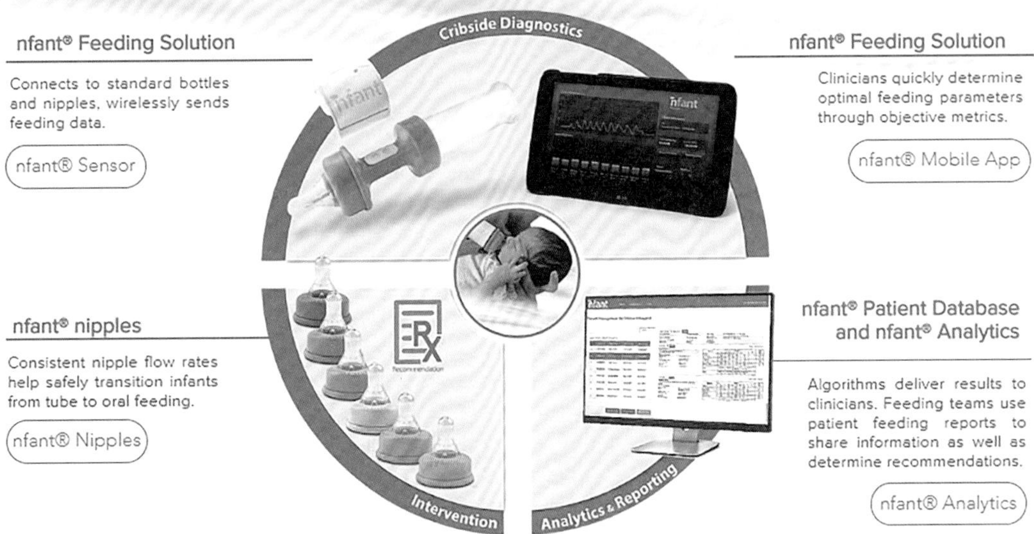
Cribside Diagnostics
nfant® Feeding Solution
Connects to standard bottles and nipples, wirelessly sends feeding data.
nfant® Sensor
nfant® Feeding Solution
Clinicians quickly determine optimal feeding parameters through objective metrics.
nfant® Mobile App
nfant® nipples
Consistent nipple flow rates help safely transition infants from tube to oral feeding.
nfant® Nipples
nfant® Patient Database and nfant® Analytics
Algorithms deliver results to clinicians. Feeding teams use patient feeding reports to share information as well as determine recommendations.
nfant® Analytics
Intervention
Analytics & Reporting

We Support Clinicians that Care for Infants Struggling to Feed

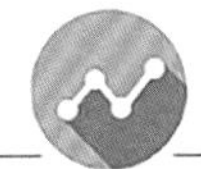

Support Objective Clinical Decisions

Objective tools allow clinicians to see the impact of their interventions in real time and compare metrics across interventions.

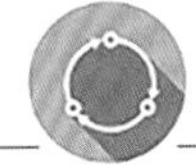

Maintain Continuity of Care

Feeding reports and analytics connect caregivers, ensuring seamless communication and clinical handoffs.

Connect Parents and Clinicians

Moment to moment feeding traces help clinicians educate parents so they can better understand the care that their infant needs.

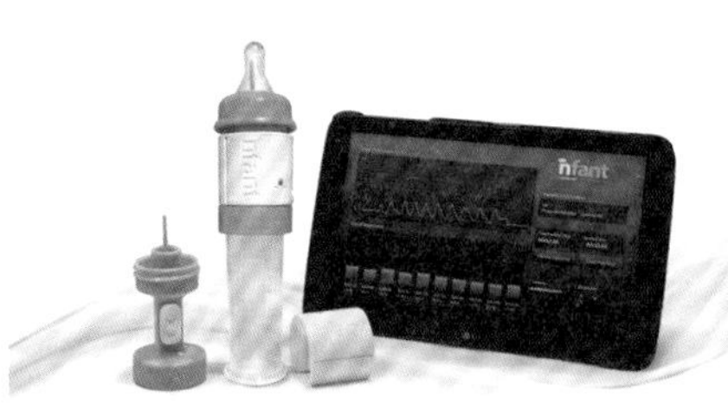

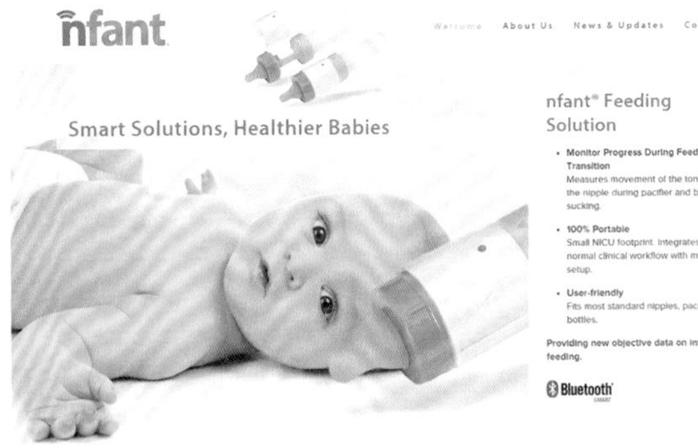

8 谷歌数字健康工具 / Google Digital Health Tool

帮助用户进行良好生活管理的应用程序

类别： 产品设计、交互设计

年度： 2019

地区： 美国

作者： 谷歌（Google）

标签： 生活管理、每日计时器、习惯修正、美国

随着智能手机的到来，日常人们工作和休息时间的边界越来越模糊。长时间、高频率地使用手机对我们的健康产生了一定危害。为此，谷歌设计了一系列基于安卓平台的应用程序来进行生活管理和手机使用频率的监控，藉此帮助用户找到生活与工作之间的平衡。

比如，如果用户想了解手机使用习惯，可通过“仪表盘”（Dashboard）、“解锁时钟”（Unclock Clock）等APP来获取解锁频率和程序使用时间等信息，并根据此信息来制定适合自己的手机使用方案，减少使用时间与次数；若用户想督促自己早睡，可利用“睡前模式”（Bedtime Mode）设定就寝时间并关闭手机，或者将手机屏幕变成黑白来降低程序的吸引力；若用户想休息片刻时，则可使用“请勿打扰”（Do Not Disturb）功能来设定休息时间，让手机在该时间内静音、停止振动、阻止弹窗等，以此获得短暂的休息。

谷歌数字健康工具不仅可用来监督家庭成员的手机使用习惯，如“家庭联系”（Family Link），还可限制孩子使用程序的类型和时间，以便帮助他们养成良好的手机使用习惯。

专家点评

截至2019年，全球网民数量已达到44.22亿，中国网民数已达9.04亿，跃居世界第一，其中手机等智能设备是主要的沟通工具，并且承担了人类的大部分工作。所以在这个充分智能化的现代电子社会，如何管理设备使用时间、科学面对电子生活是一个社会难题。谷歌创造的生活管理APP注重时间管理，可以根据不同需求和时刻提供不同的智能模式。此外，这一设计旨在倡导回归现实生活的理念，以帮助现代人建立一个相对规律的作息时间，养成较为科学的生活习惯。

（祝帅，北京大学新闻与传播学院研究员）

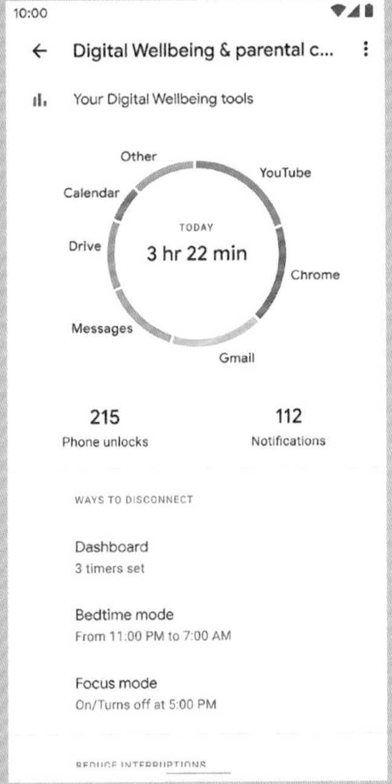

10:00
Digital Wellbeing & parental c...
Your Digital Wellbeing tools
Other
YouTube
Calendar
Drive
TODAY
3 hr 22 min
Chrome
Messages
Gmail
215
Phone unlocks
112
Notifications
WAYS TO DISCONNECT
Dashboard
3 timers set
Bedtime mode
From 11:00 PM to 7:00 AM
Focus mode
On/Turns off at 5:00 PM

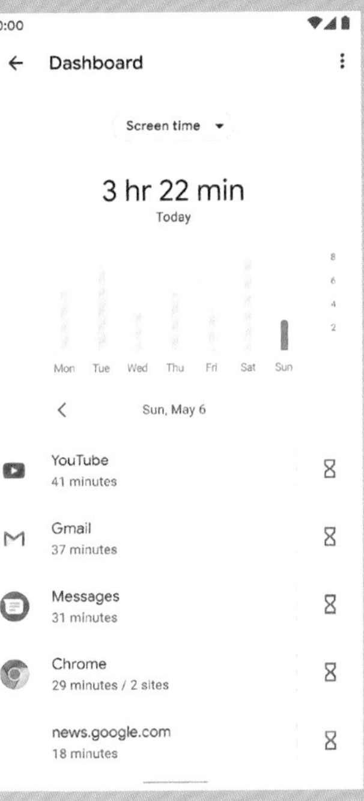

10:00
Dashboard
Screen time
3 hr 22 min
Today
Mon
Tue
Wed
Thu
Fri
Sat
Sun
Sun, May 6
YouTube
41 minutes
Gmail
37 minutes
Messages
31 minutes
Chrome
29 minutes / 2 sites
news.google.com
18 minutes

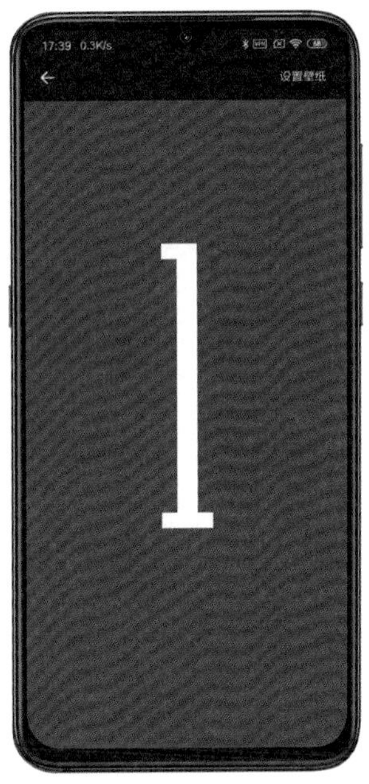

1

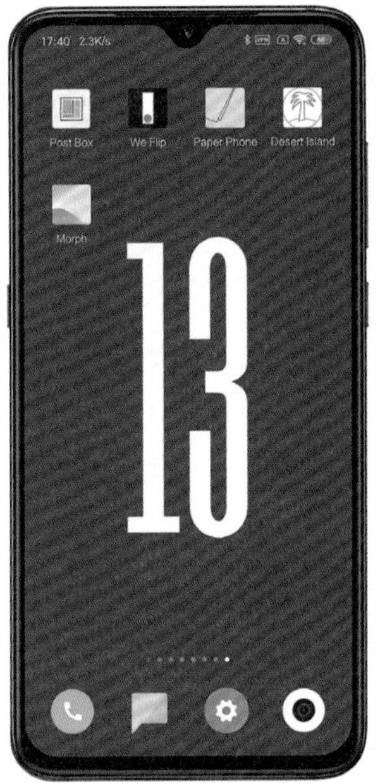

Post Box
We Flip
Paper Phone
Desert Island
Morph
13

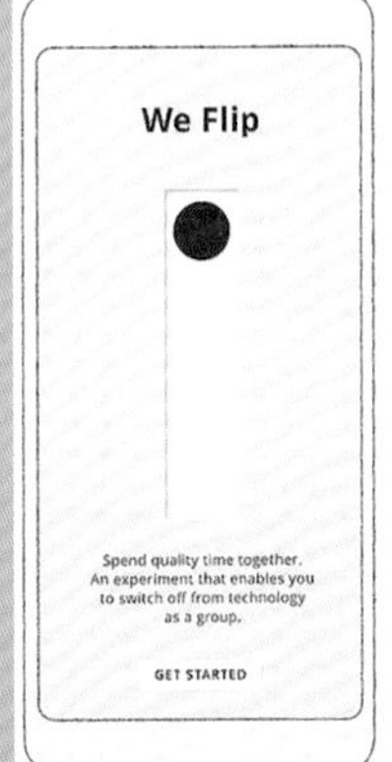

We Flip
Spend quality time together.
An experiment that enables you to switch off from technology as a group.
GET STARTED

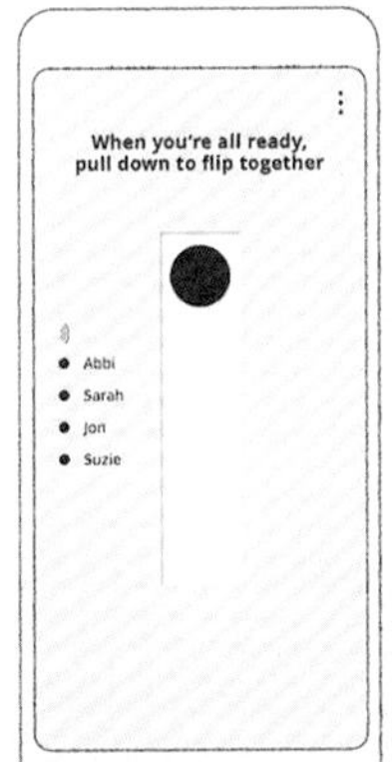

When you're all ready, pull down to flip together
Abbi
Sarah
Jon
Suzie

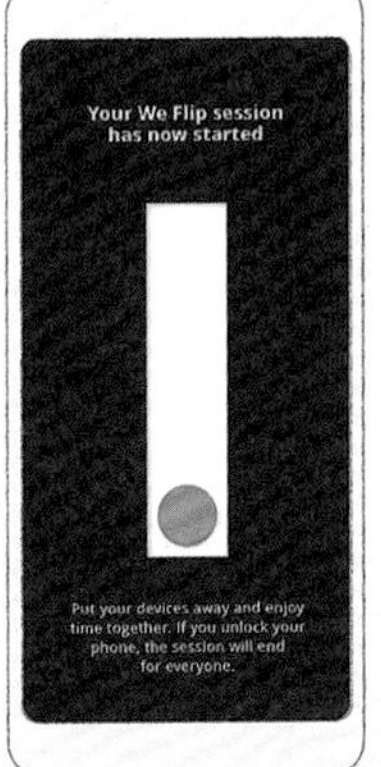

Your We Flip session has now started
Put your devices away and enjoy time together. If you unlock your phone, the session will end for everyone.

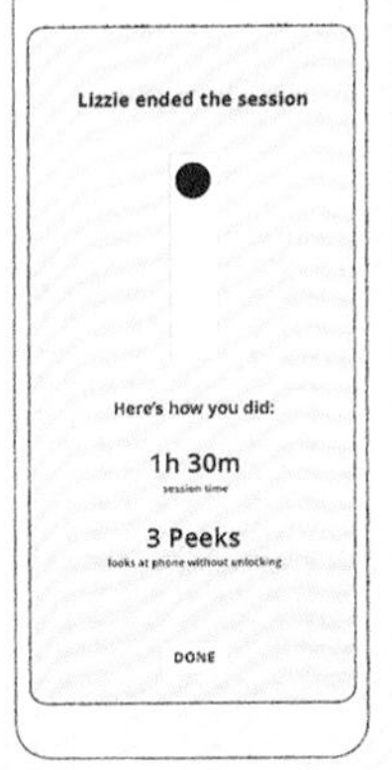

Lizzie ended the session
Here's how you did:
1h 30m
3 Peeks
DONE

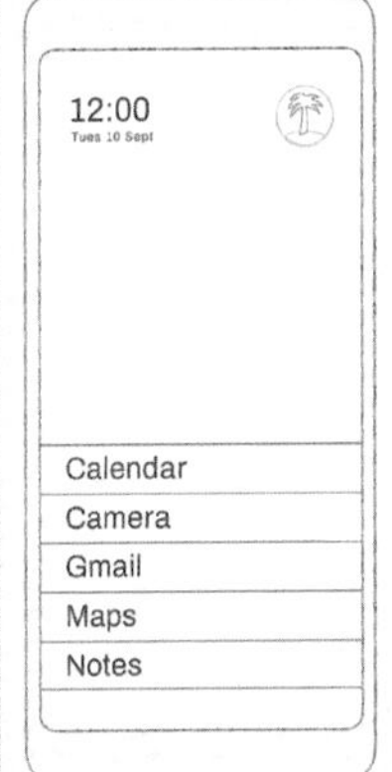

12:00
Calendar
Camera
Gmail
Maps
Notes

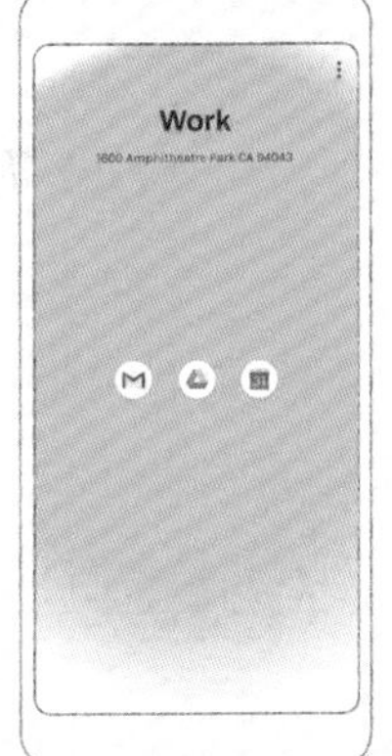

Work

9 蜜蜂 / Bee

帮助人们养成良好习惯的应用程序

类别： 游戏设计、交互设计、概念设计

年度： 2020

地区： 中国

作者： 孙祎婧、常可依、马雅琪、李玉婷（北京大学软件与微电子学院）

导师： 丁肇辰

标签： 游戏化、习惯养成、中国

这是一款通过手机打卡来帮助用户养成好习惯的应用程序。该应用包含打卡、养成、社区3个模块。这些模块的设计，不仅能提升用户使用此应用的游戏性，还能够让用户更加专注于习惯养成。此应用程序的另一特色是拥有完整和极简两种模式。其中，极简模式只会提供基础功能来避免用户被眼花缭乱的功能所干扰。

专家点评

习惯养成APP是帮助有需求的用户在一定的情景下自由建立习惯的一种模式。这款APP在习惯养成的功能上挖掘垂直领域，专注开发了打卡、养成、社区模块，并聚焦到专业的养成工具领域，使社区内容更加优质与集中。使用这类APP的用户大多希望提高自身生活质量，对自身有更高的要求。两种模式都能吸引各自的核心用户长期使用，是一款设计得十分周到的APP。

（杨一帆，西南交通大学国际老龄科学研究院）

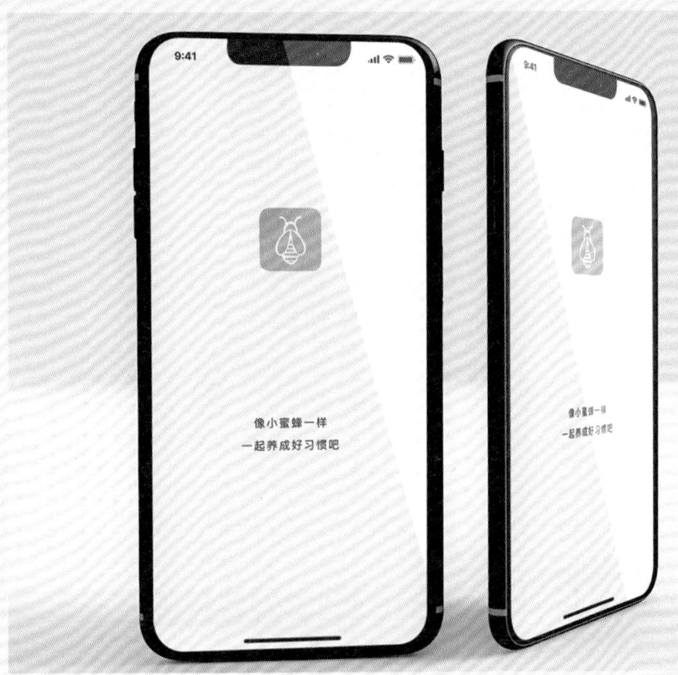

Bee

【花最少的时间，酿最大的改变】

Bee是一款致力于帮助用户改变并养成良好习惯的应用，包含打卡、养成、社区三个模块。该应用的一大特色是拥有两种模式可供用户选择，我们主张让使用者花费最少的时间成本，将精力专注于养成好习惯这件事本身之上，简约界面交互减轻用户使用负担，社区养成互动鼓励用户坚持改变。两种模式随心切换！

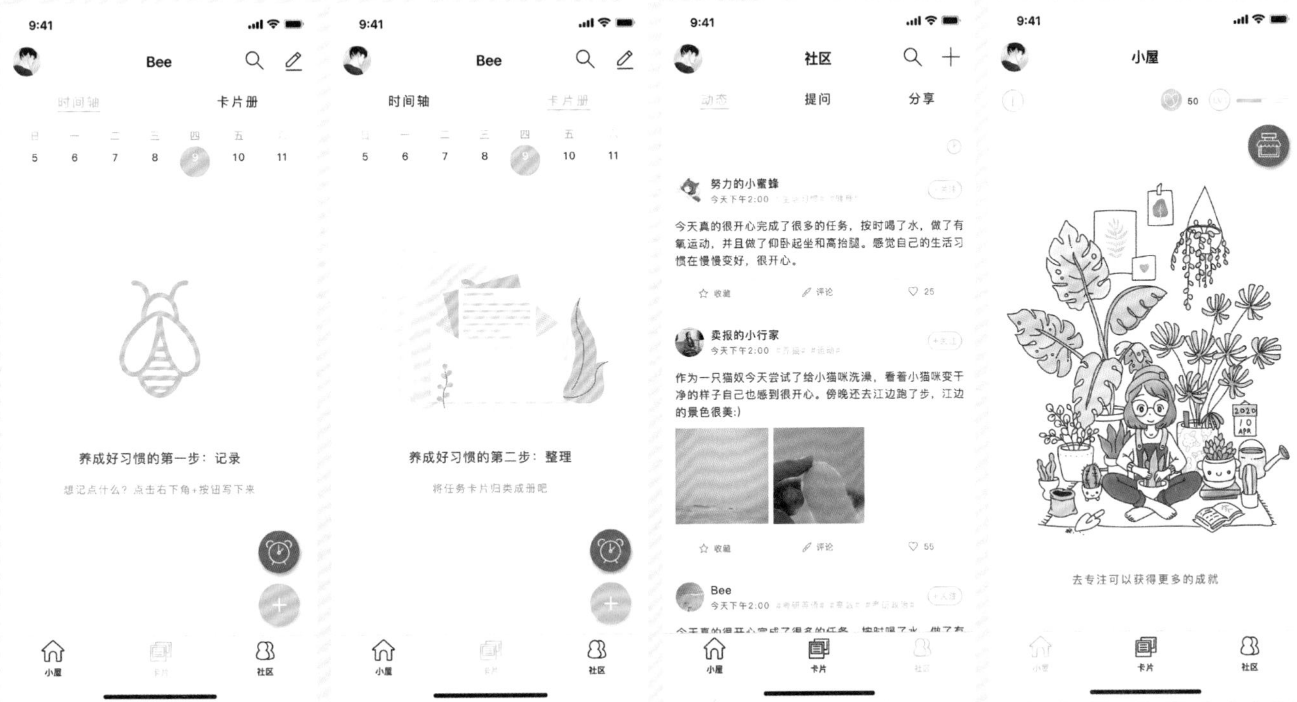

10　活过来 / Back 2 Life 指导用户学习心肺复苏术的游戏

类别：广告设计、游戏设计、交互设计

年度：2019

地区：中国

作者：三星中国（Samsung China）

标签：心肺复苏、急救措施、热血江湖、中国

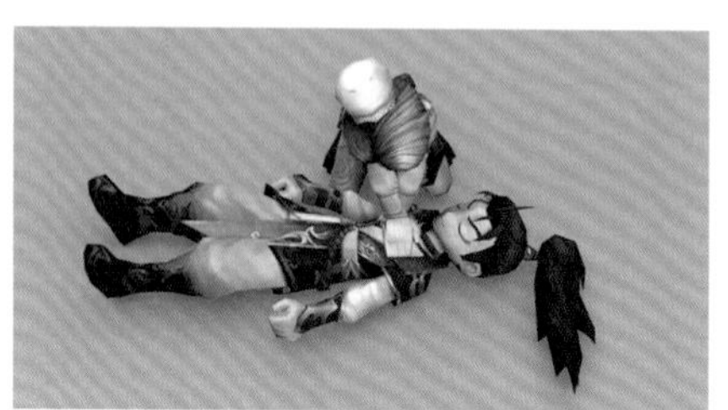

心肺复苏（CPR）是我们常听到的一个医学急救用语，它是在黄金救援时间内挽救急救对象生命的关键操作。在中国，只有不到1%的人知道如何给急救病人进行心肺复苏。为了让更多的人学会这项保命技能，三星中国与龙图游戏旗下手游“热血江湖”合作，在游戏中增加了心肺复苏的玩法，让玩家可以通过游戏学习心肺复苏的知识和操作技巧。

在游戏中，玩家可通过心肺复苏的操作，让游戏角色获得复活机会。玩得越多，就意味着玩家越熟悉这项急救技能。据统计，在该游戏上架后的两周中，就有300万玩家通过在线心肺复苏复活了自己的游戏角色，并且得到了心肺复苏急救技能证书。该游戏也因此在2019年获得了戛纳国际创意节的健康狮铜奖。

专家点评

娱乐消费时代，游戏成为青年群体解压、抽离的重要方式，尤其在近几年，游戏市场也在不断蓬勃发展，成为文化产业的重要组成部分。但从社会效益来看，以往的游戏重在建构新的世界却忽视了现实生活和身体健康的真正需求，而结合心肺复苏和游戏扮演的创意有效地达到了寓教于乐的效果，让人们在玩游戏的同时，能够学习健康急救知识。这款游戏在场景设计上还通过动态的画面展示了急救现场，操作上也较为简便，让游戏和急救知识完美地融合在一起。这一产品不仅迎合了当下年轻人的消费习惯，也将健康纳入游戏元素之中，使游戏不仅仅是娱乐，还注重健康教育。

（祝帅，北京大学新闻与传播学院研究员）

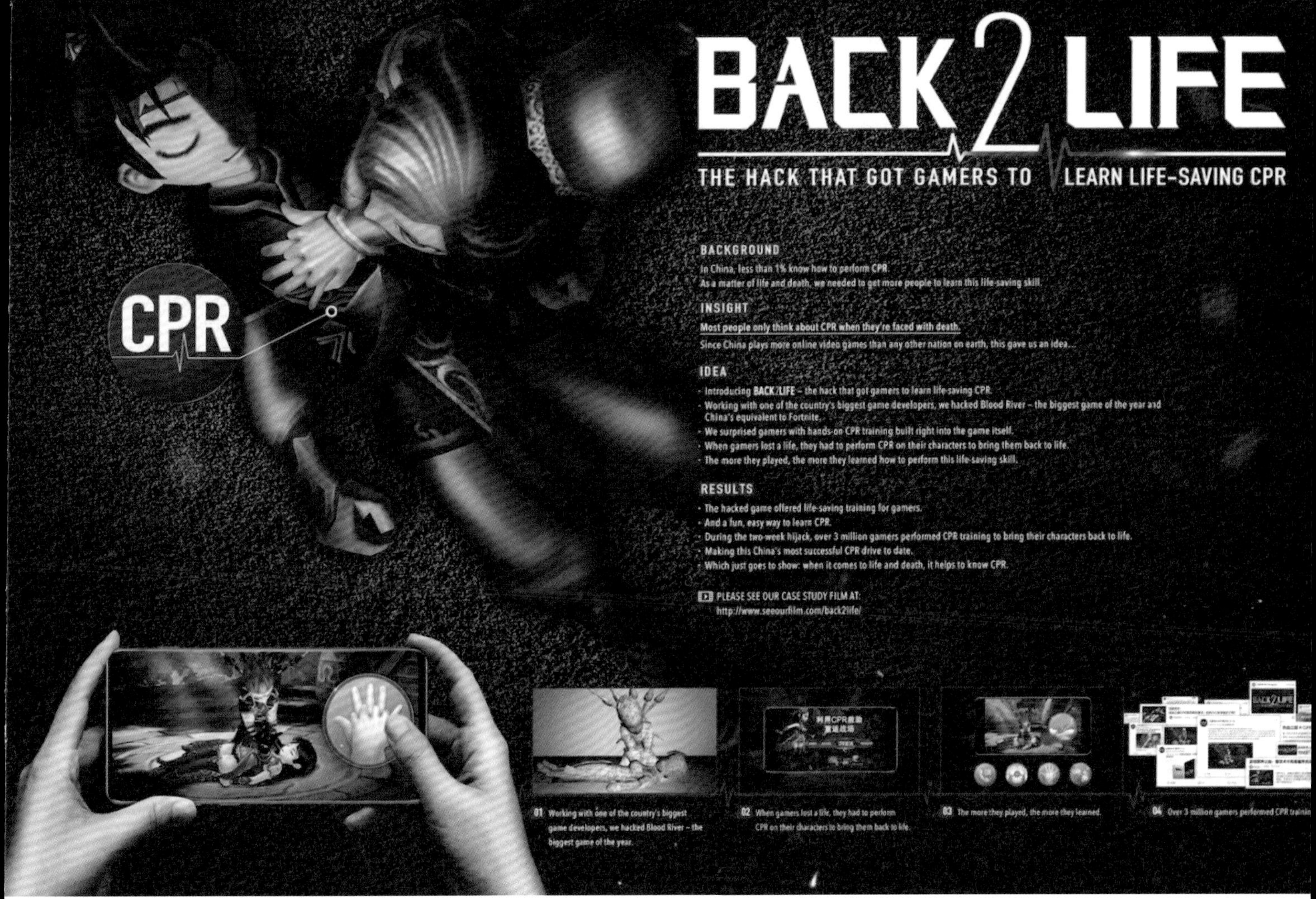

BACK2LIFE

THE HACK THAT GOT GAMERS TO LEARN LIFE-SAVING CPR

CPR

BACKGROUND

In China, less than 1% know how to perform CPR.

As a matter of life and death, we needed to get more people to learn this life-saving skill.

INSIGHT

Most people only think about CPR when they're faced with death.

Since China plays more online video games than any other nation on earth, this gave us an idea...

IDEA

- Introducing **BACK2LIFE** – the hack that got gamers to learn life-saving CPR.
- Working with one of the country's biggest game developers, we hacked Blood River – the biggest game of the year and China's equivalent to Fortnite.
- We surprised gamers with hands-on CPR training built right into the game itself.
- When gamers lost a life, they had to perform CPR on their characters to bring them back to life.
- The more they played, the more they learned how to perform this life-saving skill.

RESULTS

- The hacked game offered life-saving training for gamers.
- And a fun, easy way to learn CPR.
- During the two-week hijack, over 3 million gamers performed CPR training to bring their characters back to life.
- Making this China's most successful CPR drive to date.
- Which just goes to show: when it comes to life and death, it helps to know CPR.

PLEASE SEE OUR CASE STUDY FILM AT:
http://www.seeourfilm.com/back2life/

01 Working with one of the country's biggest game developers, we hacked Blood River – the biggest game of the year.

02 When gamers lost a life, they had to perform CPR on their characters to bring them back to life.

03 The more they played, the more they learned.

04 Over 3 million gamers performed CPR trainin

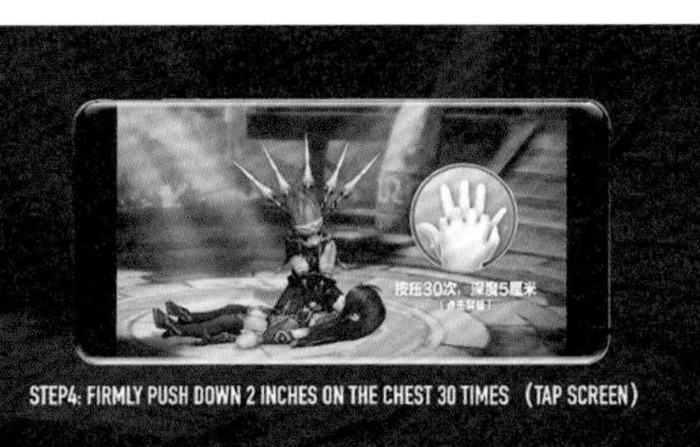

STEP4: FIRMLY PUSH DOWN 2 INCHES ON THE CHEST 30 TIMES （TAP SCREEN）

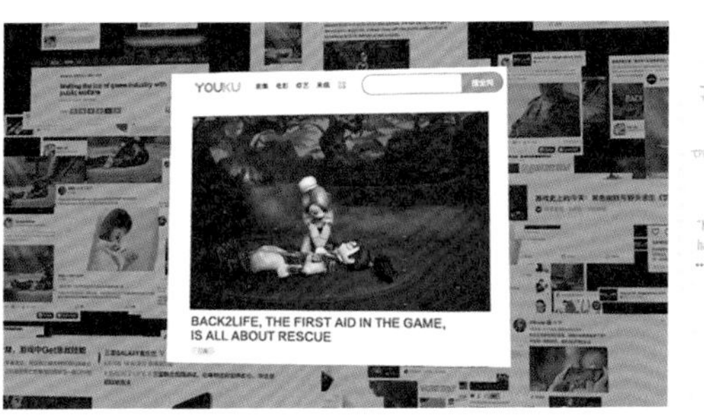
YOUKU
BACK2LIFE, THE FIRST AID IN THE GAME, IS ALL ABOUT RESCUE

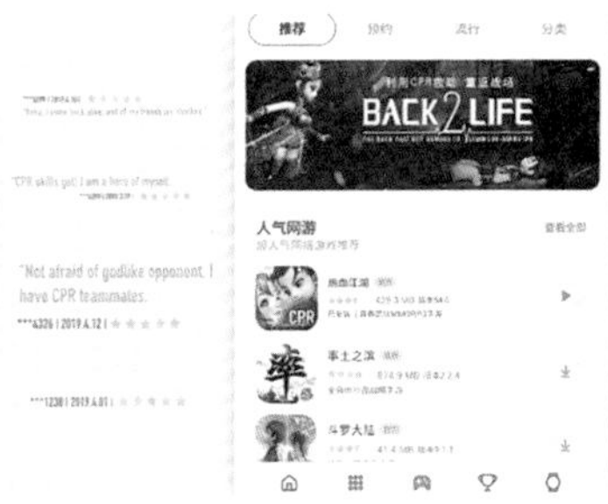

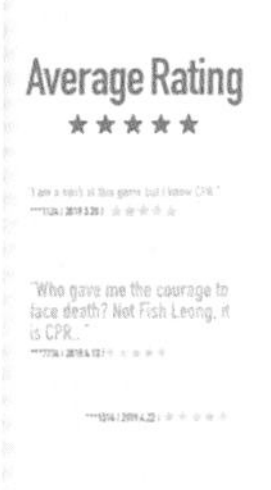
Average Rating
★★★★★

11 生命之息 / Breath of Life 早期慢性阻塞性肺病自查应用程序

类别：广告设计、游戏设计、交互设计

年度：2019

地区：中国上海

作者：麦肯健康上海（Mccann Health Shanghai）

标签：交互广告、戛纳国际创意节、尖端科技、慢性阻塞性肺疾病、中国

这是一款用户可以在微信上使用的慢性阻塞性肺病自查小程序。它将艺术形式、传播媒介和解决方案进行了较好的结合，也因此获得了2019年戛纳国际创意节的首个制药狮全场大奖，使更多人开始关注慢肺阻（Chronic Obstructive Pulmonary Disease，COPD）。调查显示，中国约有1亿人患有慢性阻塞性肺病。然而，由于该疾病所产生的呼吸短促常被认为是老年人的常见病症，也因此导致患者得到治疗的人数大量减少。为了鼓励患者及早接受检查，该应用程序把手机变成了一个简易性慢性阻塞性肺病自查工具。

生命之息融合了数字媒体技术和传统艺术，帮助大众了解自己肺部的问题并让肺部健康得以延续。该设计受到中国吹画的启发，通过对手机吹气让屏幕上长出树木和花朵。首先，用户必须挑选出自己喜欢的树形，然后再用力对手机呼出一口气。如此，一棵极具艺术感的树便在屏幕上长出来了。手机上的麦克风会实时记录用户的呼吸声音并将其量化生成一段声波。该程序设计团队利用算法将声波和肺活量转化成树的形状，若手机上的肺活量数值低于正常人的70%，该程序会建议用户前往医院检查。此外，用户还可分享自己生成的树木图片，并邀请朋友一起加入测试。

专家点评

国家卫健委2019年的数据显示，我国超过1.8亿的老年人患有慢性病，且患有一种及以上慢性病的比例高达75%；儿童肥胖、儿童糖尿病等慢性病也是日益显著的全球性问题。慢性病往往在病情发展过程中没有什么显著症状，早预防、早检查、养成良好的健康习惯是预防慢性病最重要的方式。这款微信小程序通过独特的算法帮助用户进行简单检查，将水墨画与肺叶的图像相结合，直观地呈现了用户的健康状况，以引起用户对于呼吸系统健康的关注。简单便捷的操作与美观的界面非常有利于APP的分享传播，将健康意识带给更多公众。

（杨一帆，西南交通大学国际老龄科学研究院）

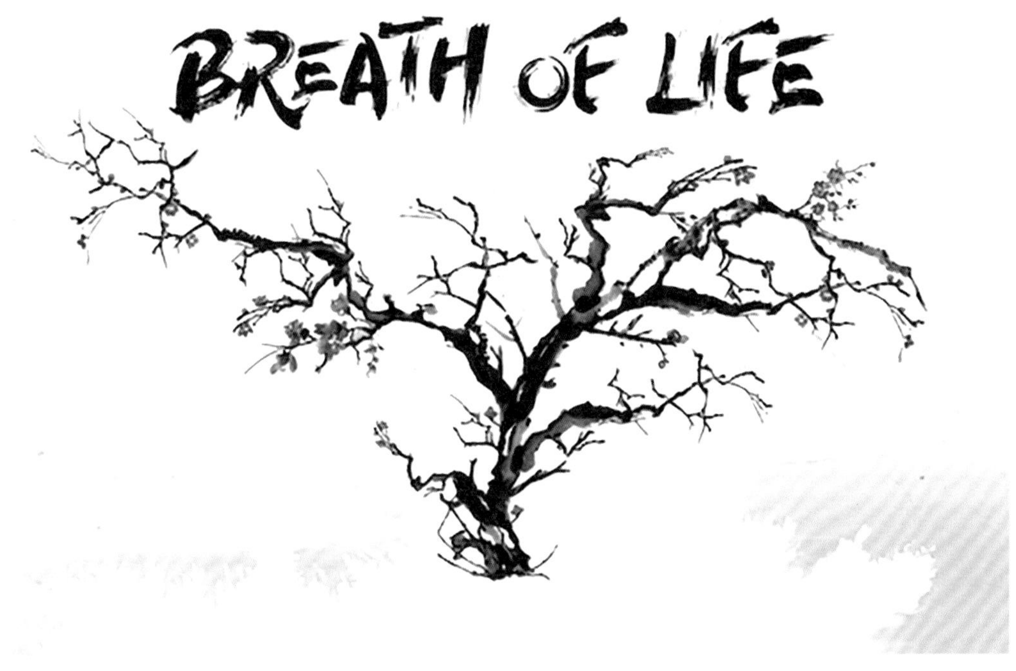
BREATH OF LIFE

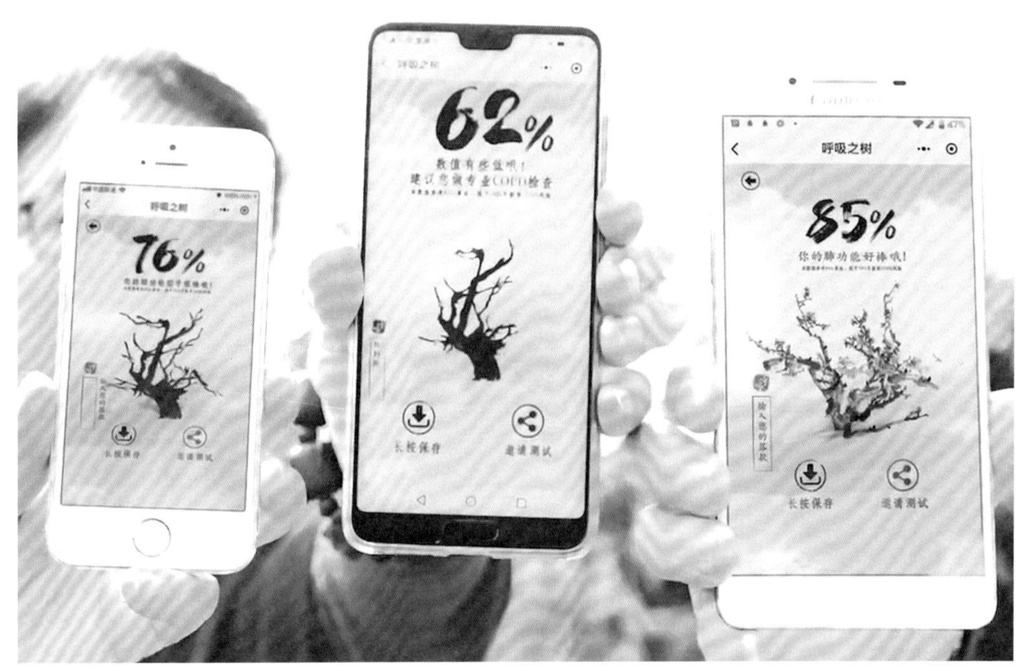
呼吸之树
76%
长按保存
邀请测试
62%
数值有些低哦！
建议您做专业COPD检查
长按保存
邀请测试
呼吸之树
85%
你的肺功能好棒哦！
输入您的寄语
长按保存
邀请测试

12　残疾人创造力培养程序 / Creatability
为残疾人提供音乐创作平台的应用程序

类别： 声音设计、交互设计、信息设计、无障碍设计

年度： 2019

地区： 美国

作者： 谷歌创意实验室（Google Creative Lab）

标签： 无障碍社区、人工智能、音乐创作、美国

这是谷歌与设计师和音乐家们合作，共同为残疾人士所提供的音乐创作平台。该平台包含7个实验音乐实验课题，试图通过网络和AI技术让每个残疾人都可方便地使用音乐创作工具。该平台上的程序以“可及性、易用性与安全性”为宗旨进行设计，以确保残疾人能进行无障碍的音乐创作。

美国有超过5 600万名残疾人，身体上的缺陷不仅影响他们的日常生活，也限制了他们的音乐创造力。此课题通过人工智能技术赋予残疾人全新的创作方式，用户不需使用常规工具进行音乐创作，取而代之的是用其脸、身体、嘴巴等，通过眼动交互、声音交互、体感交互等方法将采集到的信息转换为不同的音符或声音。

此外，该课题将不同程度生理伤残缺陷者和活动力衰退者的需求纳入后续迭代的考虑范围，提供一个更具包容性与舒适性的创作平台。该课题从2019年推出至今，许多残疾人士在它的帮助下完成了大量音乐创作。

专家点评

根据马斯洛的需求层次理论，人的需要由生理的需要、安全的需要、归属与爱的需要、尊重的需要、自我实现的需要5个等级构成。该款应用程序作为适用于残疾人士的音乐创作平台，最大的亮点在于突破了传统乐器的限制，通过人工智能强化人机交互的包容性为身体机能有异的残疾人士提供了多元化的创作选择，满足了残疾人士更高层次的需要。但是如何把脸、身体和嘴巴等器官的动作转化为用户想要表达的音符而非系统设定的节奏，让残疾人士更容易理解操作是这款应用设计者必须要考虑的问题。

（杨一帆，西南交通大学国际老龄科学研究院）

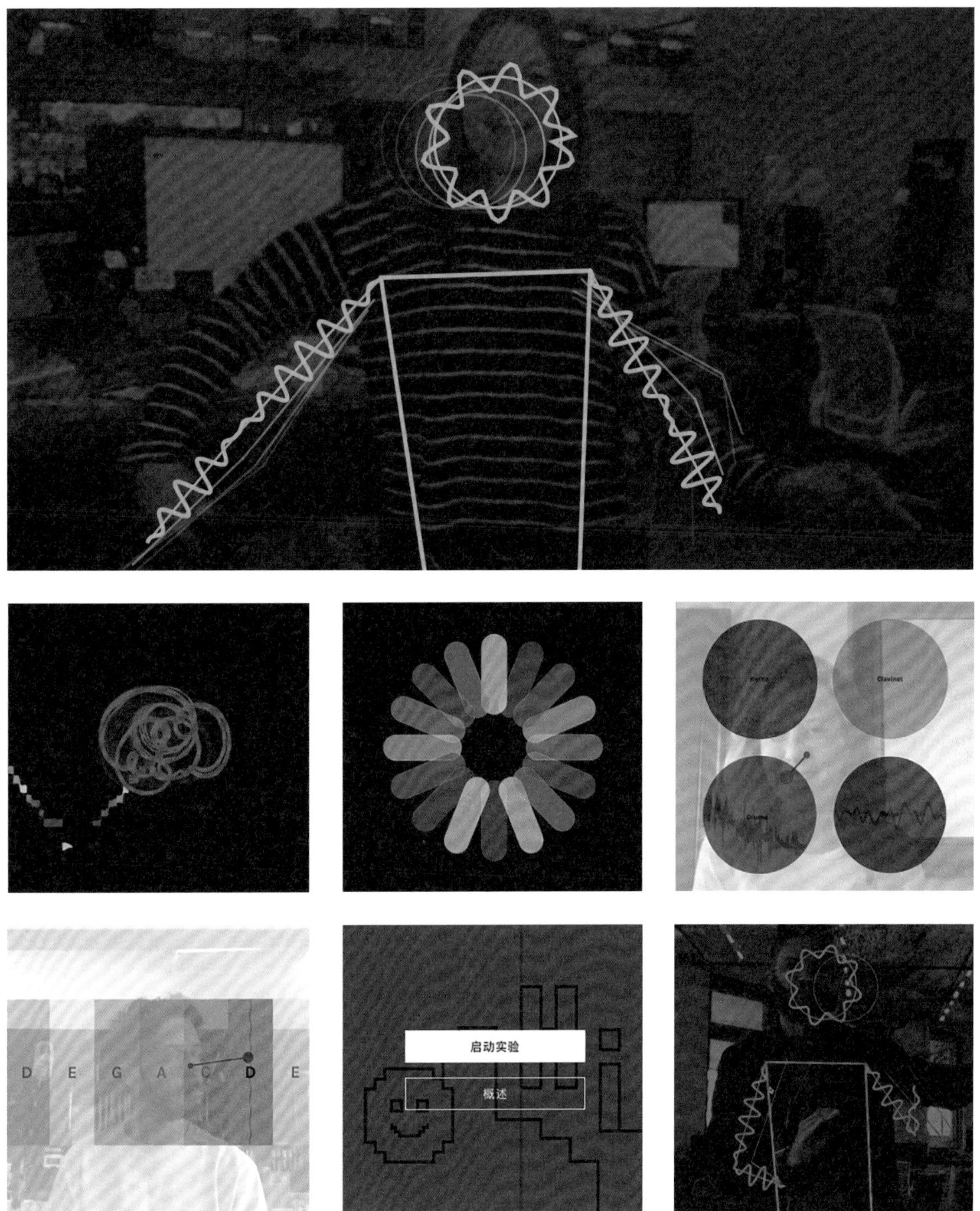
Clavinet
D E G A C D E
启动实验
概述

13　看见声音 / See Sound
针对聋哑群体居家潜在威胁的可视化设计

类别：产品设计、交互设计、信息设计、无障碍设计

年度：2019

地区：美国

作者：微米欧（Wavio），23区（AREA 23）

标签：人工智能、聋哑群体、居家生活传感器、美国

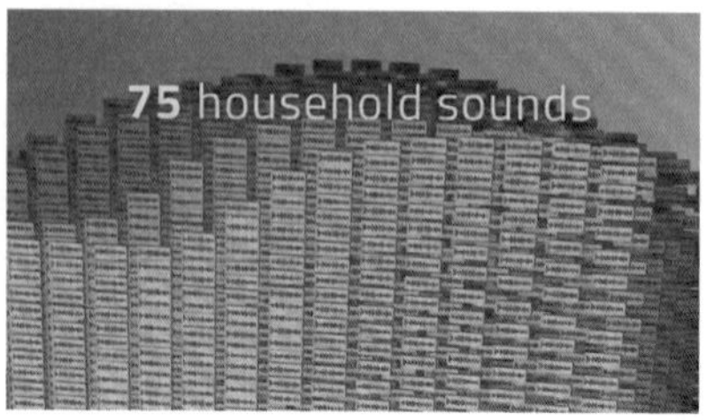

这是一系列基于人工智能的居家生活声音传感器。美国有900多万失聪家庭，然而他们错过某个声音就可能代表意外即将来临。这个产品能适时透过声音传感器，侦测到如婴儿啼哭或火警时等特殊情况下的声音来及时提醒失聪者，进而规避他们因听力障碍而错过报警的风险。

当前，声音识别技术不断进步，然而关注失聪者的设备却少之又少。市场上几乎难以看到能辨识家庭危险环境声的传感器，而环境声，如微波炉声、火灾警报声、宠物吠叫声、玻璃破碎声、婴儿啼哭声等又非常重要。该平台通过和谷歌合作学习了超过200万个YouTube声音数据，透过人工智能的辅助来区分75种常见家庭环境声，在接收到该声音时触发相应反馈，并将此信息及时发送到手机来提示用户，以达到意外发生时的优先预警效果。

专家点评

这款可视化产品的设计别出心裁，将目光聚焦于容易被忽视的失聪人群。传感器的设计简洁美观，能够和谐地融入家庭环境中。更为强大的是，这款设计的声音触发功能，通过人工智能深度学习了大量的声音数据，使传感器能够精准地将失聪人群失去的听觉转化为视觉和触觉等信号通过手机、智能手表等硬件终端提醒失聪人员获悉家中的危险状况，并能及时通知其他家庭成员，实现实时信息共享。此外，手机APP界面在色彩搭配上匀称自然，提醒数字显眼易见，为老年用户提供了一个良好的使用界面。

（杨一帆，西南交通大学国际老龄科学研究院）

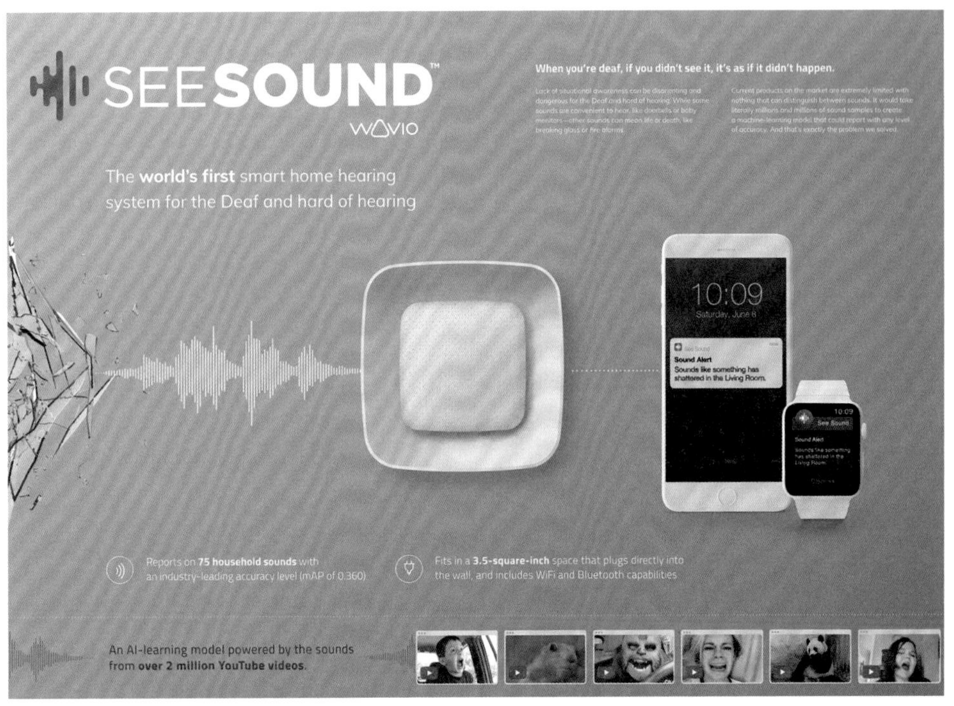
SEESOUND™
wavio
The world's first smart home hearing system for the Deaf and hard of hearing
When you're deaf, if you didn't see it, it's as if it didn't happen.
Lack of situational awareness can be disorienting and dangerous for the Deaf and hard of hearing. While some sounds are convenient to hear, like doorbells or baby monitors—other sounds can mean life or death, like breaking glass or fire alarms.
Current products on the market are extremely limited with nothing that can distinguish between sounds. It would take literally millions and millions of sound samples to create a machine-learning model that could report with any level of accuracy. And that's exactly the problem we solved.
10:09
Saturday, June 8
Sound Alert
Sounds like something has shattered in the Living Room.
Reports on 75 household sounds with an industry-leading accuracy level (mAP of 0.360)
Fits in a 3.5-square-inch space that plugs directly into the wall, and includes WiFi and Bluetooth capabilities
An AI-learning model powered by the sounds from over 2 million YouTube videos.

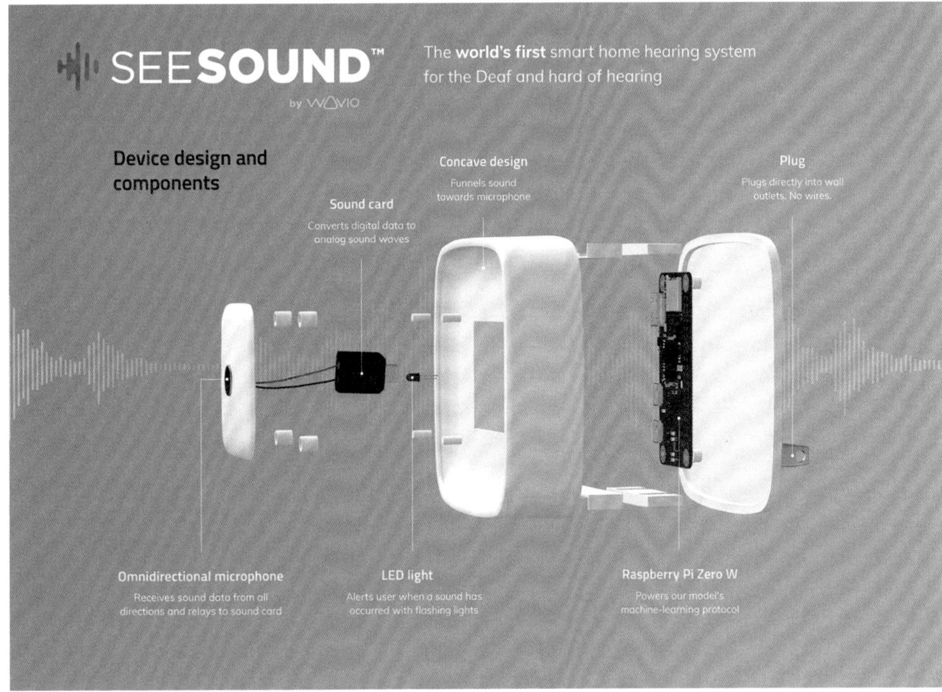
SEESOUND™
by wavio
The world's first smart home hearing system for the Deaf and hard of hearing
Device design and components
Sound card
Converts digital data to analog sound waves
Concave design
Funnels sound towards microphone
Plug
Plugs directly into wall outlets. No wires.
Omnidirectional microphone
Receives sound data from all directions and relays to sound card
LED light
Alerts user when a sound has occurred with flashing lights
Raspberry Pi Zero W
Powers our model's machine-learning protocol

14 游戏馆 / Play the Game Hall
满足老人娱乐需求的服务系统设计

类别：游戏设计、服务设计

年度：2019

地区：中国

作者：高云帅、王雪珺、柏琳瑶（北京邮电大学数字媒体与设计艺术学院）

导师：汪晓春

标签：独居老人、娱乐服务系统、陪伴、情感体验、中国

这是一个面向老年社区娱乐中心的服务系统设计。该服务系统用来满足独居老人的娱乐需求和精神需求，期望给予他们陪伴、信任等情感补偿，以缓解他们心理上的孤独感。游戏馆的规划中共有5大区域，包含：公共游戏区、健康监测区、私人游戏区、休闲区和兑换区。该设计团队通过对娱乐中心服务系统的再设计，为独居老人提供便利设施和养老服务设计。此设计包含以下几个原则：①创建新的社交方式；②简化游戏操作流程；③减少老人记忆负荷；④优化人、物、环境三者间的服务关系等。

专家点评

随着年龄的增长，老年人身体机能开始下降，生活半径也逐渐萎缩，一些独居的老年人甚至过着几乎与世隔绝般的生活，子女不在身边、精神匮乏和情感孤独也不是他们轻易能化解的。该服务系统将老年人的日常生活娱乐中心化，将人、物和环境要素三者间的服务关系嵌入老年人的生活轨迹当中，构建起以养老服务和适老化设施为支撑的老年服务系统。但是规划的具体实施需要更深入地考察调研，能够起到关键作用，强化彼此间的陪伴关系，实现老年人同服务系统的深度黏合。

（杨一帆，西南交通大学国际老龄科学研究院）

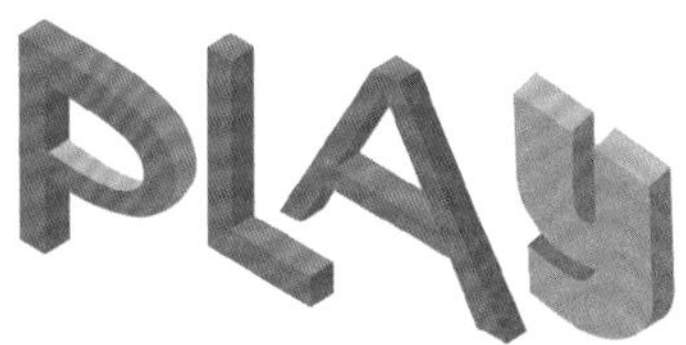

Participation ········ Link ······· Accompany ····· Yes!

吸引独居老人参与

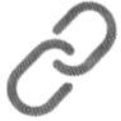
独居老人之间产生链接

彼此相互陪伴

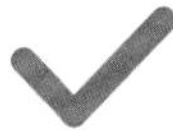

PLAy是针对社区独居老人设计的一个服务品牌，旨在解决独居老人最迫切的问题——缺少陪伴。陪伴究其根本是老人因长时间独处而感到孤独，所以PLAy游戏厅的设计核心是：通过独居老人之间的协作来使其产生互动和链接，从而使他们从物质和精神两个层面都得到满足。考虑到具体的情境，PLAy游戏厅以老年社区为依托，以完善独居老年人服务为根本出发点。

PLAy 游戏馆服务设计

PLAy Game Hall Service Design

价值点：三个服务价值点

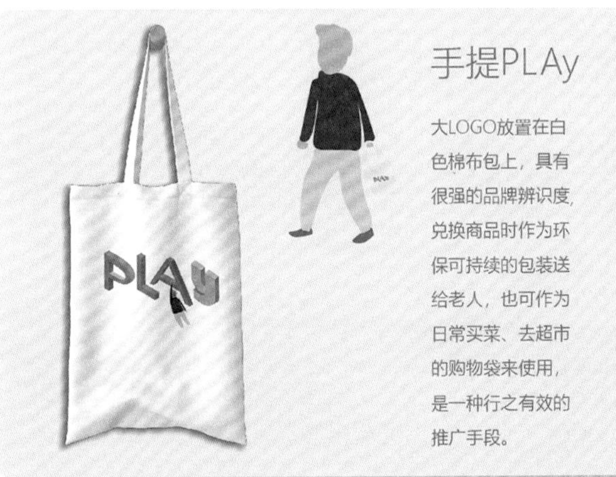

手提PLAy

大LOGO放置在白色棉布包上，具有很强的品牌辨识度，兑换商品时作为环保可持续的包装送给老人，也可作为日常买菜、去超市的购物袋来使用，是一种行之有效的推广手段。

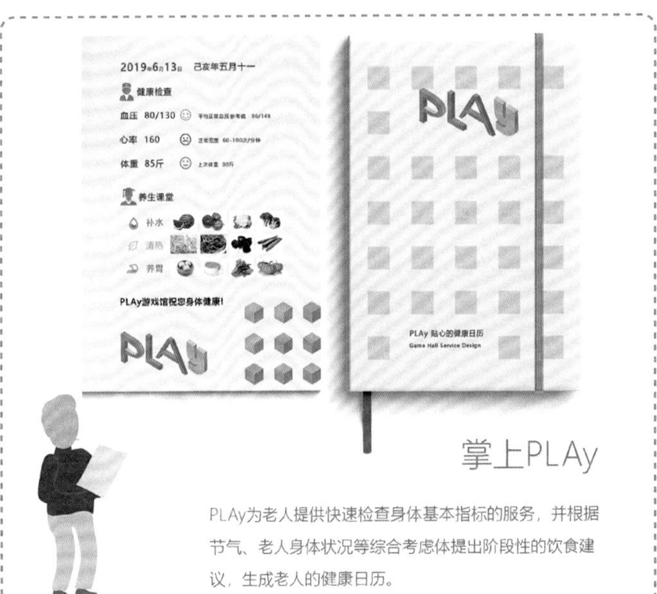

掌上PLAy

PLAy为老人提供快速检查身体基本指标的服务，并根据节气、老人身体状况等综合考虑体提出阶段性的饮食建议，生成老人的健康日历。

挂脖PLAy

为每位来PLAy游戏馆的老人办理一张游戏卡，存储老人的基本信息和游戏账户使用余额等各种信息。老人可以通过扫描卡面上的二维码获取自己身体检查的详细信息

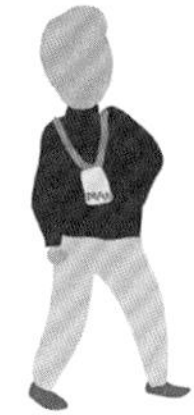

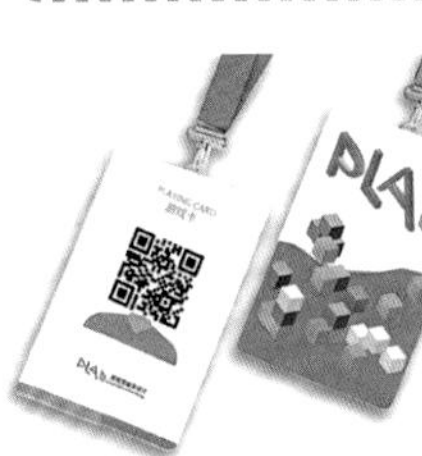

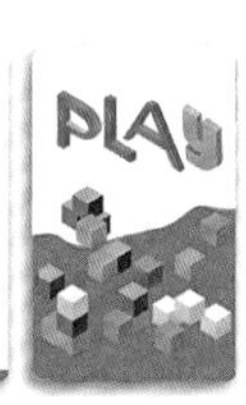

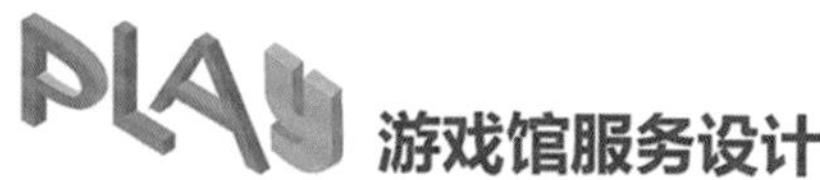

游戏馆服务设计

PLAy Game Hall Service Design

交付成果：游戏馆布局图

公共游戏区

- 游戏区环境干净整洁、多为木质
- 专门的奖励机制吸引老人参与
- 独居老人通过游戏结交新朋友

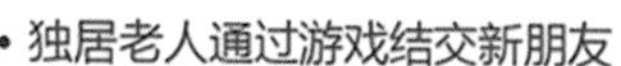

休闲区

- 提供较为舒适的桌椅，有一定的分区处理便于独居老人之间交流
- 提供热水服务，老人可携带自己的水杯

门厅

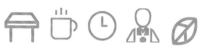

- 独居老人可在此进行咨询
- 独居老人在工作人员帮助下购买游戏票，通过游戏票进行游戏

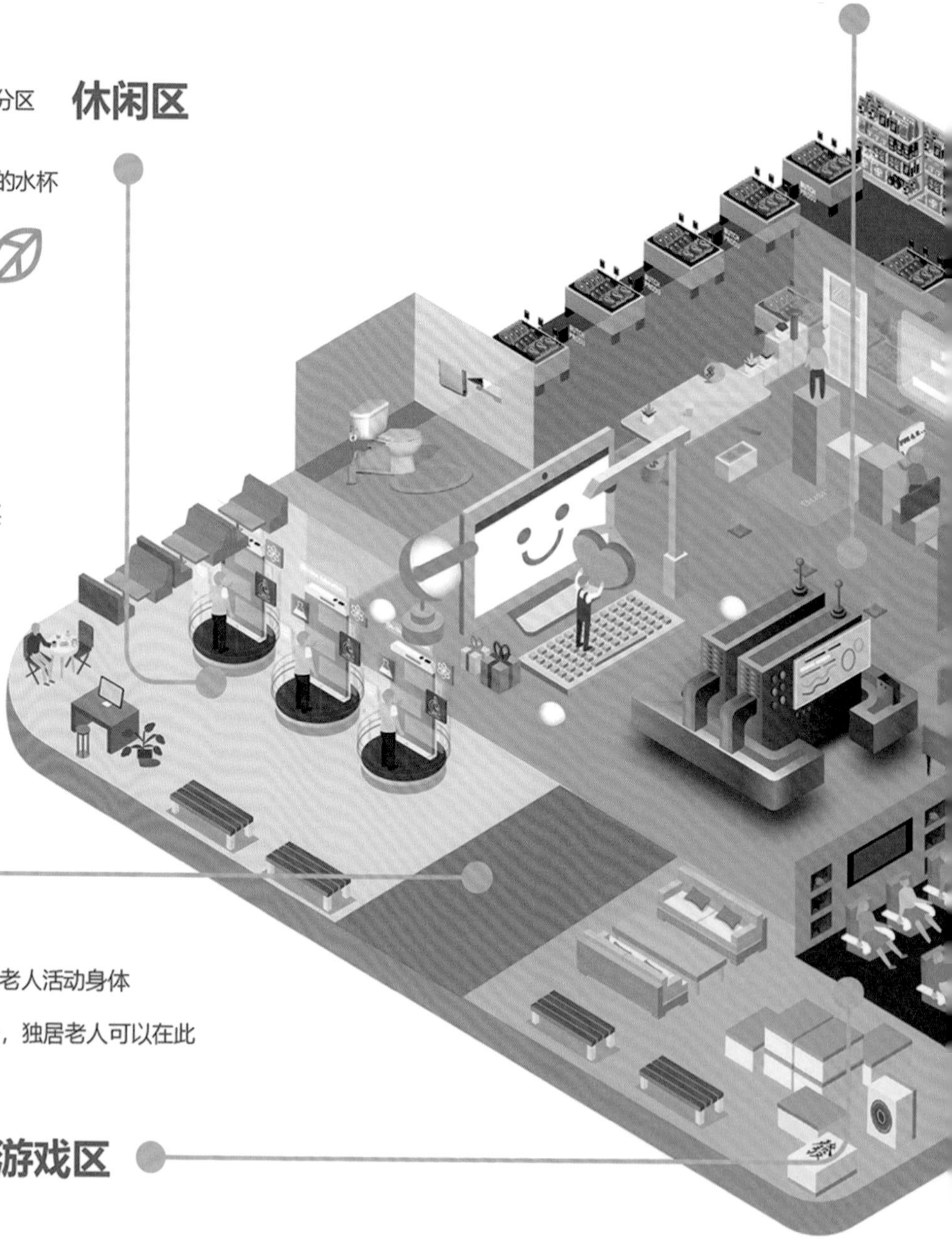

私人游戏区

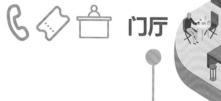

- 提供老人专属体感游戏机，帮助老人活动身体
- 独立空间且有适老化沙发和桌子，独居老人可以在此结交志同道合的新朋友

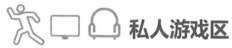

- 独居老人在此处可以接触各种适老化游戏机
- 多人协作游戏，增加独居老人之间的互动
- 工作人员帮助独老人熟悉游戏机

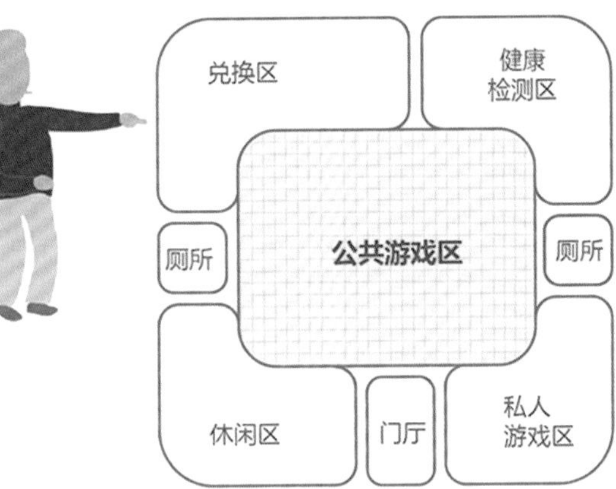

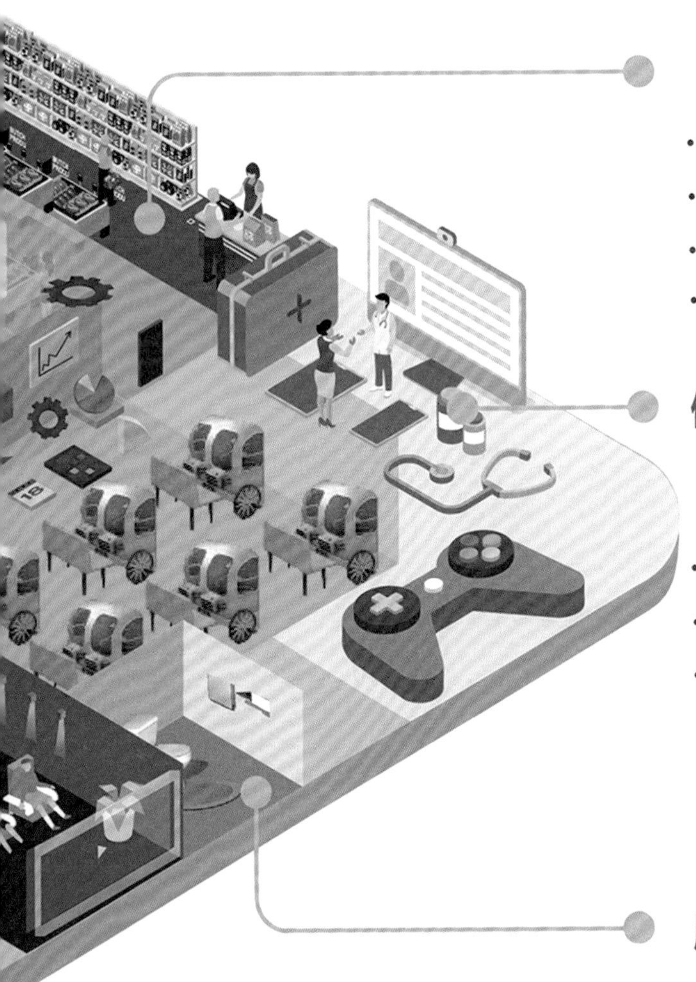

兑换区

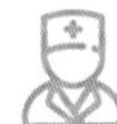 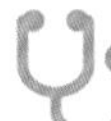 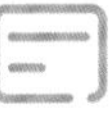

- 提供新鲜蔬菜和生活用品作为奖品
- 老人可根据喜好自行选购奖品
- 货架高度以及标签大小都作出适老化设计
- 给老人提供专属“购物袋”

健康检测区

- 老人可在此免费检查身体
- 为每位老人生成一个健康卡片
- 专业医生为老人答疑解惑

厕所

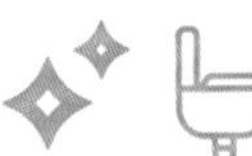

- 厕所干净整洁
- 马桶处有扶手设计便于老人起身

15　乐融 · 云广场社区生活服务设计 /

Happy Gathering · Cloud Plaza-Service Design

后疫情时代社区老年人生活服务设计

类别：服务设计、空间设计、展示设计、交互设计

年度：2020

地区：中国

作者：王雪珺、高云帅、柏琳瑶、陈晶晶（北京邮电大学数字媒体与设计艺术学院）

导师：汪晓春

标签：老年人、产品服务系统、娱乐社交、生活广场、中国

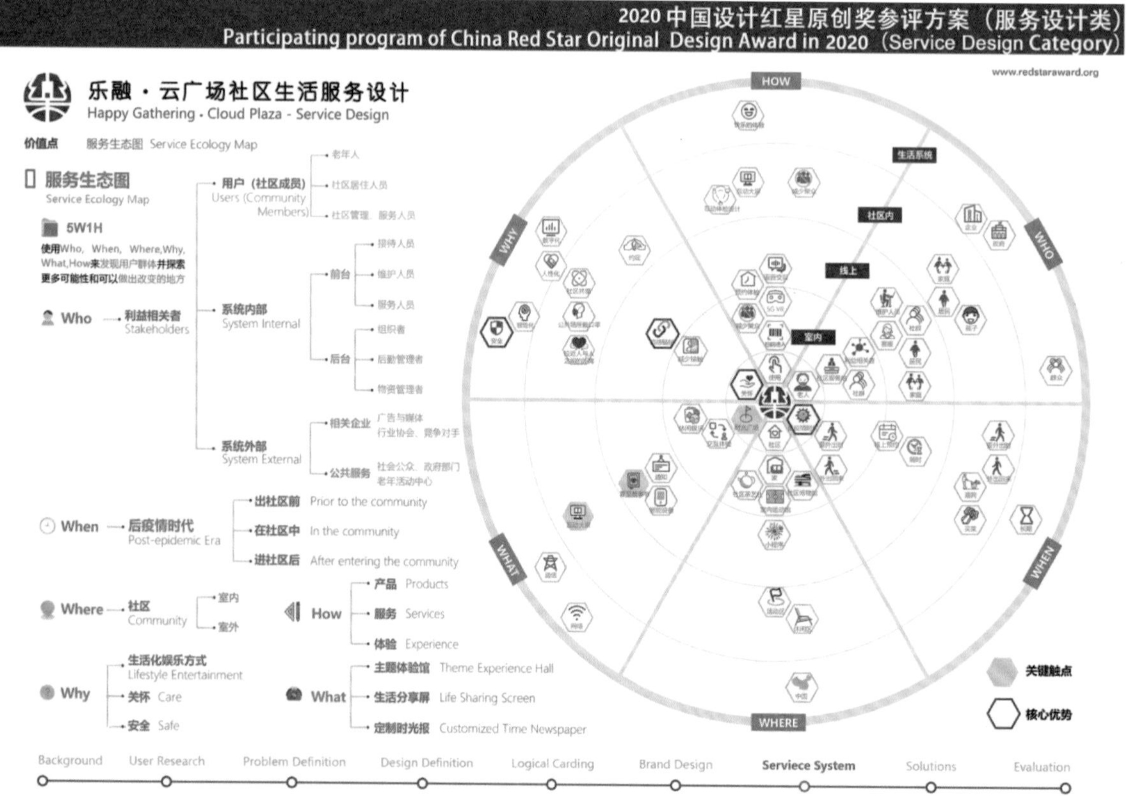

这是一个面向老年群体社区生活的服务设计，主要目的是满足后疫情时代社区老年人的生活与娱乐需求。该设计涵盖3个部分：①空间设计“乐·体验——主题体验馆”；②展示设计“乐·分享——生活分享屏”；③交互设计“乐·回味——定制时光报”。该设计的命名来源为“其乐融融，其乐无穷”，它对老年社区现有空间进行重新规划，鼓励老年人记录生活、享受生活，倾听他人，从而拉近老人与老人、老人与社区间之间的心理障碍和距离，并且给予他们更多关怀和陪伴。

专家点评

由于这场突如其来的疫情，社会公众提升了对健康、对养老保障的关注，智能科技和互联网的应用场景也更为广泛和深入人心，这种意识层面潜移默化的转变将会在未来深深地影响整个养老行业。云广场社区生活服务的规划设计将老年人线上和线下生活相互贯通，通过主题体验馆化虚为实，向老年群体提供摸得见、看得着的生活服务。生活分享屏将老年人的生活活动轨迹数字化和可视化，创新了老年人传统的社交形式，但是背后可能存在涉及隐私方面的隐患。定制时光报对于年岁逝去的老年人弥足珍贵，无论是辛酸苦辣还是幸福美好的回忆都能让人感受时光倒流、身临其境。

（杨一帆，西南交通大学国际老龄科学研究院）

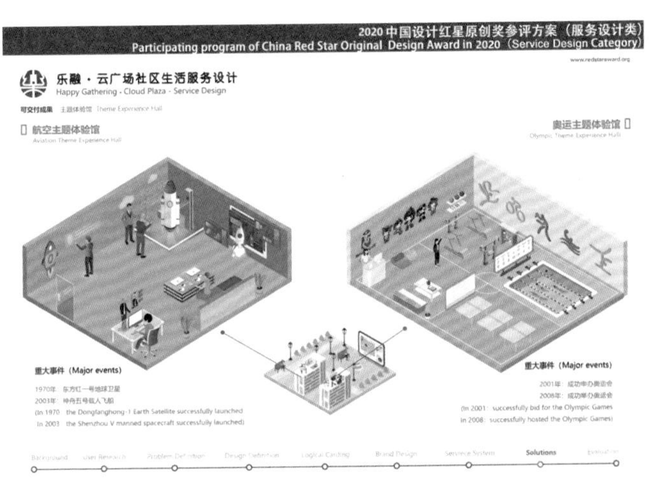

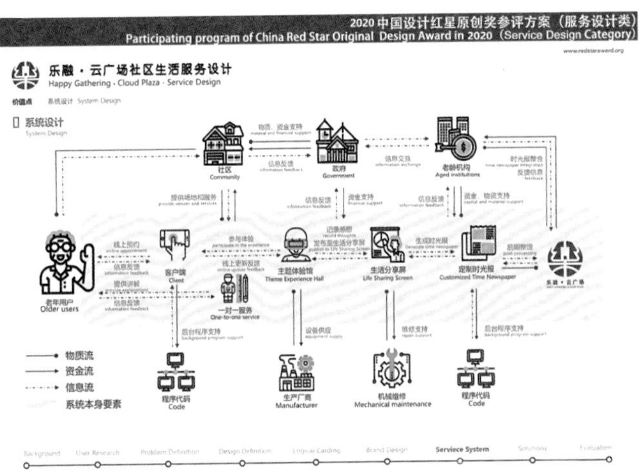

16 阿卡迪亚 /Arkadia
面向老年人肢体及认知锻炼的体感游戏

类别：交互设计、游戏设计

年度：2019

地区：中国

作者：张嘉卿、朱泽世、葛阳、孙懿琳、梁艾（上海交通大学设计学院）

导师：韩挺

标签：适老设计、体感游戏、认知能力训练、游戏化、中国

这是一款能锻炼老人反应力并恢复肢体认知能力的体感游戏。其内容包含5个小游戏，分别从记忆力、反应力、方向感、上肢运动能力和抓握能力等方面入手，提供一系列针对上肢训练的游戏内容。随着年龄增长、生理衰退和社会角色的转变等，老年人常会面临沮丧和孤独等心理困境。基于此，此游戏利用"游戏化"手段为用户搭建一个丰富且有趣的锻炼平台。该平台提供多人联网模式，鼓励老人与家人和朋友共同参与锻炼，增加互动、增进交流。此外，该游戏的体感交互部分为用户提供了更为自然的操作以降低学习门槛，使用抓握、举手、推动手臂等自然控制方式，给老年人带来认知与运动能力的针对性训练。

专家点评

人体的衰老不仅伴随着身体机能的退化，同时也会因为社会隔离和自我消极感知而产生不同程度的心理问题。该款体感游戏的操作界面简洁明了，游戏的趣味性和难易度较好地迎合了老年用户。在和家人进行联网游戏的时候，老年人用户可从中感受到家人的陪伴和完成游戏的成就感。此外，游戏化的锻炼平台的目的是增强老年人的记忆力、反应力、方向感、上肢运动能力和抓握能力，因此该款体感游戏的设计应该继续深入探索立体的游戏平台，将可穿戴设备作为传感器进一步锻炼老年人的身体能力。

（杨一帆，西南交通大学国际老龄科学研究院）

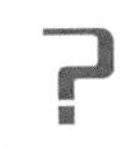

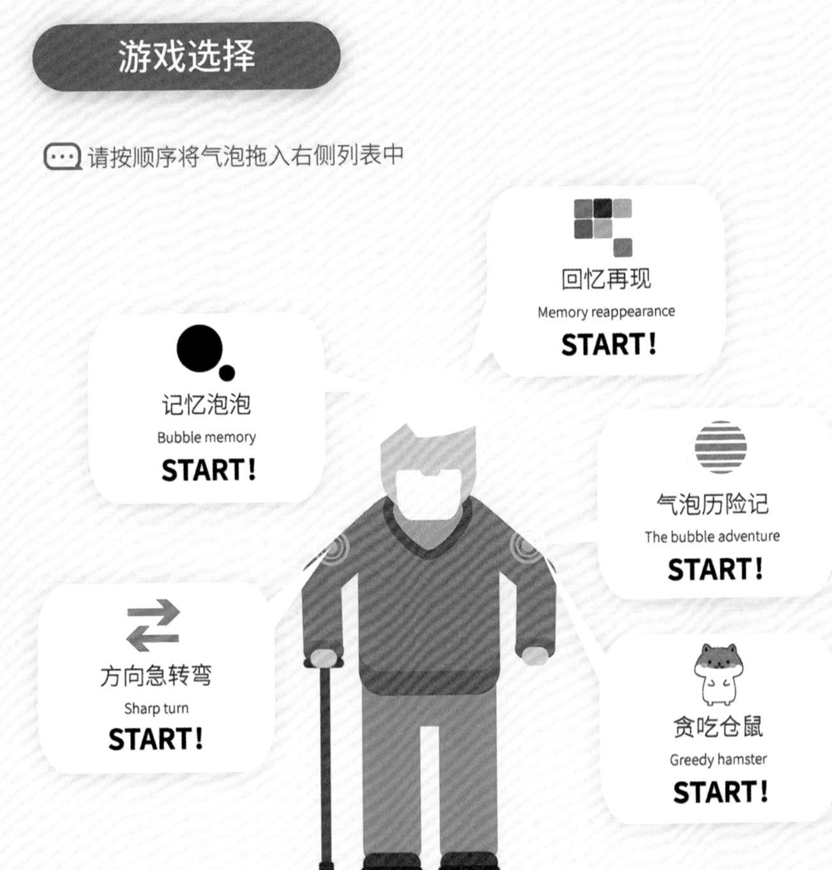

游戏选择
请按顺序将气泡拖入右侧列表中
回忆再现
Memory reappearance
START!
记忆泡泡
Bubble memory
START!
气泡历险记
The bubble adventure
START!
方向急转弯
Sharp turn
START!
贪吃仓鼠
Greedy hamster
START!

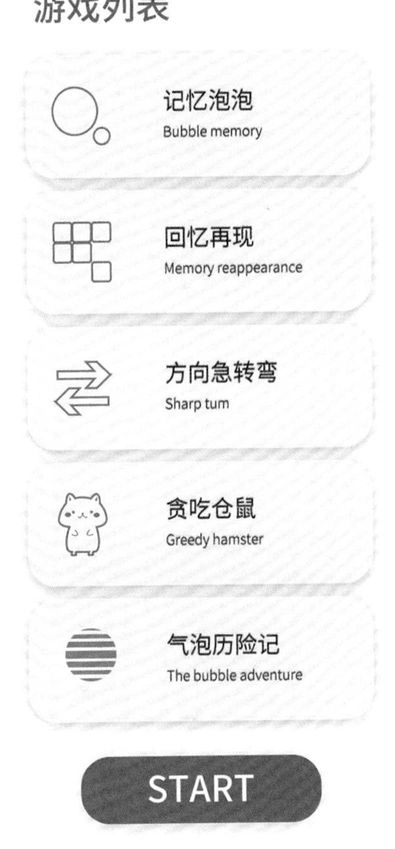

游戏列表
记忆泡泡
Bubble memory
回忆再现
Memory reappearance
方向急转弯
Sharp tum
贪吃仓鼠
Greedy hamster
气泡历险记
The bubble adventure
START

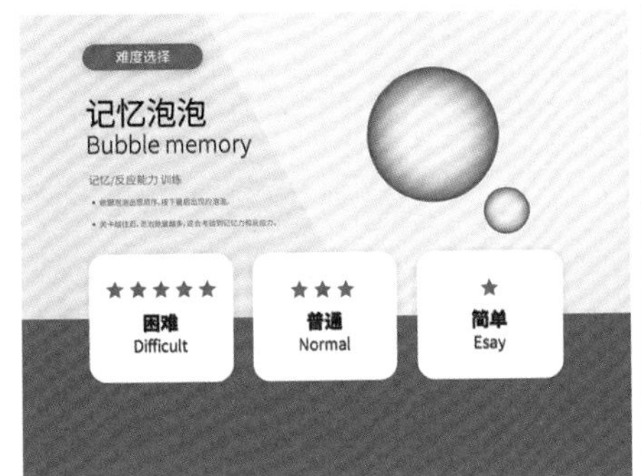

难度选择
记忆泡泡
Bubble memory
★★★★★
困难
Difficult
★★★
普通
Normal
★
简单
Esay

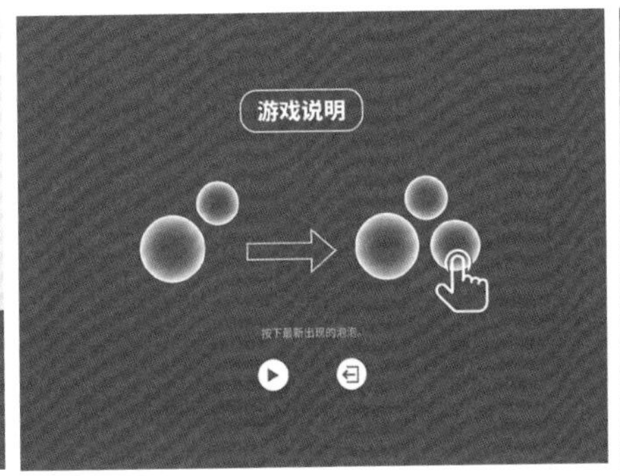

游戏说明

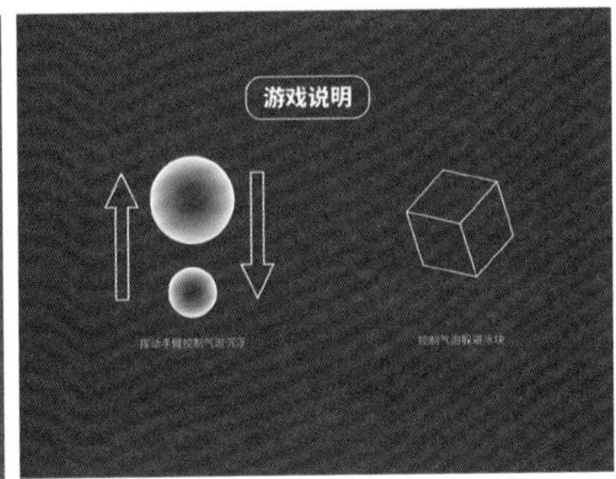

游戏说明

17 残疾人之家 / House of Disabled People's Organization
基于无障碍设计的办公空间

类别：建筑设计、室内设计、无障碍设计

年度：2012

地区：丹麦

作者：库伯建筑师（Cubo Arkitekter）、四力建筑师（FORCE4 Architects）

标签：残疾人办公室、通用设计、无障碍、可达性、丹麦

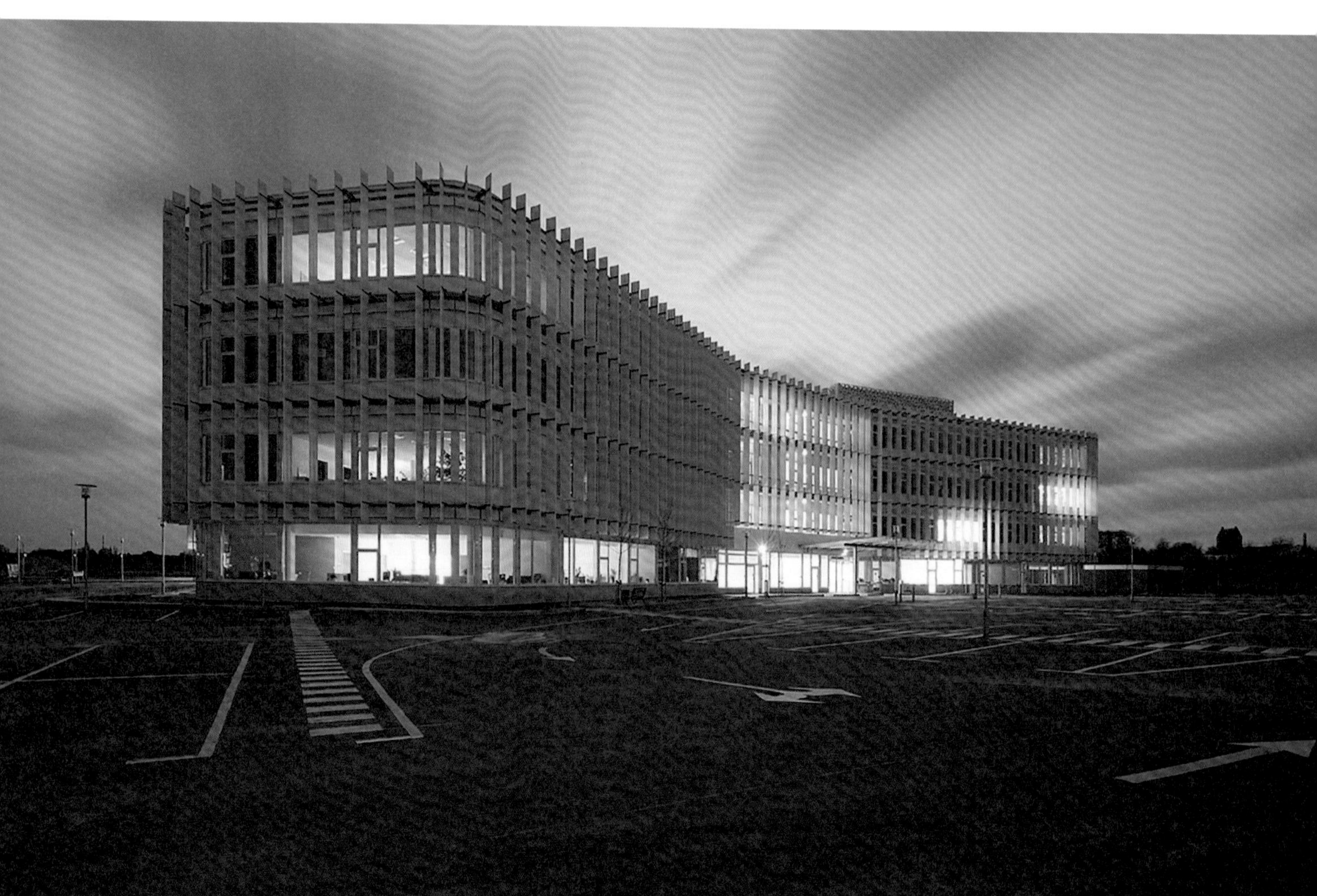

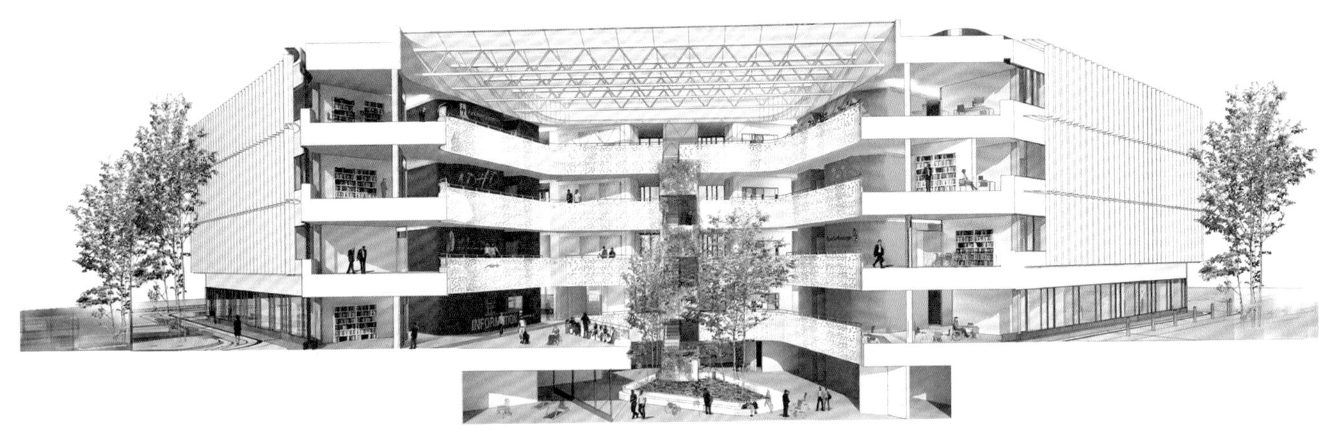

这是一个为残疾人设计的无障碍办公建筑。该建筑在前期规划中就纳入20个不同的残疾人组织参与规划，因此，该建筑在设计师与用户的密切配合的基础上，从前期规划到建筑完成的整体过程都能较好地贯彻“无障碍理念”。过去，“无障碍空间”大多规划于建筑完工后，如此滞后的设计往往会形成空间的累赘并可能使用户体验不佳。由于本项目初期便有残疾人用户参与，所以最终的建筑空间流畅自然，累赘空间不复存在。这也验证了“无障碍性”的累赘感是可以被消除的。

该大楼的中庭被设计成五边形，盲人能够倚仗这种空间的形状变化，轻松找到所要前往的办公区。此外，其他空间导航也多采用触摸形标志设计，藉由光影和颜色，以“自然引路的方式”帮助用户在建筑体与周边地区导航。

专家点评

“以人为本”是任何设计作品都应该坚守的基本原则，尤其针对弱势群体的设计，更为重要。残疾人之家在时尚感十足的现代建筑之中包含了关怀的力量，成就了该作品的人本价值，在空间体验与功能定位、行为方式与心理感受之间，该作品进行了比较完美的平衡。该设计作品既研究了室内空间的特定人群行为方式，也对色彩引导等细节进行了细致的思考，在兼顾美学与功能之间，始终将残障人士的行为需求作为问题中心，最终体现于整个建筑空间的细节关怀之处。

（陈庆军，东华大学服装与艺术设计学院教授）

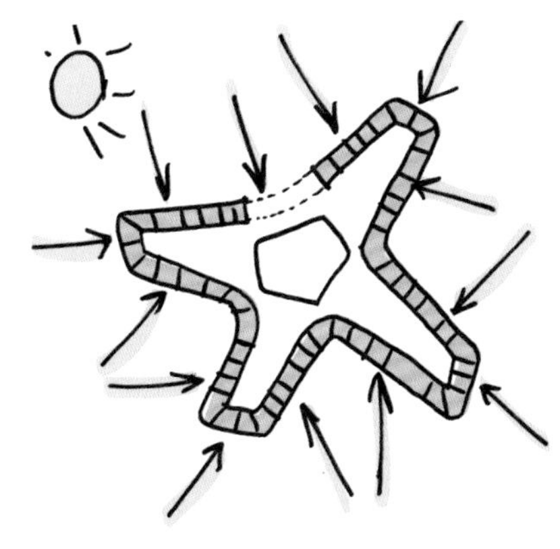

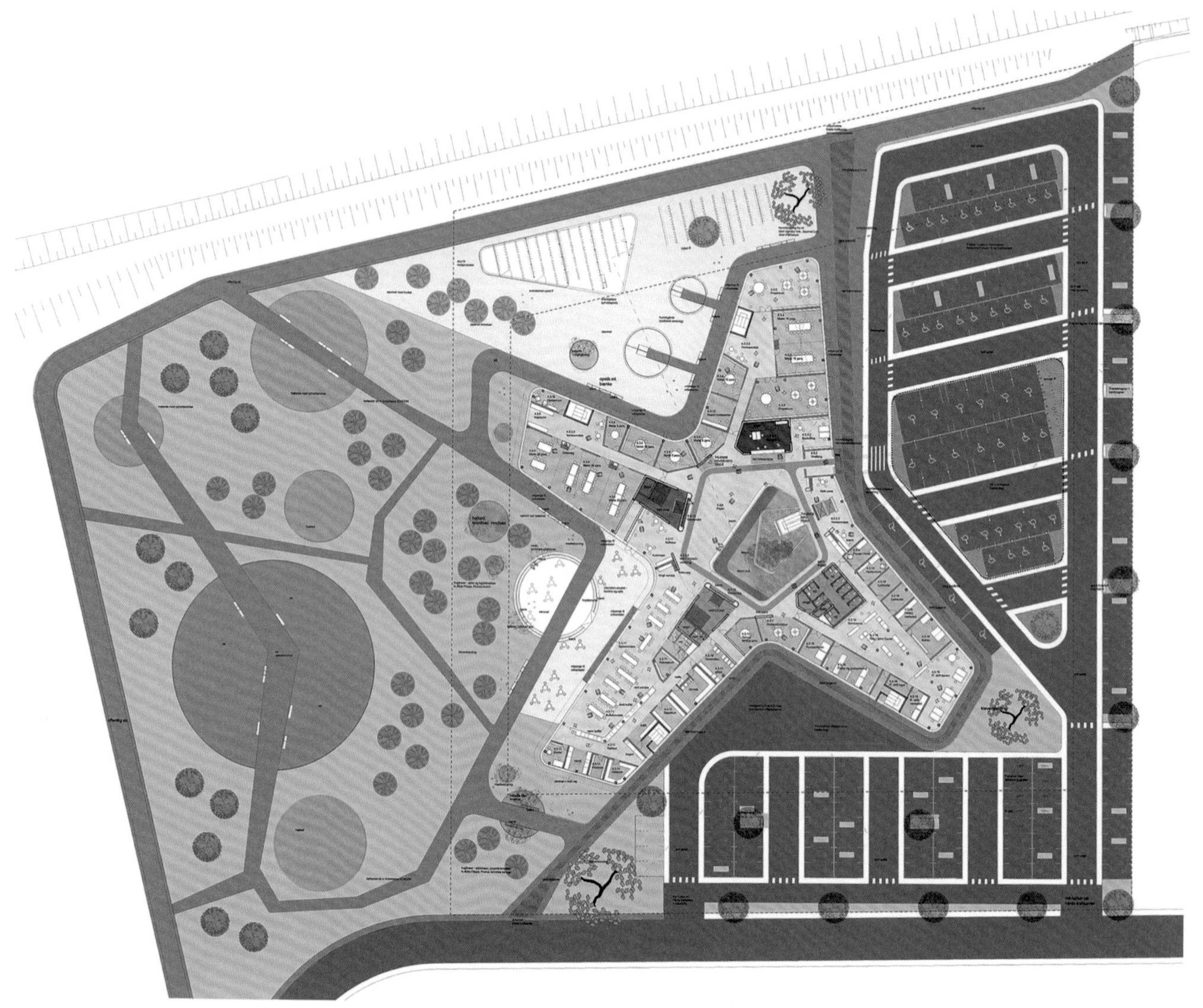

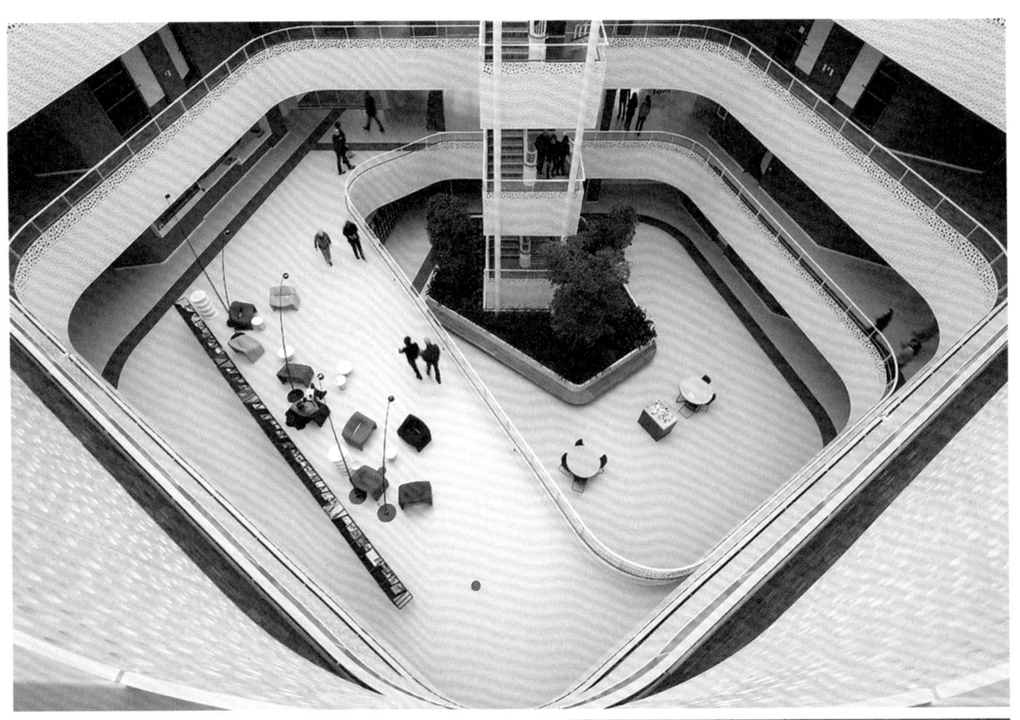

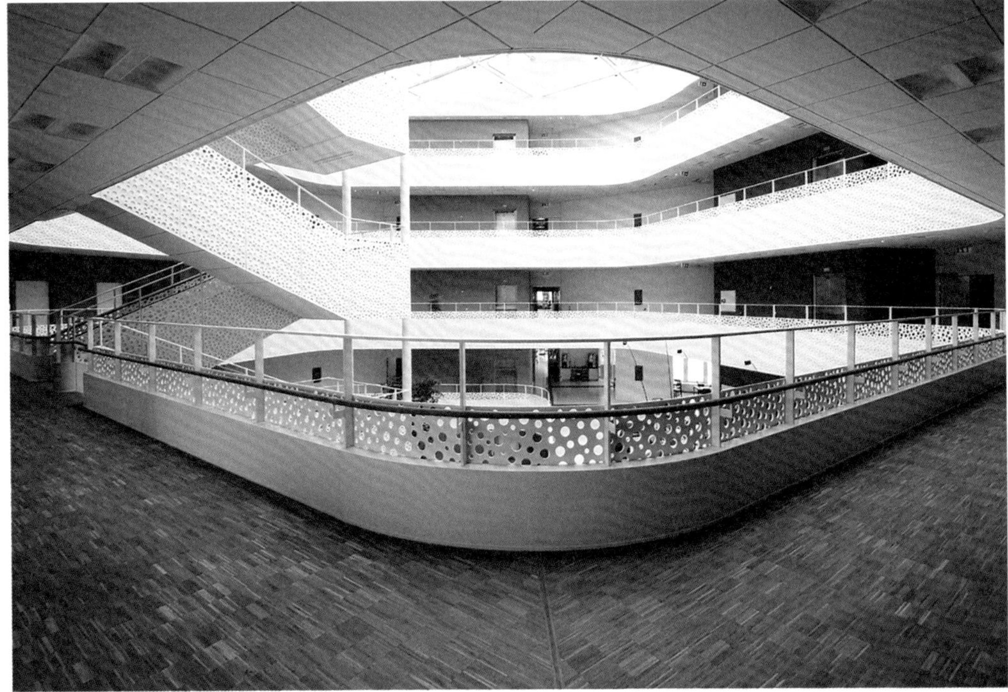

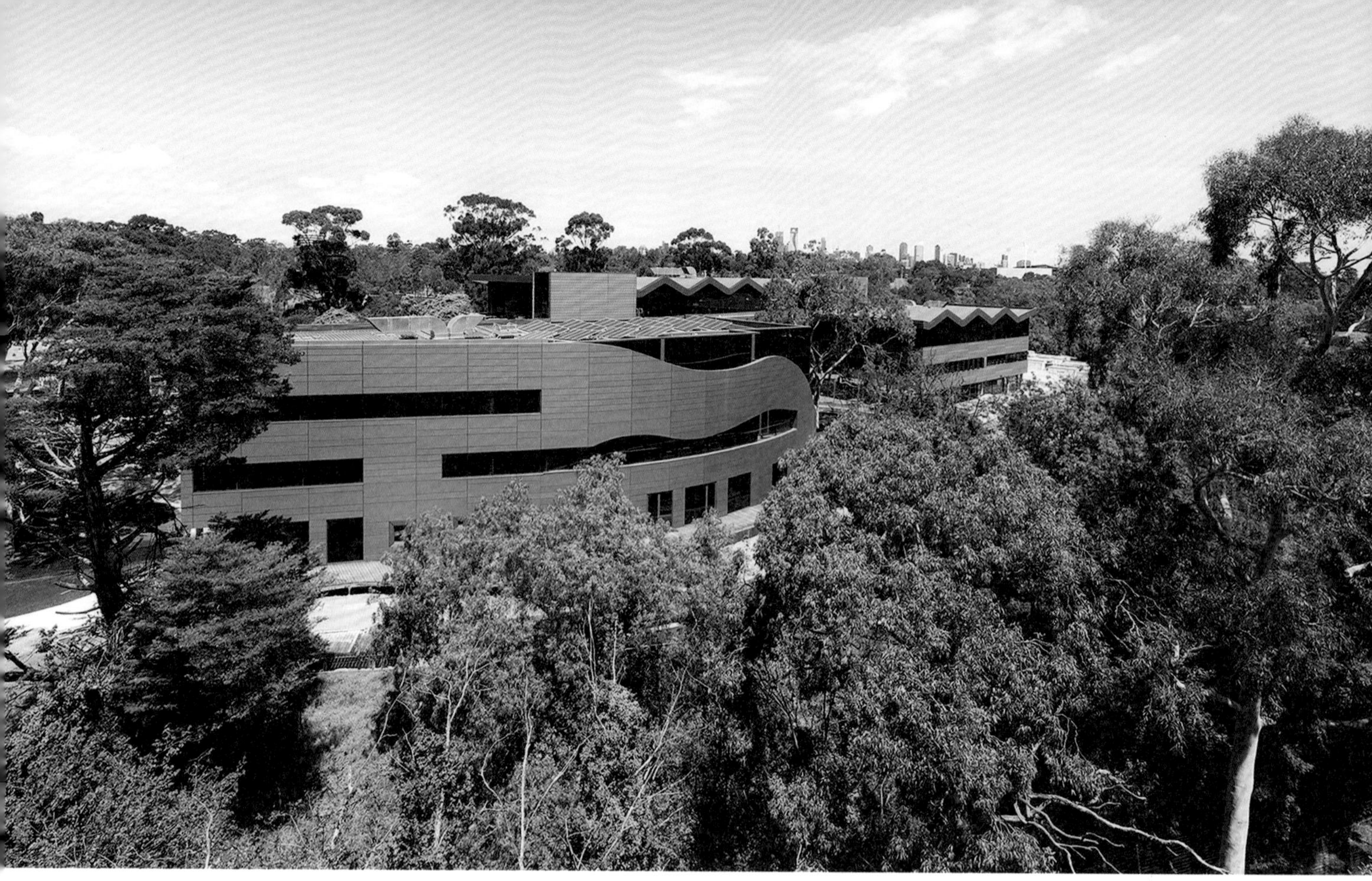

18　青少年心理健康医学研究大楼 / Orygen and OYH Parkville
用于青少年心理健康医学研究的建筑

类别：建筑设计、服务设计

年度：2018

地区：澳大利亚维多利亚州

作者：BLP建筑事务所（Billard Leece Partnership）

标签：心理健康、医学大楼、临床服务、澳大利亚

2016年，澳大利亚全国青年心理健康卓越中心和BLP建筑事务所共同规划建造了一个新的青年心理健康设施，这就是“青少年心理健康医学研究大楼”。此设计由160多位年轻设计师共同参与完成，他们遵循通用设计原则，让建筑的室内空间和室外设施都能满足不同青年群体的心理需求。即是说，无论你是不是被社会贴上任何特殊标签的年轻人，在设施里都能够得到平等对待，并且体会到包容与温暖。整个三层楼的建筑坐落在一个斜坡上，从室内可以看到周围的灌木丛。主入口、宽敞的户外露台和一系列正式与非正式交错的社交空间，创造出亲切灵活的咨询与治疗空间。这样的空间设计打破了过去咨询机构的严肃感，为来访的年轻人、家庭成员和医护人员提供轻松而多元的咨询环境。

专家点评

建筑空间中的空间布局、材质、光影、装饰造型等，在满足基本功能需求的基础上，最大限度地分析主体使用者的精神需求，为他们的活动、交流提供舒适的空间场景体验，这是主流的设计思想。在面向心理健康疾病和医学空间的设计中，该设计将建筑装饰语言与心理活动进行了深刻的分析，体现于空间的开合灵动，色彩的冷暖把握，视觉的引导和暗示等设计手法之中。由此可见，健康与医学的环境空间设计，远不能只是考虑功能定位的满足，而全系统的关怀设计，对于患者心情愉悦、促进良好的医患交流，具有不可低估的价值。

（陈庆军，东华大学服装与艺术设计学院教授）

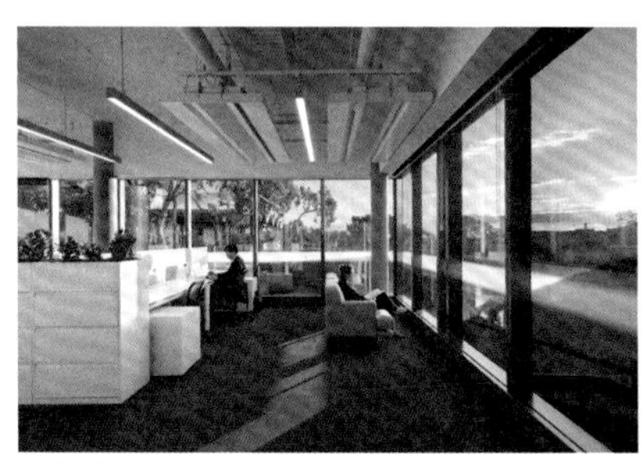

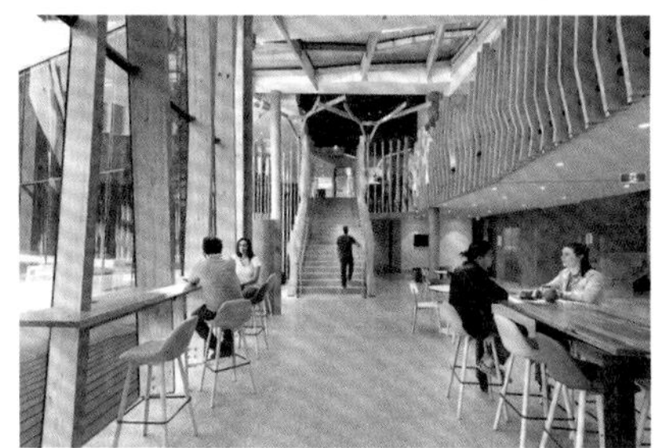

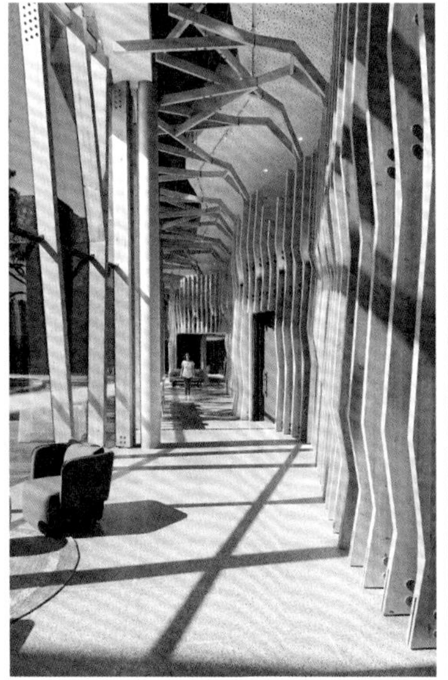

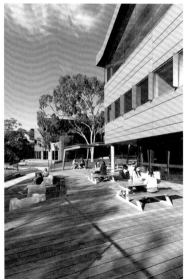

19 我的居所 / My House

用光照设计来治愈抑郁征兆的建筑

类别：建筑设计、室内设计

年度：2017

地区：澳大利亚

作者：安德鲁·梅纳德（Andrew Maynard）

标签：抑郁症、维生素D、光照治疗、建筑设计、澳大利亚

这是一栋利用增加光照来关照用户身心健康的建筑师工作室。医学研究表明缺乏维生素D会影响心理健康，而通常冬末/早春精神病患者增加的共同原因，很可能就是缺乏光照和维生素D。因为增加光照量也是补充维生素D最便捷的方式。设计师安德鲁·梅纳德说："我决定让自己的工作室大量采光、充分沐浴在阳光下，让所有身处其中的人都有充足的维生素D。在设计中我刻意大幅增加日照面积，甚至达到了烈日时需要在室内佩戴墨镜的程度。"

该建筑室内铺设了明黄色地板，鲜明的颜色和充裕的阳光共同营造出温馨的气氛，很好地消除了工作时的焦虑和紧张感。此外，这个建筑也是一个具有双重空间特性的空间，它有厚重而封闭的露台，还有一个多用途厨房扩展空间。这个空间具备工作与用餐双重功能，顶部有类似游泳池一般的蓝色百叶，能降低因日照过多而产生的室内发热情况并营造出凉爽气氛。

专家点评

光与色的设计考虑是此建筑与室内设计作品的最大特点，在整个空间中，让光色灵动与家具、软装饰进行结合，形成个性化的空间设计。更为重要的是，该设计在处理采光、光影变化的思考中，回应了人与自然的时光哲学问题，光的变化来自星球运转的永不停歇。除此之外，设计师从光照充足与维生素D中的摄取使人身心愉悦出发，对空间的光色设计进行了更具说服力的安排，美好的心情，美好的环境，来自光和色与空间场域的完美融合。

（陈庆军，东华大学服装与艺术设计学院教授）

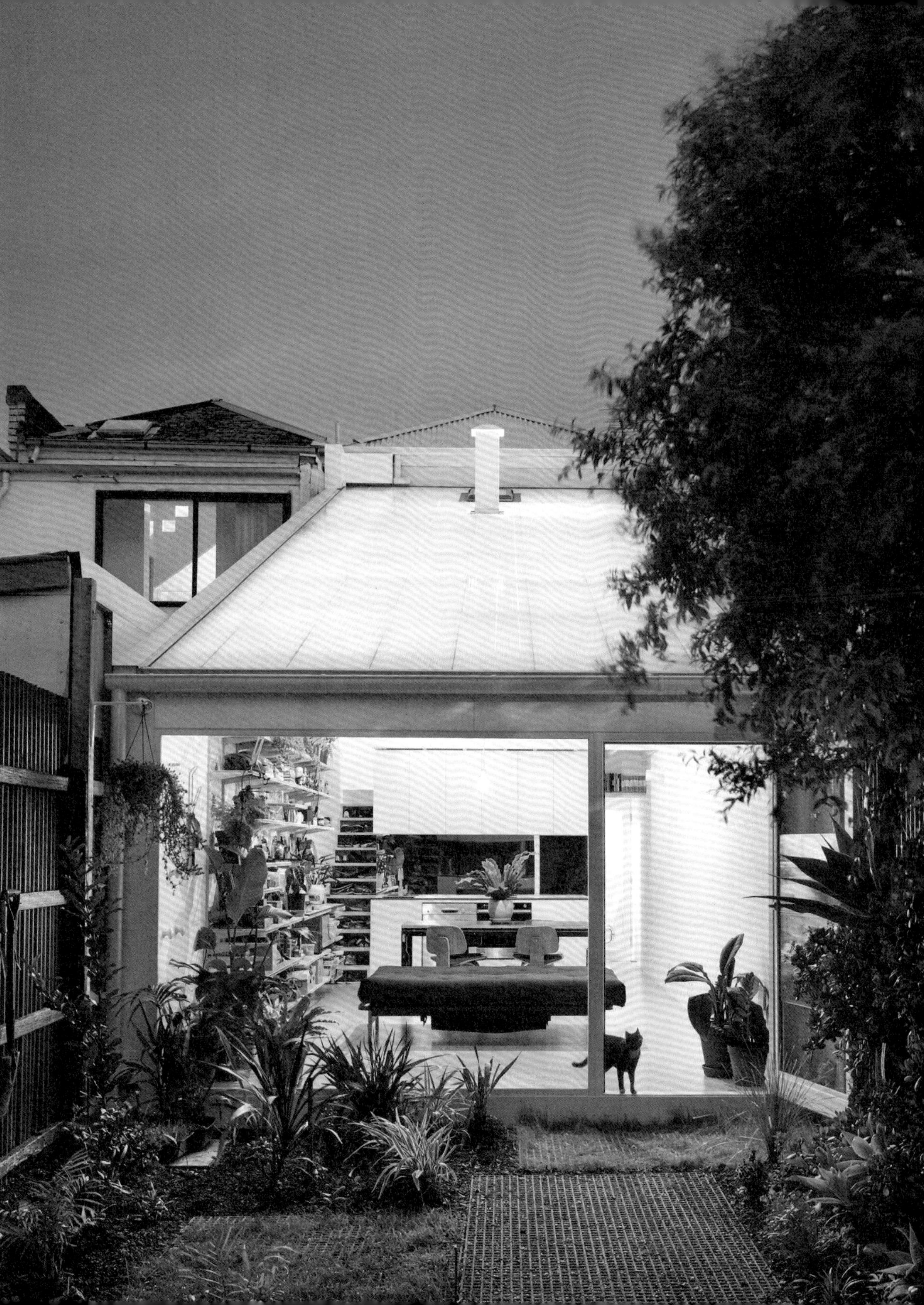

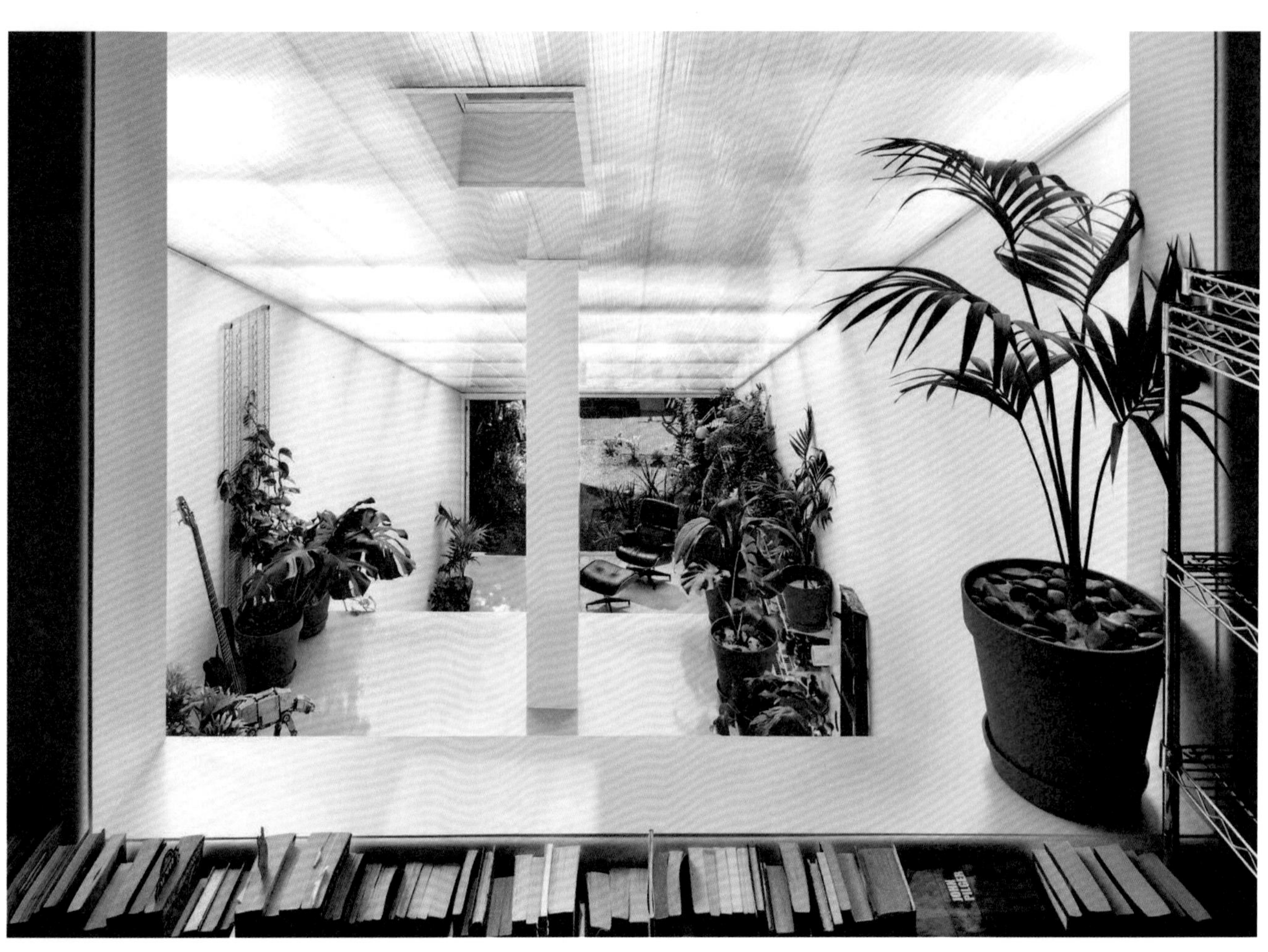

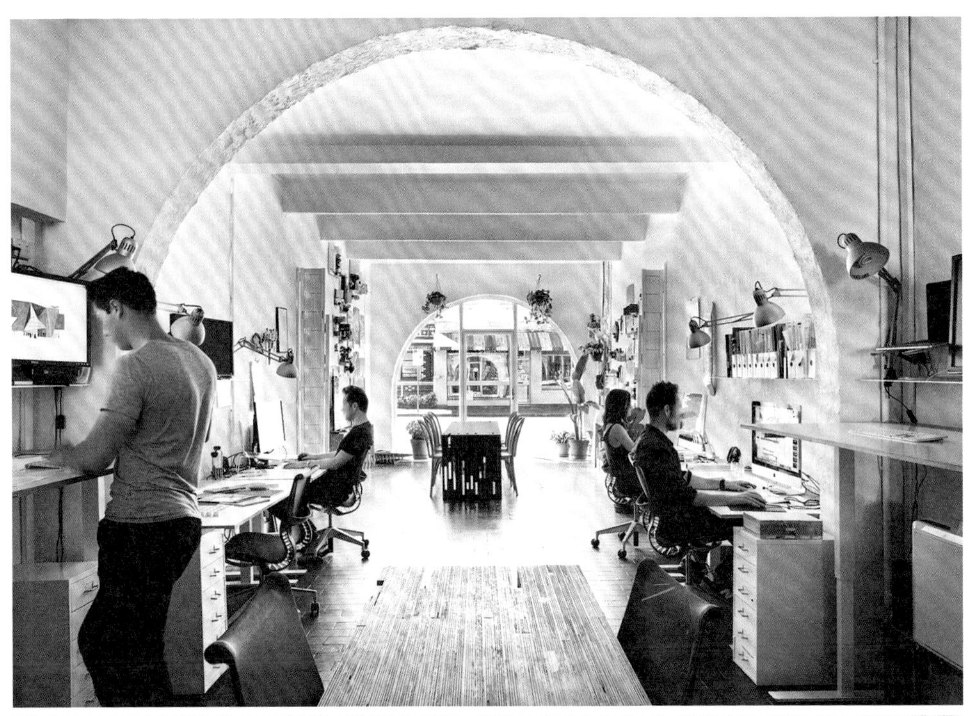

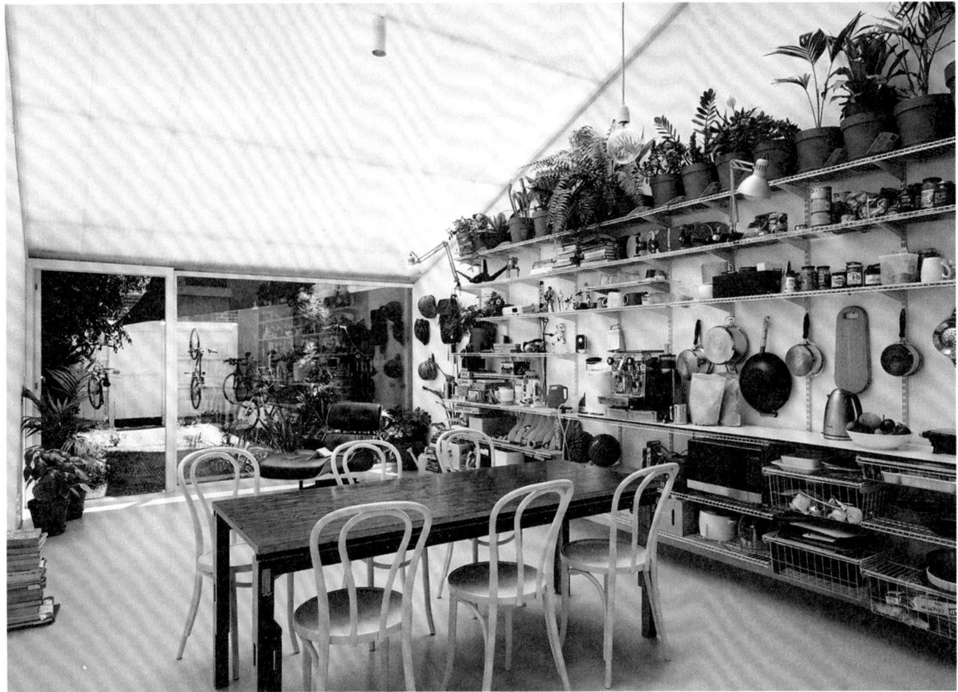

20 模块化医疗空间 / Medmodular

针对医院内部的医疗空间模块化设计

类别：建筑设计、室内设计

年度：2019

地区：美国

作者：艾尔医疗（Eir Healthcare）

标签：房屋定制、医疗服务、模块化病房、即插即用、美国

这是一个专门针对医院内部空间而引入的模块化病房，可根据不同的使用要求来搭建房间。在模块化设计的协助下，任何地点都能够变成一个即插即用的医疗空间。模块式的单体空间由工厂预先批量生产，按需进行灵活安置。该病房既可单独存在，也可与现有医院空间进行混合配置。此外，空间还装配有非接触式设备，如免提门把与水龙头等设施，以减少患者与细菌的接触；室内墙面配备有大屏显示器可让医护人员更清晰地了解患者体征。

专家点评

医疗空间模块化设计是将大工业背景之下，现代设计所具有的标准化、批量化思维向前推了一步，这种批量化的成果不只是单体的产品，而是满足医学治疗功能的综合建筑空间，这对于后疫情时代下重新讨论设计对于社会的价值而言是最有说服力的案例。显而易见，这种具有直接功能的建筑产品是将建筑科技与医疗装备进行完美结合的产物，其中不乏对医患人性关照的诸多细节设计。在实际应用中，兼顾了功能性、便捷性、灵活性、成本低等特点，以系统整合设计思维为健康设计贡献力量。

（陈庆军，东华大学服装与艺术设计学院教授）

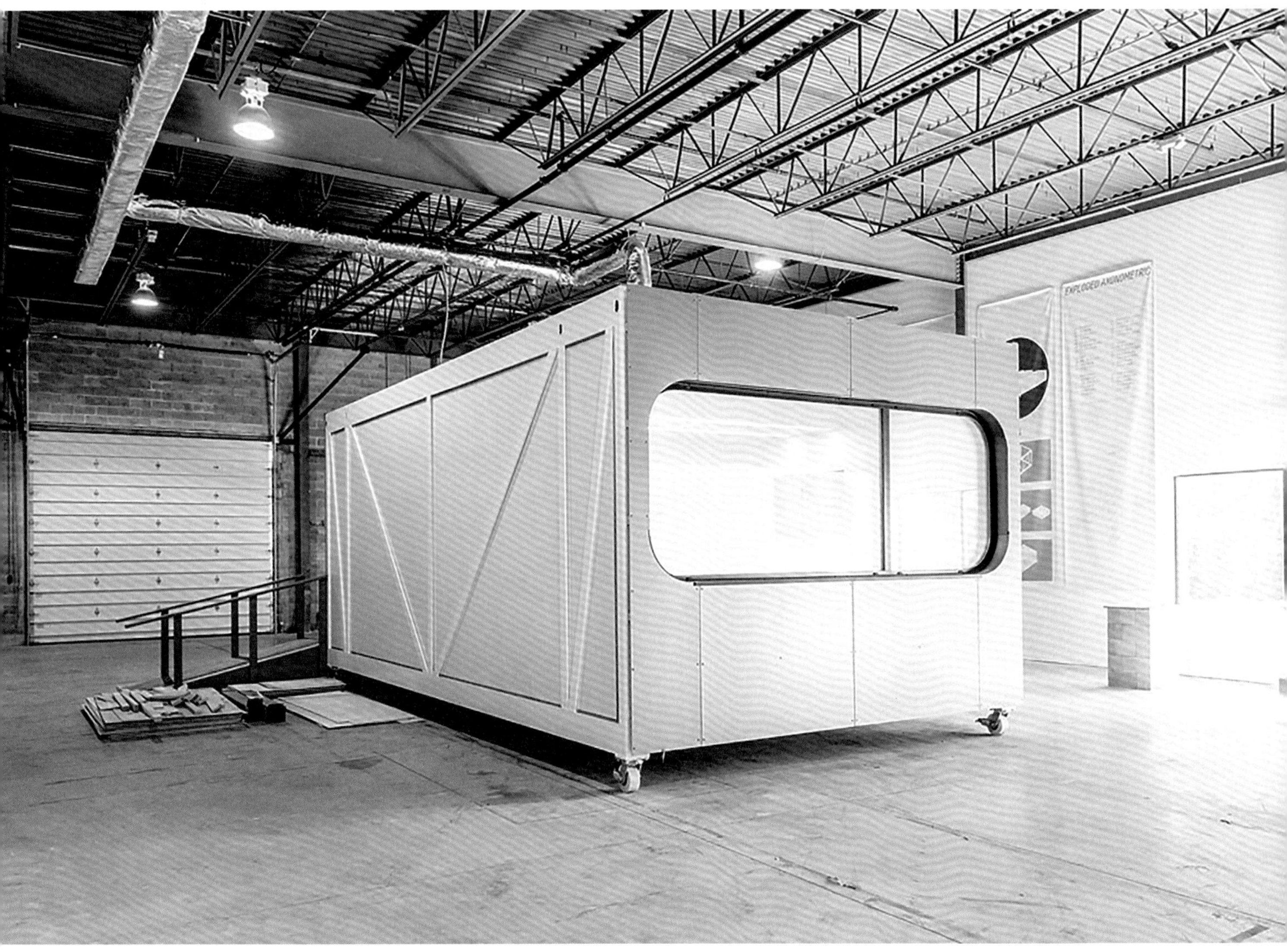
EXPLODED AXONOMETRIC

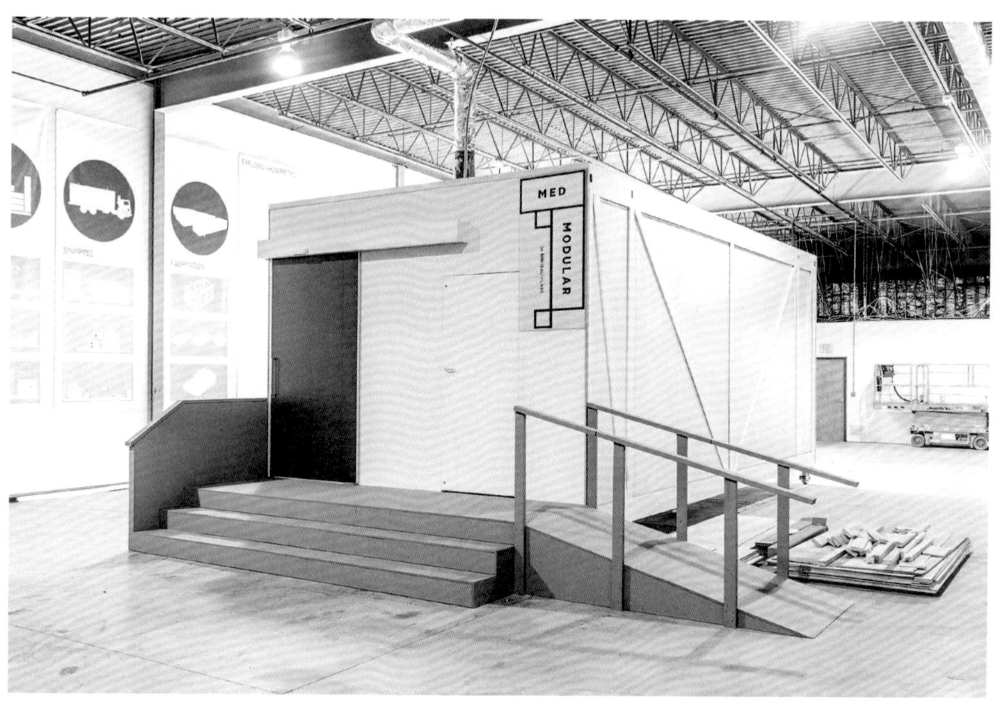
MED
MODULAR

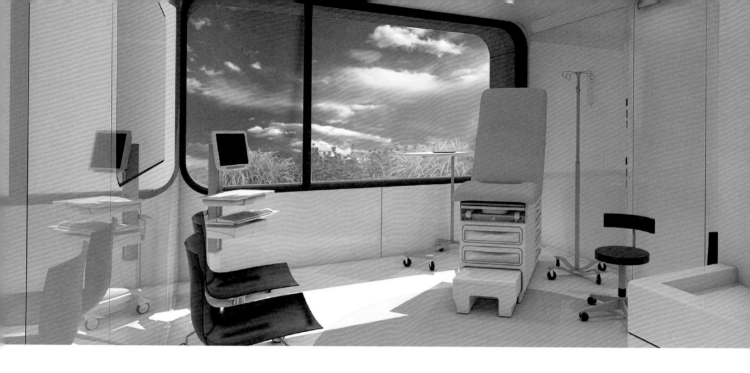

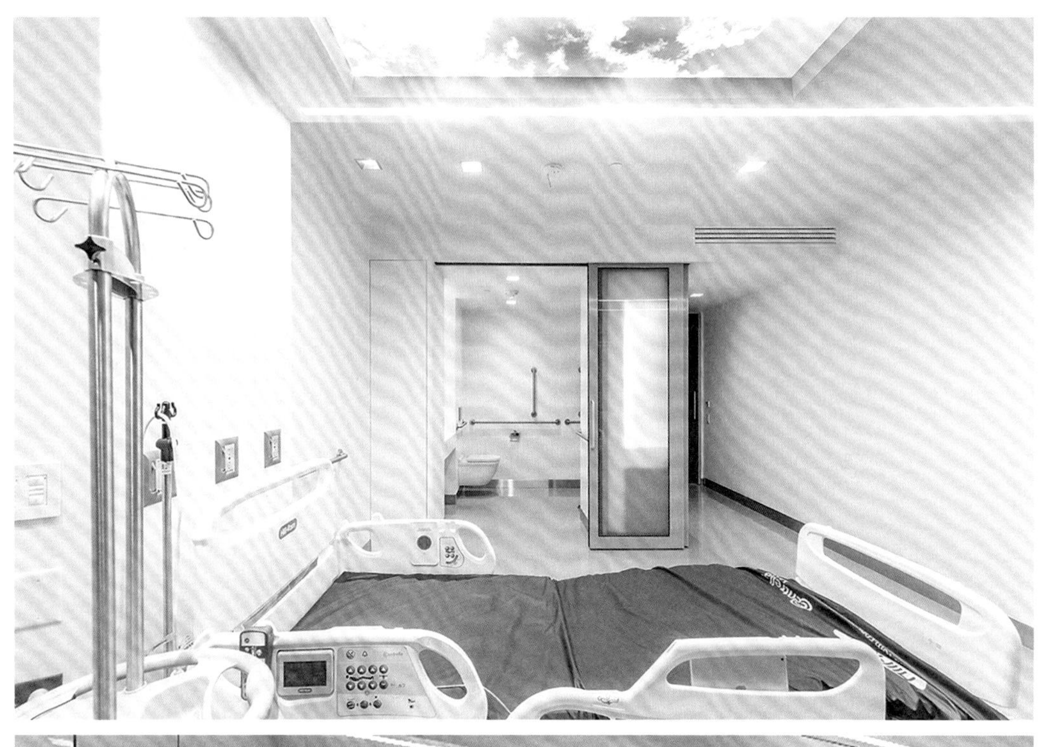

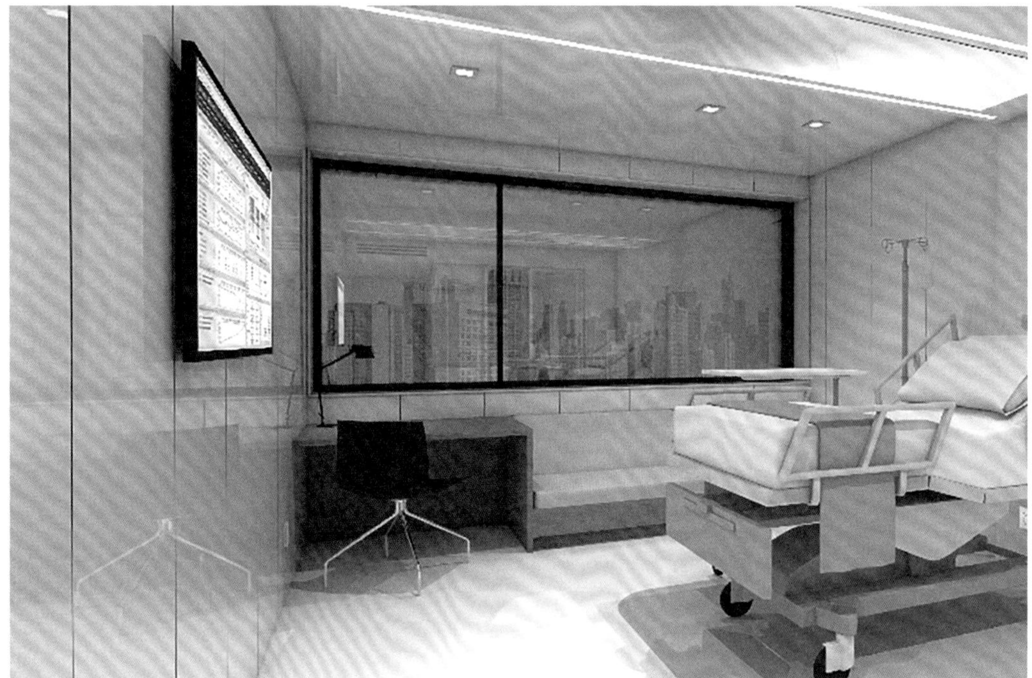

21 专为老年人设计的小房子 / FerneLea
针对老年用户的小型无障碍居家设计

类别：建筑设计、室内设计、无障碍设计

年度：2019

地区：澳大利亚

作者：小脚印（Tiny Footprint）

标签：无障碍建筑、弱势关怀、独立性、灵活性、澳大利亚

这是一个为独居老人建造的无障碍住宅。该住宅的设计在满足用户对“灵活性”空间的需求之际，也尝试解决他们因年老体弱而产生的生活上的不便。设计师从两个方面考虑该住宅的内部设计，在“空间可及性”上，设计师根据老人的身体状况提供了一系列贴心的收纳设计，如隐藏的橱柜、可升降的床等；在“动线规划”上，设计师采取了较为谨慎的措施，提供了缓坡、扶手加固墙、无障碍走道等。此住宅的室内面积也是经过精心考虑的，它的大小恰好满足了用户使用轮椅时的需求，也提高了他们的生活质量。

专家点评

人口老龄化趋势是当今世界人口年龄结构变化的一个重要趋势。长期以来，人们往往认为人口老龄化现象是发达国家所特有的，然而自20世纪70年代以来便成为一个广泛性的世界问题。老龄化同时也带来一系列相关问题，如生活压力变大、经济建设等。设计师关注的点是独居老人的生活空间设计。独居老人对空间需求较高，设计师从行动路线到走道尺寸都从老人的需求出发，满足老人对细节的要求，提高老人独居的幸福感。

（刘东峰，山东师范大学美术学院教授）

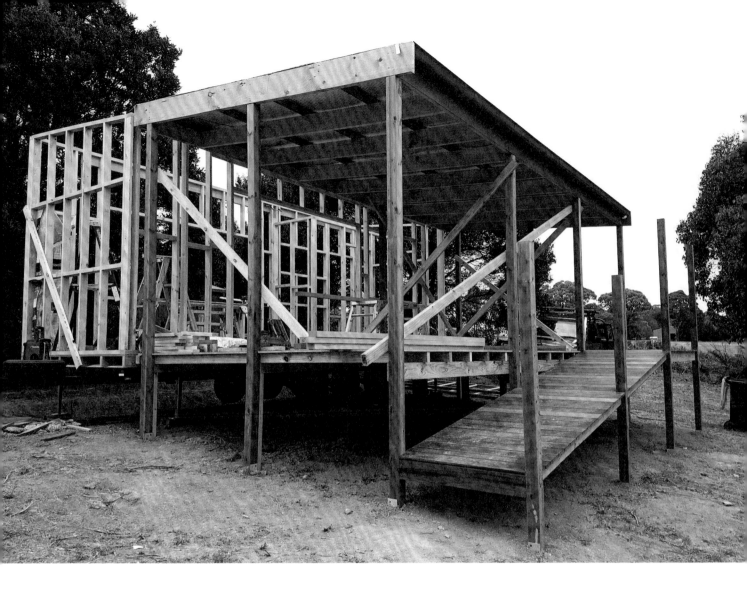

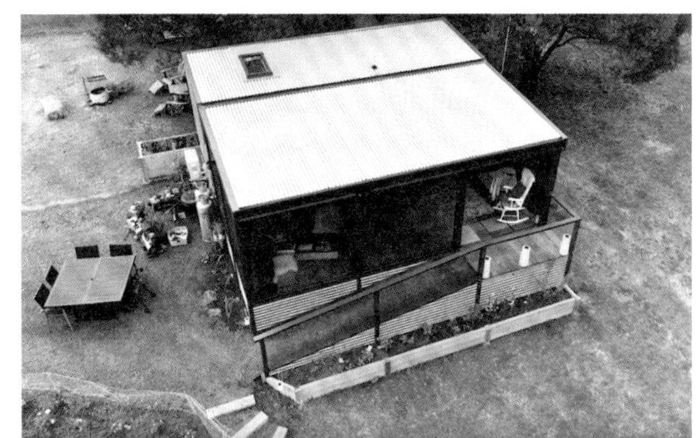

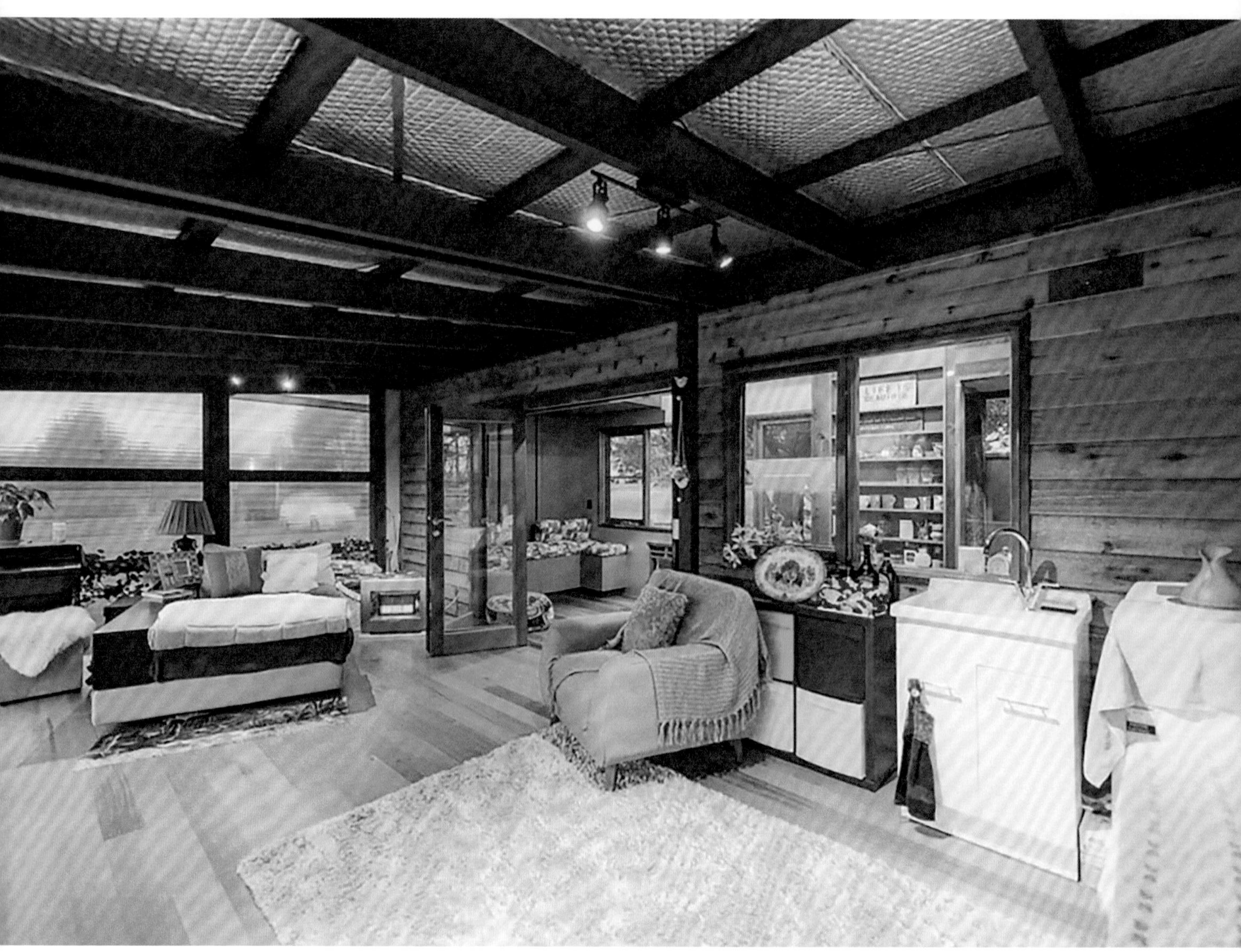

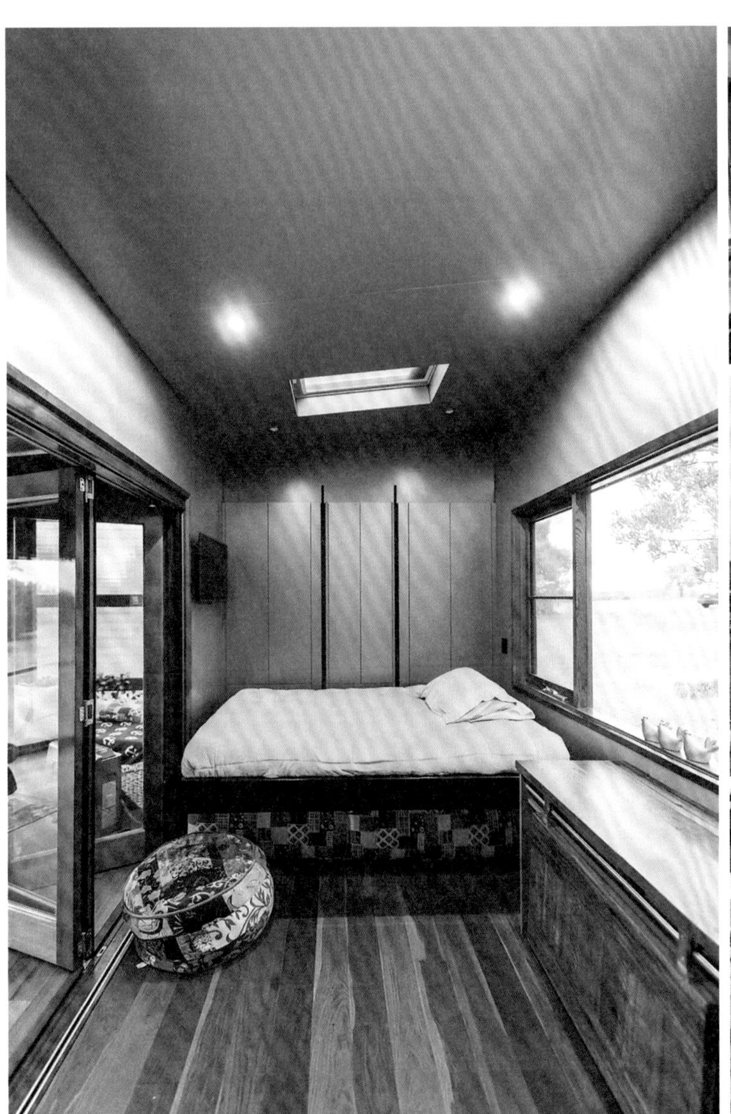

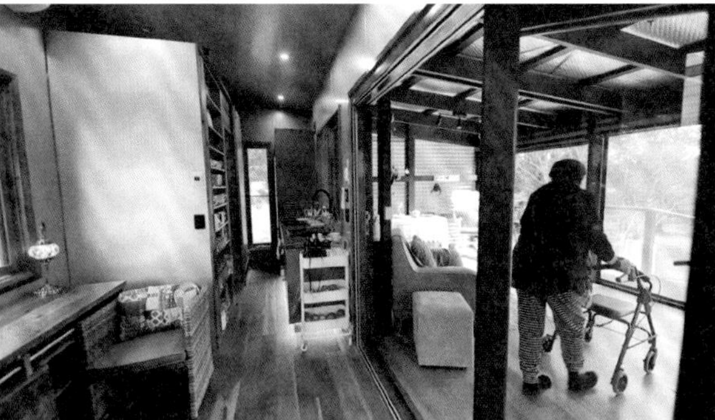

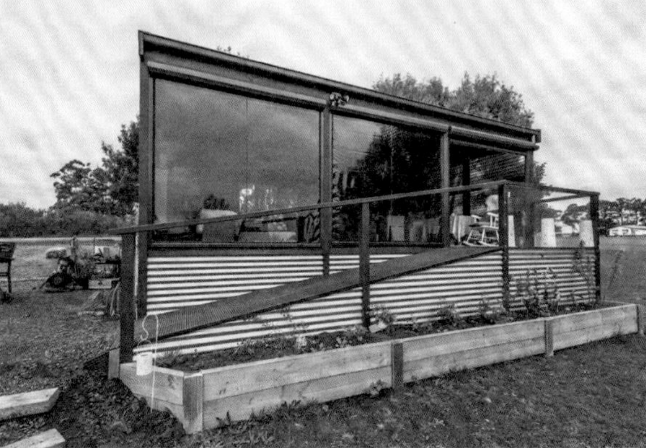

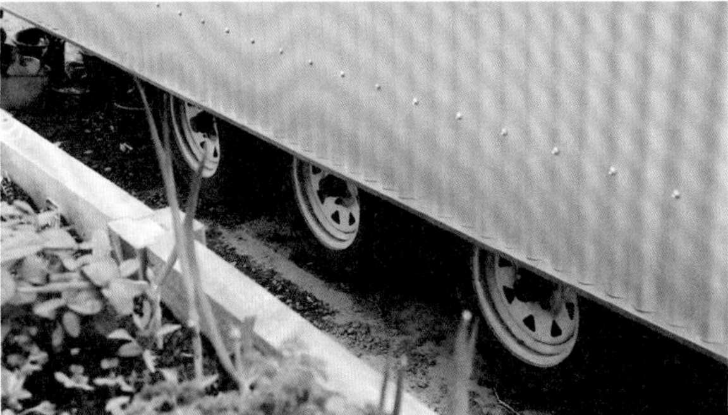

22 跑者营地 / Runner Camp

零售鞋店与健身设施合并的创新型设计

类别： 室内设计、服务设计

年度： 2017

地区： 中国

作者： 棱镜设计（Prism Design）

标签： 新零售、健身房、城市体育、中国

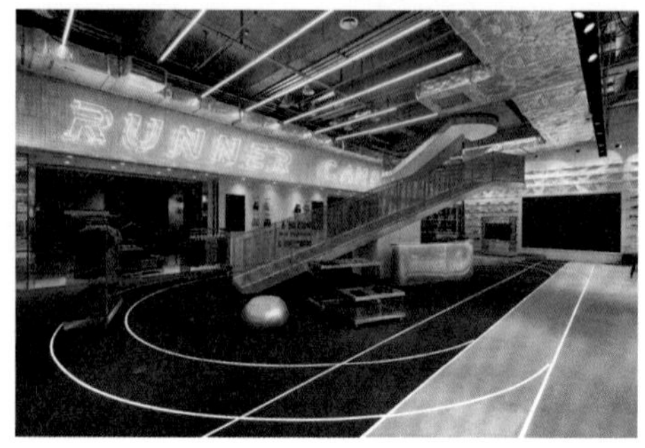

这是位于上海的一个体育用品零售商店的改造设计。设计师为了表达出“城市体育”的全新观念，因此将一楼的体育用品零售商店与二楼的健身房合二为一，让消费过程和体能训练这两种不同的活动同时存在。利用这样的混合空间引入不同的消费行为，如在室内跑道上实际测试鞋子的舒适度，让消费者在购买环节中不断体会“城市体育”的核心理念，突出“你也能在拥挤的城市中随时拥有健康生活”的理念。该店铺采取橘色调与灰色调相互搭配的室内色彩方案，利用斜跨整个商店的大型橙色楼梯，凸显了上下楼层间的层高差异。此外，为了赋予城市体育的概念，该空间的主要建筑材料也采取了城市中常见的金属与混凝土等材质。

专家点评

现代人生活稳定后，开始追求吃饱穿暖之外的更好生活质量 ，更多的人意识到了健身的重要性。零售鞋店与健身设施合并的创新型设计将鞋店与健身房结合在一起，能够更好地促进鞋店零售的同时也能促进健身房客户量的增长。情景化店铺设计让人感受到运动的活力，仿佛在操场跑道上尽情运动释放自身压力，还可以体验产品从而增加销售业绩。室内设计用色彩来重点突出各个空间的关系。简约、现代化的风格及材料搭配，给人焕然一新的视觉感受。

（刘东峰，山东师范大学美术学院教授）

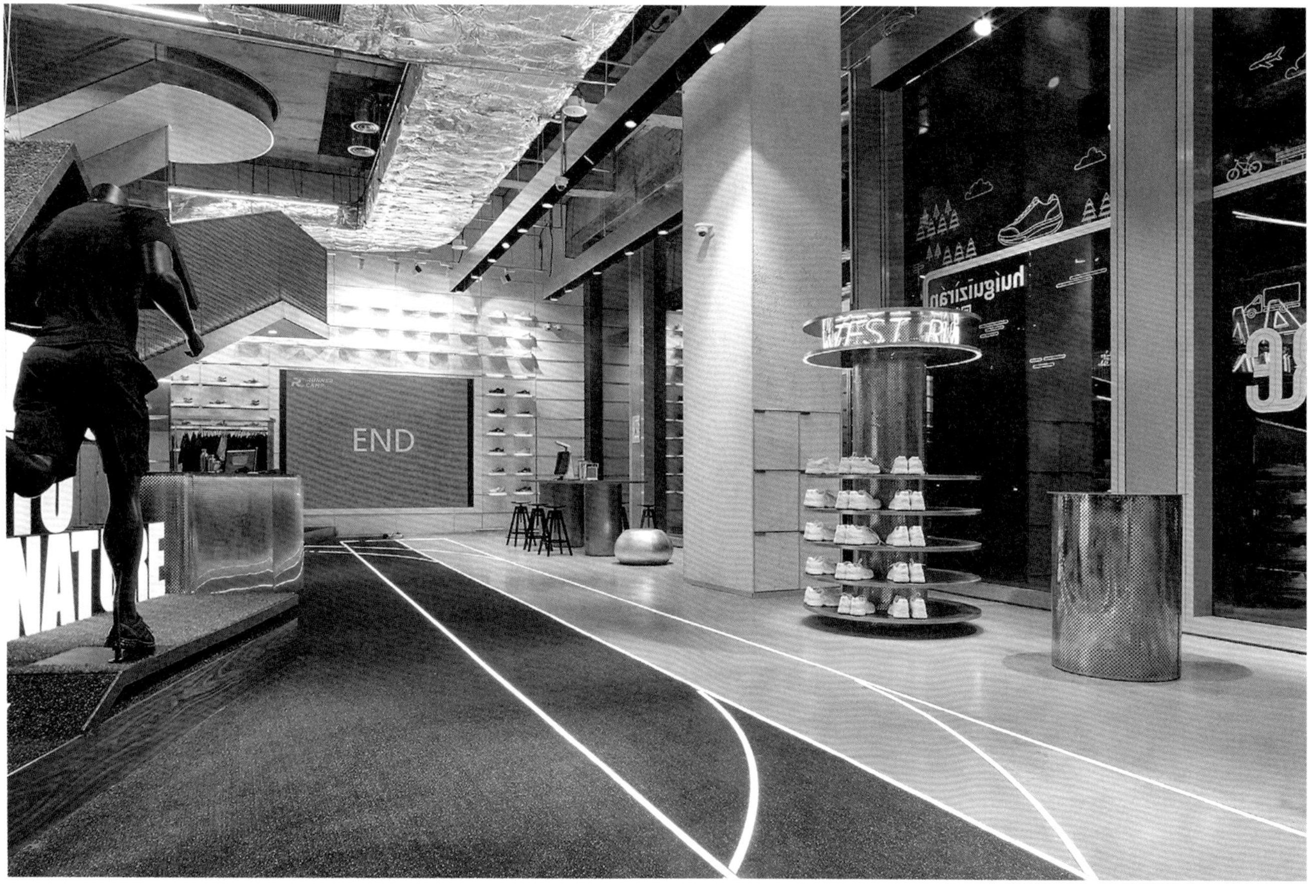

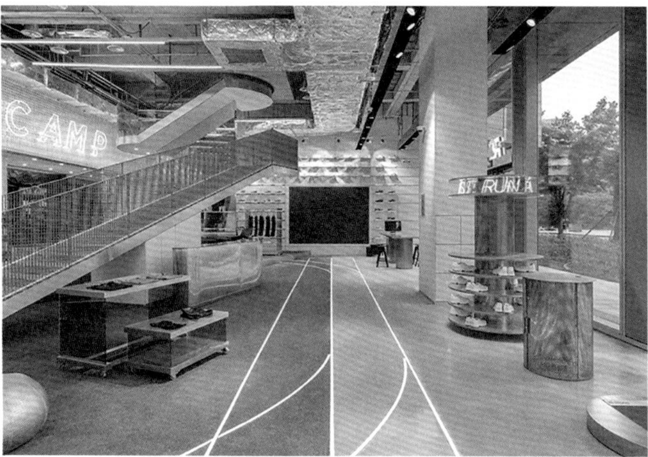
CAMP

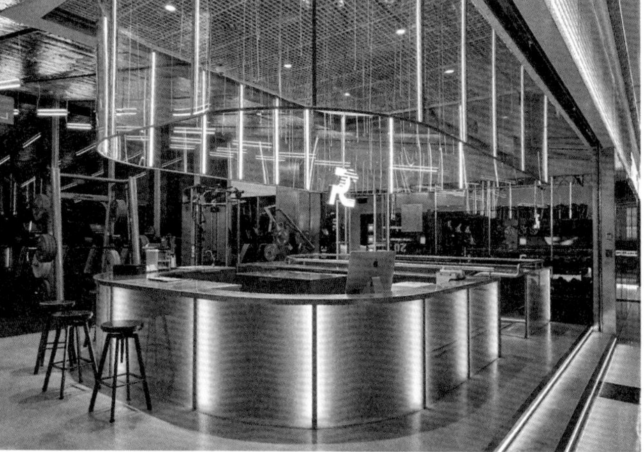

23　希望牙科中心 / HOPE Dental Center
下沉式空间概念的医疗保健中心设计

类别： 建筑设计、服务设计

年度： 2020

地区： 卢旺达基加利

作者： 张海鹏

标签： 保健中心、临床环境、牙科中心、卢旺达

在美国，牙医行业较为发达，一个牙医通常只需为1 600人服务。但是在非洲卢旺达，牙医人数稀少，一个牙医的服务范围必须覆盖35万人。由于牙医业的滞后和牙科医生人数的不足，许多老百姓长期忽略牙齿卫生。“希望牙科中心”位于卢旺达的首都基加利，该中心正是为了建立一个能对接国际的可持续牙科保健系统而设置的。

此建筑由马拉松西亚裔建筑师张海鹏设计。他为挑战传统的临床环境，提出了一个基于下沉式空间概念的设计方案。该中心的主体建筑被规划成一个凹陷的空间，切入地表并被周围的地形自然包覆。这个特殊的空间形式让主体建筑有效隔绝外界街道的喧嚣，营造相对安静的室内环境，使室内空间仿佛是母亲的子宫般充满慰藉与温暖。此外，该设计还与邻近社区构建密切联系并融入规划中。此举措能营造该中心的归属感，让就诊患者因熟悉此空间而产生亲切与放松的心情。

专家点评

考虑到非洲卢旺达城市的现状，“希望牙科中心”建筑的设计，结合国际的可持续牙科保健系统，解决当地牙医业的滞后和牙科医生人数不足的问题，从而为当地人提供更好的口腔服务。建筑选址位于社区附近，为附近居民就医提供便利的条件；同时，建筑灰空间设计以及挑空的走廊，让就医人群可以在炎热的阳光下避暑，也能够让患者通过接触自然而释放内心压力。基于下沉式空间设计概念让建筑与自然相结合，与周围环境相呼应，给患者带来独特的就医感受。

（刘东峰，山东师范大学美术学院教授）

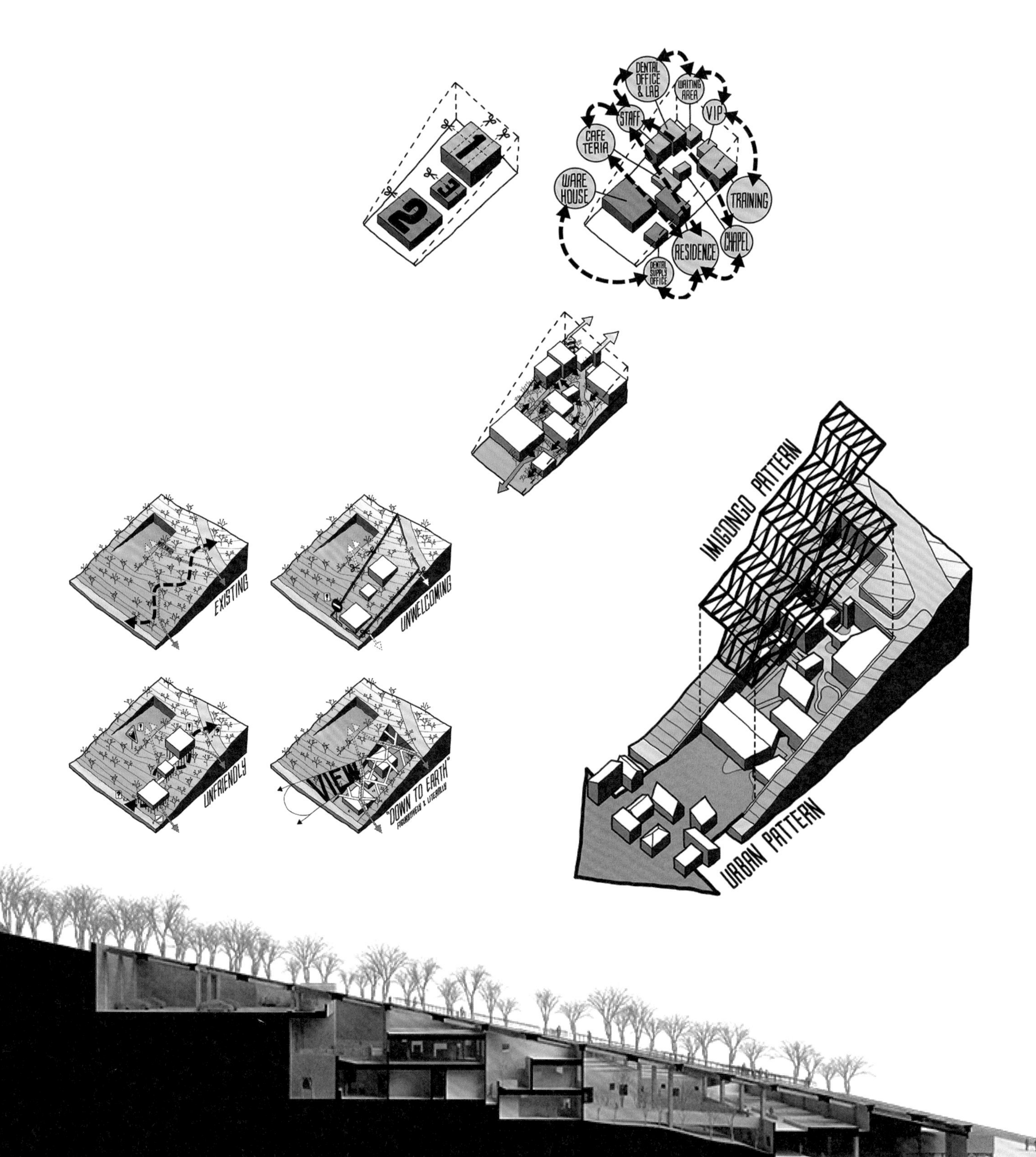

DENTAL OFFICE & LAB
WAITING AREA
STAFF
VIP
CAFE TERIA
WARE HOUSE
TRAINING
CHAPEL
RESIDENCE
DENTAL SUPPLY OFFICE
IMIGONGO PATTERN
URBAN PATTERN
EXISTING
UNWELCOMING
UNFRIENDLY
VIEW
"DOWN TO EARTH"

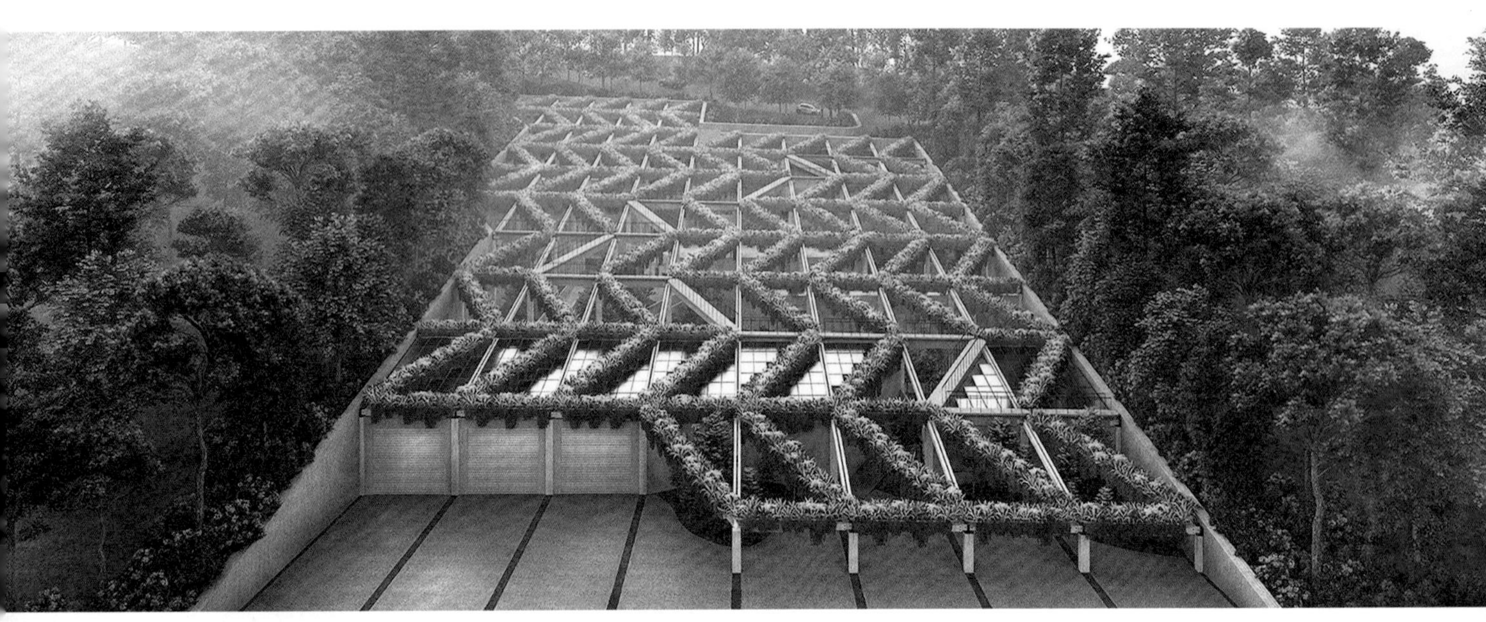

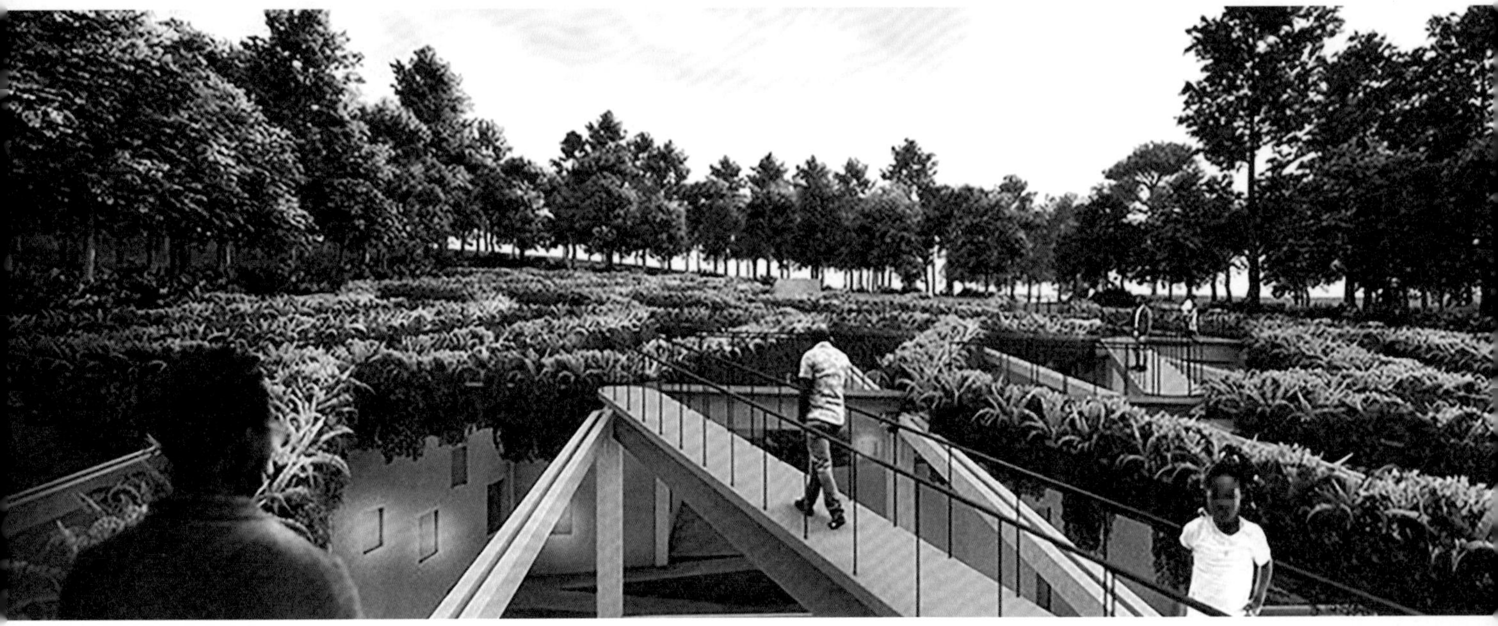

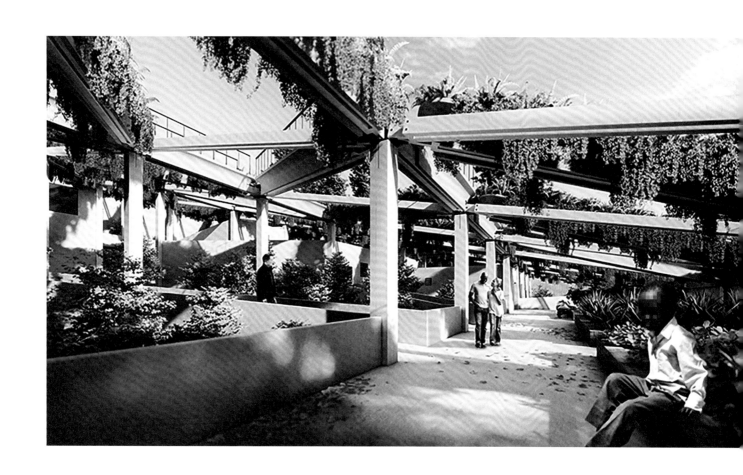

24 未来食品区 / Future Food District
探索科技与食物之间关系的主题展馆

类别：建筑设计、展示设计、交互设计

年度：2015

地区：意大利

作者：卡洛·拉蒂建筑事务所（Carlo Ratti Associati）

标签：米兰世博会、食品安全、未来超市、COOP Italia、意大利

这是2015年米兰世博会的主题展馆之一，是由卡洛·拉蒂建筑事务所为意大利最大连锁超市库柏（COOP Italia）设计的未来超市。此设计用以探讨物联网时代对消费者的影响、新科技如何改变消费心理和行为。

在此超市内，顾客能与货架上的食品互动来获取更多与其相关的大数据信息。食物货架被分成两部分，下方陈列食品，上方则通过显示屏向他们展示1 500多种食品的相关信息与大数据。这些显示屏不仅拓展了货架的展示功能，还能让顾客透过多重交互手段来完成了解、咨询与购买食物等相关行为。展馆外部的广场则展示了食物原材料的生产方法，如蔬菜垂直水培系统。此系统将带给城市居民一种新的种植机会，巧妙地将城市内的闲置空间转化成农业空间。

食品区是一个基于食物的创新设计项目，为世博会的访客们提供了一个全方位了解食品供应链和食品大数据的消费体验，从而更好地传递物联网技术给人类生活带来的便捷性！

专家点评

关于未来城市的构想，一定会联想到未来科技的力量，科技推动城市的发展。模块化、仿生化的建筑以及全息成像技术，可能在未来城市是存在的，可解决现在存在的城市问题，如堵车、污染等。未来食品区的设计方案能让我们感受到科技的力量，反映出互联网对现代人们传统生活的改变，让我们的生活越来越便利。蔬菜垂直水培系统的设计满足了城市人居家种植的理想，为绿色城市提供了一种方式。

（刘东峰，山东师范大学美术学院教授）

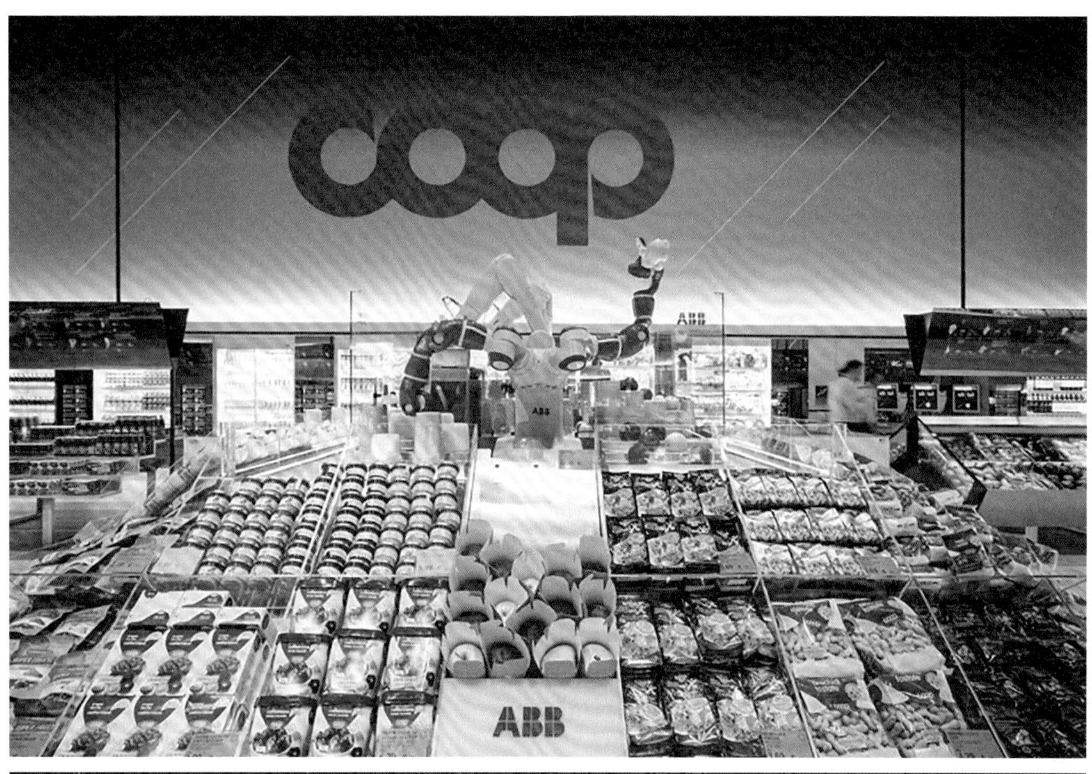
coop
ABB
ABB
ABB

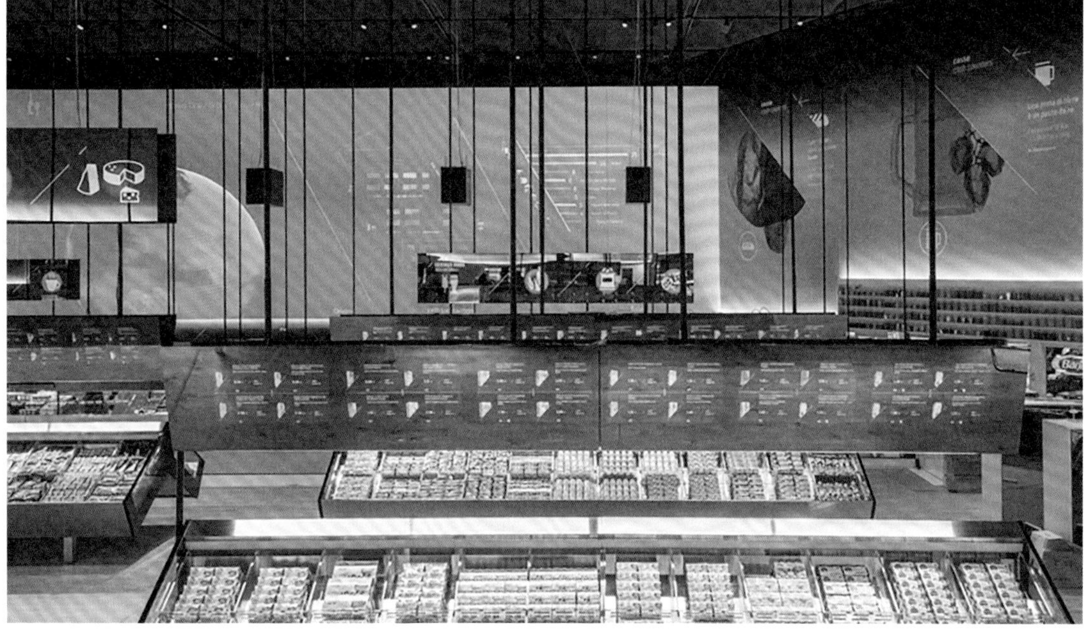

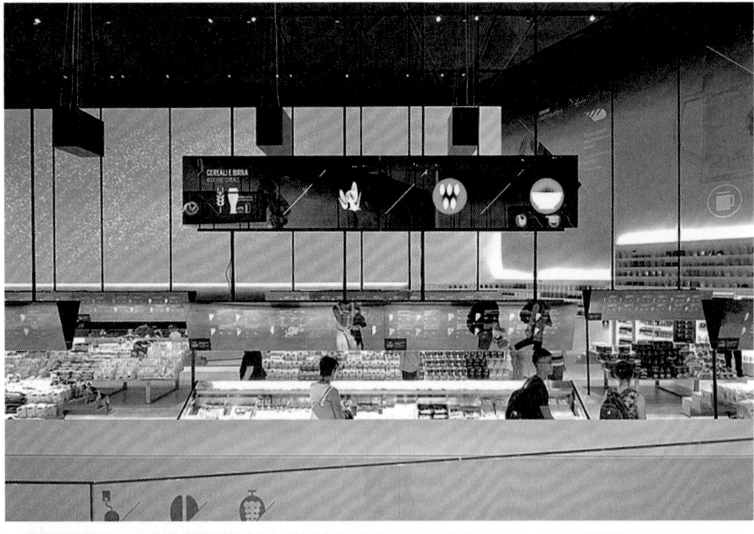
CEREALI E BIRRA

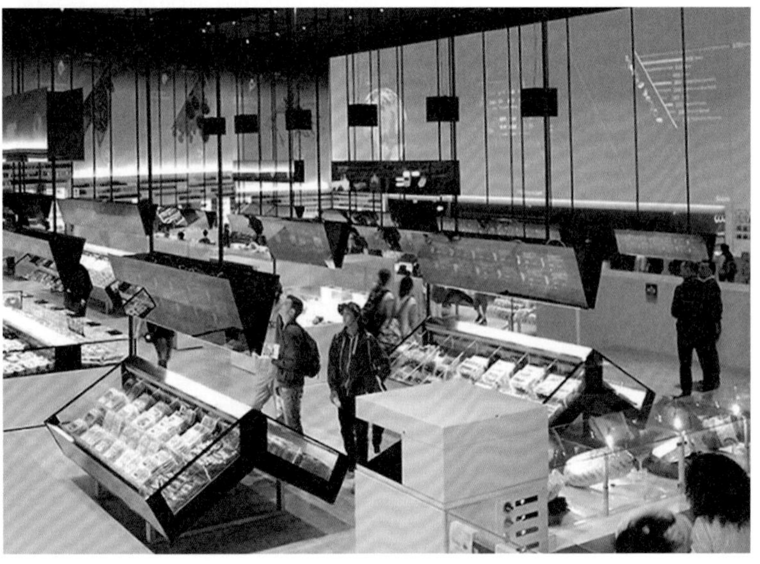

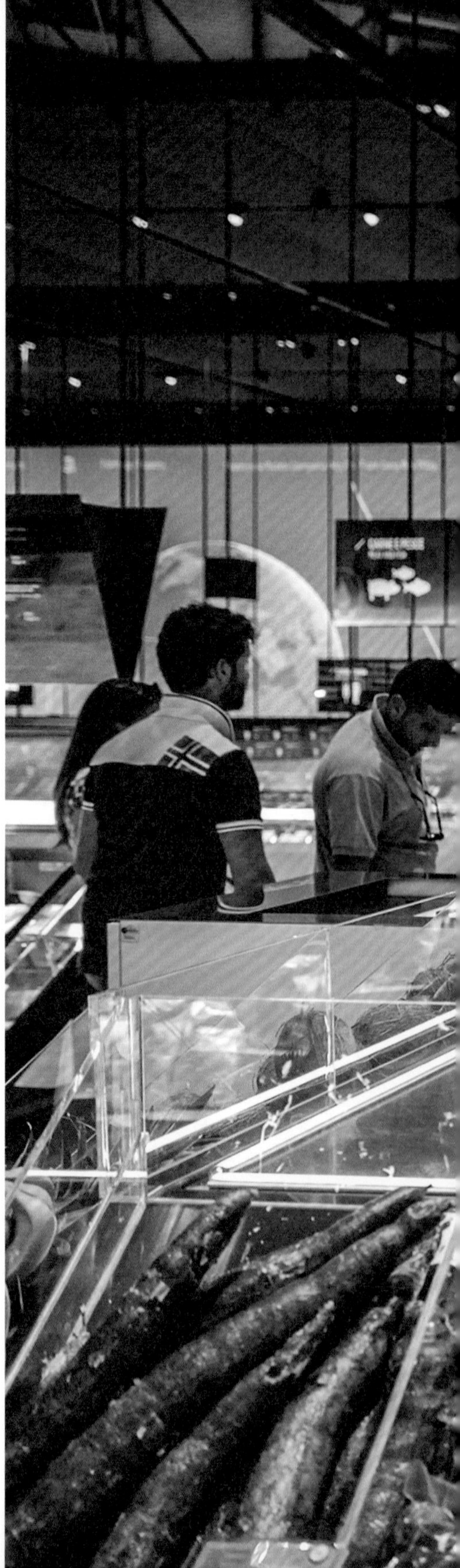

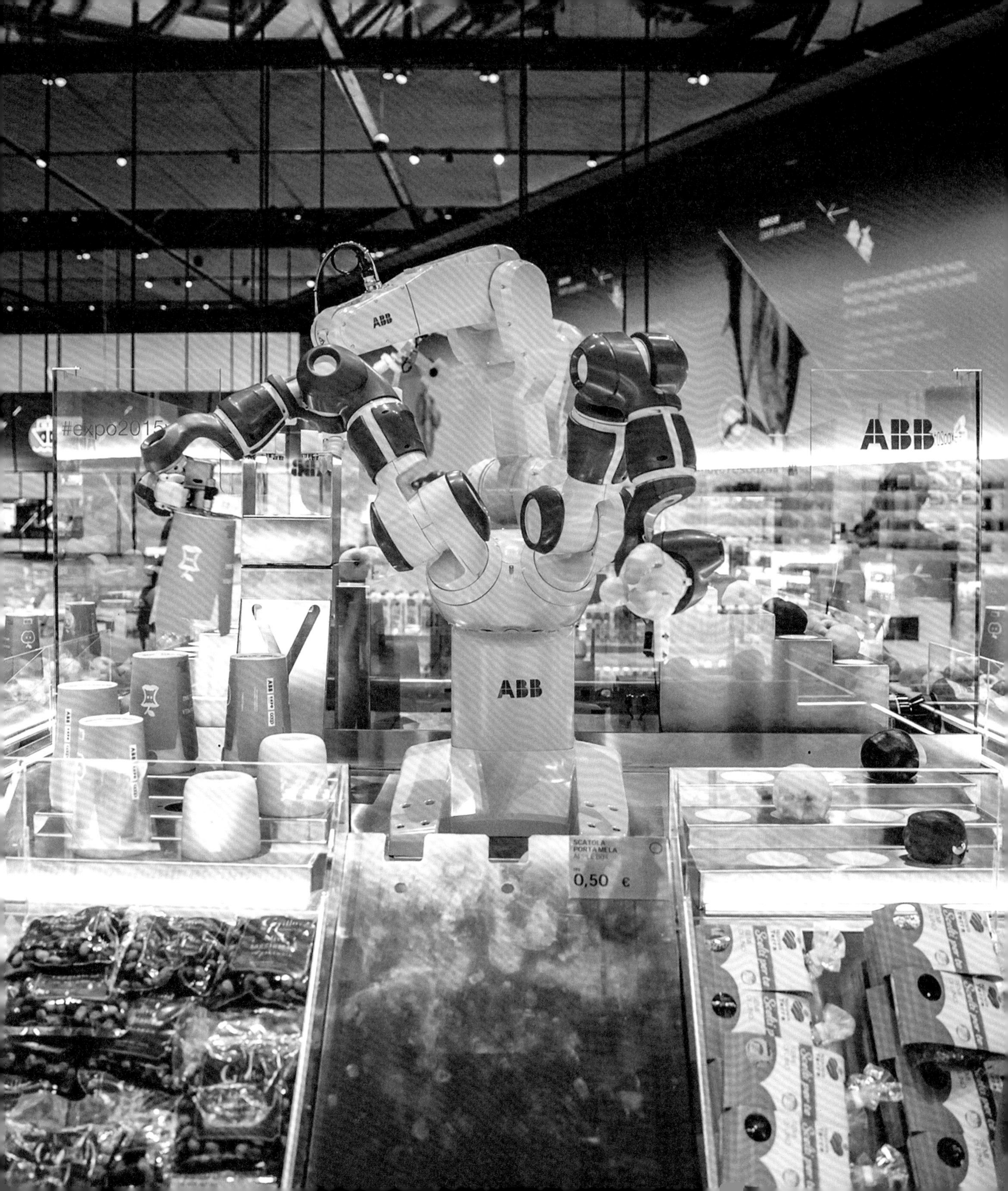
ABB
#expo2015
ABB
ABB
SCATOLA
PORTA MELA
0,50 €

25 盖西奥结核病医院 / GHESKIO Tuberculosis Hospital 用于治疗结核病的医疗建筑设计

类别： 建筑设计、服务设计

年度： 2015

地区： 海地

作者： 麦斯设计集团（MASS Design Group）

标签： 结核病、医院设计、物理通风系统、海地

这是一家专门收纳结核病患者的医院。结核病是一种高传染性的疾病，患者往往需要接受长达2年的治疗和隔离期。而海地则是西半球结核病发病率最高的国家。2010年太子港的地震摧毁了当地卫生基础设施，让许多结核病患者被迫中断治疗，导致耐多药结核病（Multi-Drug Resistant Tuberculosis）在海地爆发。针对结核病患者，盖西奥结核病医院提供了长期有效的治疗场所，使用简单方法控制病毒感染，减少结核病在院内的传播。

该医院的设计重点在于：如何最大限度地降低传播风险，并给患者创造一个更加舒适的治疗环境。因此，医院设计了较好的内部庭院和社交空间。在其庭院中，花坛和树床等设施为患者带来了丰富色彩和美丽光影；覆盖着藤蔓的竹屏风围合成自然的室外会诊室，使病人和医护人员可在传播风险较低的环境中交谈。此外，设计师利用金属编织檐口、倾斜屋顶以及百叶窗等设施的相互搭配形成物理通风系统，使空气加速流通以降低室内温度。

专家点评

结核病毒传播性极强，主要通过人与人之间的呼吸道传播。该医院建筑设计根据结核病传播的特点，通过空间重构和改变通风来降低结核病毒在空间内的传播概率——轻松开放的“室外会诊空间”，降低了医生感染风险；物理通风系统有效加强了空气流通。同时，生机勃勃的绿植和清新的建筑配色，营造出轻松、健康的氛围，从而借助视觉缓解结核病患者的心理高压。该建筑设计实现了有效降低病毒传播与缓解患者心理的功能融合，极好地展现了设计的人道主义关怀。

（丛志强，中国人民大学艺术学院艺术设计系副教授）

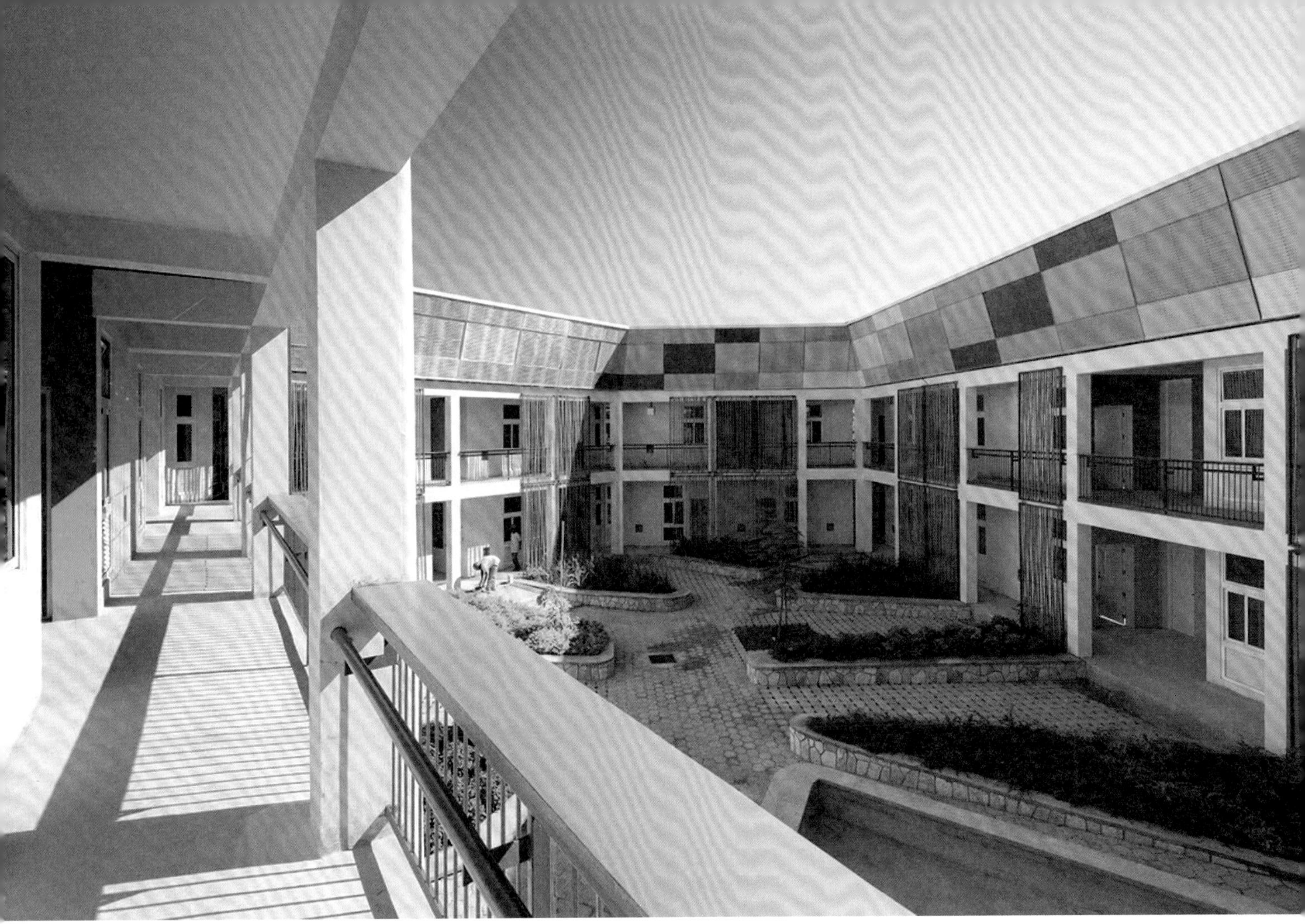

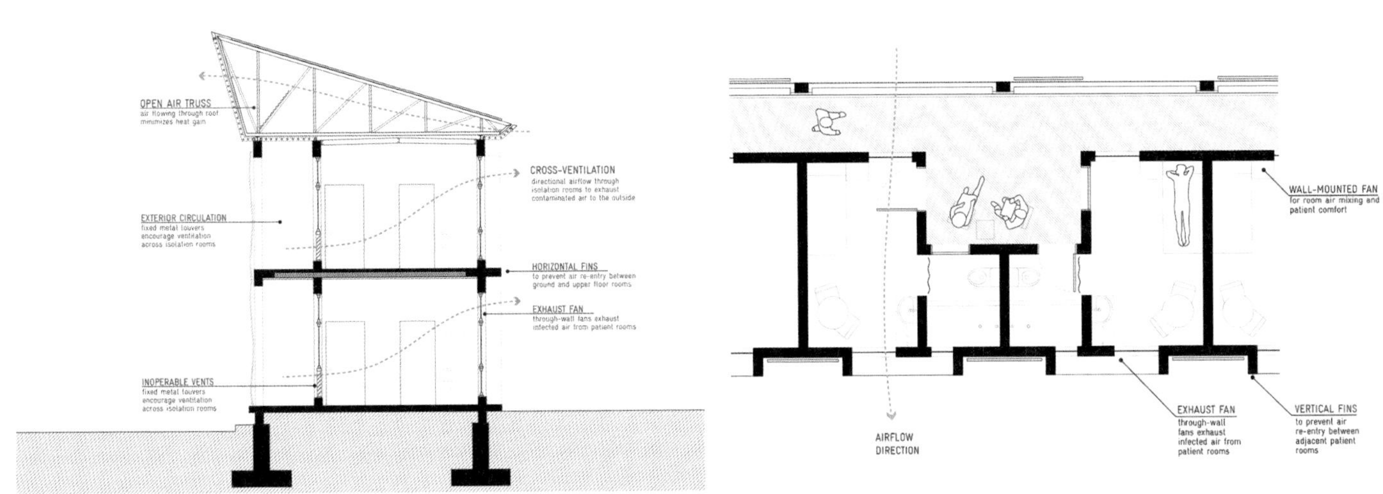
OPEN AIR TRUSS
air flowing through roof minimizes heat gain
EXTERIOR CIRCULATION
fixed metal louvers encourage ventilation across isolation rooms
INOPERABLE VENTS
fixed metal louvers encourage ventilation across isolation rooms
CROSS-VENTILATION
directional airflow through isolation rooms to exhaust contaminated air to the outside
HORIZONTAL FINS
to prevent air re-entry between ground and upper floor rooms
EXHAUST FAN
through-wall fans exhaust infected air from patient rooms
WALL-MOUNTED FAN
for room air mixing and patient comfort
AIRFLOW DIRECTION
EXHAUST FAN
through-wall fans exhaust infected air from patient rooms
VERTICAL FINS
to prevent air re-entry between adjacent patient rooms

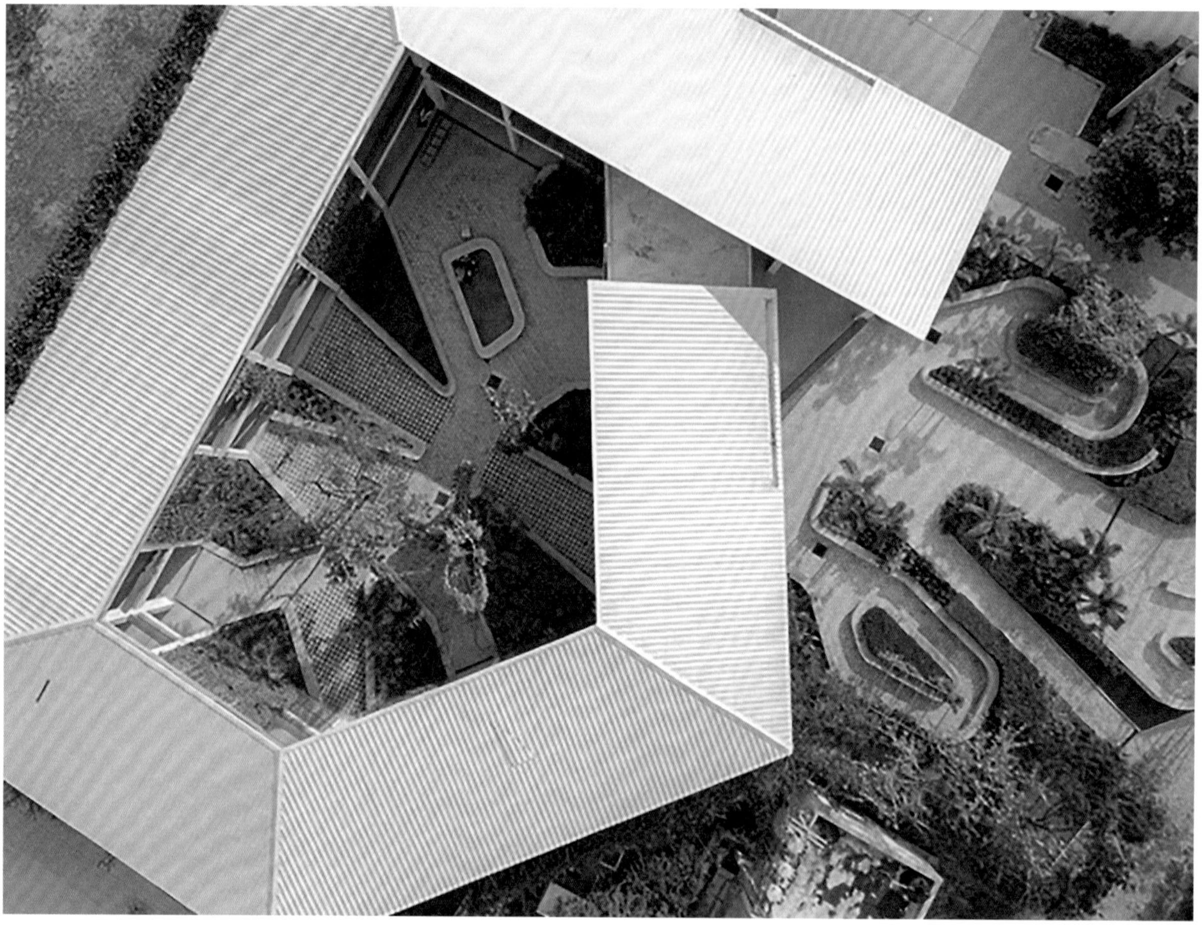

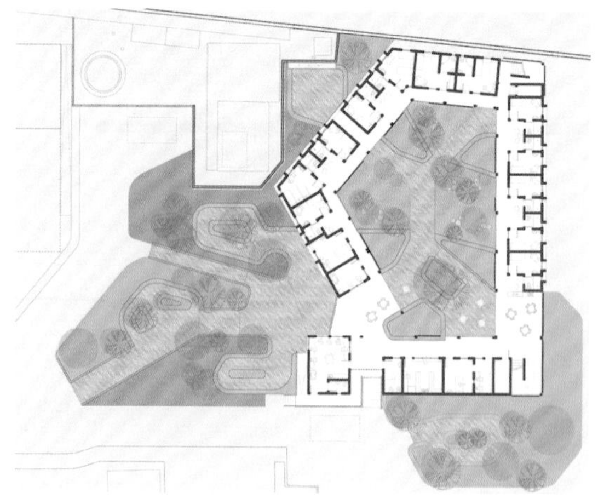

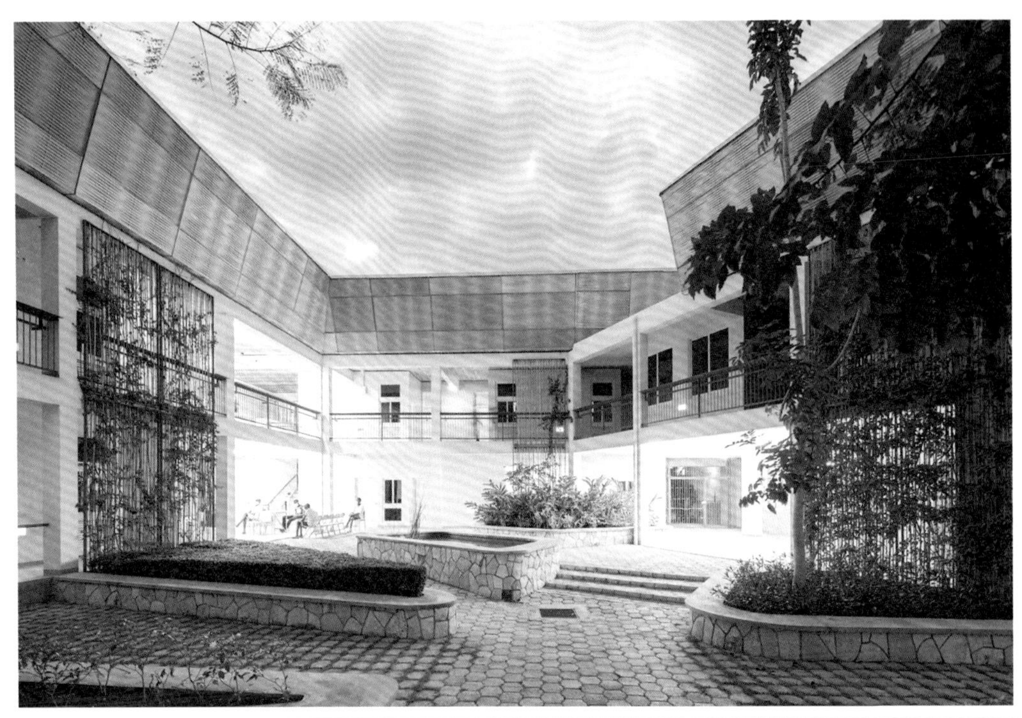

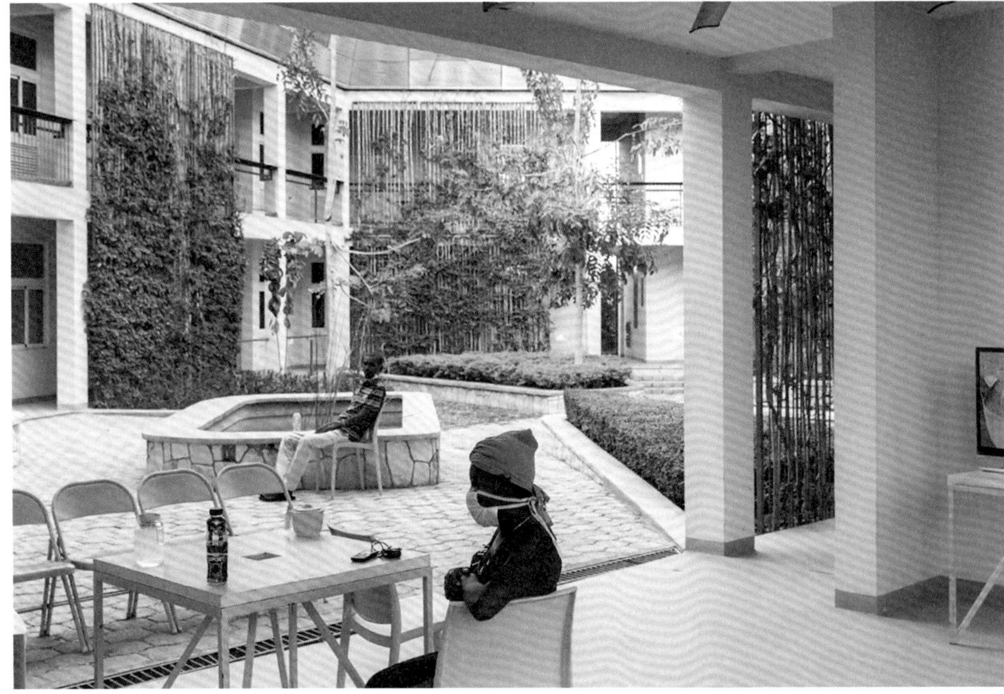

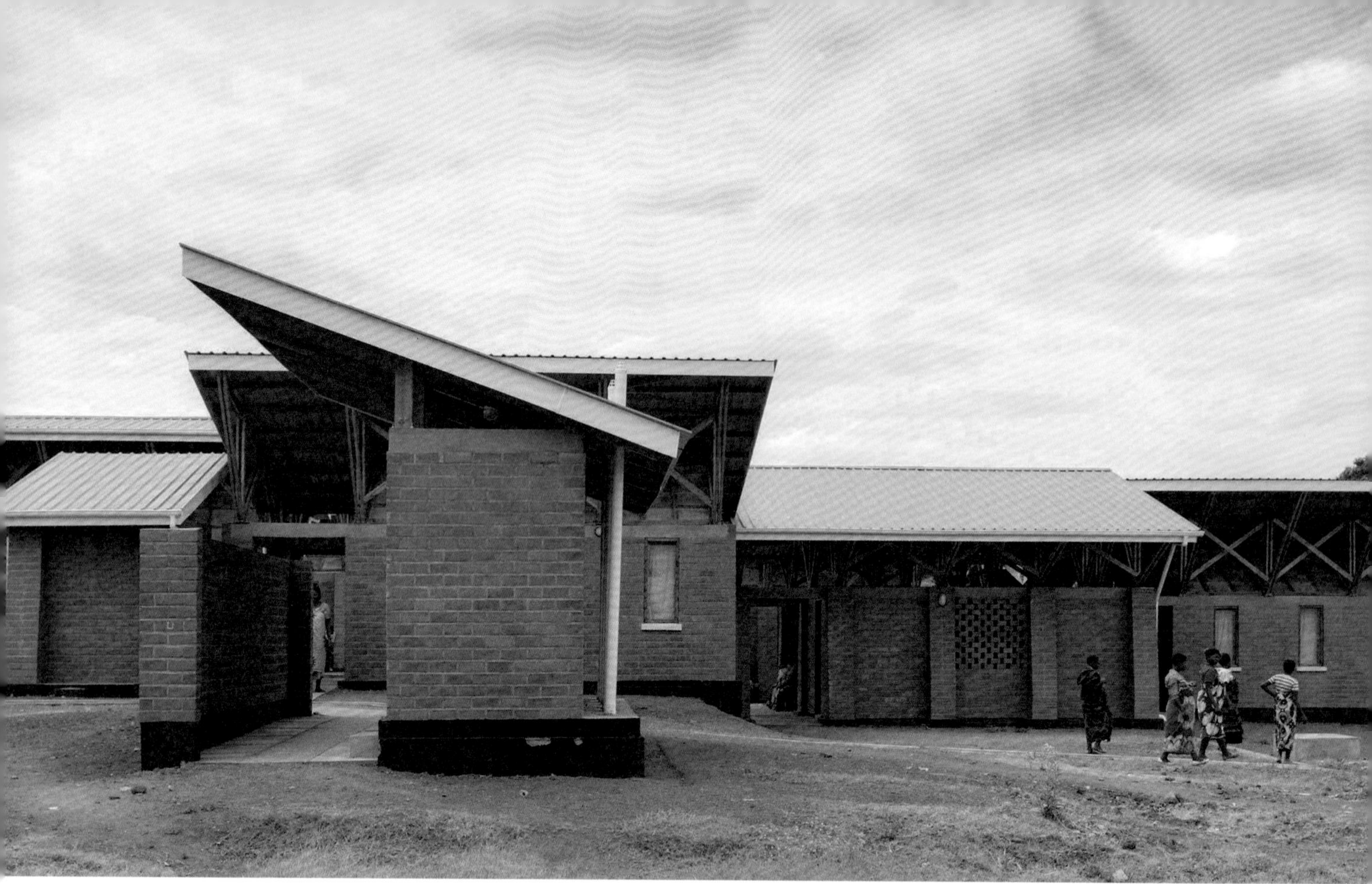

26 产妇候诊村 / Maternity Waiting Village

服务于产妇的诊所空间设计

类别： 建筑设计、服务设计

年度： 2015

地区： 非洲

作者： 麦斯设计集团（MASS Design Group）

标签： 产房、产妇、医疗建筑、村庄家庭住宅、马拉维这是一个位于非洲的产妇候诊建筑群设计。这个非传统的产妇空间着重于设计更为舒适和安全的候诊服务，以助于产妇之间的互相沟通与学习。马拉维是世界上孕产妇和婴儿死亡率最高的国家之一，2010年，大约有1/3的妇女面临怀孕或分娩时可能死亡的风险。在北卡罗莱纳大学马拉维项目（The University of North Carolina Project-Malawi）的支持下，麦斯设计提出了“产妇候诊村”这一高性能、可复制的设计方案。新的设计将原有的单一空间，分解成围绕小庭院聚集而成的一系列单间组合空间，解决了老医院的许多问题，如无法提供日照，通风和卫生条件较差，空间过小而导致无法容纳陪产人员等。此方案借鉴了马拉维村庄家庭住宅的聚落布局，通过群聚空间的交错性来鼓励有经验的孕妇和新手孕妇之间共享知识与学习。每个单间均针对光照和自然通风进行了优化设计，旨在降低传染病传播的风险，同时保证私密性和舒适性。

专家点评

孕产妇的身体相较于普通妇女更脆弱敏感，同时她们的心理也承受着各种各样的压力。该设计借助小庭院聚集和交错聚落空间形成一系列组合空间。这一设计有效扩展了空间数量，满足了孕产妇所需的多种空间功能。此外，这种“当地聚落布局式”的空间排布具有很强的在地性。该布局提供的社交功能，能够避免孕产妇因为心理压力过大而形成心理障碍，使有经验的妈妈们与新手妈妈们之间能互帮互助。该空间设计在布局和功能上呵护了孕产妇的身心健康，能在一定程度上降低马拉维的母婴死亡率。

（丛志强，中国人民大学艺术学院艺术设计系副教授）

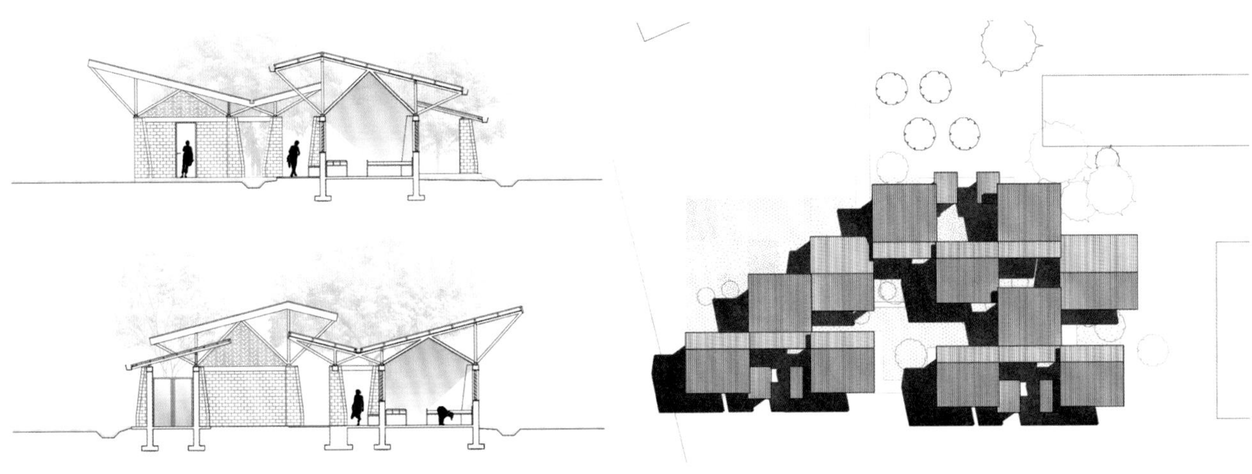

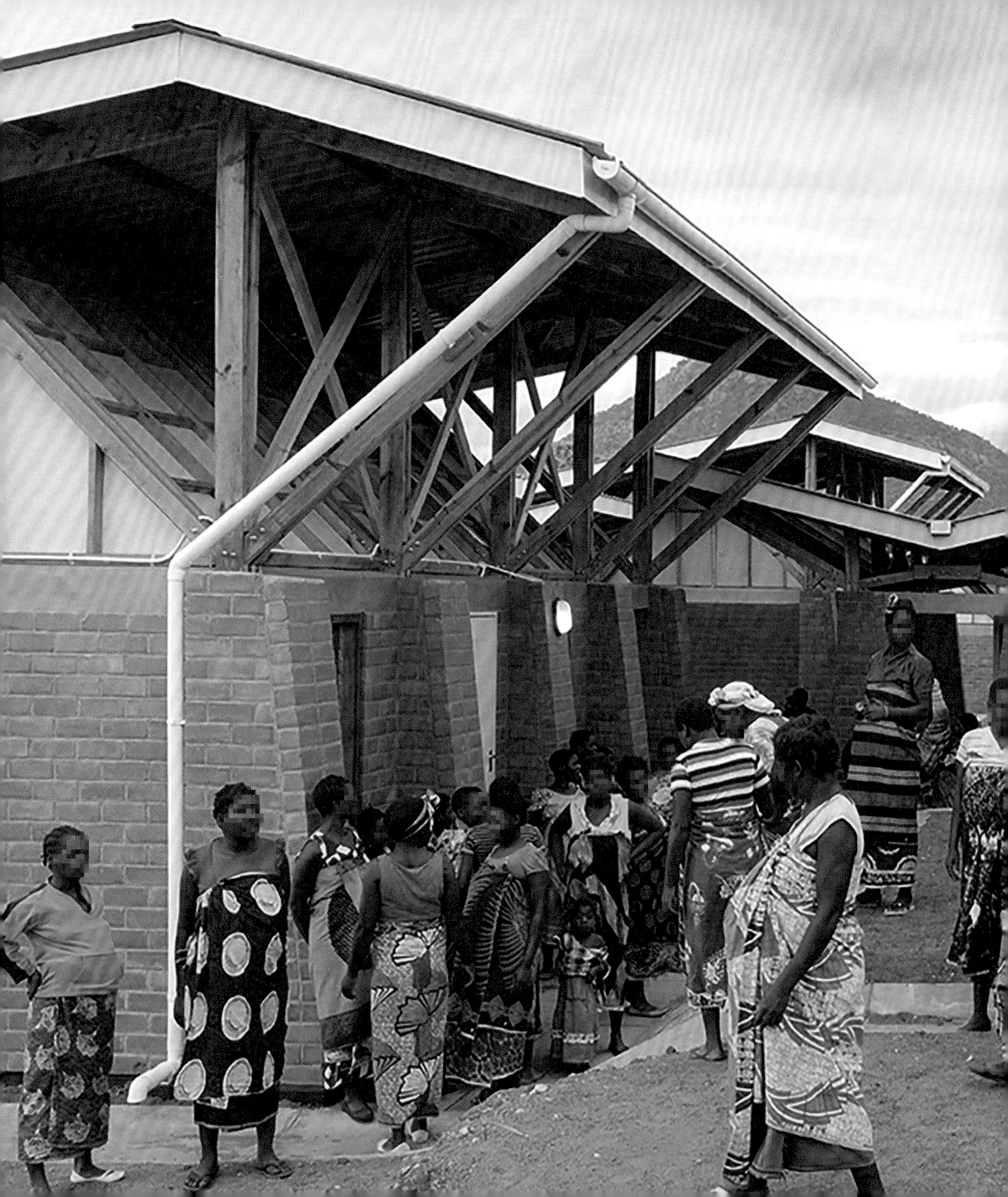

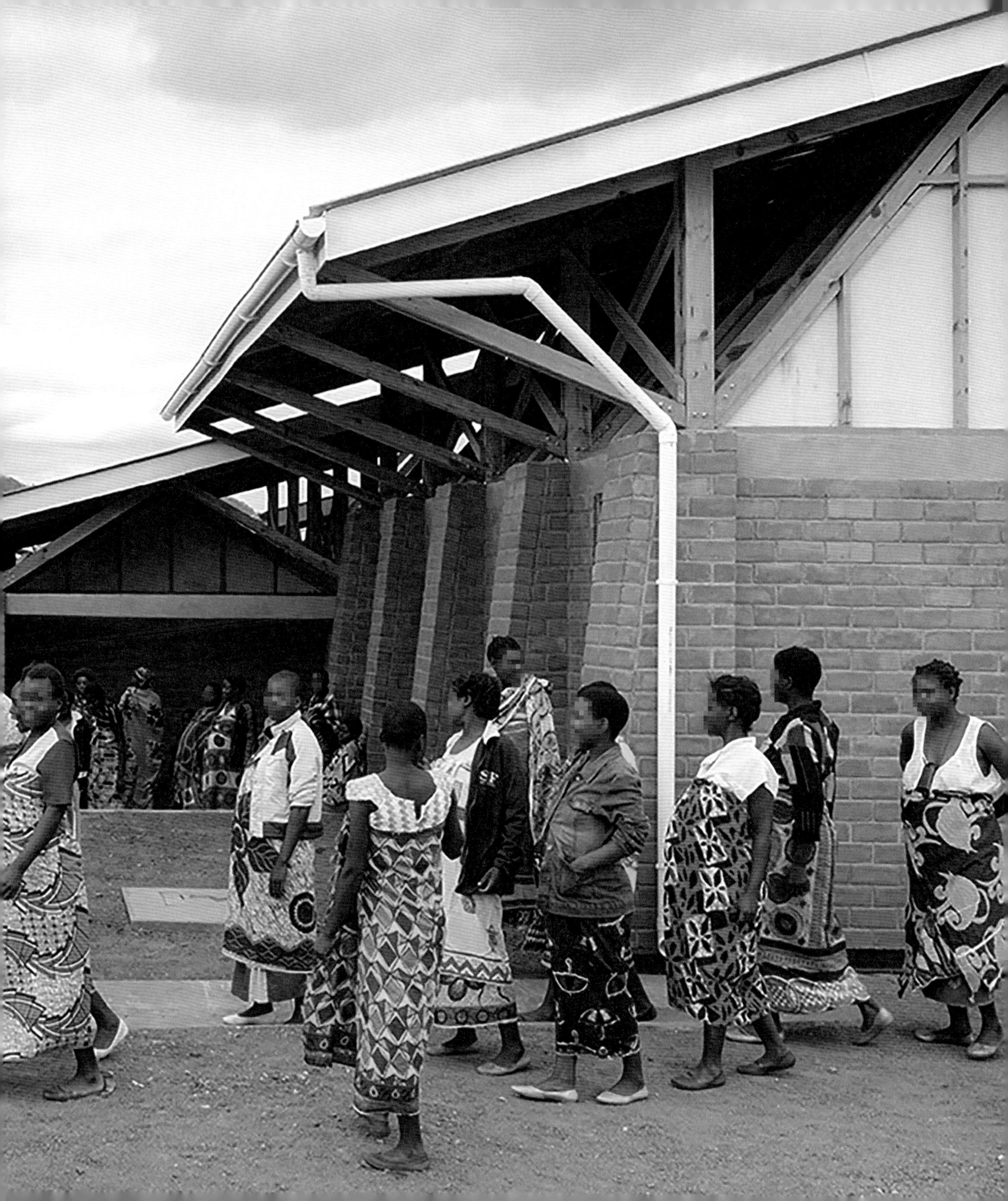

27 护工机械臂 / Nurse Robot Arm
针对老年人设计的无障碍生活辅具

类别：产品设计、室内设计

年度：2019

地区：中国

作者：张海翱、姚奇炜（上海交通大学设计学院、华都设计HDD）

标签：老年人、机械臂、移动器、无障碍空间、中国

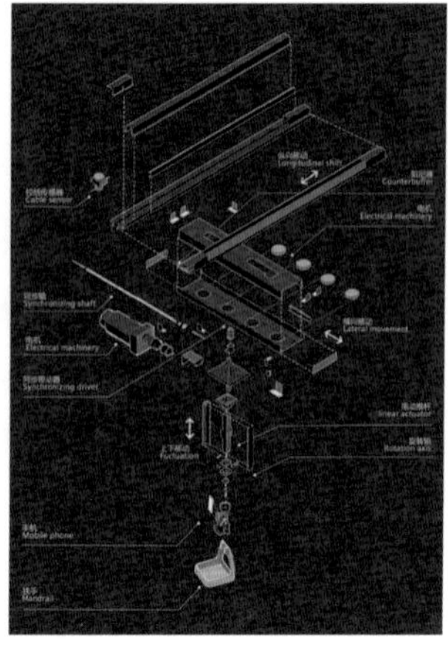

腿脚不灵便几乎是每个老年人都会遇到的问题。在没有任何工具的辅助下，即便在家里，一些老人单独行走也会有困难，无法避免劳累。针对这一问题，建筑机械师张海翱与其设计团队对老年夫妇的房间进行了重新规划，为他们设计了一只室内“护工”机械臂。这只机械臂是一个多向度的智能移动器，被倒挂于起居室上方，它们能够协助老人们在客厅任意行走，像护工一样全方位、无死角地照顾老人的起居活动。

从老人一进门开始，这个移动器就等候在他身旁，当他需要接近储藏柜或靠近餐桌时，移动器便启动去搀扶老人行走。同时，该设备还有多种附加功能，如拖地机、吸尘器、机械手、置物篮、移动座椅等，足以满足老人居家生活的基本需求。该移动器还配置记忆功能，能自动记录用户的活动规律以方便后续的操作。

专家点评

我国人口老龄化的速度和程度均位居世界前列，如何让老年人拥有幸福的晚年，让后来人有可期的未来，构建老人友好型社会已经成为全社会关注的焦点。该设计从老人的日常需求出发，通过“护工”机械臂的智能设计，对老人原有的生活行为进行调整与引导，更便于老年人通行、打扫、休息等日常生活，缓解老年人因生理机能退化而导致的生活不适应，将环境中发生伤害的风险尽量降低。这一设计所呈现的观念，有助于我国养老服务向专业化、精细化、智能化发展，具有一定的现实意义与社会意义。

（丛志强，中国人民大学艺术学院艺术设计系副教授）

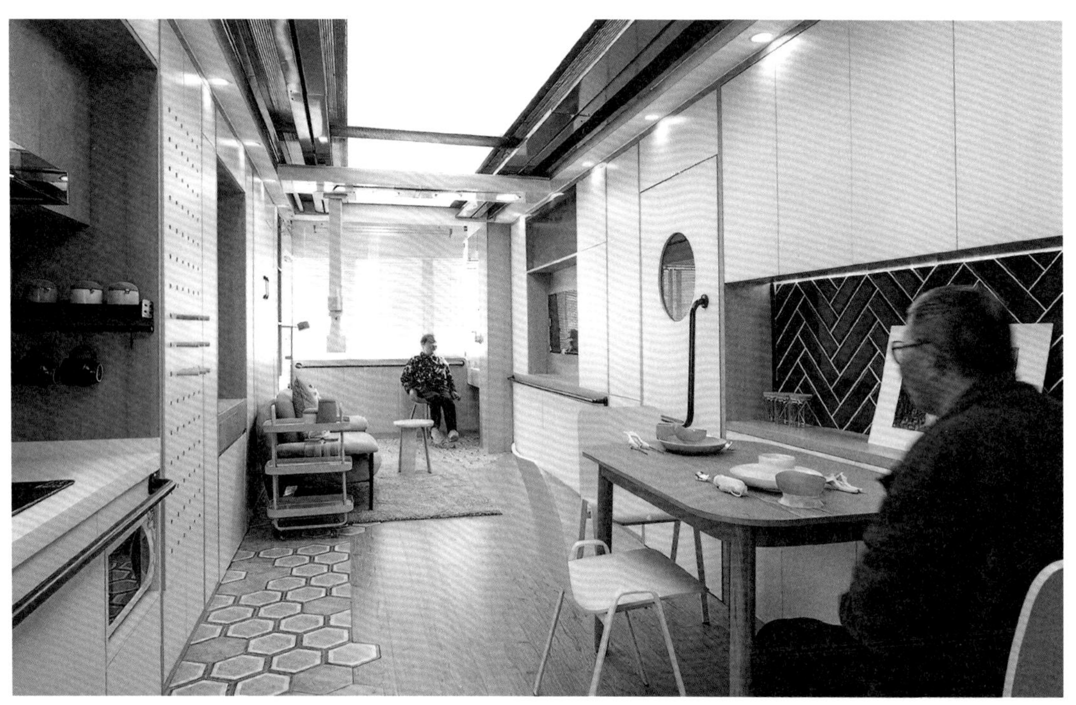

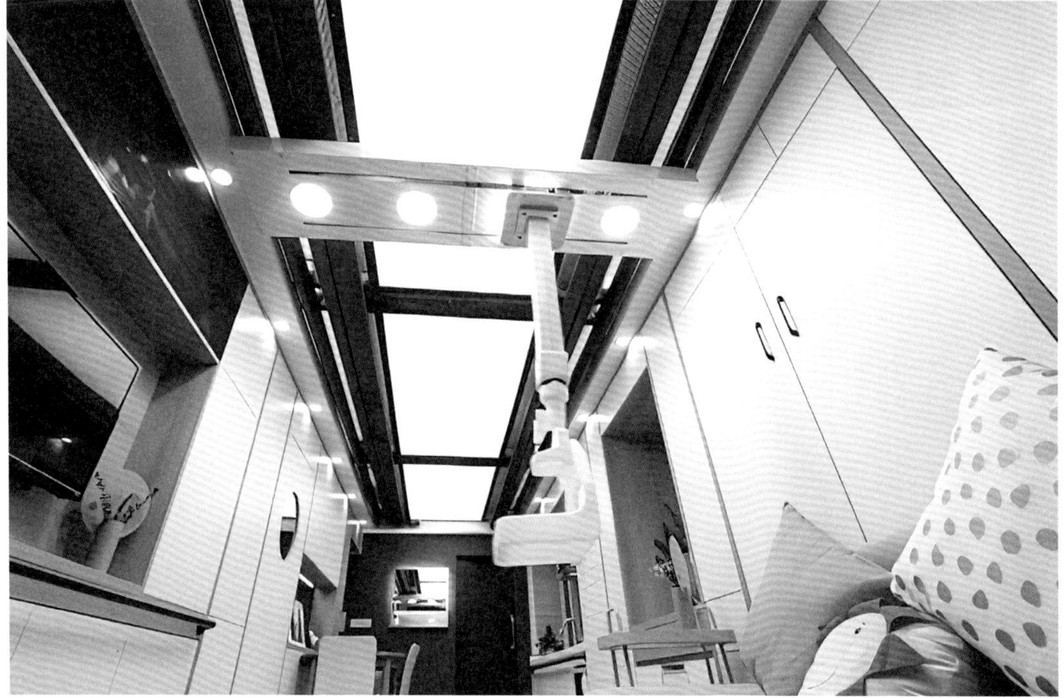

28 休息一会儿 / Rest for a While

针对无电梯楼房的楼梯栏杆再设计

类别：产品设计、家具设计

年度：2019

地区：中国深圳

作者：深圳市经纬创新设计有限公司

标签：老年人、公共设施、楼梯扶手、中国

此设计是专为无电梯高层住宅而设计的公共设施。设计师对楼梯转折处的栏杆进行修改，让扶手变成一个小长凳，让用户在爬楼梯感到疲惫时能够获得短暂的休息。该设计采用简单易操作的方式，解决了用户上下楼梯时最常遇到的问题。因此，无论是老年人、残疾人士，还是普通人，都能通过该设计感受到生活上的便利性。

专家点评

此设计的出彩之处是，设计师着力于对我们习以为常的生活场景投以更多的关注。自从有了电梯以后，大多数人似乎就习惯于将高层建筑中的阶梯视为备用或是应急的通行设施，并对如何解决“艰辛地爬楼梯”这件事上，拒绝花费更多的时间去思考。因为我们也可以坐在阶梯上将就休息，或是在每一层楼摆放椅子。尽管这两者都能解决问题，但是，从产品设计思维的角度考虑，实际上却有很大的差别。此设计提出的解决方案不单纯只是满足能不能解决问题，而是如何更合理地解决问题，最终就赋予了扶手新的功能，既可让通行之人休息，也可以供行人临时放置物品。

（吴立行，南开大学艺术设计系视觉传达专业副教授）

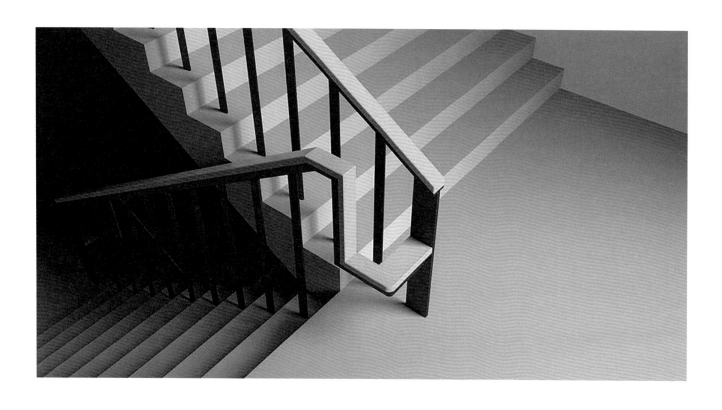

Rest for a while

Stair design

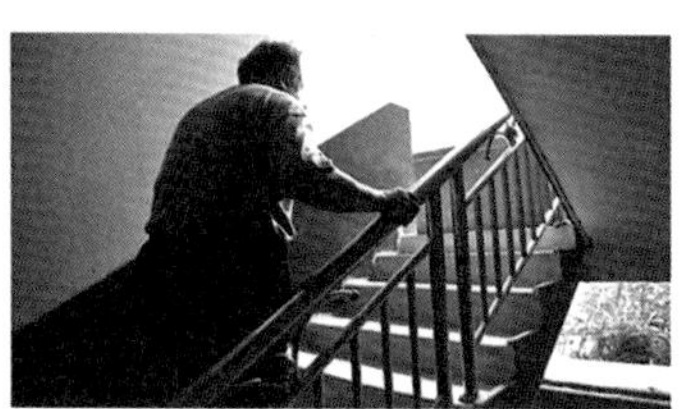

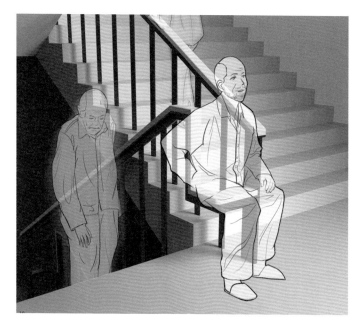

29　聋人空间 / Deaf Space
为听障学生所设计的校园建筑

类别：景观设计、建筑设计、无障碍设计

年度：2005

地区：美国波特兰

作者：丹格蒙德·基恩建筑事务所（Dangermond Keane Architecture）

标签：聋人、听障、通用设计、聋人空间项目、美国

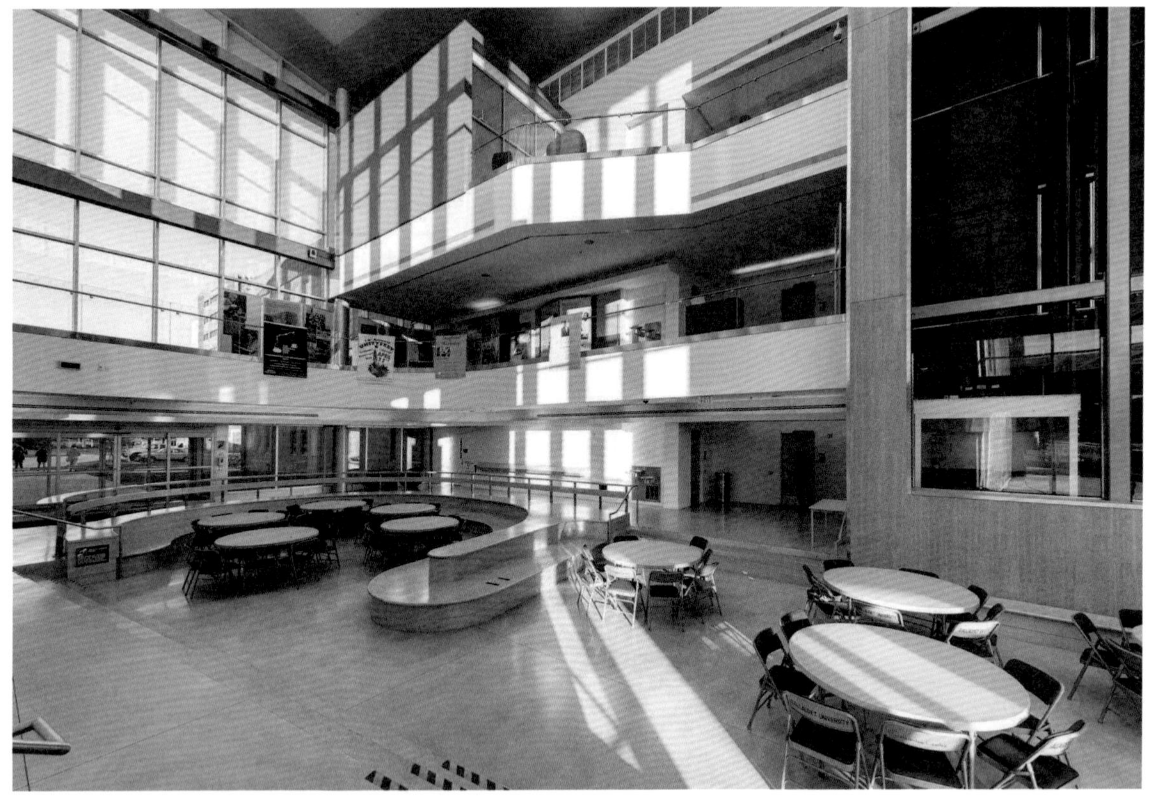

美国约有3.5％的人有严重的听力问题甚至是完全听不见。听力丧失不仅是个人问题也是群体问题：听力障碍不便会连带影响他人。据统计，这些被影响的人能到达美国总人口的13％。加洛德大学（University of Gallaudet）是美国唯一一所专门为听障人士开设的人文学科大学。这所大学有个雄心壮志的座右铭："世界上没有其他地方和我们一样！"

2005年，建筑师鲍曼（Hansel Bauman）与加洛德大学合作建立了聋人空间项目（Deaf Space Project，DSP）。在后续的5年内，他通过这个项目制定了《聋人空间设计指南》，其中包含150种不同聋人空间的设计规范，用以解决聋人用户体验和建筑环境之间的5个触点问题。

触点一，空间距离：聋人主要通过眼神交流，面部表情和肢体语言在沟通中也很重要。设计时，空间要比平常设计得更为宽敞。

触点二，感官范围：聋人主要通过感官来理解空间环境，并且扩大感官范围。设计时，要提供景观走廊、室内大面积玻璃、大且易读的导视标识。

触点三，移动距离：专心于沟通中的聋人在行走当中会因为正在使用肢体语言而撞到其他人。因此，设计时要注意空间与通道的死角，如圆弧走道比直角走道更好。

触点四，光线和颜色：照明应柔和且漫射，并避免昏暗、逆光、眩光和照明水平的突然变化。设计时，柔和的蓝色和绿色让肤色形成鲜明对比，能让用户眼睛更舒服。

触点五，声音：助听器会放大声音的嗡嗡声或回声，致使空间内的噪声加大而使注意力分散。在设计时，要提供声学上安静的空间。

专家点评

少数人的权利也是权利。这个设计项目很好地体现了"为真实的世界设计"的理念，并且尽最大努力实现针对听障人群的"无障碍"环境设计。对于特殊群体所进行的设计，设计师应当做好以下方面：①情境研究：包括理解的问题、受影响的人以及问题发生时的情境；②探索性研究，尝试针对需求或是现象产生新想法；③生成式研究，对原型设计进行测试并及迭代；④评估性研究，对绩效进行评估，以确保有效和高效地实现所确定的目标。这4个阶段的研究都应当更加严谨，才能真正落实"以用户为中心"的诉求，而避免流于口号。

这个设计项目同时也能够为我们带来更多的启示，即当我们按照惯常规范进行空间规划设计时，也应当关注如何将设计的价值落实到少数特殊人群，并致力于让他们享受到设计所能够为人类生活带来的最大福祉。

（吴立行，南开大学艺术设计系视觉传达专业副教授）

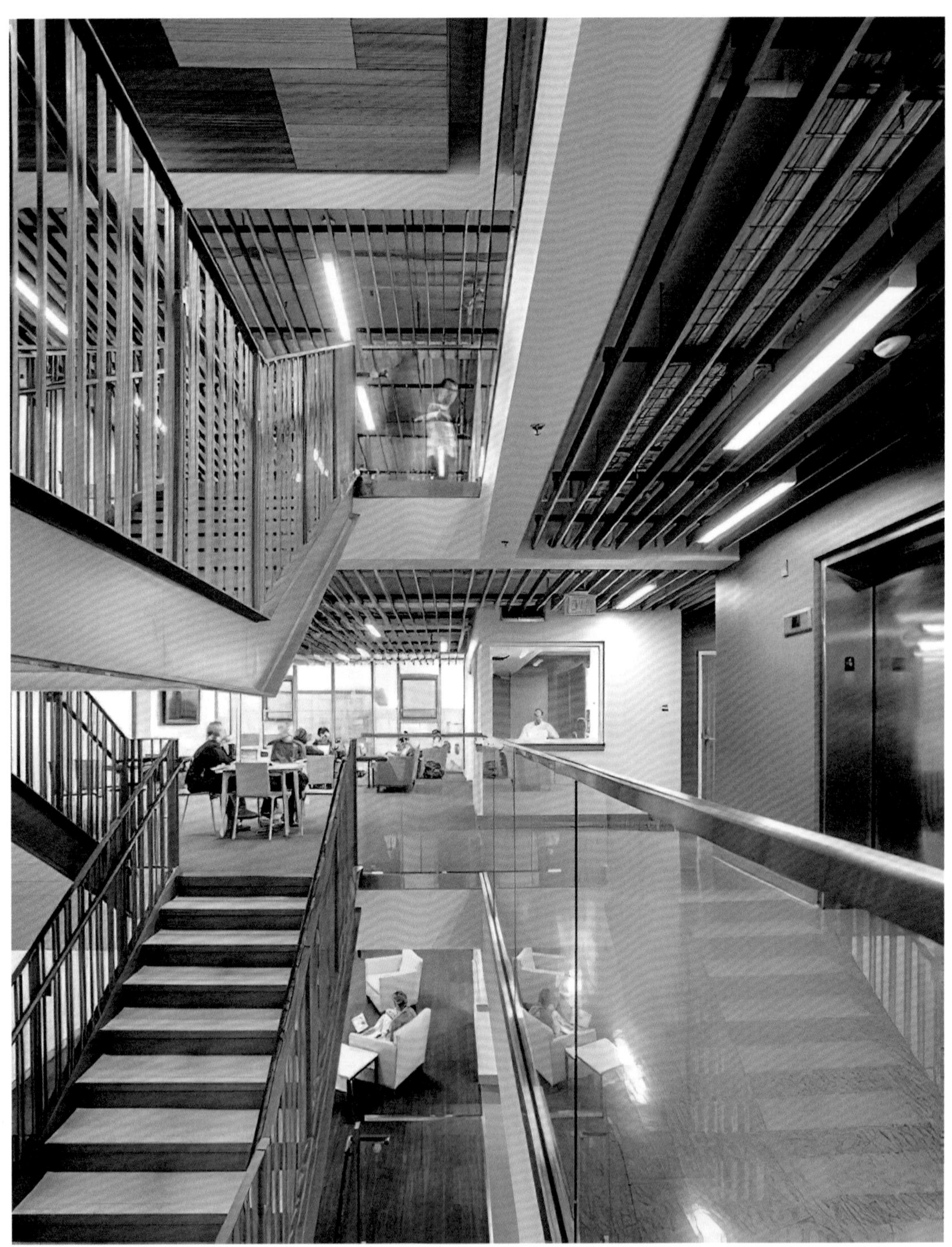

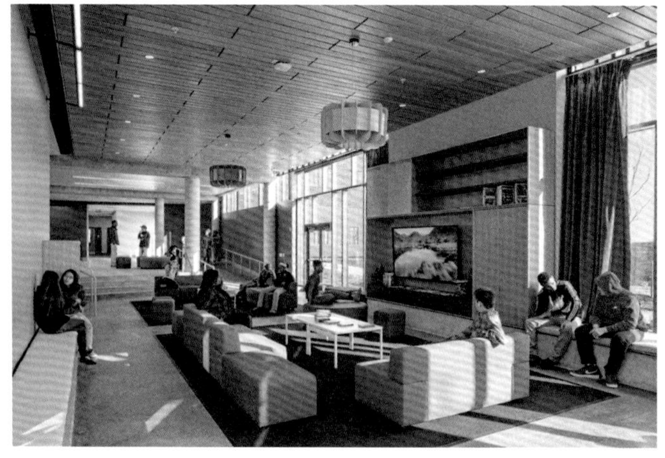

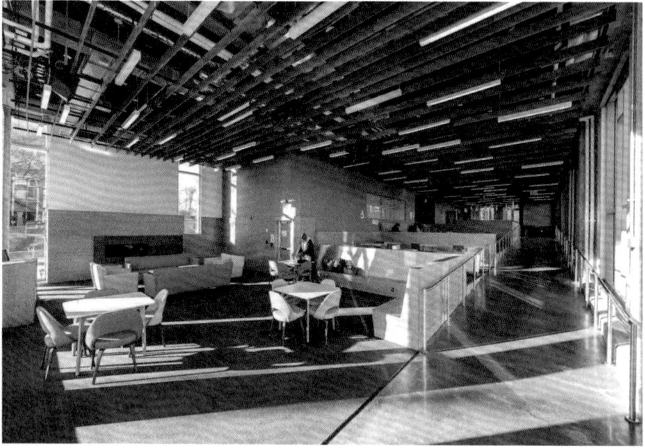

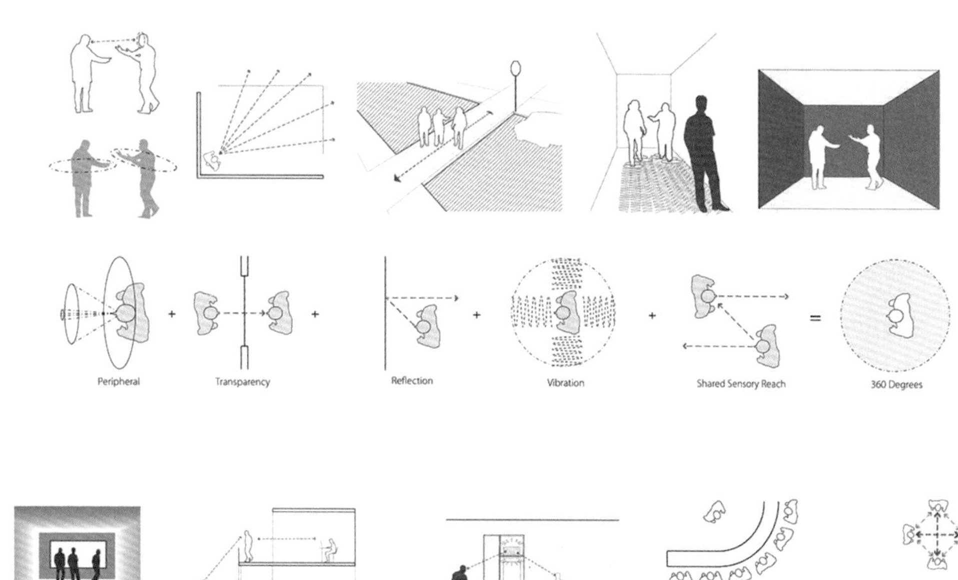
Peripheral
Transparency
Reflection
Vibration
Shared Sensory Reach
360 Degrees

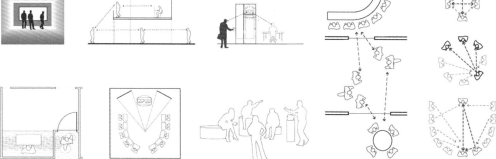

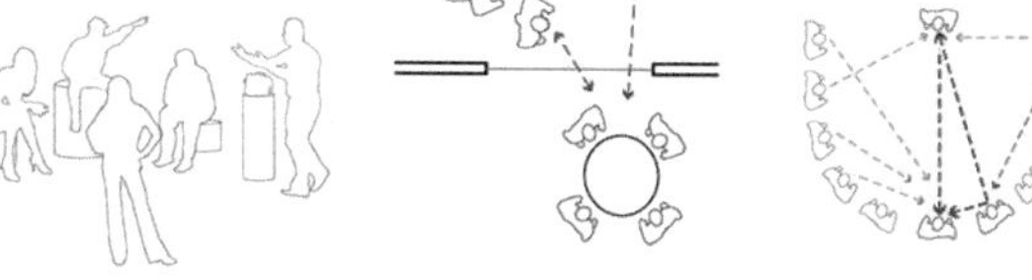

30 科巴利特自闭症视觉辅助工具 / Kobarite Visual Aids Start Kit 辅助自闭症儿童治疗的日历卡片

类别：产品设计、信息设计

年度：2016

地区：日本

作者：齐藤聪（Satoshi Saito）

标签：儿童自闭症、辅助治疗、图画卡片、日本

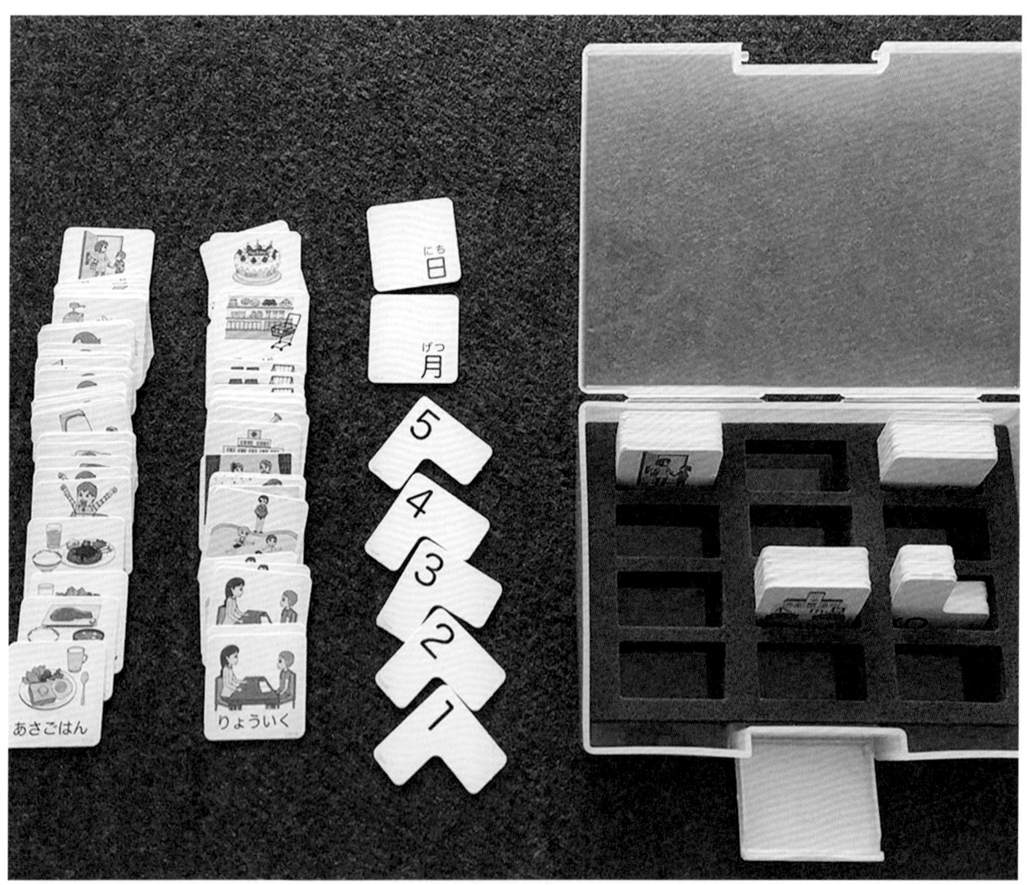

这是一款用来帮助自闭症儿童家庭进行视觉辅助治疗的日历卡片。在自闭症治疗中，使用图画卡片是一种常见的方法。由于卡片具备画面生动性与灵活性，能有效帮助患者进行言语表达及促进与家人间的理解沟通。在使用这款日历卡片的过程中，儿童一方面可以通过卡片去安排自己每天的日程，提高自主时间安排能力；另一方面还可学习图片内的知识以提高生活技能。

这套日历卡片的设计具有两个特点：第一，卡片通过磁性卡槽吸附到日历上，能被轻易拿下与粘贴。这个设计可满足手指不灵活儿童的需求。第二，卡槽具备可翻起的开关功能。此功能可增加治疗时的趣味性，让自闭症儿童对特定任务产生较大的好奇心。

专家点评

理解一个设计最重要的是要搞清楚这个设计为什么会这样做。自闭症是一种广泛性发育障碍，患者大多有交流障碍，其中智力延迟和刻板重复的行为是比较典型的症状。因此，为自闭症患者做设计需要从其特性、思维方式等出发，去考虑其行为模式是什么。先将可提供的服务内容设计出来，再通过产品、技能培训等方面进行设计实施。就像做菜一样，脑海里得先有一个思路：做什么菜？主材是什么？配菜是什么？佐料是什么？各放多少？用什么方式做？先做哪个？后做哪个？用哪个锅碗瓢盆？什么时候下锅？等等。其中，锅碗瓢盆很重要，没有的话，没法做菜。这个日历式的设计吻合了自闭症患者的行为模式，只需简单的重复动作，即可完成日程设计。患有自闭症的儿童不擅长逻辑思维，常常无法主动地在头脑中考虑做事情的优先顺序，因而产生恐慌甚至是恼怒的情绪。使用日历，可以帮助他们使用可视化的方式来理顺逻辑，逐渐锻炼自立的能力；也可以改善因为自闭症所引发的亲子关系。因为自闭症儿童的负面情绪会引发他人的批评或呵斥，从而会加重其恐慌心理，导致更严重的行动障碍。以前，自闭症儿童使用的日历需要手绘及手工制作，现在市面上也有大量类似的产品出售。与目前市面上已有的同类产品相比，本案的设计表现具体日程的内容更为丰富，使用体验比较便捷。

（陈嘉嘉，南京艺术学院工业设计学院教授）

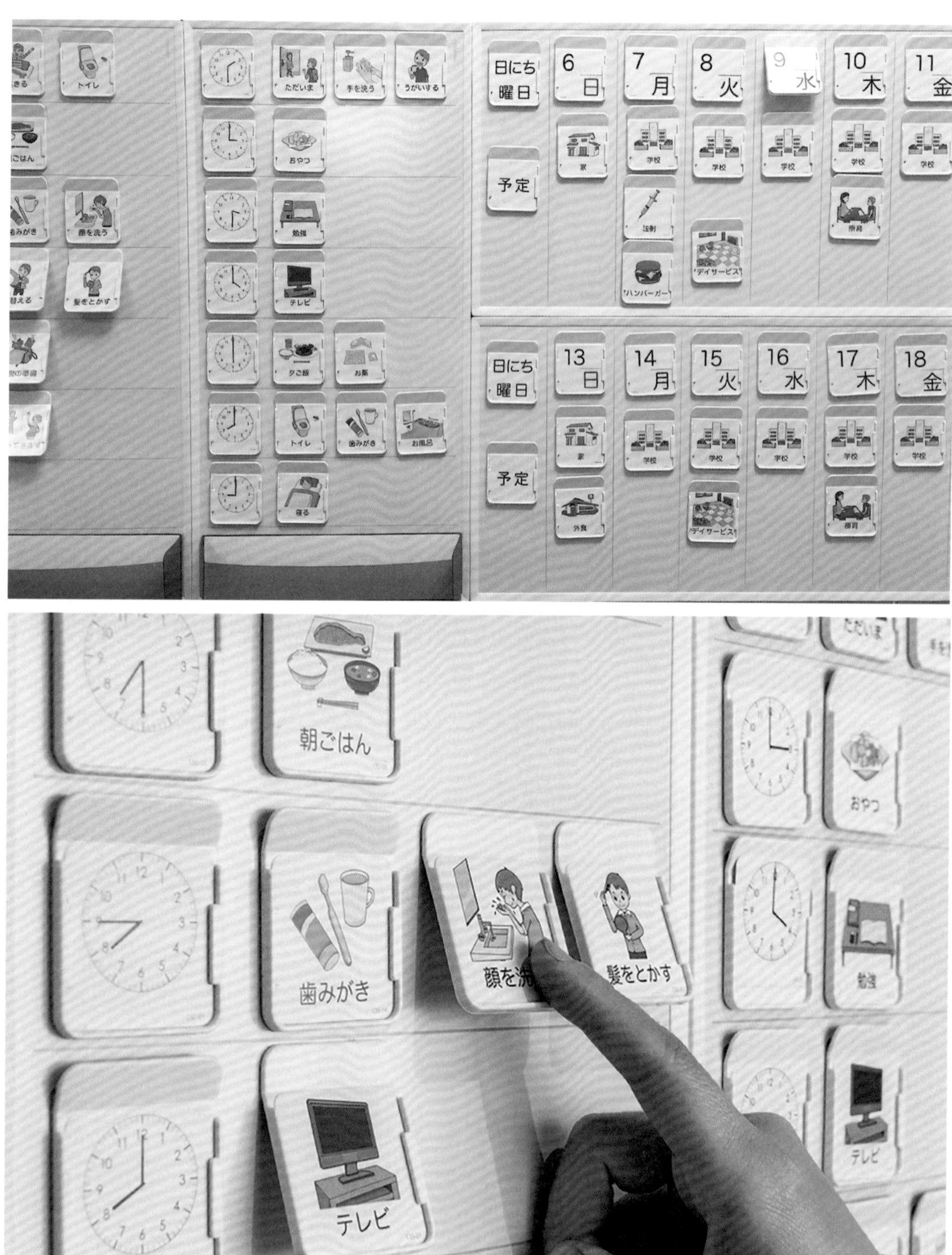

トイレ
ただいま
手を洗う
うがいする
日にち
曜日
6 日
7 月
8 火
9 水
10 木
11 金
予定
家
学校
注射
デイサービス
ハンバーガー
おやつ
顔を洗う
髪をとかす
テレビ
13 日
14 月
15 火
16 水
17 木
18 金
外食
トイレ
歯みがき
朝ごはん
歯みがき
顔を洗
髪をとかす
テレビ
おやつ
テレビ

コバリテ絵カードセット（幼児一日編）PI-S-01
絵カード一覧（合計８０枚）

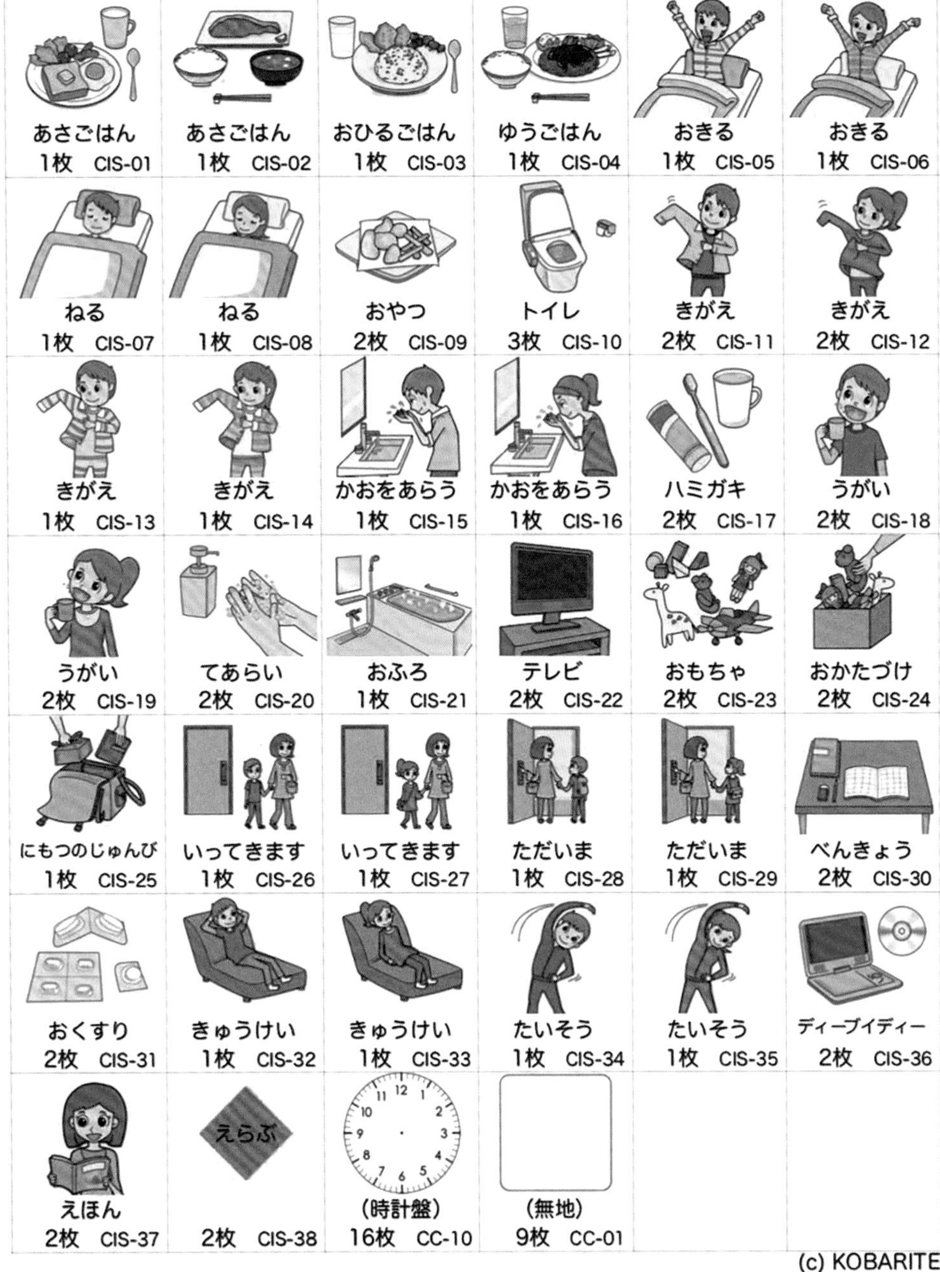
あさごはん 1枚 CIS-01
あさごはん 1枚 CIS-02
おひるごはん 1枚 CIS-03
ゆうごはん 1枚 CIS-04
おきる 1枚 CIS-05
おきる 1枚 CIS-06
ねる 1枚 CIS-07
ねる 1枚 CIS-08
おやつ 2枚 CIS-09
トイレ 3枚 CIS-10
きがえ 2枚 CIS-11
きがえ 2枚 CIS-12
きがえ 1枚 CIS-13
きがえ 1枚 CIS-14
かおをあらう 1枚 CIS-15
かおをあらう 1枚 CIS-16
ハミガキ 2枚 CIS-17
うがい 2枚 CIS-18
うがい 2枚 CIS-19
てあらい 2枚 CIS-20
おふろ 1枚 CIS-21
テレビ 2枚 CIS-22
おもちゃ 2枚 CIS-23
おかたづけ 2枚 CIS-24
にもつのじゅんび 1枚 CIS-25
いってきます 1枚 CIS-26
いってきます 1枚 CIS-27
ただいま 1枚 CIS-28
ただいま 1枚 CIS-29
べんきょう 2枚 CIS-30
おくすり 2枚 CIS-31
きゅうけい 1枚 CIS-32
きゅうけい 1枚 CIS-33
たいそう 1枚 CIS-34
たいそう 1枚 CIS-35
ディーブイディー 2枚 CIS-36
えほん 2枚 CIS-37
えらぶ
2枚 CIS-38
12 1 2 3 4 5 6 7 8 9 10 11
（時計盤） 16枚 CC-10
（無地） 9枚 CC-01
(c) KOBARITE

31 奥维尼平衡椅 / Ovini Balance Stool

有利于久坐族运动放松的产品

类别：产品设计、家具设计

年度：2018

地区：波兰

作者：维罗妮卡·戴克（Weronika Ytko）

标签：坐姿运动、久坐族、滚珠轴承、椅子、波兰

这是一款为需要久坐的上班族人群所设计的椅子。该设计的构想是让用户在坐下的同时还能随时处于一种运动状态，主要是针对腰部与臀部的训练。该椅垫下方采用了稳定球的动力装置，它如同一个倒过来的金属碗，依靠半球形的垫子和一系列滚珠轴承来调整椅垫位置，用以实现不同体位变化的坐姿。此设计可缓解久坐族因长时间保持相同姿势导致的腰椎、颈椎等部位的不适，也能帮助他们能更好地维持腰椎曲线。

专家点评

久坐的危害不言而喻：缺乏运动、容易长胖，尤其是肚子上会累积不少 “游泳圈”；血液循环会变慢，从而影响淋巴系统排毒，身体机体细胞代谢的废物会存留体中…… 这个平衡椅的设计无疑具有创新性，能不断调整坐姿以保持平衡，这样就得用到人体躯干核心部位的力量，对经常久坐工作的人来说，是不错的健身道具。

（陈嘉嘉，南京艺术学院工业设计学院教授）

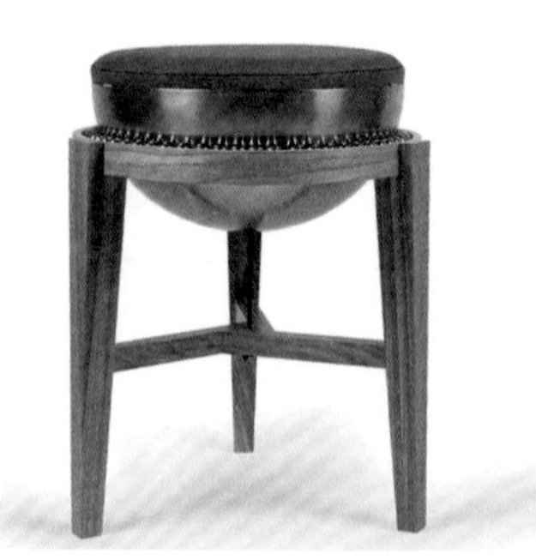

OVINI

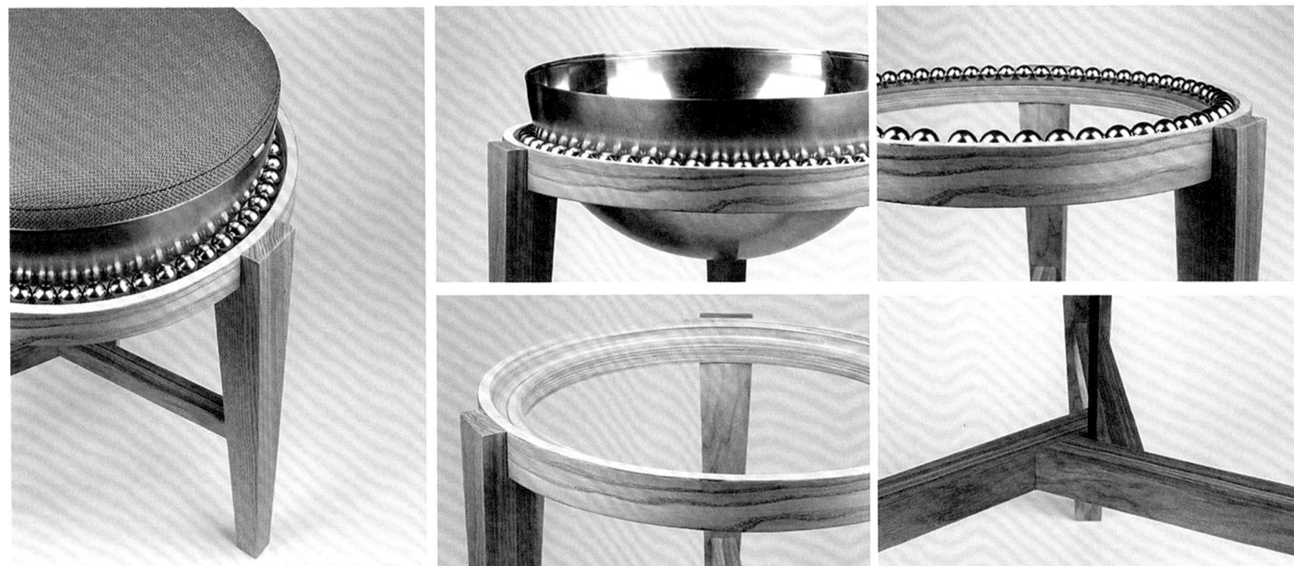

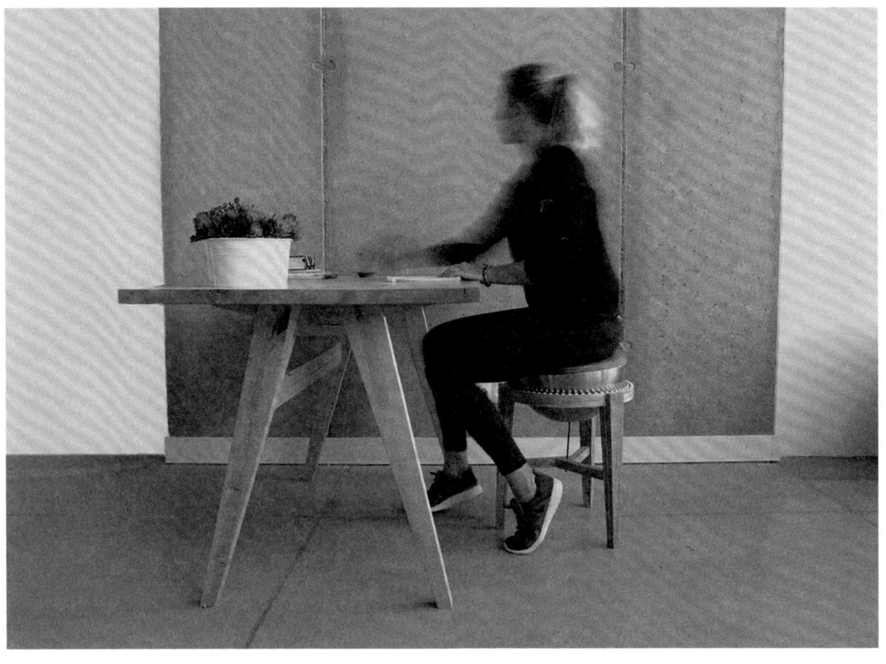

32 残障人士专用游戏手柄 / Xbox Adaptive Controller
满足残障人士使用需求的游戏手柄

类别：产品设计、交互设计、游戏设计

年度：2018

地区：美国

作者：微软（Microsoft）

标签：微软、无障碍设计、游戏控制器、美国

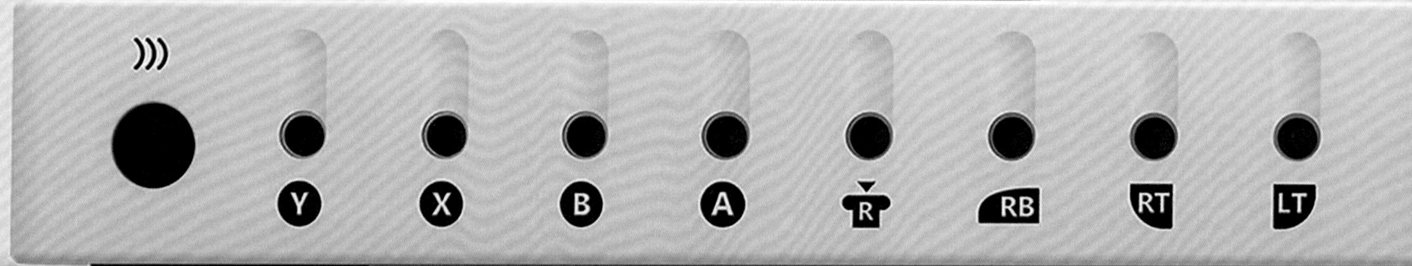

这是一款专门为残障人士设计的无障碍游戏控制器。所有人享有共同玩电子游戏的权利，但是家用游戏控制器往往会出现键盘过小或者交互手段单一的情况，导致残障人士在游戏时非常不便。为了这些玩家的需求，该控制器的背部特别增加了19个插口，可供玩家连接各式各样的外接设备，包括语音识别、压力传感、智能摇杆等。

在这个控制器的帮助下，不论玩家是手指还是腿部不便，都可以根据自身情况自定义控制器的操作方式，使用脚踏板或声音控制器等来操控游戏画面。在设计过程中，微软分析了大量残障玩家的需求，并和无障碍设计专家、残障玩家等进行了积极探讨，并容许在该设备的基础上改良此控制器而无须贴上微软的标志。

专家点评

这个设计最大的益处是赋予残障人与正常人一样享受游戏的权利。同时，给予了用户以最大的自主权，允许用户自行连接开关、按钮、操纵杆和底座，通过应用程序、按钮重新映像和配置文件，从而定制用户体验。它本质上是一个多端口的集线器，可以使用连接开关、按钮、安装座和操纵杆等外部设备来帮助用户自定义控制器。设计团队为了确保残障玩家能够保持较为统一的体验，在包装设计上制定了“不用牙咬”的设计策略，将线捆、封口等普通玩家觉得能使用却为残障人士带来不便的细节统统去除。首先，在快递包装和产品包装上采用了最大化降低开箱时产生的摩擦力的开合设计。其次，在快递包装中设计了隐秘的抗震结构，以确保产品运输的便捷性和安全性。再次，在开箱环节添置了拉环的设计，可以帮助残障人士顺利打开包装。整个开箱过程共配备了5个拉环。最后，整个包装设计的重心偏低，以确保残障人士在整个开箱过程中可以获得更加稳定的体验。

从这些方面看，无障碍控制器的设计仿佛无懈可击，但是，市场上实际的反馈怎么样呢？实际上，无障碍控制器只是主控制器本身，用户还需要购买额外的输入设备才能使用。无障碍控制器的价格约为700元（人民币）。外国资深游戏玩家马克是一名残障人士，根据他的测试，如果要玩高成本、高质量、高体量的游戏，如刺客信条奥德赛。他需要额外购买8个输入设备，才能在同一时间使用所有相同的按钮，而不是在游戏播放过程中不断转换按钮。一般而言，残障人士的收入都不高，一个普通控制器的售价约为500元，这个价格对残疾人来说，已经有点儿“肉痛”了。除了在打造这个无障碍控制器之外，还应考虑构建各种输入设备的共享服务、租赁服务或是慈善捐赠等服务。

（陈嘉嘉，南京艺术学院工业设计学院教授）

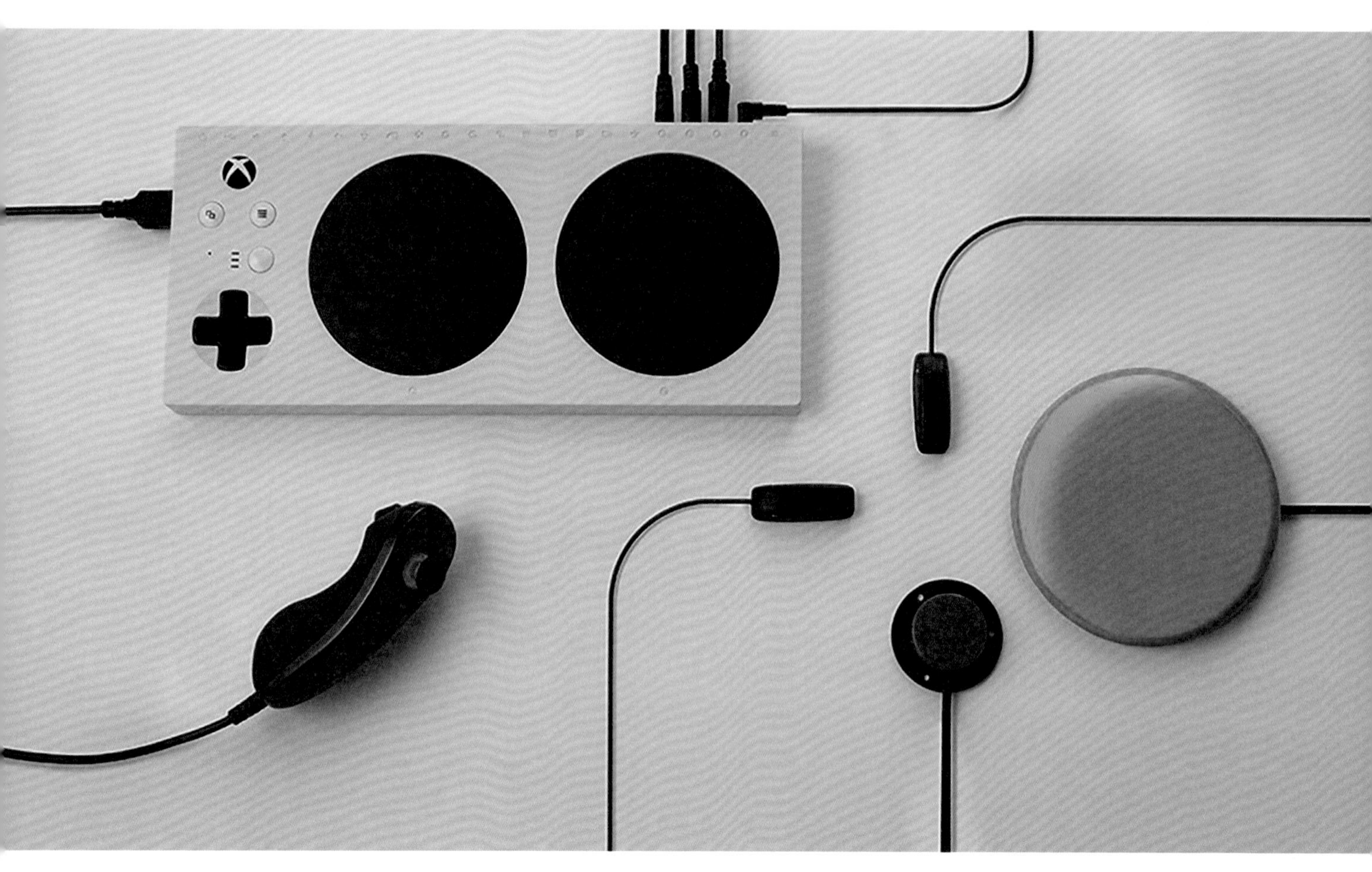

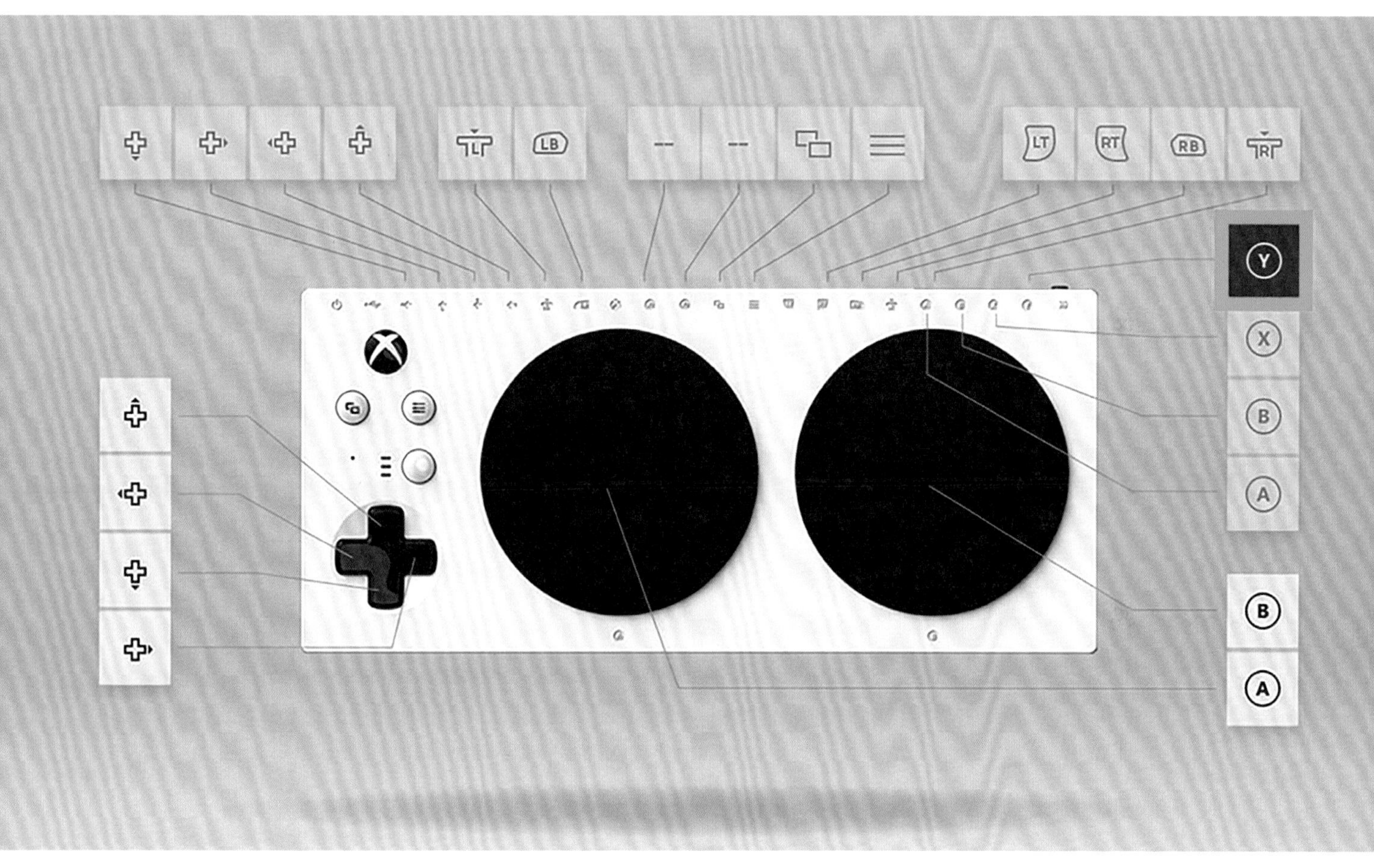
LB
LT
RT
RB
Y
X
B
A
B
A

33　女用拉链式病号服 / Women's Dual Chest Port Access Shirt
时尚而且舒适的拉链式病号服设计

类别： 产品设计、时尚设计

年度： 2015

地区： 美国

作者： 护理+穿戴（CARE+WEAR）

标签： 医疗创新、癌症、病号服、美国

这是一款富有个性而且具备一定时尚感的病号服。“即使生病了也需要好看地接受治疗”，这个想法其实存在很多病人心中。但是当前的病号服设计却由于功能性过强，没有办法很好地兼顾时尚感。该服装经重新设计后更具备用户个性，能较好地解决传统病号服款式单一或颜色无趣等问题。

此外，在功能性的考虑上也做了合适的处理，左右拉链能让医生在进行前胸治疗时更加便捷，面料则采用了抗菌织物以避免患者进行长期治疗期间的过敏反应。此衣服不仅可在医院穿，也可以在家或者户外非医疗环境中穿，能更好地满足患者的心理需求。

专家点评

在全世界，病号服都大致统一，但是这些统一的背后却忽视了不同病号群体的就医需求，如针对不同性别、不同患者，什么样的病号服能更好地帮助他们应对日常治疗，以一种更为轻松和舒适的状态配合就医、治疗。首先，这种拉链式的服装设计就是很好的创意，从服装设计的角度解决了病人看病难、就医难的相关问题；其次，原研哉在《设计中的设计》曾说“将已知事物陌生化，更是一种创造”，这款设计正是把我们过去所熟知的病号服进行“Re-Design”（再次设计），实现了从共有的物品中提取价值，用最合适的理念赋予病号服新的生命。

（祝帅，北京大学新闻与传播学院研究员）

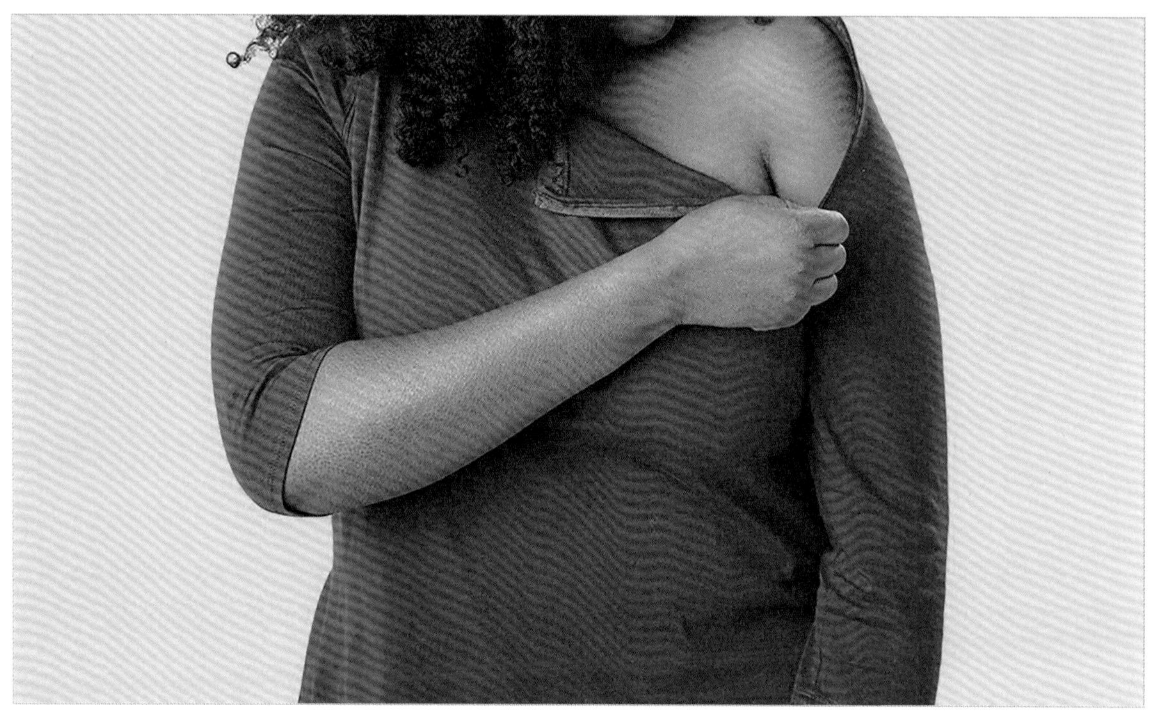
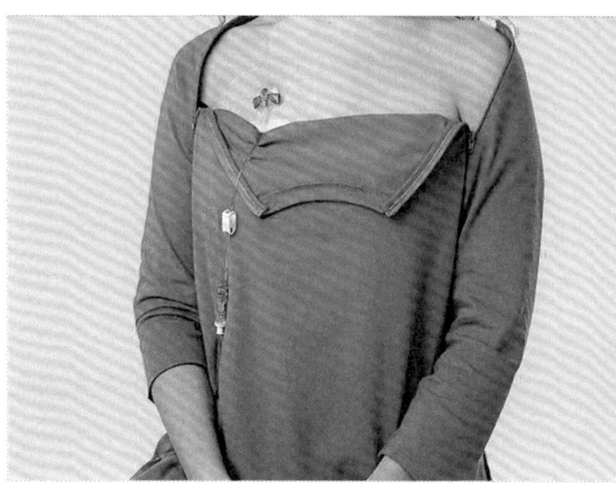
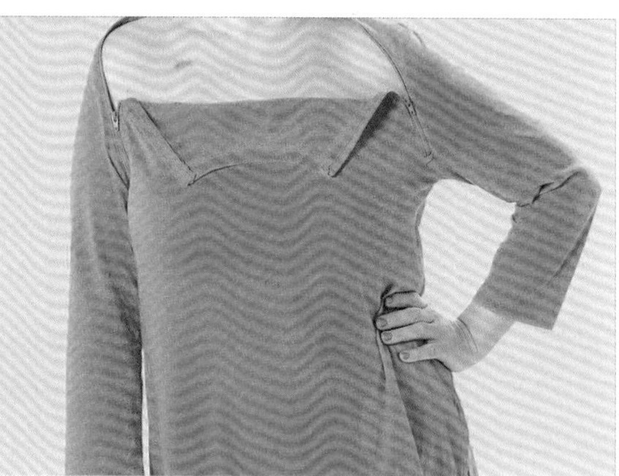

34 家庭计划生育工具包 / Family Planning

基于游戏体验的计划生育工具包

类别： 产品设计、信息设计、游戏设计

年度： 2019

地区： 美国

作者： Hayelin Choi、Sarah Dunn、Elishabha Eaton、Aylin Onur、Vic Liu、Claudia Norena、Rachel Serra、Amber Summers、Jade Shih、Cecilia Yang（马里兰艺术学院）

标签： 工具包、女性生育、互动游戏、美国

这是马里兰艺术学院为巴尔迪摩市卫生局开发的家庭计划生育工具包，通过此设计来帮助妇女回答计划生育的问题与反馈个人避孕期间的经历。该工具包主要由以下4部分组成：

（1）实物模型：让用户可与其互动以决定要使用何种方式节育。

（2）避孕卡：提供避孕时所需要的各种问题指南，快速帮助用户确定避孕需求。

（3）小游戏：透过与医生对话激发用户对节育、计划生育、性行为的思考。

（4）要点卡：记录自己感兴趣的方法和问题。

专家点评

这是一个很典型的产品服务系统设计。项目的初衷是为美国巴尔的摩市的计划生育政策提供支持。巴尔的摩市卫生局通过提供长效可逆避孕药（LARC）来控制计划生育。但在此过程中，需要解决由于信任危机、缺乏健康教育等带来的问题。因为这些问题直接导致妇女不使用或使用效果较差的避孕药。为了解决这些问题，同时帮助妇女更好地反思自己的避孕经历，因而有了本案的设计。本案的设计包含多种内容，有起到教育作用的“节育演示模型”“避孕卡”“生育控制指南”，也有起到沟通作用的游戏及“要点卡”。这些产品本身的设计已经超越了工业产品存在的意义，而是以“服务为导向”得以开发的。

（陈嘉嘉，南京艺术学院工业设计学院教授）

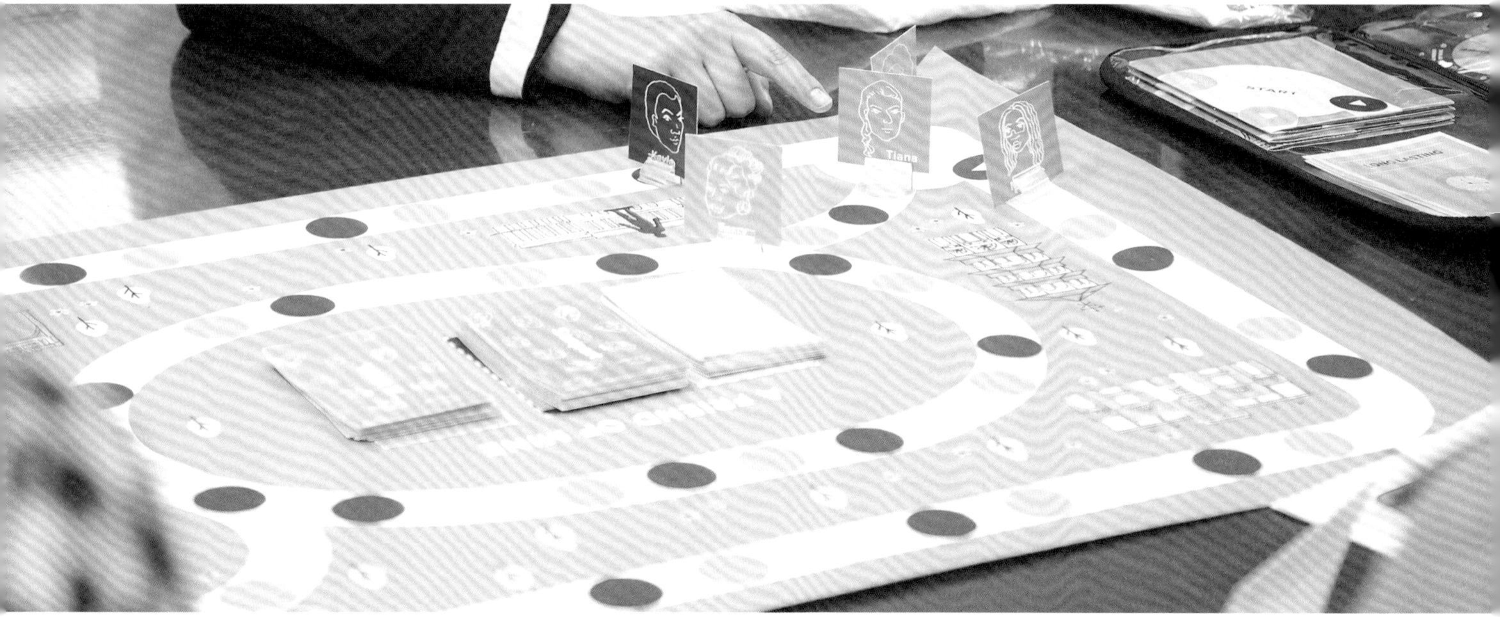

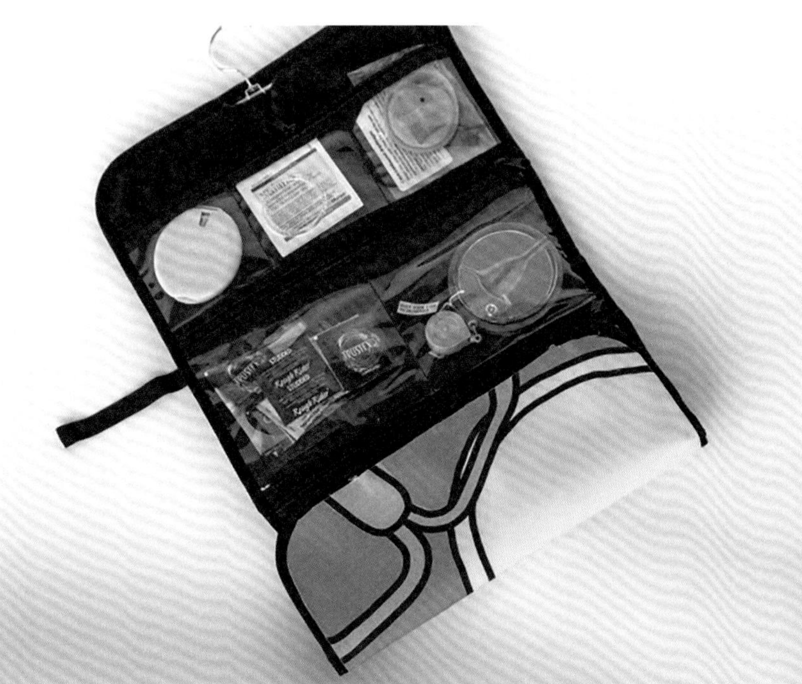

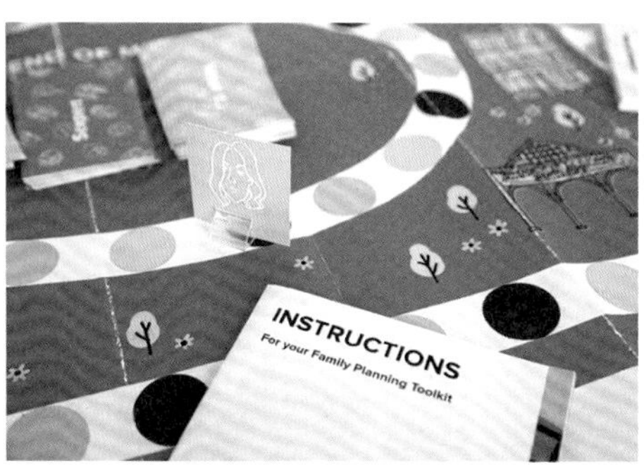
INSTRUCTIONS
For your Family Planning Toolkit

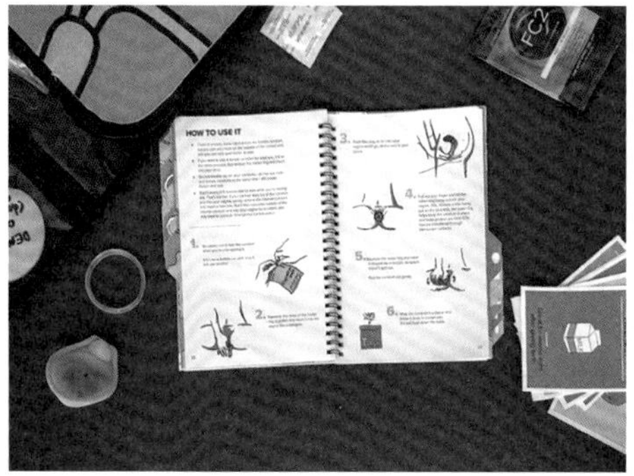
HOW TO USE IT

35 波纹助眠枕 / Ripples Sleep Aid

智能声音助眠枕

类别：产品设计、交互设计、概念设计

年度：2019

地区：中国

作者：张维明、李坤、肖志轩、侯乐新（北京服装学院艺术设计学院）

导师：丁肇辰

标签：都会寝室、声音助眠、失眠老人、智能枕头、中国

这是一款通过噪声来辅助老人夜间睡眠的概念枕头。该产品利用内嵌的声音模块交叉播放白噪声和粉红噪声，提升老人用户夜晚入睡质量并实时检测睡眠状态。据医疗研究显示，噪声刺激对某些人群有较好的助眠效果。白噪声是一种单调无变化的声音刺激，这正是入睡前大脑所需要的；而粉红噪声是自然界常见噪声，医学上常用粉红噪声来缓解紧张情绪。该枕头不需任何手动操作，用户躺在其上就会自动播放白噪声助眠，当侦测到入睡状态后会切换播放粉红噪声，并且在隔天起床时自动将睡眠数据同步发送给用户子女或养护机构，以供其参考。

专家点评

通过播放声音干预睡眠质量是常用的助眠方式之一，本案很好地展现了此方式下的功能，通过监测老人的实时睡眠状态，切换不同类型的噪声，以帮助老人提高睡眠质量。其原理是：通过播放白噪声帮助老人进入深度睡眠状态，并在进入深度睡眠后播放粉红噪声。如若老人又回到浅层次睡眠，则切换为白噪声以帮助其进入深度睡眠。但是，老年人对于睡觉时和“枕头”相接触的部分可能会更讲究。例如：老年人都比较喜欢麸皮的质感，喜欢全棉的质地，那么在枕套、枕芯的设计上还需充分考虑材质问题。

（陈嘉嘉，南京艺术学院工业设计学院教授）

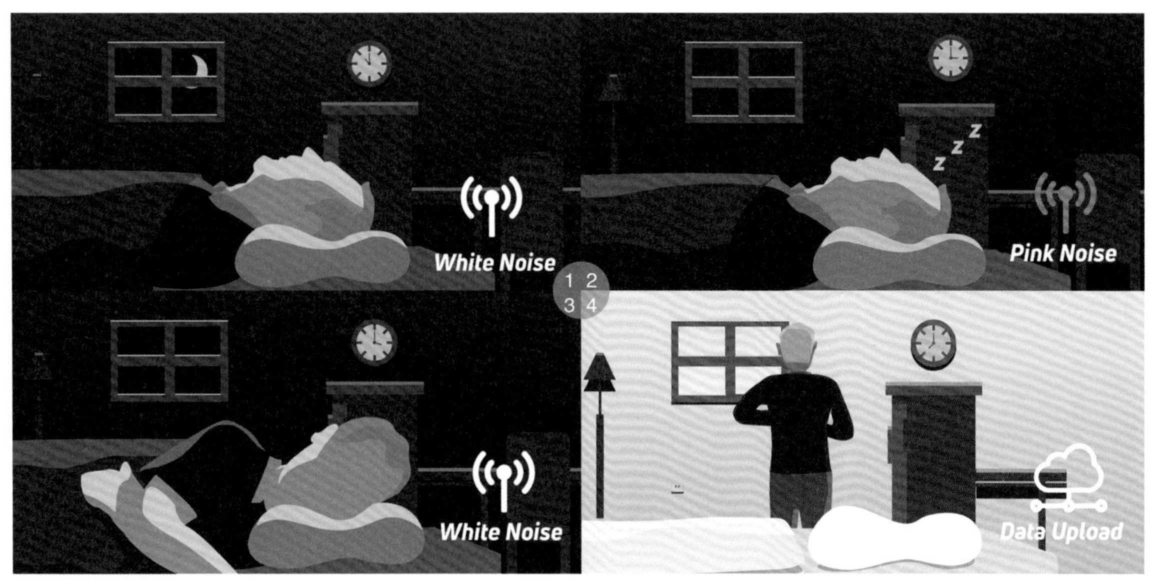
White Noise
Pink Noise
1 2
3 4
White Noise
Data Upload

PRODUCT STRUCTURE 产品结构

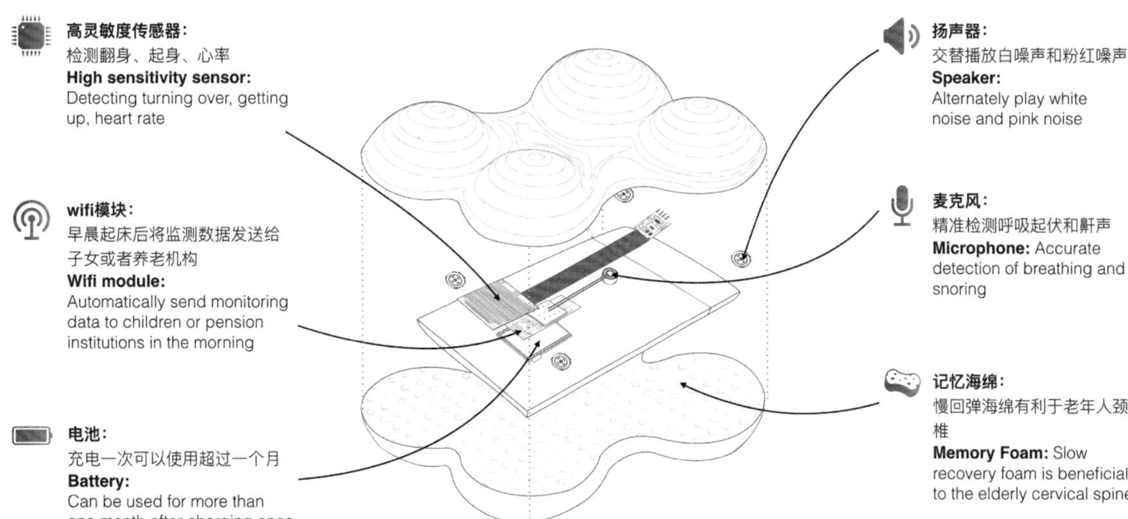
高灵敏度传感器：
检测翻身、起身、心率
High sensitivity sensor:
Detecting turning over, getting up, heart rate
wifi模块：
早晨起床后将监测数据发送给子女或者养老机构
Wifi module:
Automatically send monitoring data to children or pension institutions in the morning
电池：
充电一次可以使用超过一个月
Battery:
Can be used for more than one month after charging once
扬声器：
交替播放白噪声和粉红噪声
Speaker:
Alternately play white noise and pink noise
麦克风：
精准检测呼吸起伏和鼾声
Microphone: Accurate detection of breathing and snoring
记忆海绵：
慢回弹海绵有利于老年人颈椎
Memory Foam: Slow recovery foam is beneficial to the elderly cervical spine

36　蓝衡智能立镜 / Lanhen Smart Mirror
监控睡眠与健康状态的智能镜

类别：交互设计、信息设计、概念设计

年度：2016

地区：中国

作者：钱仲豪（北京服装学院艺术设计学院）

导师：丁肇辰、何颂飞

标签：都会寝室、智能家居、睡眠健康、信息设计、中国

这是一款可以监控睡眠与提供健康饮食建议的概念智能立镜。它能显示出用户睡眠时长、平均心率、打呼时长、翻身次数、体温变化5项体征指标。通过床上用品附加的传感设备，每天早上起床后呈现出用户当晚的睡眠大数据。用户的历史睡眠也同时储存在这个设备中，通过数据分析持续地提示用户养成良好的睡眠习惯。此外，它还可以提供饮食建议，适时推荐当季的食材与食品，并提供一键在线购买功能。

专家点评

将睡眠的质量进行可视化显示是本案设计的价值所在，但是信息的显示应该有轻有重，并不需要将所有信息按照网格设计的规律进行显示。对于用户来讲，也许他只要知道核心信息即可，其他非核心信息通过点击查阅就可以了。良好的睡眠习惯不仅受到用户生活方式的影响，还受到生活环境、饮食、运动等方面的影响。因此，本案的设计者提出了根据睡眠质量提供在线食材一键购买的功能。例如：图中显示的“安神”的食物。但是怎样处理这些食物？需要准备什么？要花费多长时间？这些都是因人而异的，提供了更方便的“外卖”功能。

（陈嘉嘉，南京艺术学院工业设计学院教授）

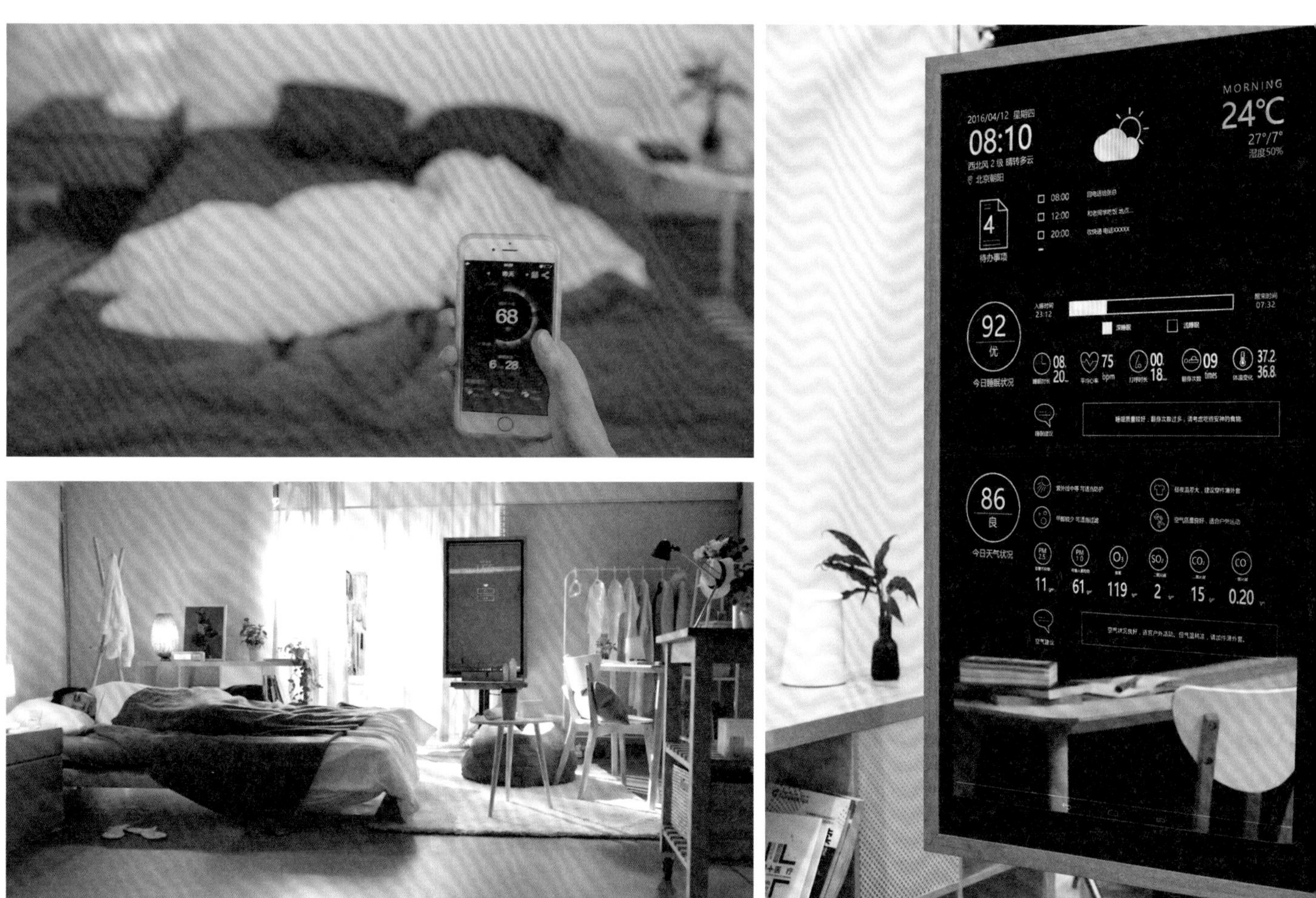

68
MORNING
24°C
27°/7°
湿度50%
2016/04/12 星期四
08:10
西北风 2 级 晴转多云
北京朝阳
4
待办事项
08:00
12:00
20:00
92
优
今日睡眠状况
86
良
今日天气状况
11
61
119
2
15
0.20

37 宝贝安静睡眠奇迹 / Sleep Miracle
婴儿便携式声音助眠玩具

类别：产品设计

年度：2018

地区：美国奥斯汀

作者：宝贝嘘（Baby Shusher）

标签：婴儿睡眠、声音助眠、美国

该产品是一款针对解决婴幼儿睡眠问题的声音助眠玩具。使用时，这个如同喇叭造型一样的玩具可发出85dB的声音。这一声音如同母亲子宫内的“沙沙”节奏声，可让婴儿产生条件反射以平复情绪，帮助他们更容易进入良好睡眠状态。此玩具的体积小巧，可用于多种场景，附赠的随行系带可方便将其固定在任何对象上。

专家点评

本案的设计模仿了人类真实的声音从而使烦躁的宝宝得以抚慰。整个设计开发过程是父母不断寻找安慰其宝宝睡觉方式的过程。可以说，他们找到的这种类似蛇发出的沙沙声，更贴近父母哄宝宝睡觉的沙沙声（Shusher），可以有效地帮助宝宝入眠。从使用者——父母的角度来讲，这一设计有一些小缺陷。首先，这件产品只能被悬挂使用，可以挂在摇篮上方，也可以悬挂在父母的手腕上。如果按照产品的造型特征来看，这个产品具有“立”的造型语言，但是一旦把它立在桌面上，沙沙声（Shusher）就被盖住了。其次，这件产品售价约为35美元。如果在手机上下载同样声音、同样效果的APP差不多只要5美元。如果不嫌麻烦，自己发声（Shusher）的话，则不需要花钱。最后，这件产品的造型符合宝宝的审美吗？ 当然不，它更符合宝宝父母的审美。如果是宝宝用品的话，应该有更为具象的造型。有趣的是，从亚马逊的网上买家评论来看，除了宝爸宝妈外，还有另外一批忠实用户。例如，专门给宝宝拍照的摄影师。借助这个小道具，宝宝会很快安静下来。再如，如果在全神贯注地工作中，想“礼貌”地拒绝他人的谈话，你也可以用它。不知道设计师本人是否知道这些无心插柳的用法。

（陈嘉嘉，南京艺术学院工业设计学院教授）

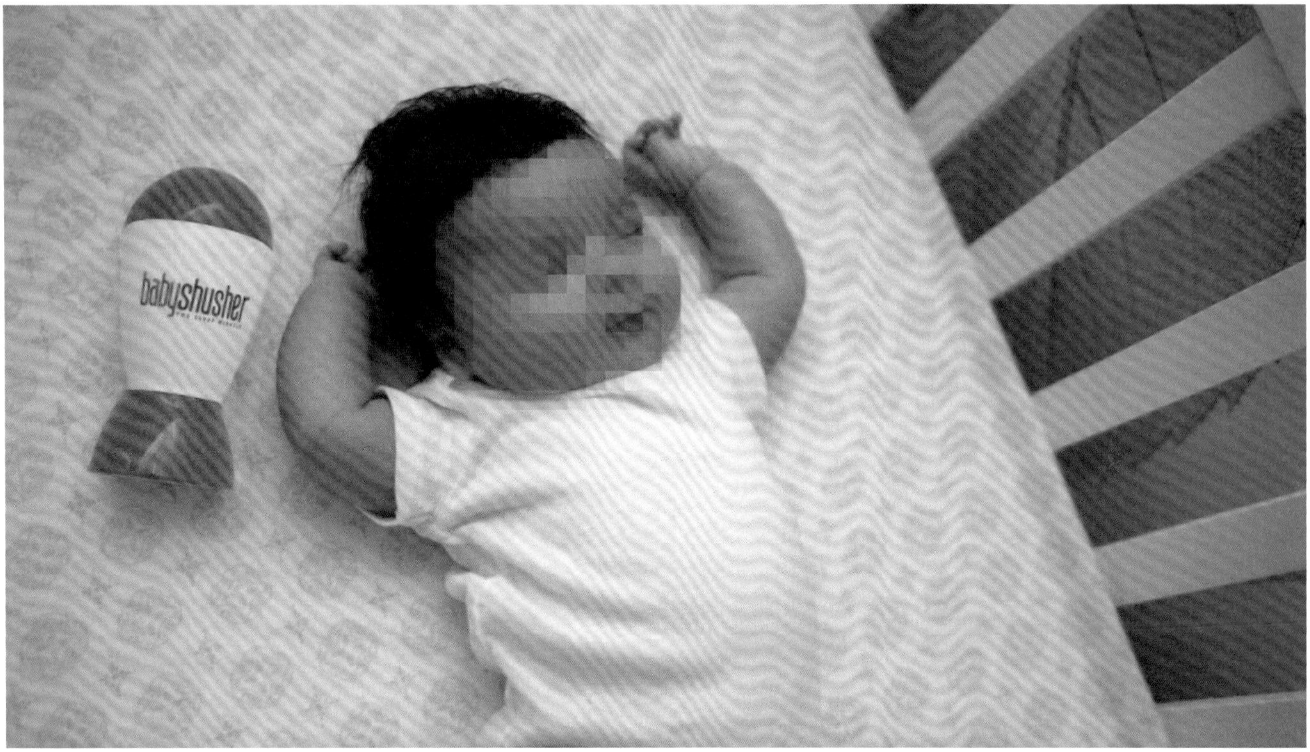

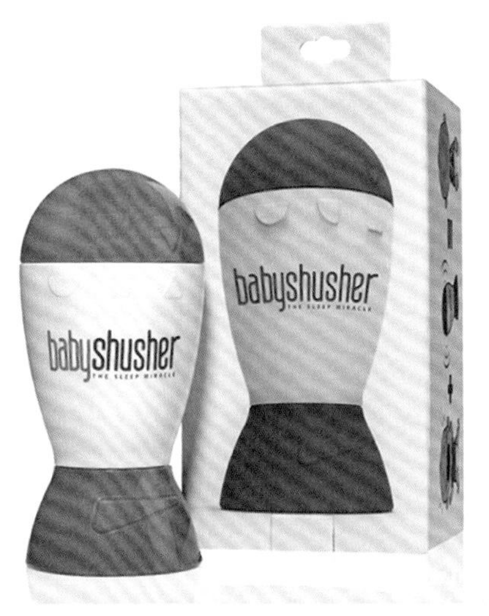

babyshusher
THE SLEEP MIRACLE

babyshusher
THE SLEEP MIRACLE
babyshusher
THE SLEEP MIRACLE

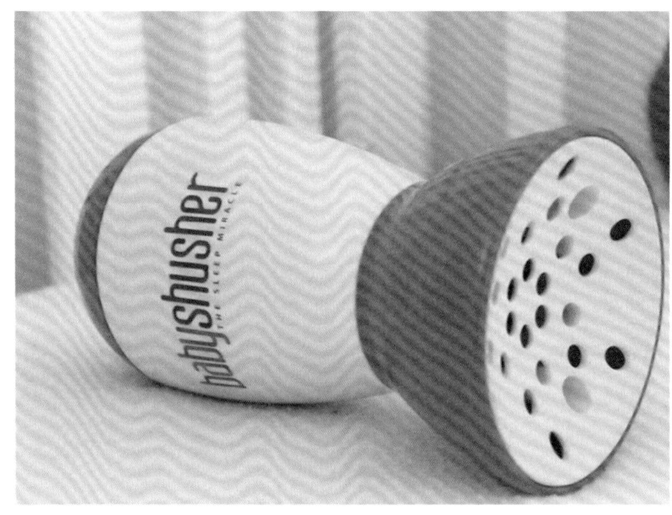

babyshusher
THE SLEEP MIRACLE

38 智能袜子 / Smart Socks

专为糖尿病患者设计的袜子

类别：产品设计、信息设计、交互设计

年度：2017

地区：美国

作者：塞仁照护（Siren Care）

标签：糖尿病、足部溃疡、温度变化、袜子、美国

这是一款专为糖尿病患者设计的智能袜子，用以提醒患者及患者家属留意足部受伤的问题。据统计，美国一年有155万人因糖尿病而产生足部溃疡情况，其中20%的患者甚至因此而截肢。医疗科技公司“塞仁照护”的智能纺织技术能将多个传感器和微控制电子组件无缝地缝入袜子中，其温度传感器能透过与手机应用程序的连接实时反映足底6个关键点的温度。糖尿病用户在平常生活中如遇到足部温度过高的情况，则能使用该产品依据温度数据变化提供相应的报告与治疗提醒。

专家点评

大多数糖尿病病人是2型糖尿病，主要是由人们不健康的饮食习惯和缺乏锻炼导致的。据世界卫生组织预测，到2030年，糖尿病将成为全球第七大致死病因。糖尿病并发症中包括心脑血管疾病、肾衰竭，以及脚部神经病变。患有糖尿病的人往往会因为脚部血液减少而导致脚部水肿、溃烂、感染、甚至截肢。一般而言，患有糖尿病的患者都需要额外关注自己的脚部健康，需要经常到医院检测。一方面，去医院检测很耗时、耗力；另一方面，这样的检测也不具备连续性，因此对糖尿病的预防也并不是特别有效。毫无疑问，采集足部数据能帮助糖尿病人有效控制足部出现的病情。智能袜子通过监测脚部温度来检测糖尿病，可以一周七天每天24小时进行监测。一旦发现异样，即会通过APP提醒用户尽早就医。智能袜子的织物中内置了6个微型温度传感器，这6个传感器所在的位置是糖尿病患者最容易受伤引起溃疡的位置。

产品本身的设计有无考虑实际生活中的使用问题呢？例如：袜子怎样洗？针对这个问题，Siren开发了名叫Neurofabric的技术，这个技术不仅可以将电子传感器及蓝牙模块嵌入织物中，还可以通过水洗、烘干的考验，且量产时的成本较为合理。此外，突出的白色温度传感器是不是在告诉他人使用者的“与众不同”？对于这些，暂时没有看到Siren公司的解释信息。

（陈嘉嘉，南京艺术学院工业设计学院教授）

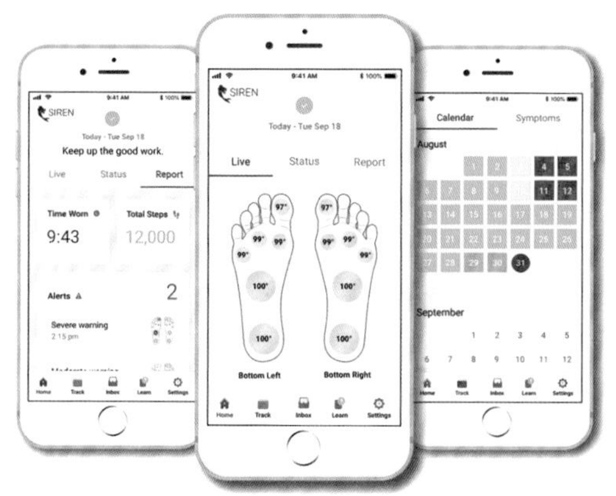

SIREN
Today - Tue Sep 18
Keep up the good work.
Live
Status
Report
Time Worn
9:43
Total Steps
12,000
Alerts
2
Severe warning
Bottom Left
Bottom Right
Calendar
Symptoms
August
September

Included in the box
SOCK SIZE M

My Feet
History
Activity
Journal

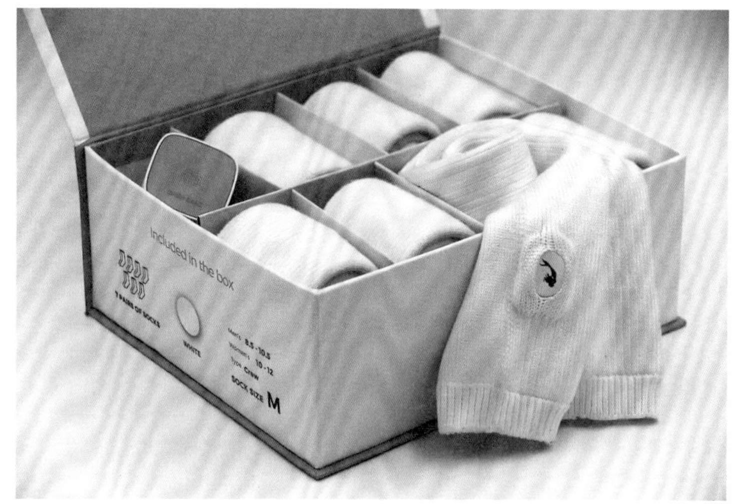

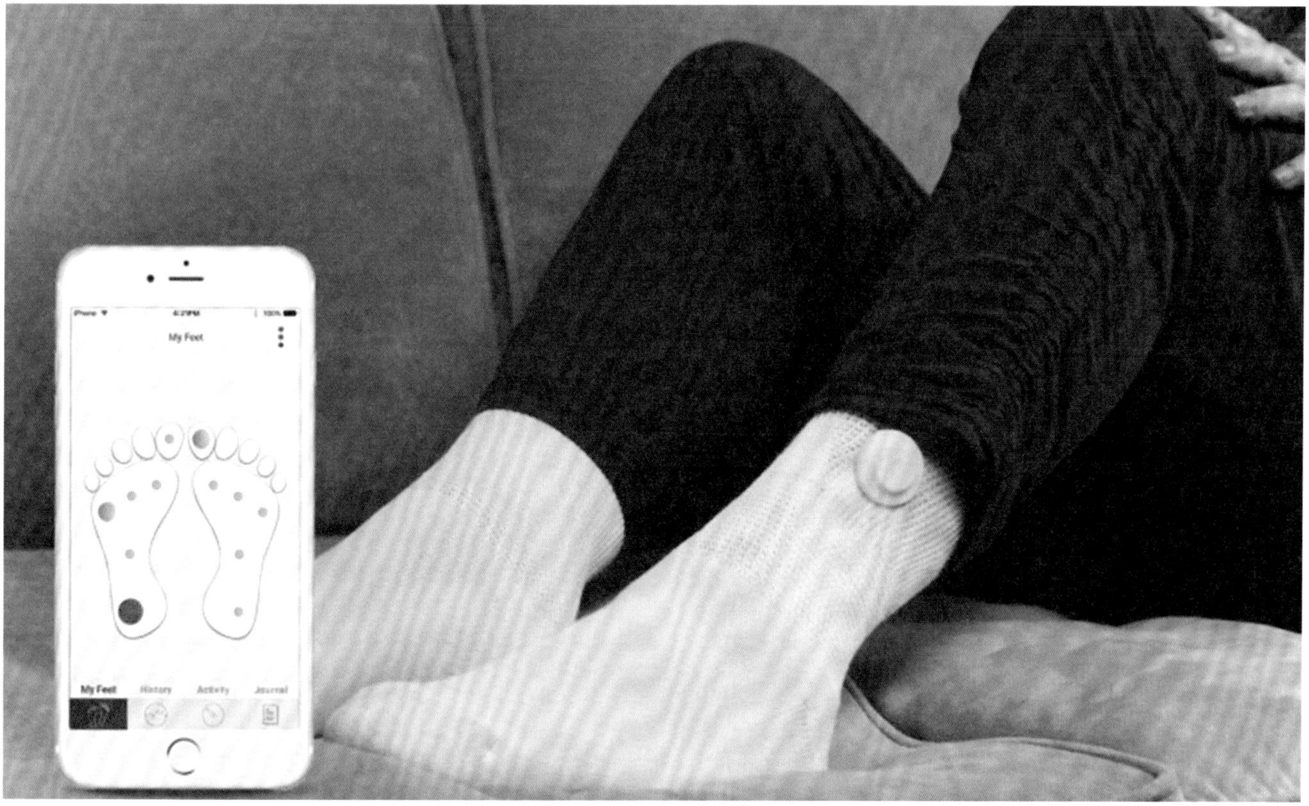

39　100BPM 心肺复苏 / 100BPM Cardiac Resuscitation
关于心肺复苏的抢救辅助产品

类别：产品设计、交互设计、概念设计

年度：2012

地区：瑞典

作者：Maxime Dubreucq、Doris Feurstein、Shivanjali Tomar、Natalie Vanns（乌默奥设计学院）

标签：心肺复苏术、按压感应、瑞典

这是一款实施心肺复苏术时的辅助产品，并曾经获得2013年交互设计奖（The Interaction Awards）最佳概念设计。此产品可帮助心肺复苏救助者在面对患者时采取有效且正确的按压手段，上方配有声音提示与绿、黄、红三种警示灯，以此达到精准抢救、从容应对、增加抢救成功率的目的。绿色灯号表示按压力道正常，救助者应当依照这个力度继续施救；黄色灯号表示用力过轻；红色灯号则表示力量过重。

专家点评

首先，补充一下这个产品本身的信息。它的主体是在中央涂有硅树脂涂层垫，形成了舒适的按压区。垫子置于一块柔软的织物之上，主要的电子元件置于垫内，LED灯编织在织物之中。如此，才能实现该设计的功用。该设计的优点毋庸置疑、一目了然，当你有颗善良的心，但是接受过的急救训练的年代又久远时，这个设计无疑能给你提示，让你顺利展开施救，也不用担心过深按压胸部，而导致没有足够的血液或氧气来确保恢复心肺功能，甚至是肋骨开裂的情况。值得一提的是，该设计不仅给予人们视觉感官上的提示，更通过真实语音消息对实施心肺复苏中的救助人员进行鼓励。

（陈嘉嘉，南京艺术学院工业设计学院教授）

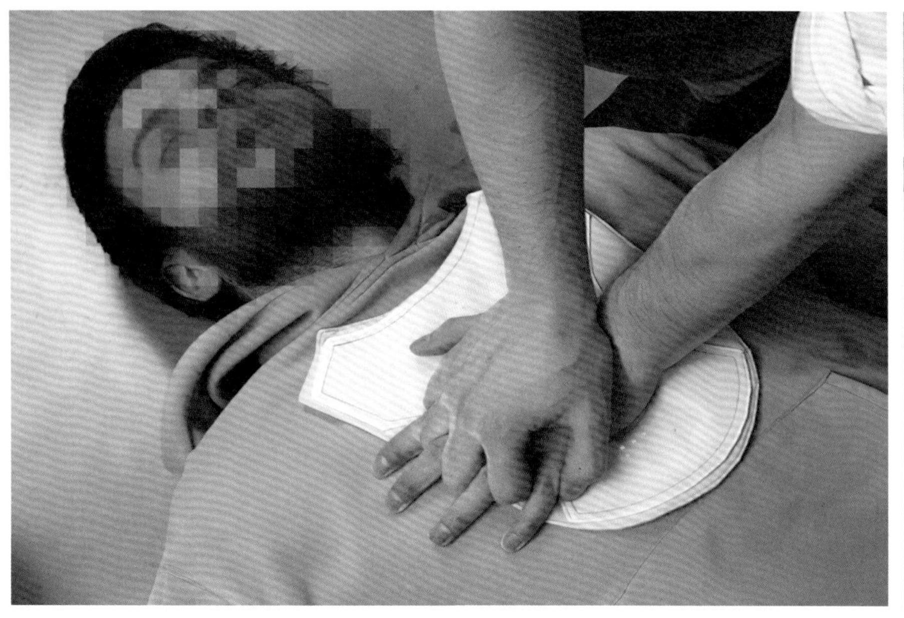

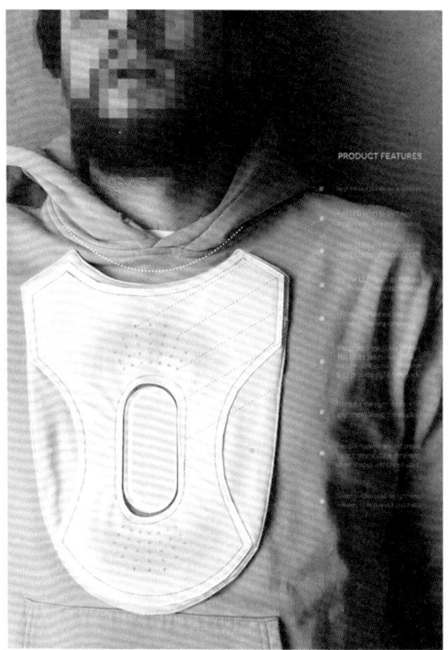
PRODUCT FEATURES

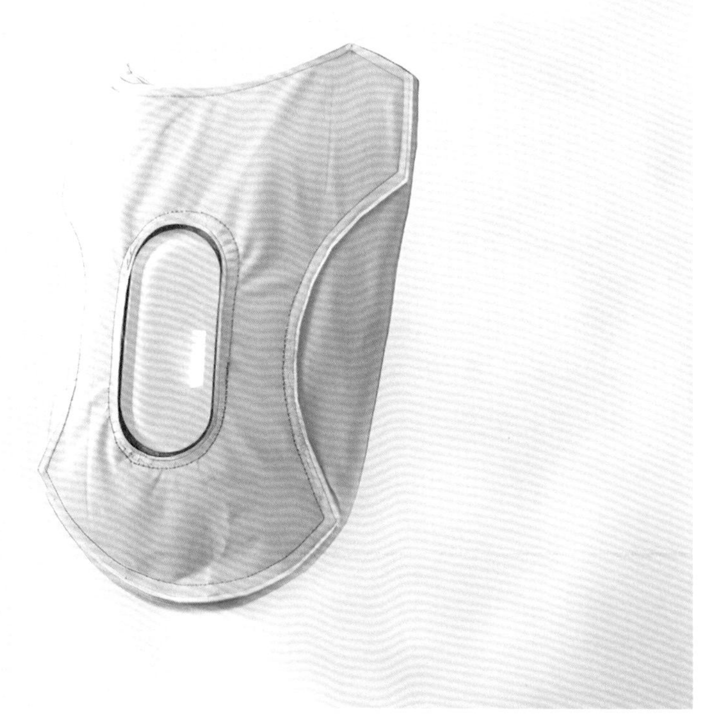

40　声音可视化眼镜 / Assistant Glasses Set

辅助听障人士生活的声音可视化眼镜

类别：产品设计、信息设计、概念设计

年度：2017

地区：韩国

作者：JaeSeung Song、Hyungho Hwangbo、JungMin Kim、YeJin Kim、JuHyeon Bae、 YeonJae Lee（建阳大学）

标签：声音可视化、听障人士、IF设计奖、韩国

这是个为了辅助听障人士能听到声音警示而设计的概念眼镜。聋人会因为听觉障碍而导致无法听到生活中的重要的警示音，这些声音如喇叭声、开水的汽笛声、火灾警报声、急促敲门声或门铃声等。这款眼镜的设计能通过人工智能技术来辨识这些警示音，并透过可视化的方式将声音来源及含义显示出来，最大限度地提高聋人在生活中的安全性与幸福感。该设计曾经获得2017年IF设计奖金奖。

专家点评

本案的设计无疑为聋人提供了一双人造耳朵，只是这双耳朵以视觉的形式来呈现声音的信息，并通过振动显示声音来源。同时，这双耳朵又不会让他人察觉使用者的异常，毕竟戴墨镜出行是司空见惯的日常行为。2017年IF设计奖的评委是这样点评这件作品的：这件设计赢得了我们的好评是因为它将听障人士感知世界的难处以可视化的形式展现给我们这群正常人。这是一项使用精准技术解决现实问题的方案，听障人士可以使用视觉这种感官来弥补其听力上的缺失，这个方案和使用的技术反映出个体在感知及安全领域的显著发展。最后，这个感官技术被整合在一副中性镜架中，使其他人看不到内在技术装置，是较为友善的表现。

（陈嘉嘉，南京艺术学院工业设计学院教授）

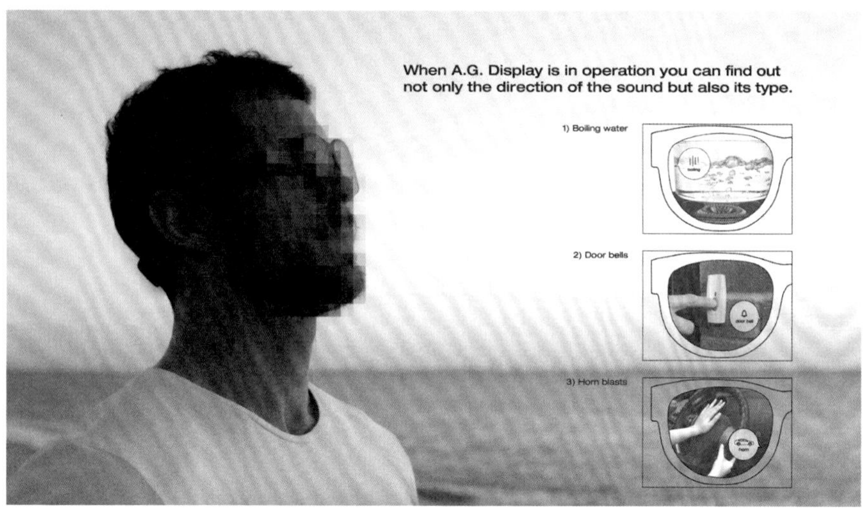
When A.G. Display is in operation you can find out not only the direction of the sound but also its type.
1) Boiling water
2) Door bells
3) Horn blasts

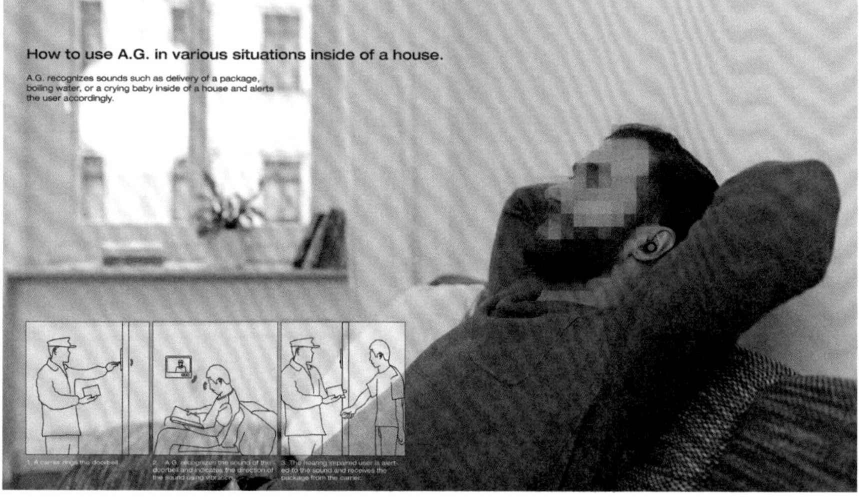
How to use A.G. in various situations inside of a house.
A.G. recognizes sounds such as delivery of a package, boiling water, or a crying baby inside of a house and alerts the user accordingly.
1. A carrier rings the doorbell.
2. A.G. recognizes the sound of the doorbell and indicates the direction of the sound using vibration.
3. The hearing impaired user is alerted to the sound and receives the package from the carrier.

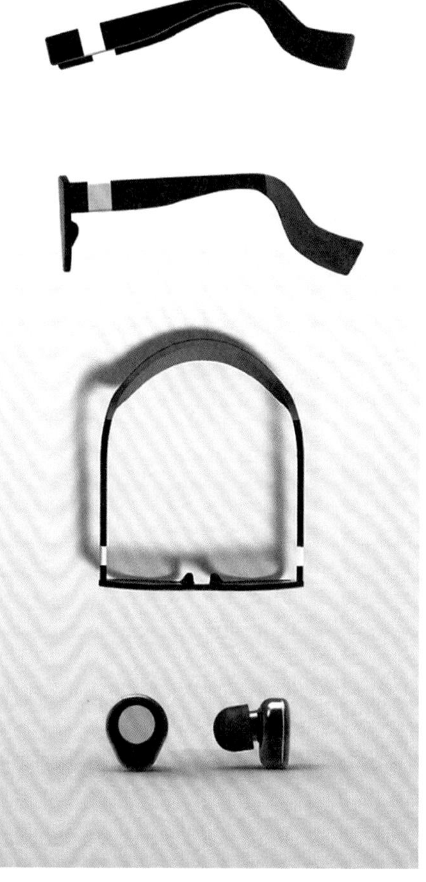

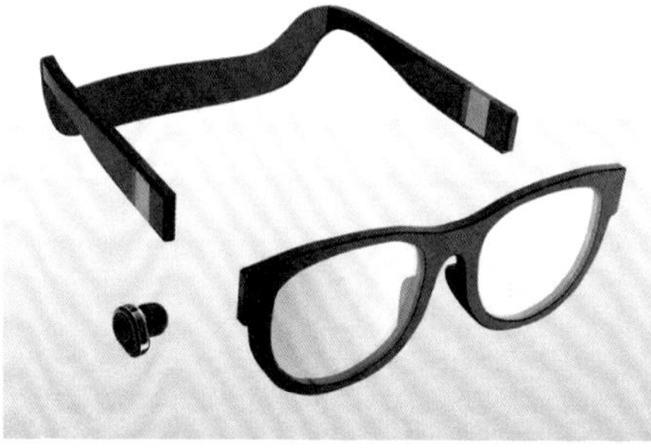

41 简易药罐 / Easypill
智能辅助老年人按时按量服用药物

类别： 服务设计、交互设计、概念设计

年度： 2013

地区： 意大利

作者： Chungyen Chang、Surya Bhattacharya、Tahsin Emre Eke、Yuhang Yang（多莫斯设计学院）

标签： 老人健康、药丸管理器、远程医疗、意大利

这是一个为了提醒老年人按时服药的药罐设计。老年人在生活中总会有避免麻烦子女的想法，该智能药罐的设计为老年人提供了安全的服用药物体验。它将药丸管理器、医疗数据库、应用程序三者集成在一起，可记录用户服药时间及药量，如遇到服药错误的情况也会同步通知家人和医生。

该药罐最多可放置13个药瓶，这些瓶子通过磁力吸附在平面的凹槽上，每个部分都有相应的提示灯与感应器。医生和药师能远程透过应用程序设置药丸服用时间表，时间一到灯就会自动亮起，以提醒用户在正确的时间内准确服药。

专家点评

本案的设计其实是一个典型的“云医疗系统”，可以为老年人自主生活提供帮助，使他们觉得自己并不老，依然可以独立生活。与此同时，APP的实时提醒会让家人、医生都放心。在服药体验上，这个设计有其独到之处。一般而言，老年人服药都是到点即服，由于常常有杂事干扰或是记性不好，常常会迟服药、忘记服药或是不能确定有没有服过药。因此，该设计在硬件、软件上都做了提示。首先，硬件方面，通过平板上的时间显示、药瓶周围的光圈显示来提醒用户该服哪种药。其次，通过PillUp APP将服药信息第一时间上传到数据库中，一旦出现服药错误的情况，会第一时间通知家人或医生。这样的设计给予老年人积极的生活心态，使其可以较为独立的自主生活。

（陈嘉嘉，南京艺术学院工业设计学院教授）

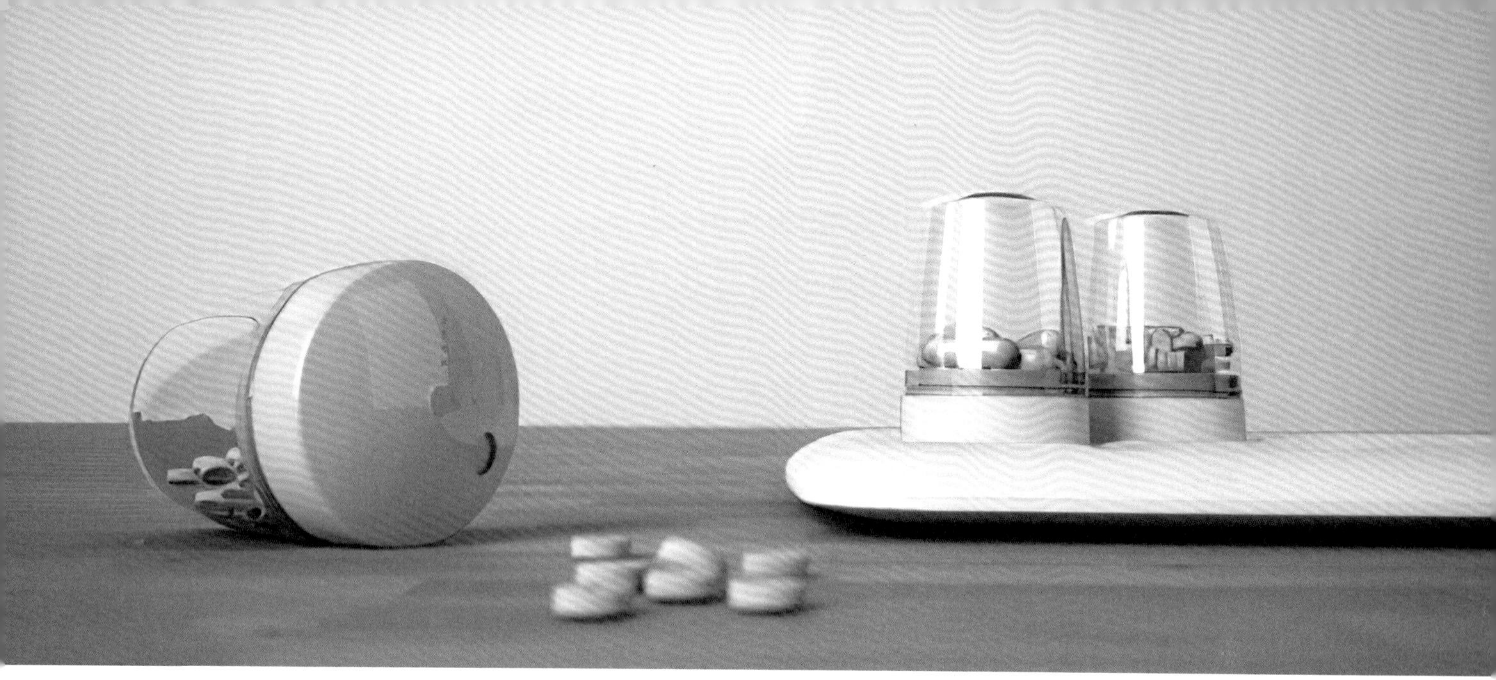

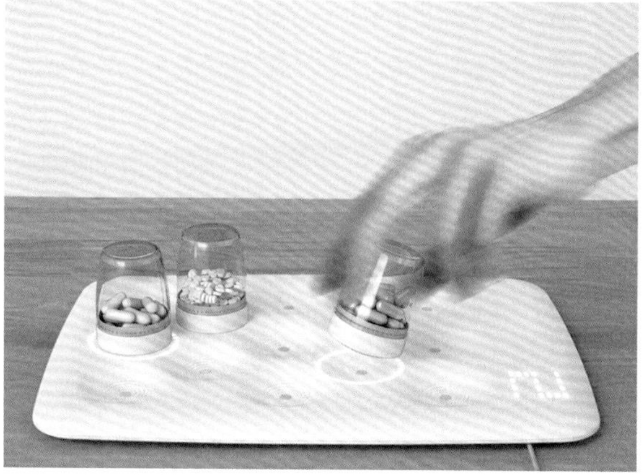

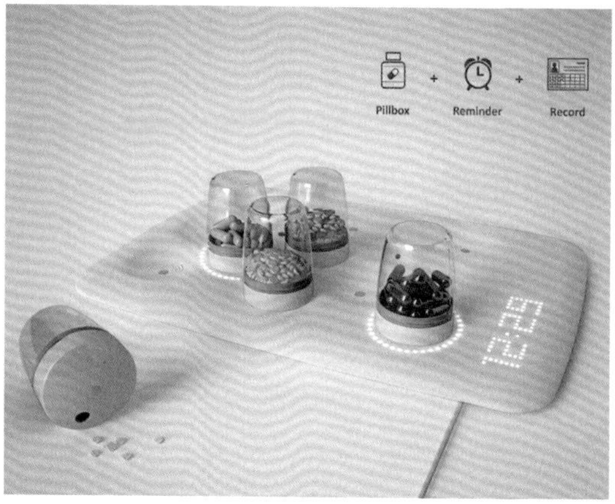

Pillbox + Reminder + Record

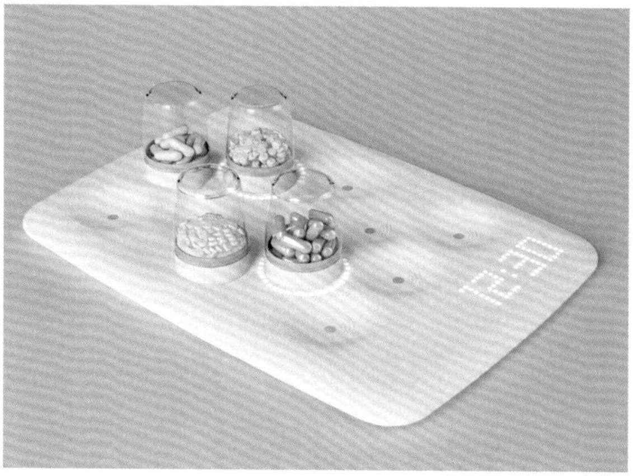

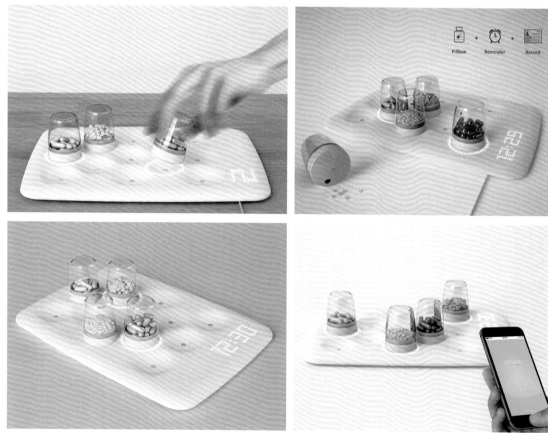

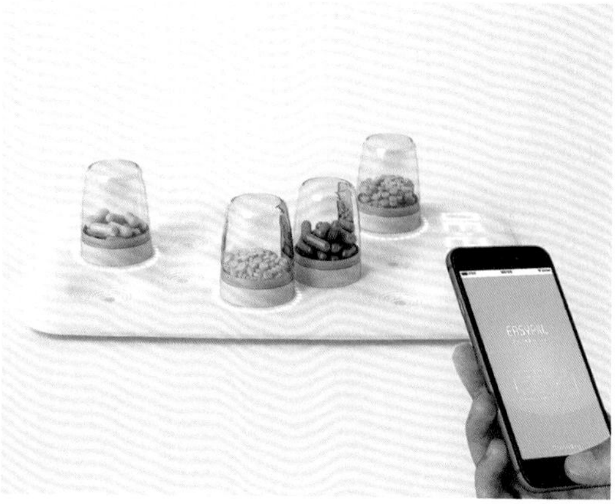

42 拉链式创可贴 / Zip Band Aid
以技术创新代替传统缝针方式的伤口缝合设备

类别：产品设计

年度：2018

地区：加拿大

作者：拉链线医疗（Zip Line Medical）

标签：外科手术、急救、伤口缝合、创可贴、加拿大

这是一款符合外科手术标准的伤口缝合创可贴，伤者无须经受针刺或皮肤穿刺等痛苦即可快速缝合小型伤口。此创可贴是由两个1.5英寸（1英寸=2.54厘米）的压敏胶带以及4个医用级聚合物拉链组成，使用者能够根据伤口的状况，对拉链带适当进行微调来精确控制伤口闭合的大小。这个创新设计能帮助伤者在无论是否有专业医护人员的情况下都可快速简易地处理伤口。此外，它还可充当伤口周围的防护“脚手架”，以免伤者因动作激烈而拉扯伤口，破坏其愈合。

专家点评

本案的设计无论对于医生还是病人来说，都具有积极意义。没有一个医生可以缝出一模一样的缝合线，没有一个病人会对伤口缝合没有要求。本案的设计对于医生而言，手术缝合的工作效率将会提升，所要面临的风险将大大降低；对于病人而言，再也不用忍受难看的缝合线。其原理采用了束线带的使用方式，束线带拉紧后，由于本身自带的齿条扣紧后不会再缩回去。本案的设计就是将闭合伤口的力分布在多个“束线带”上，使伤口能够“自然”愈合。人们也许会有这样的疑问：本案的设计会影响伤者自由活动吗？没有这个设计，通常伤者不会带着缝合的伤口做剧烈运动，即便是日常活动，也会小心翼翼地对待伤口。本案的设计也是如此，前面所提及的束线带的原理会使伤口不发生位移，但估计也经不起剧烈的折腾。对于爱美人士而言，由于本案的设计不会在皮肤上留下针眼或是缝合的痕迹，所以几乎不会留下伤疤，是个不错的选择。

（陈嘉嘉，南京艺术学院工业设计学院教授）

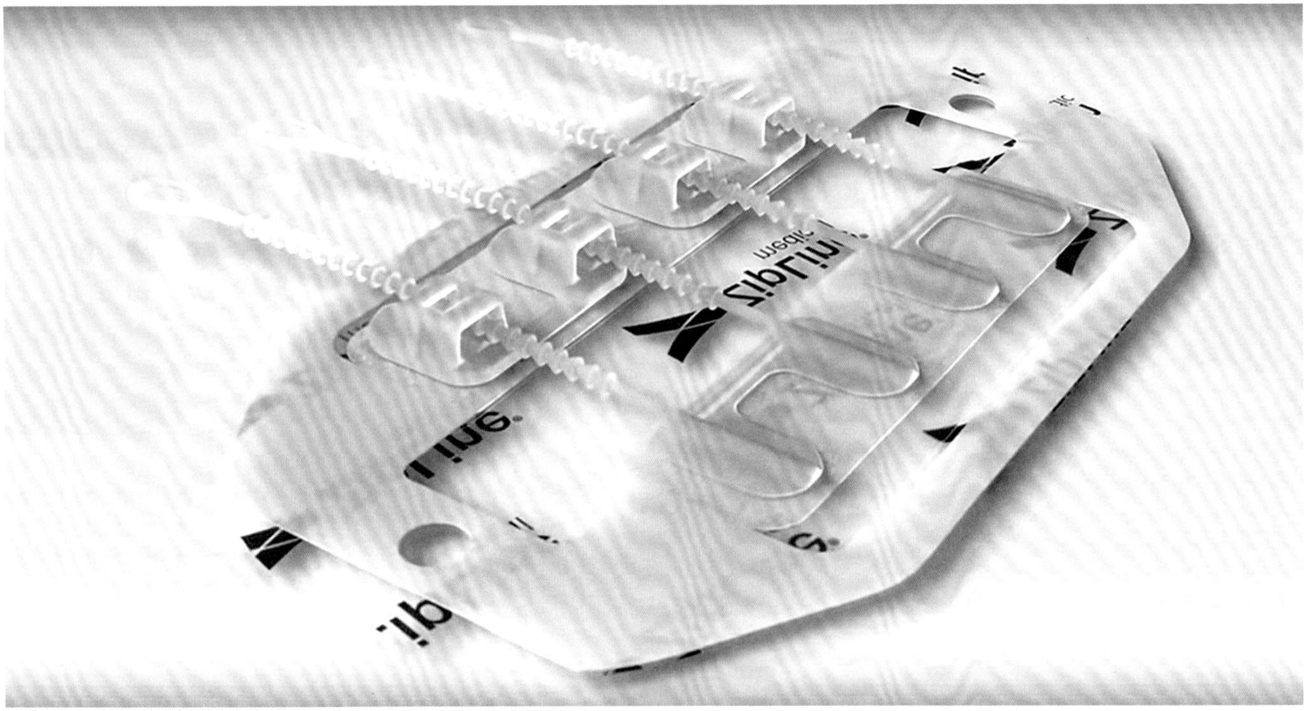

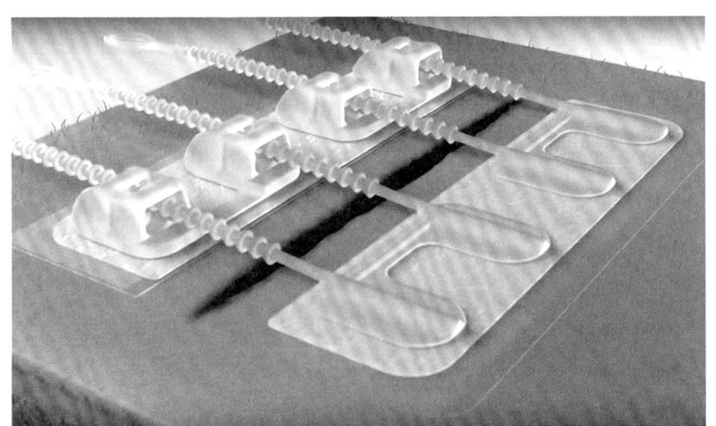

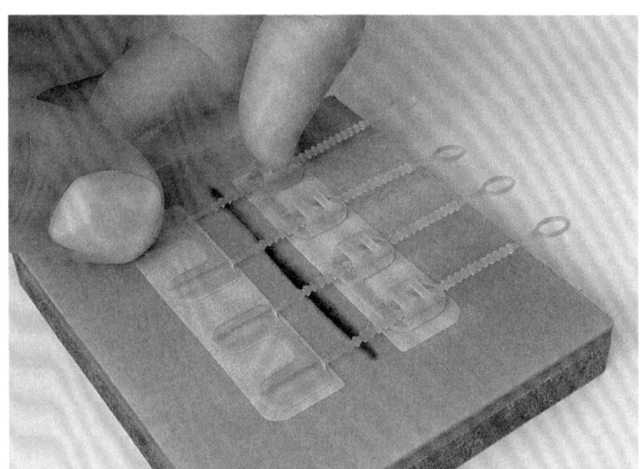

43 纪念碑 / Monument
专为阿尔茨海默病患者设计的音乐互动积木

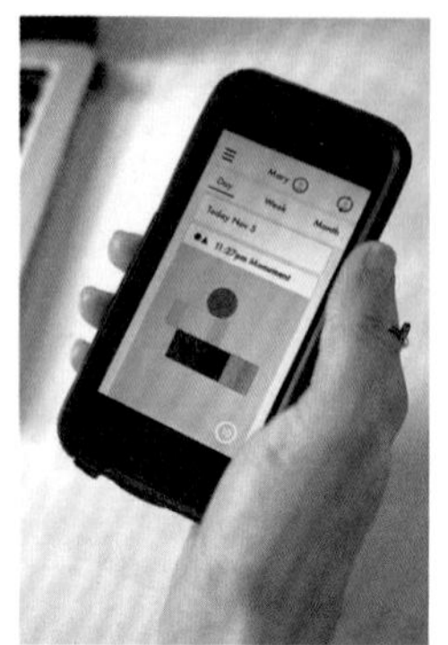

类别： 产品设计、游戏设计、概念设计

年度： 2015

地区： 美国

作者： 卡尔·沃克（Karl C. Walker）

标签： 音乐互动玩具、阿尔茨海默病、装饰艺术、现代主义、美国

这是一款专门为阿尔茨海默病患者设计的音乐互动积木。阿尔茨海默病患者通常都不方便进行大范围的社交活动，以致他们与外界的联系逐步减少，进而导致患者病情逐渐恶化。该设计即是针对此问题所提出的解决方案，凭借简单的积木玩具操作，在兼顾患者病情的同时满足其休闲与社交的需要。

此产品由多种彩色积木所组成，模块内置射频识别（Radio Frequency Identification，RFID）扬声器，能实时辨识各模块间的声音信息。当积木模块两两对接时会发出器乐声，多个模块并排放置时能够发出更为丰富且具有怀旧情感的音乐。该积木的外观设计融合了艺术装饰风格，既继承了古代图腾的精致，又有着机械几何的美感。

此产品还带有一个应用程序，用户在与积木互动过程中能实时记录活动内容，并将其数据发送给家人或看护者，使他们能及时了解患者组织能力的变化。

专家点评

这是一种为阿尔茨海默病患者建立的社交方式。通过不同积木的不同摆放形式，产生不同的声音及音乐，从而更好地帮助其缓解视空间认知技能的退化。这个设计的目的有两个：一是使患有阿尔兹海默症的老人每天都有娱乐活动；二是帮助这些老人与外界保持联系与交往。这是因为通过外界的不断刺激，可以减少他们内在的焦虑感和消除其他消极症状（如外出等）。这个设计不仅可以使患者自娱自乐，也可以帮助其家人照料患者、与患者沟通，并监测患者的身体活动、生活质量。

（陈嘉嘉，南京艺术学院工业设计学院教授）

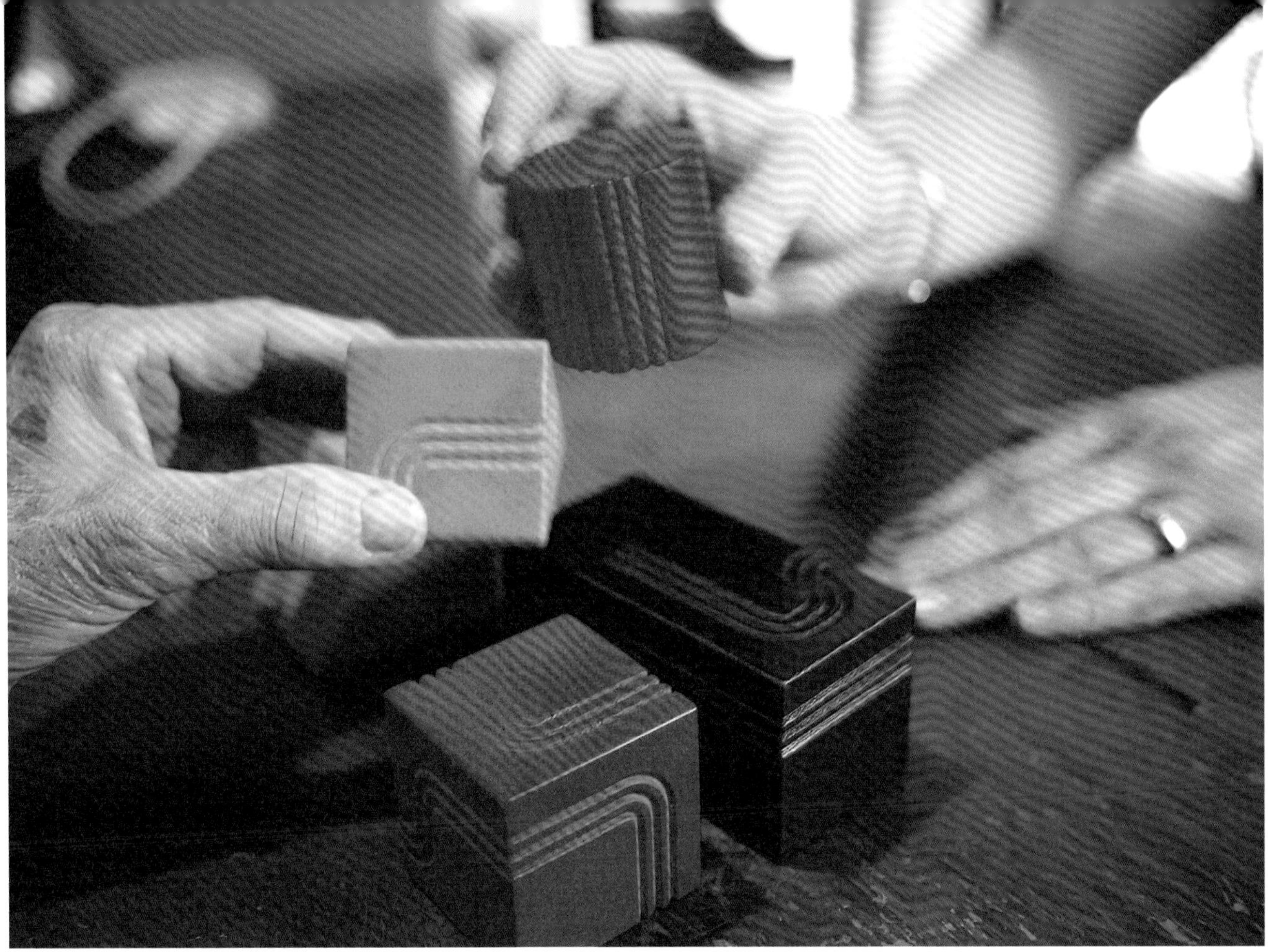

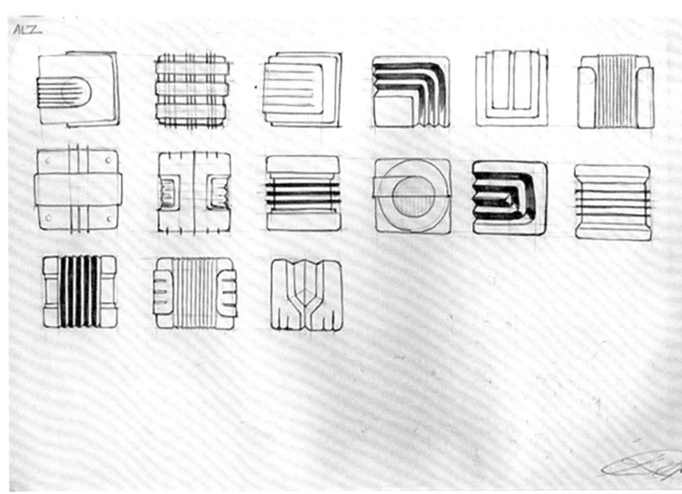
ALZ

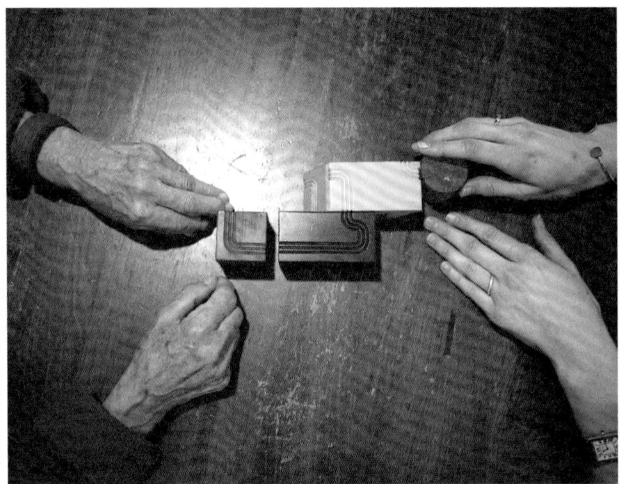

44　这个能够 / This Ables
专为老年人和残障群体设计的 3D 打印家具配件系列

类别：产品设计、家具设计

年度：2019

地区：以色列

作者：宜家、米倍（Mibat）、访达以色列（Acess Israel）

标签：宜家、无障碍设计、家具配件、以色列

这是由宜家为老年人和残障人士所推出的一系列3D打印家具配件。该设计能帮助那些由于生理原因而导致行动不灵敏的残障人士，解决细小家具配件不易操作所带来的不便。宜家家具虽然简洁好看，但是对于老年人和残障人士而言却不一定如此。哪些极简到没有把手的衣柜，或因小巧而很难触碰到开关，对他们而言都是生活中的不小挑战。宜家顾虑到了这些用户的不便，便联合家具设计师们做了一系列“看似不大但也不小”的配件设计。

1. 玻璃门保险杠

坐轮椅的人一定有这样的困扰，在家中使用轮椅时难免会碰撞到身边的家具。尤其是像宜家这种带有玻璃门的收纳柜，在磕碰过程中很容易损伤。于是，设计师就设计了一个如同车子保险杆一样的玻璃门保险杠。

2. 沙发腿增高器

矮沙发和矮床能使室内空间看起来更大，但是对于老人或者腿脚不便的人来说，起身时就是一大挑战，不仅费力而且不便。于是设计师给沙发脚穿上“增高鞋”（加高8厘米），套在沙发腿上就能加高整个沙发的高度。

3. 床边水杯架

对于行动不便的用户而言，连喝口水都需要大费周章。如果能方便地把水杯放在床边就会轻松很多。这个设计让用户即使在睡觉时碰到水杯也不用担心它会倒。

以上这些宜家的家具配件除了可以直接购买之外，用户还可登录官方网站下载源文件，借助3D打印机自行打印。这种开源的获取方式，使该公益项目能取得较大的社会关注与成效。

专家点评

这些小配件无疑是宜家“民主设计”的最佳体现。宜家的“民主设计”提倡的是“设计为人人”的观念，这里的“人人”指的是所有人。尽管宜家的家具家居产品都是流水线作业的产物，但是这些小配件无疑为特殊人群提供了定制服务。这些小配件可以通过3D打印机直接打印出来使用，并不一定要去宜家购买。宜家与两家非营利组织Milbat和Access Israel通力合作，为残疾人设计了一系列的家具配件，并开发了一个网络共享平台，所有配件的3D打印图和3D数据模型都可在该平台上免费获取。除此之外，该平台还提供如何将这些配件安装在宜家家具上的视频。由此，便产生了另外一些问题：安装是由残疾人自己完成吗？如果不是，那么是否在该平台上同时为残疾人提供安装的志愿服务呢？如果残疾人家里没有3D打印机，是否由志愿者打印好配件再上门安装呢？这些需要持续地思考与设计。

（陈嘉嘉，南京艺术学院工业设计学院教授）

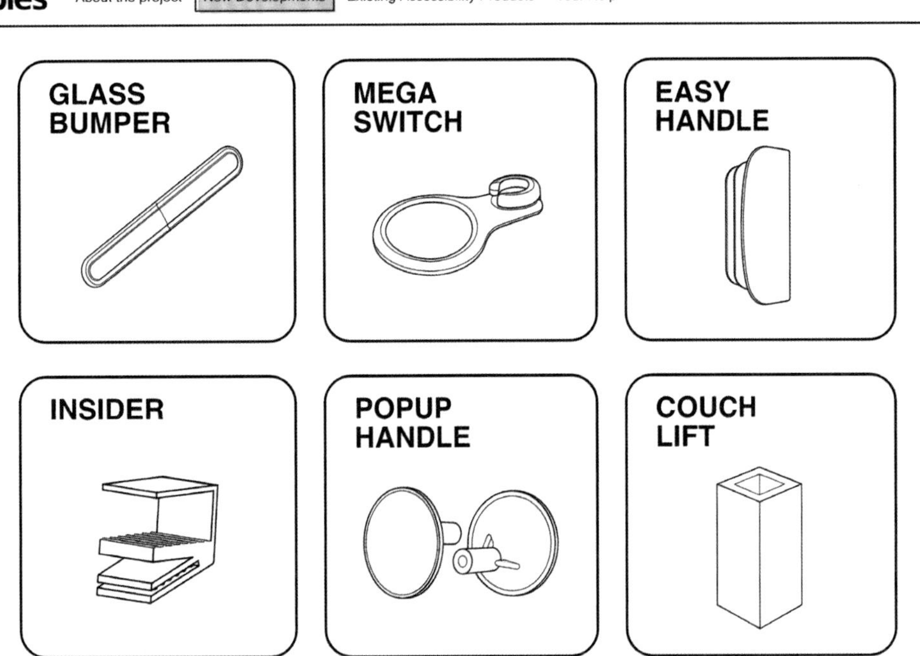

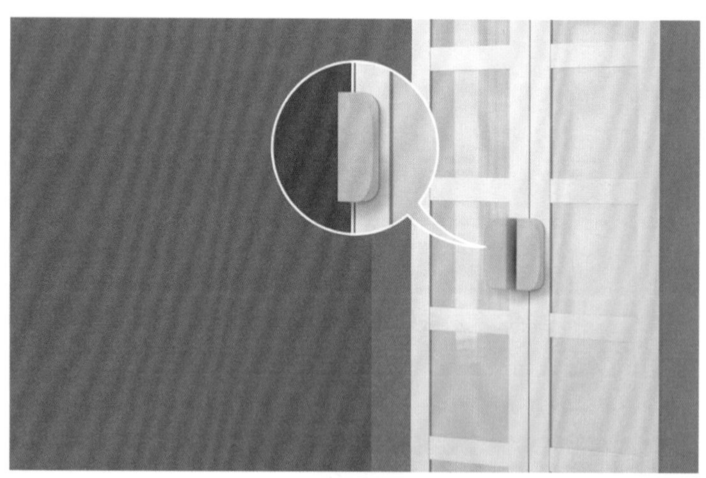

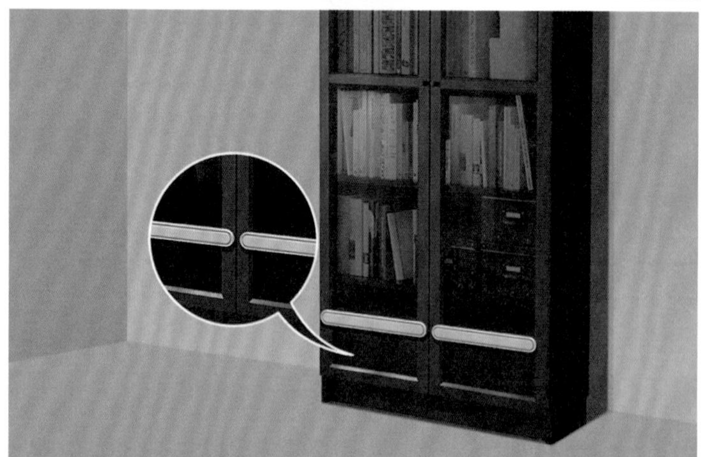

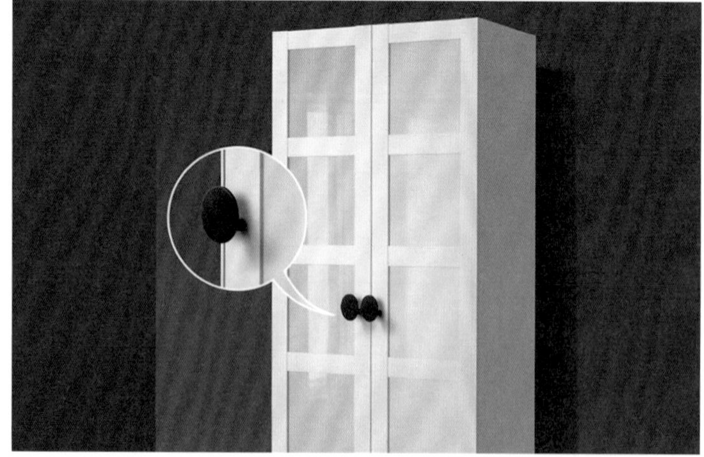

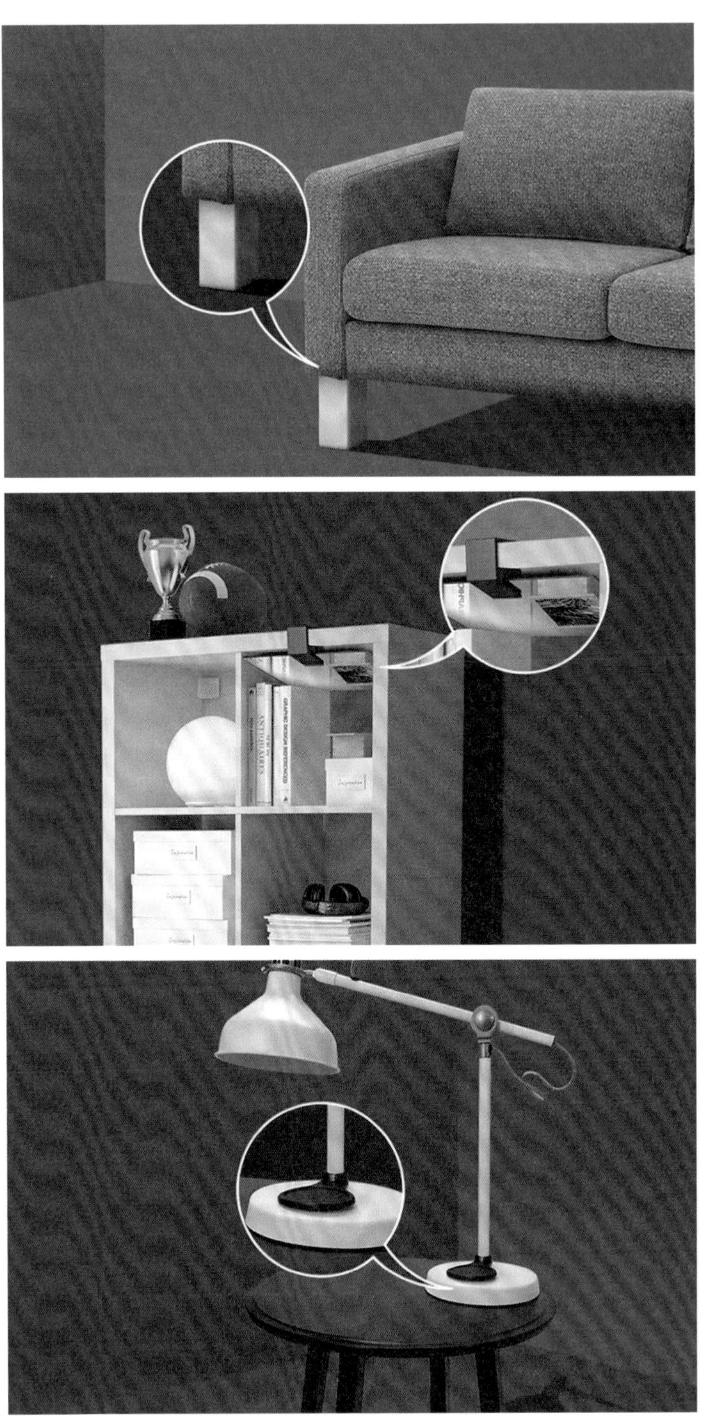
ANTIQUARIES
GRAPHIC DESIGN REFERENCED

45 智能心电衣 / Smart Vest 具备心率监控功能的服装

类别：产品设计、时尚设计、交互设计

年度：2017

地区：中国

作者：联想

标签：心电衣、柔性织物、远程诊疗、可穿戴、中国

这是一款基于人工智能技术的医疗级心电衣。此设计将服装与体征监控功能结合在一起，开拓了把心率监控功能穿在身上的新思路。这款心电衣中织有10个柔性织物电极，可实时采集人体生物电信号，全天不间断地采集数据和分析整理，根据所收集到的心律变异度（Heart Rate Variability，HRV）来判断用户的身体状态。一般用户可通过手机应用程序实时了解自身的健康状况，或者联系医生进行远程诊疗；运动用户可通过查看自己运动时的心率随时掌握自身体能状况。一旦用户的心脏状态有异常，该心电衣能自动发出预警并且及时获取远程医疗协助。

专家点评

这是一个典型的医疗产品服务系统设计，服务触点有两个：心电衣是这个系统中的产品部分，由此开发的手机APP则是这个系统中提供的服务部分。这个系统设计的益处在于能够为心脏病人提供预警，从而使其能够较好地应对病理危机。本案的设计较之市面上已有的产品而言，可以将心脏包裹住，进行360°的扫描，并通过大数据分析，捕捉心脏的异常现象，从而预警用户。不过想想，如果以后身上全部都是这些智能医疗互联设备，手机里的APP有一大半都是各种健康监测类软件，用户会不会崩溃？

（陈嘉嘉，南京艺术学院工业设计学院教授）

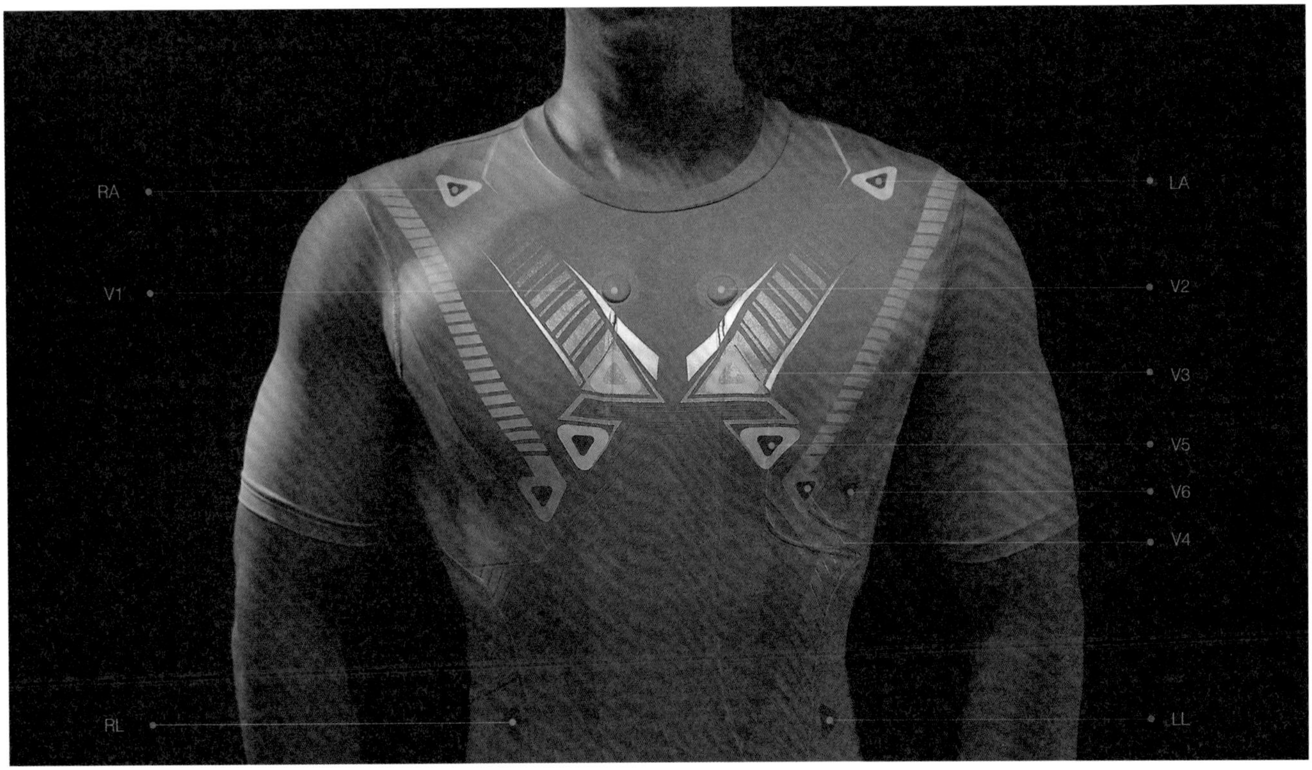

RA
LA
V1
V2
V3
V5
V6
V4
RL
LL

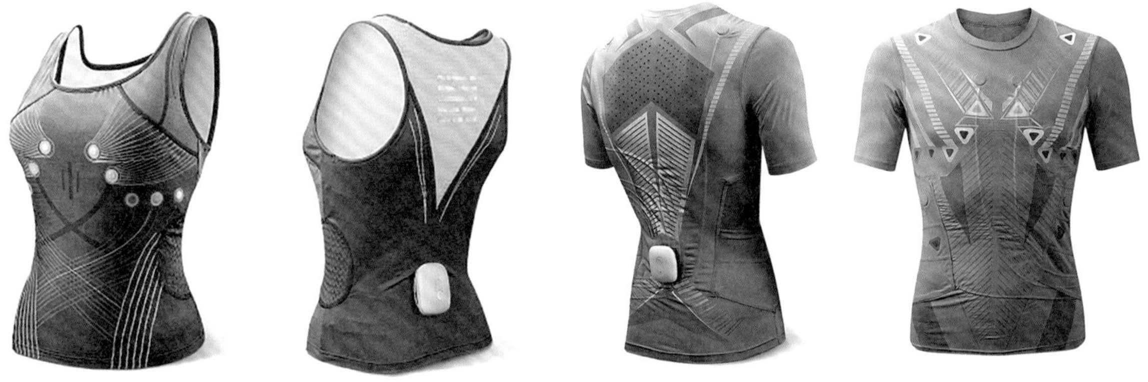

46　扎米生活智能座椅 / Zami Life Smart Seat

缓解久坐族身体疲劳的智能座椅

类别：产品设计、家具设计、交互设计

年度：2015

地区：荷兰

作者：扎米（Zami）

标签：智能办公、舒缓疲劳、坐姿、荷兰

这款智能座椅是为了帮助久坐办公族，减缓他们发生肩周炎或脊椎病所做的设计。该座椅设置了各种传感器，可记录用户的久坐时间和卡路里消耗，并向他们提出适当的坐姿与活动建议来帮助它们养成健康的工作习惯。其马鞍状的造型有助于缓解久坐带来的腰部不适，同时也打破了我们对于办公座椅惯有的形态认知。

专家点评

本案的设计在应用人机工程学常识的基础上，加入了临床医生Piet Van Loon的多年实验结果。Piet Van Loon医生擅长脊柱预防性护理和非手术治疗，扎米生活智能座椅就是实现Piet Van Loon医生发现最佳脊柱曲线的道具。

正确的坐姿会降低由于久坐给身体各部位带来的影响。首先，久坐会损伤人的肩颈，会使人的腰背肌及韧带长时期处于紧张状态，很容易造成腰肌劳损。其次，久坐会造成人的消化和吸收不良，容易出现恶心、呕吐、反酸、腹胀、积食等情况。最后，最为严重的是久坐会产生会阴、肛门部位的血液淤积，以及下肢静脉血瘀滞，使血液循环减慢，从而造成血栓。血栓一旦脱落即会造成身体各个器官的栓塞，从而造成猝死。坐在扎米生活智能座椅上，人体会获得与之站立时一样曲度的脊柱线条，从而很好地保护人体免受伤害。

基于扎米生活智能座椅，设计团队又发展出了另一款智能座椅。该座椅的四脚上装有感应器，通过测量用户坐时的重量分布，帮助用户采用什么样的姿势去坐。它可以将用户的实时坐姿数据通过APP进行反馈，告诉用户其坐的时长、坐姿的好坏、调整坐姿的小运动、坐的习惯以及消耗的卡路里，从而帮助用户更好地去“坐”。

（陈嘉嘉，南京艺术学院工业设计学院教授）

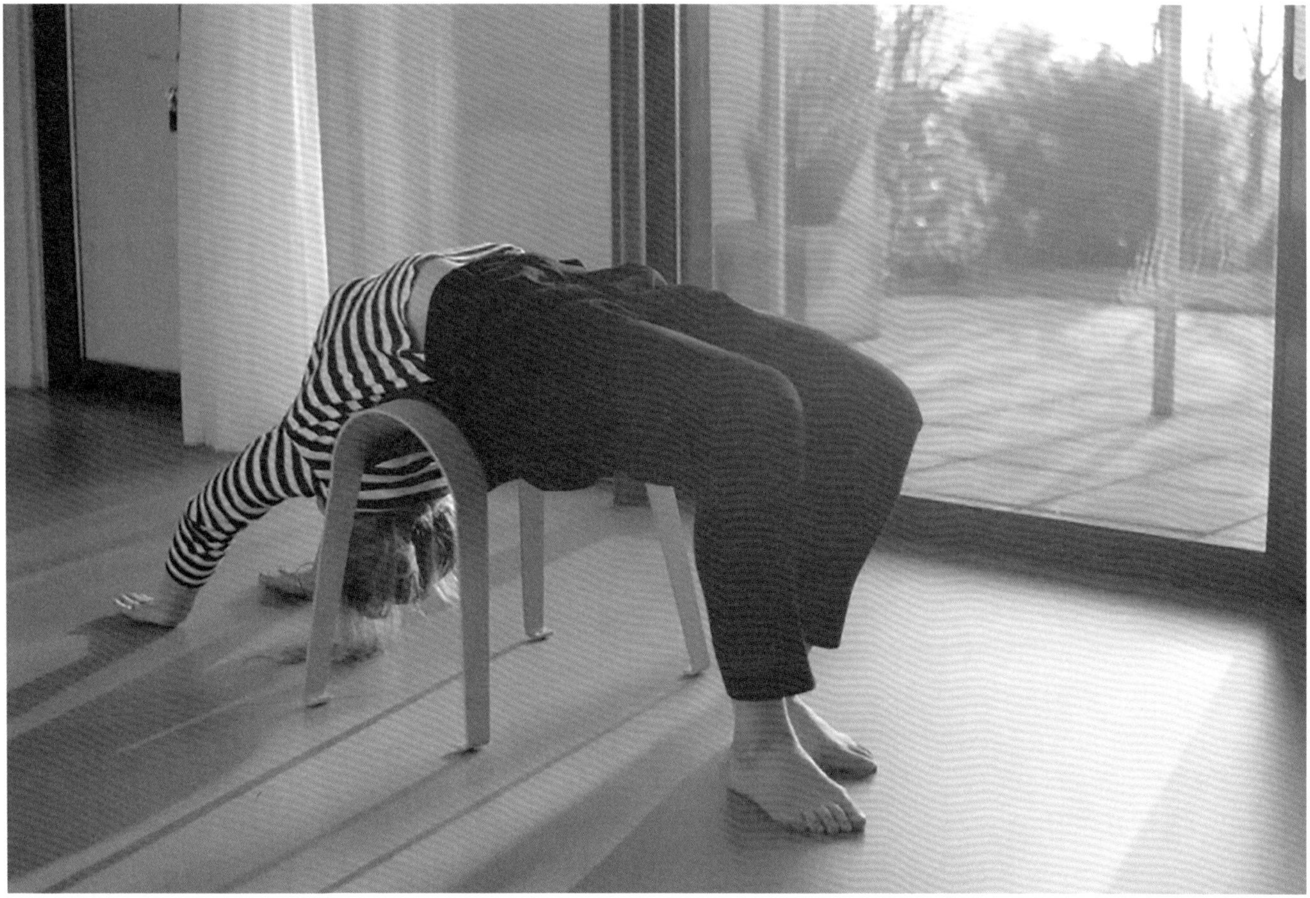

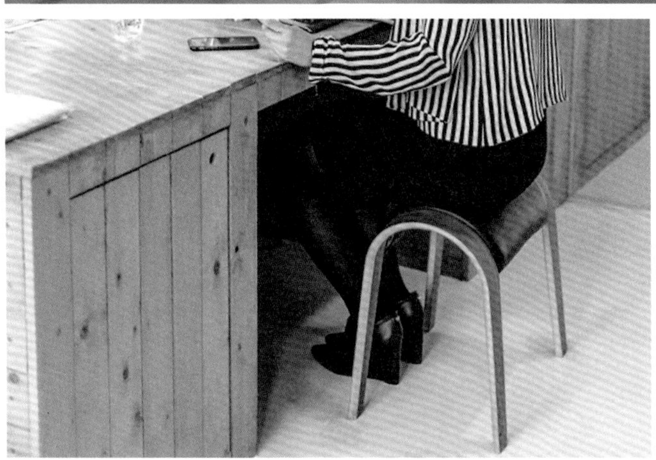

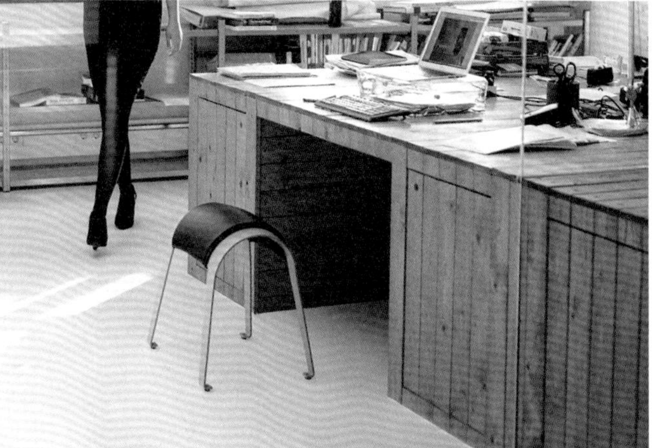

47　智能心脏秤 / Body Cardio Scale
心脏健康状况数据可视化设计

类别：产品设计、信息设计、概念设计
年度：2016
地区：法国
作者：Withings
标签：心脏健康、体重秤、脉搏波速度、法国

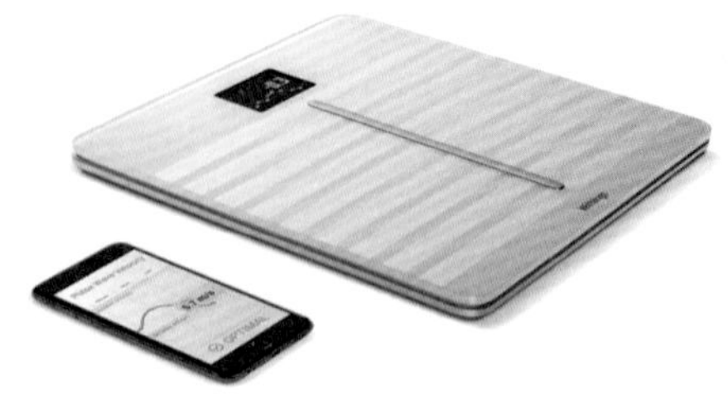

这是一款可以检测用户心血管健康状况的智能秤，可帮助他们知晓自己的体重、体脂、肌肉质量、骨质量及站立心率等。人体心脏每跳动一次会产生一束沿主动脉及动脉树传播的“脉搏波速度”，这个指标也是当前被医学界公认为对心血管健康进行评估时的最佳指标。该智能秤采用了“脉搏波速度”的测量方式，并与医学数据库“健康伴侣”合作，在用户每次称重后提供相应的可视化数据，让他们在家中就能更为直观地检测自己的心脏健康状况。

专家点评

市面上的“秤”已经供过于求了，心脏秤倒是一个不错的卖点。一般而言，人体心肺运动通过脉搏波速度以及站立心率来监管心血管健康状况，是一种仅限于医院临床使用的指标系统。除此之外，本案的心脏秤还可以提供体重、身体成分等跟踪监测的功能，以便用户更好地掌握自己的健康状况。脉搏波速度（PWV），被医学界公认为心血管健康的整体指标。PWV是血液波沿动脉的传播速度。PWV读数升高可能是动脉硬化的迹象，这可能是患发高血压的一个危险因素。另外，动脉越灵活，心脏就越健康。本案的设计可以帮助用户在秤上读取其PWV指数，并通过手机上相应的APP进行分析。用户同时可以获取降低PWV指数的信息，通常是一些调整生活方式的建议，从而改善自己的心脏健康状况。

（陈嘉嘉，南京艺术学院工业设计学院教授）

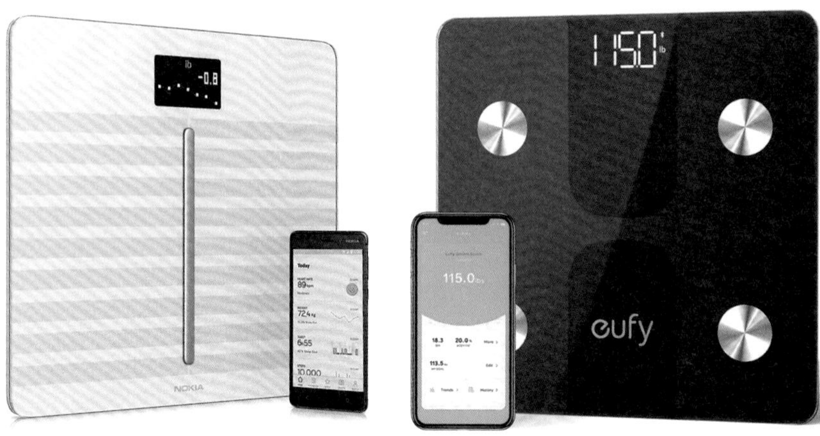

NOKIA
eufy

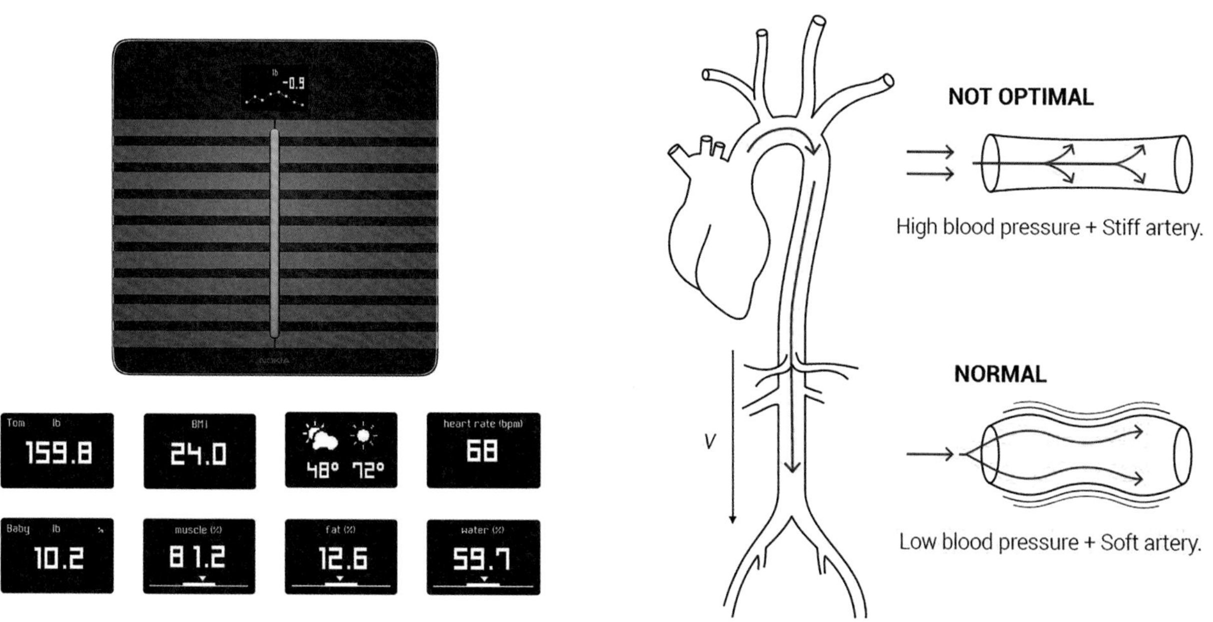

Tom lb
159.8
BMI
24.0
48° 72°
heart rate (bpm)
68
Baby lb
10.2
muscle (%)
81.2
fat (%)
12.6
water (%)
59.7
NOT OPTIMAL
High blood pressure + Stiff artery.
NORMAL
Low blood pressure + Soft artery.
V

48 自闭症儿童早期干预工具 / Repeat Tool for Autistic Children 防止自闭症儿童受伤的解压工具

类别：产品设计、概念设计

年度：2009

地区：美国

作者：杰西·雷斯尼克（Jesse Resnick）

标签：自闭症儿童、玩具、抒发工具、自虐伤害、美国

这是一款为自闭症儿童早期医疗干预所设计的玩具，用来缓解自闭症患者中的重复性行为症状。常见的自闭症的重复性行为症状有：撞头、手臂拍打、摇摆或挤压等。这些行为可能会对这些儿童有不同程度的伤害。该设计的构想就是希望儿童在无法控制自身行为的情况下，能拥有一个相对固定的抒发工具，并在一定程度上降低这些行为对身体的伤害。此玩具的设计采用了可拉扯、耐磨、可啃咬的塑料，内建的集成计数器则会在用户每次使用时进行记录，可为长期的治疗方案提供有效的参考数据。

专家点评

自闭症群体虽然有很多相似行为和特征，但是也有不同病理特征的自闭症人群，所以我们可以根据自闭的不同程度制定合适的方案，以帮助他们应对病情。除了一些以预防为目的的医疗设施，针对儿童的医疗玩具设计就是一个较好的创意。这款产品采用手链的设计方式，使儿童在有自虐行为意识的时候，能够迅速找到可替代的工具；同时，其柔软的材质也降低了自虐行为的危害性。同时，这款手链可以记录儿童自虐行为的数据，也为今后的治疗工作提供了有效帮助。

（祝帅，北京大学新闻与传播学院研究员）

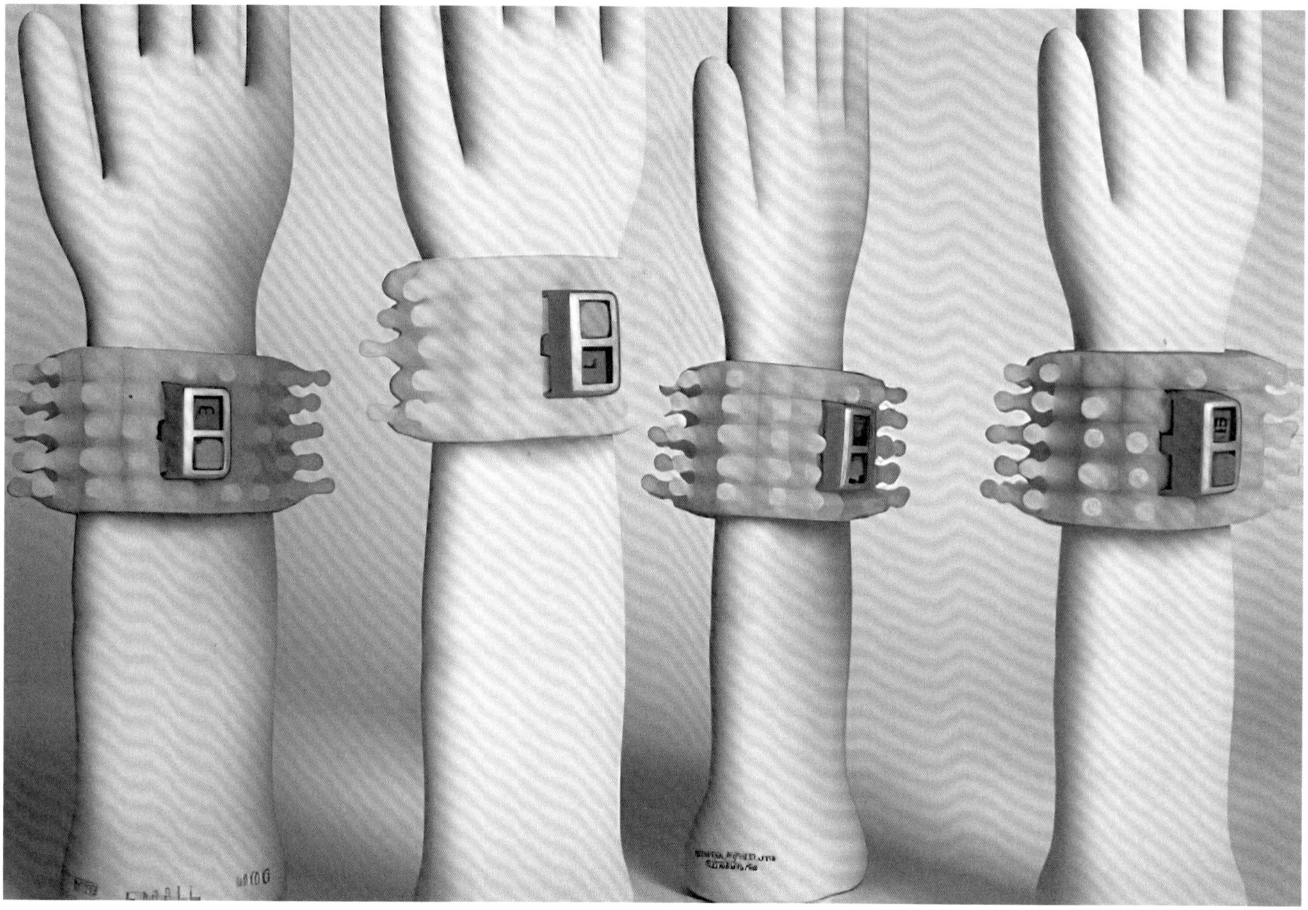

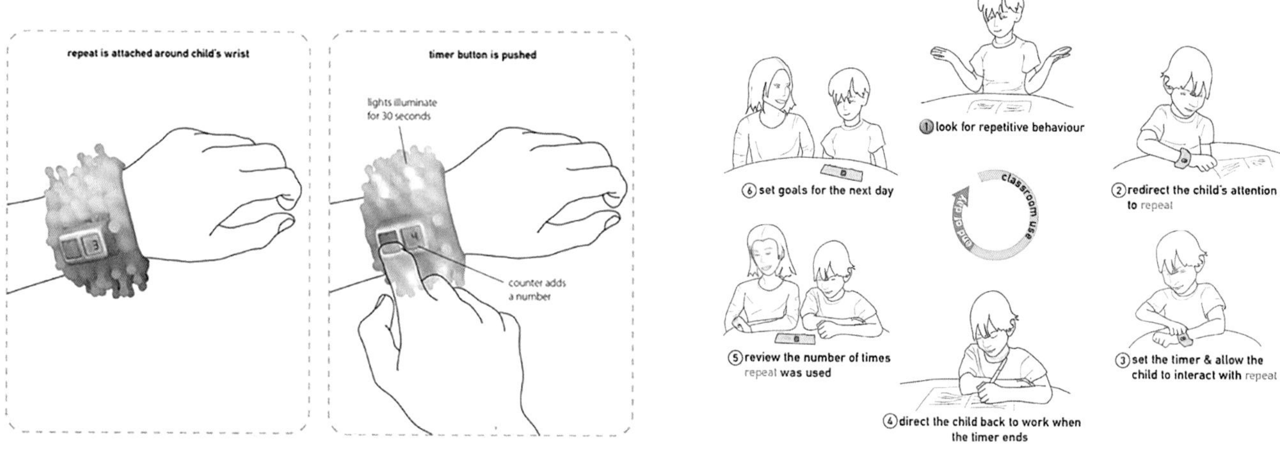

repeat is attached around child's wrist
timer button is pushed
lights illuminate
for 30 seconds
counter adds
a number
① look for repetitive behaviour
② redirect the child's attention
to repeat
③ set the timer & allow the
child to interact with repeat
④ direct the child back to work when
the timer ends
⑤ review the number of times
repeat was used
⑥ set goals for the next day
classroom use
end of day

49 宝宝空气净化器 / PURIO
针对婴儿健康设计的空气净化器

类别：产品设计、概念设计

年度：2020

地区：美国

作者：南慧承（Hyeseung Nam）、喷泉工作室（Fountain Studio）

标签：新生儿设计、空气净化、婴儿车、呼吸、美国

这是一个为新生儿设计的便携空气净化器，它不仅可过滤婴儿车周围的脏空气，同时还设置了不同功能的传感器，让父母亲照护婴儿时能够变得较为简单轻松。这个造型如同喇叭一般的空气净化器可夹在婴儿车上，直接净化婴儿车周边的空气污染源。其顶部内含一颗摄像头，照护者可在确保婴儿呼吸到新鲜空气的同时，还可较好地监控婴儿的实时活动情况。

专家点评

本案的设计可以看作是为新生儿设计的产品与服务系统中的一个触点。它相当于把空气净化器和摄像头进行了整合设计。也可以这样认为，本案的设计实际上是在儿童监控上加入了空气净化的功能。功能叠加或整合是产品设计中常用的设计策略，什么样的功能需要被叠加？叠加后会降低还是提高成本都是需要在实际开发工作中深入思考的问题。本案设计净化的是儿童面前的那一片空气，不知道它工作时会不会发出声音？宝宝会不会害怕？离宝宝那么近，好奇宝宝会不会扯下来往嘴里塞？这些都是需要思考的问题。

（陈嘉嘉，南京艺术学院工业设计学院教授）

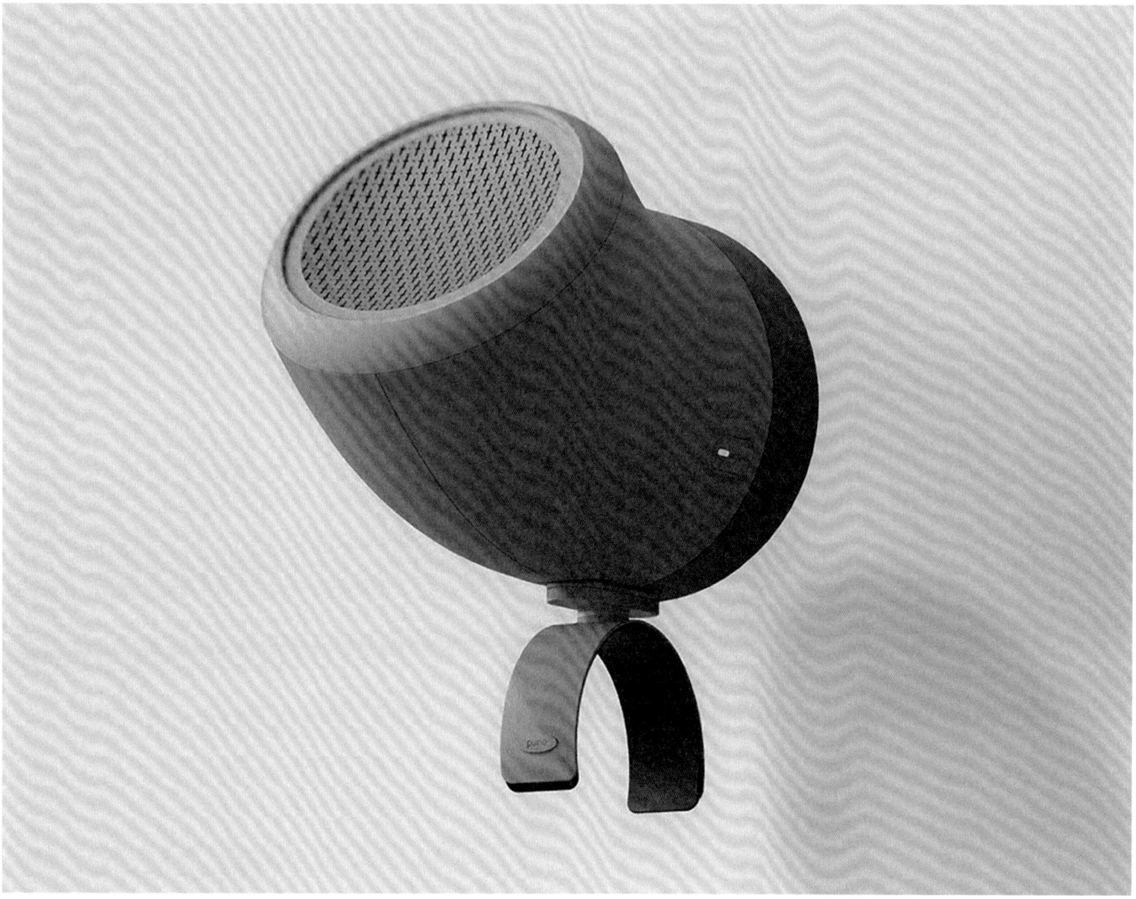

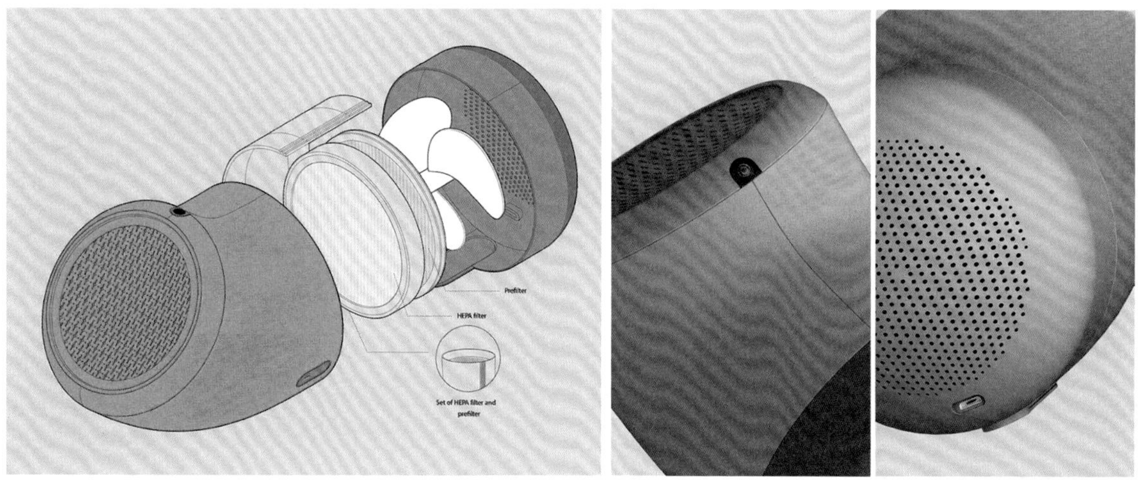
Prefilter
HEPA filter
Set of HEPA filter and
prefilter

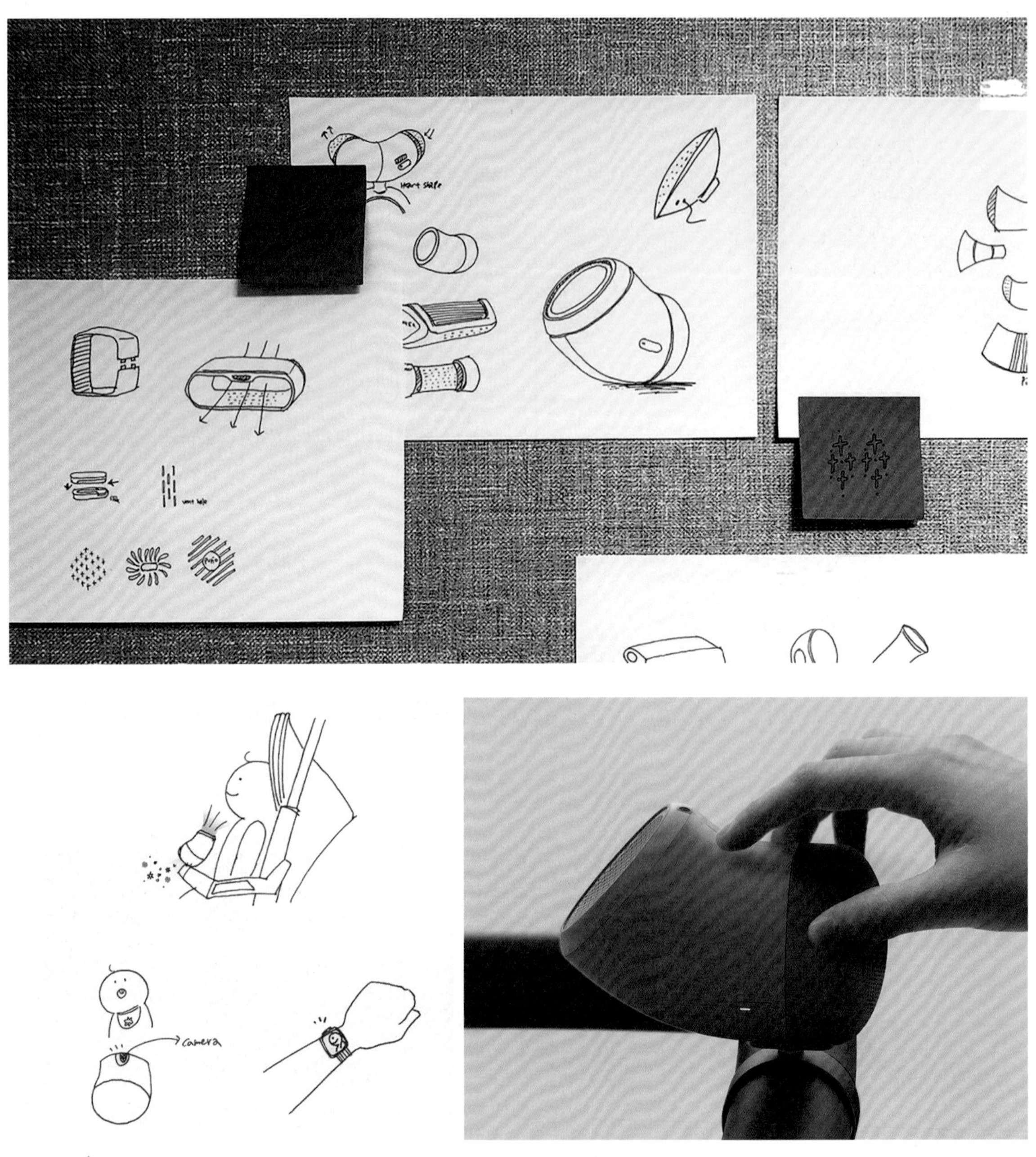
camera

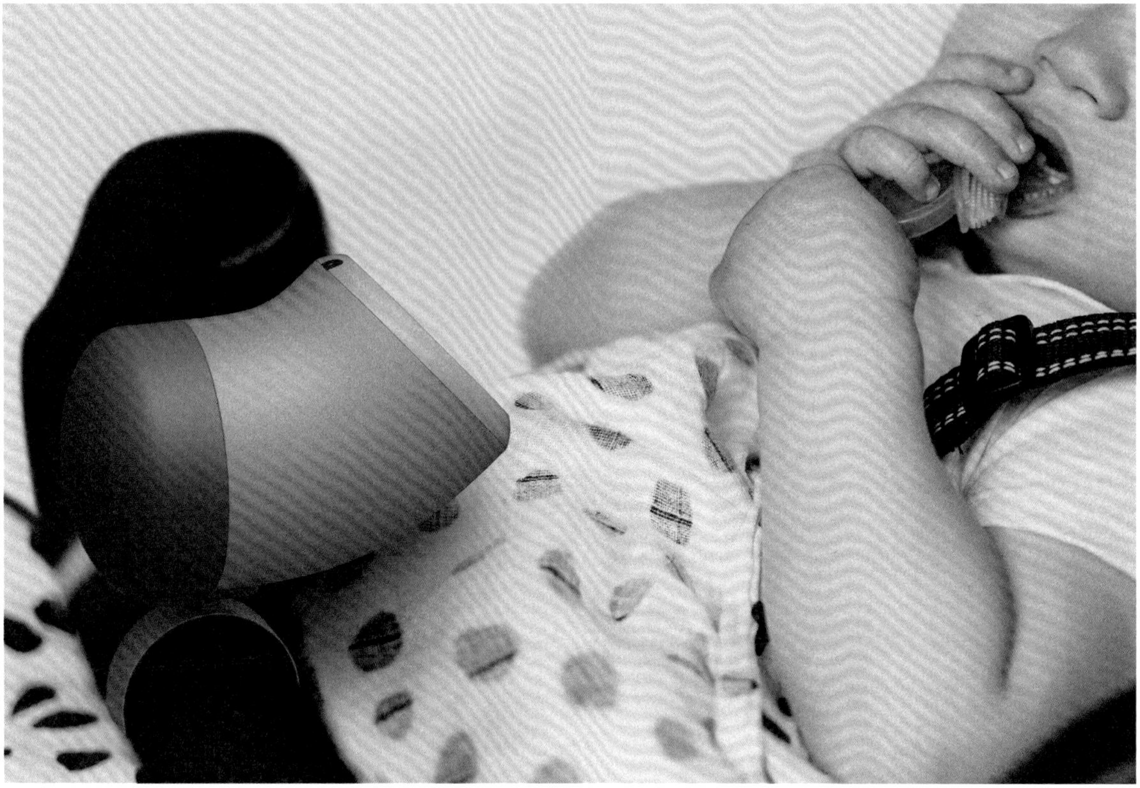

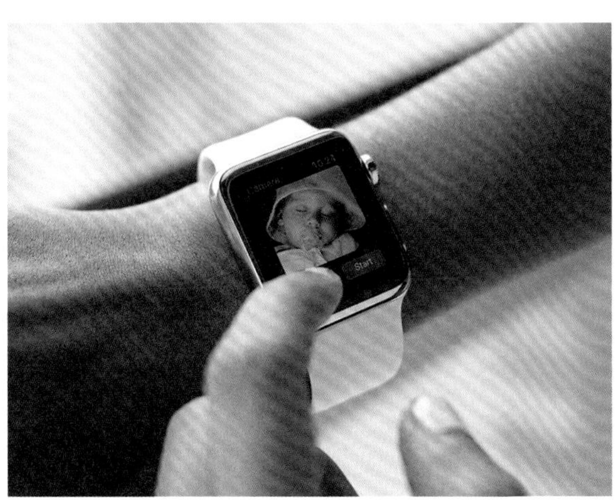
10:21
Start

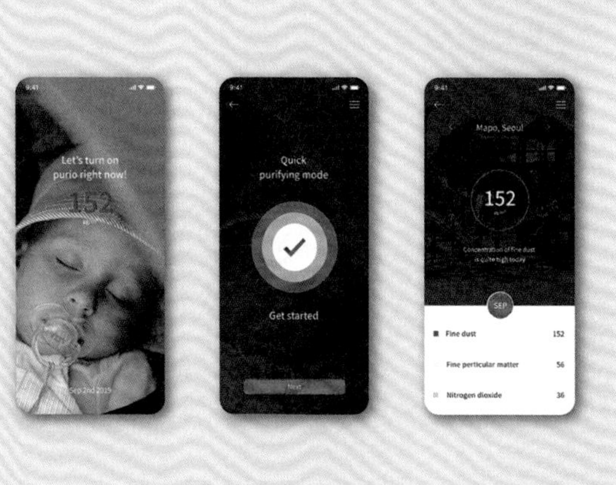
Let's turn on
purio right now!
152
Sep 2nd 2019
Quick
purifying mode
Get started
Next
Mapo, Seoul
152
Concentration of fine dust
is quite high today
SEP
Fine dust 152
Fine perticular matter 56
Nitrogen dioxide 36

50　艾润微型呼吸机 / Airing
阻塞性睡眠呼吸暂停综合征呼吸机

类别： 产品设计

年度： 2016

地区： 美国

作者： 艾润（Airing）

标签： 打鼾、呼吸机、呼吸中止、阻塞性睡眠呼吸暂停综合征、美国

这是一款为鼾症患者设计的微型呼吸机，以解决他们在睡眠时喉咙后部软组织塌陷阻塞气道的问题。该产品没有正压呼吸机上常见的软管、口罩、线缆等设备，打破了传统呼吸机笨重的样式和使用时的束缚。外形设计简单而且便携，患者只要在睡觉前将其塞进鼻腔内即可，没有佩戴传统呼吸机时对睡姿的束缚，也容许用户自由翻身得到较大舒适感。该呼吸机的设计原理是一个内置微型鼓风机，其内部金属板之间会产生静电挤压震动，因此造成大量空气流动来减少打鼾症状。它跟传统呼吸机不同的地方是，每个鼻塞都有预先设定好的空气压力值，能更好地适应不同情况下鼾症患者的需求。

专家点评

大多数打鼾严重者会使用呼吸机来调节打鼾。呼吸机在大多数人心中的印象是在医院里使用的医疗设备，而且通常是高危病人才使用。在家里使用呼吸机通常都会让用户心生焦虑：我的打鼾是不是很严重的病？打鼾又称，阻塞性睡眠呼吸暂停症（OSA），通常是由于睡眠时喉咙后部的软组织塌陷而导致的气道阻塞。未经治疗，阻塞性睡眠呼吸暂停会导致许多严重的健康问题，包括高血压、心血管疾病、记忆力减退、体重增加和头痛。阻塞性睡眠呼吸暂停综合征的标准治疗方法是 “持续气道正压通气”（Continuos Positive Airway Pressure，CPAP）。通常，提供这种治疗的呼吸机有着笨重的面罩和各种碍事的管子，看起来不太舒服，令人心生不安。本案的设计则是从技术上进行了创新，提供了同样的功能，但是改善了呼吸机令人生畏的印象。

（陈嘉嘉，南京艺术学院工业设计学院教授）

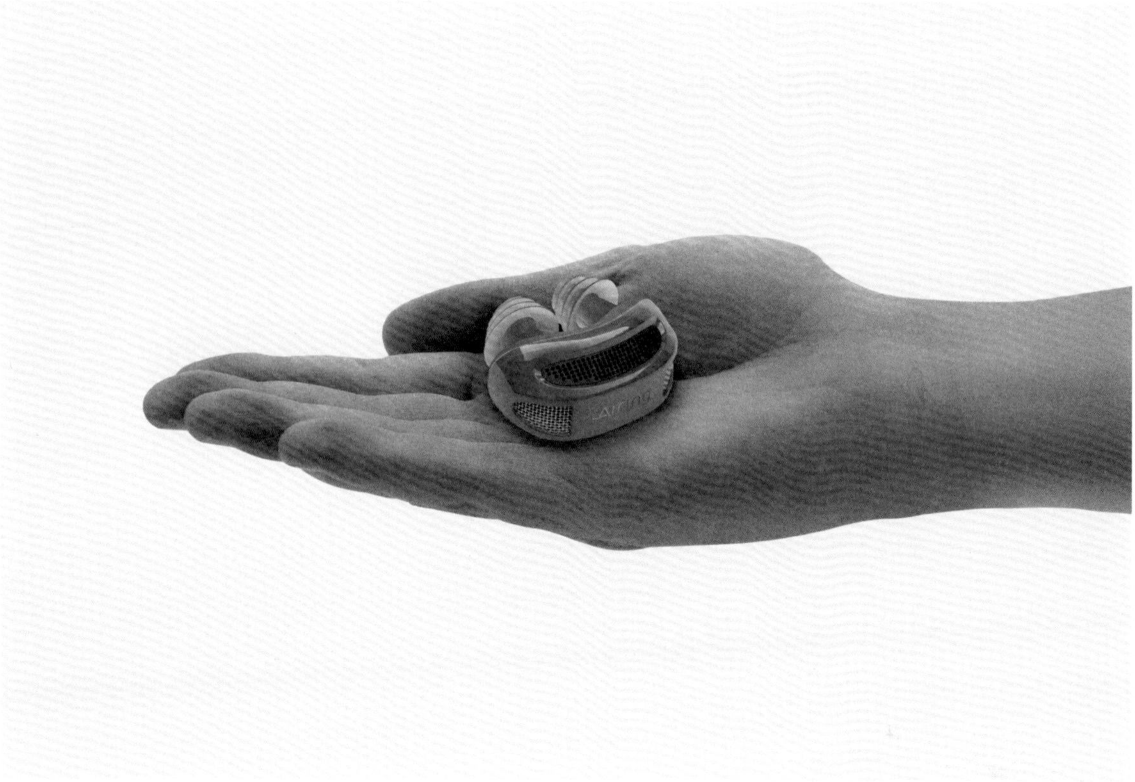

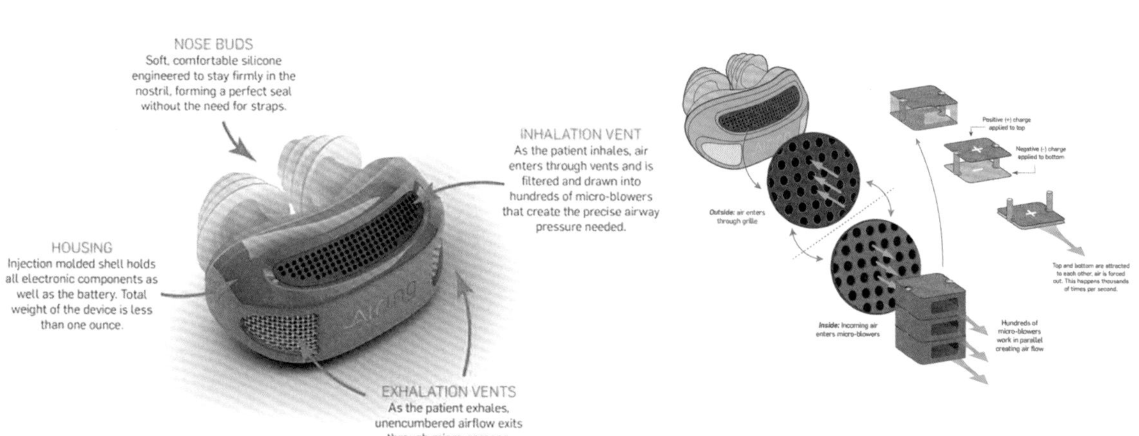
NOSE BUDS
Soft, comfortable silicone engineered to stay firmly in the nostril, forming a perfect seal without the need for straps.
INHALATION VENT
As the patient inhales, air enters through vents and is filtered and drawn into hundreds of micro-blowers that create the precise airway pressure needed.
HOUSING
Injection molded shell holds all electronic components as well as the battery. Total weight of the device is less than one ounce.
EXHALATION VENTS
As the patient exhales, unencumbered airflow exits through micro-screens.
Positive (+) charge applied to top
Negative (-) charge applied to bottom
Outside: air enters through grille
Top and bottom are attracted to each other, air is forced out. This happens thousands of times per second.
Inside: Incoming air enters micro-blowers
Hundreds of micro-blowers work in parallel creating air flow

51 吃好 / Eatwell
针对失智老人设计的餐具

类别：产品设计、食物设计

年度：2014

地区：中国台湾

作者：姚彦慈

标签：失智症、认知障碍、运动障碍、餐具、中国台湾

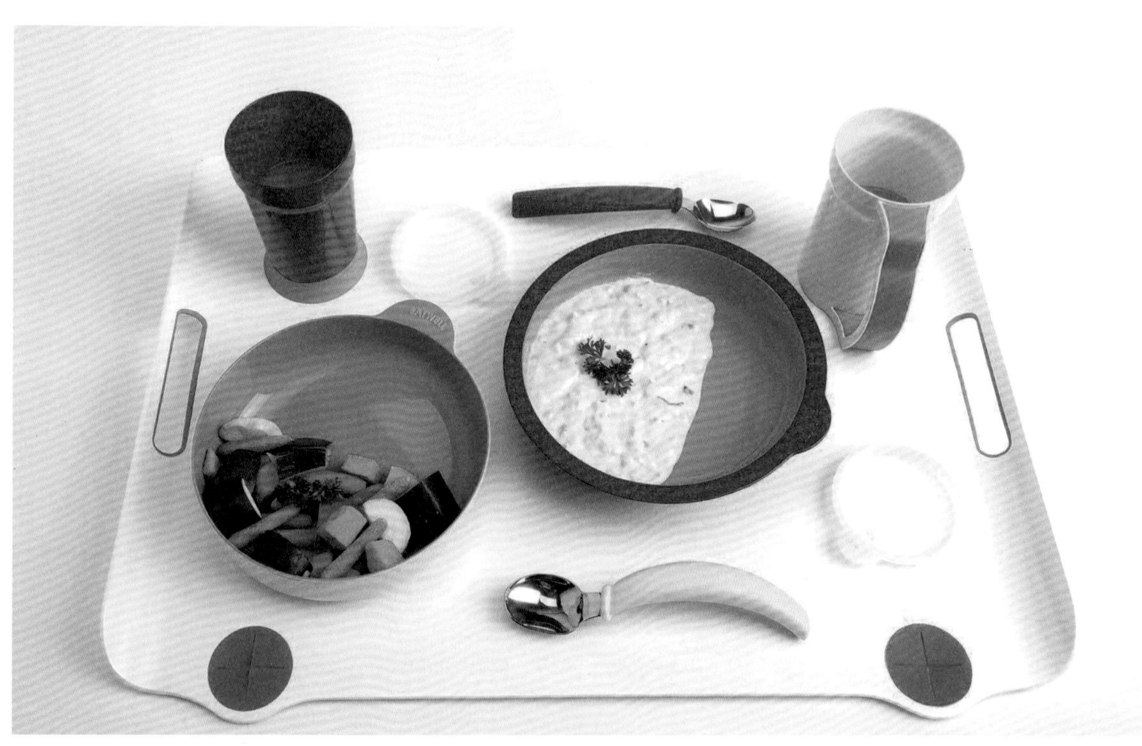

这是一套为阿尔茨海默病患者设计的辅助餐具。用餐对大多数人而言是一项稀松平常的事，但是对于失智老人而言却会遭遇到诸多困难，如洒落食物或碰掉杯子等情况。这套餐具能帮助患有认知障碍和运动障碍（阿尔茨海默病、帕金森式症等）的用户，减少他们进食上的困难，增加食物摄入量并减轻护理者的负担。

该设计由20个餐具所构成，包含易于手握的弯曲勺柄、便于舀起底部汤汁的盘子、防滑易握的杯子等。此外，由于这些餐具的色彩鲜艳，像极了玩具，在进食期间会与食物形成较大的色彩反差，有利于用户辨别食物并刺激其食欲，从而让患者摄取更多的食物。

专家点评

每年在台北举办的新一代设计展可谓是设计界的一大盛事，我曾参观过一次，主要以台湾各大设计高校的毕业作品为主，展览的同时也有创意产品的售卖。就工业设计、产品设计专业而言，台湾高校的毕业设计作品不只是停留在纸面或是模型上，大多都是实物或样机。本案就是一个很好的例子，设计者为了更好地了解阿尔茨海默病，加入成人日托中心做义工，通过观察、访谈等定性调研方法，寻找设计的切入点。让两类核心利益相关者——阿尔茨海默病患者和护理者都感到沮丧的一件事就是吃饭，一方面患者由于手部微颤的问题，经常发生洒落食物、碗杯碰倒等情况，饮食往往少于应有的量，从而导致健康迅速恶化；另一方面，照顾患者吃饭无论对于护理者还是家人来说，都是一件极具挑战性的工作。本案的设计有助于患者自主吃饭，并保持尊严，使吃饭这件事情对于两类核心利益相关者来说都是有益的。当然，在产品本身的设计之上，设计者花了大量的心思，设计出超过20种独特的功能。例如：高对比色可以帮助患者将食物与餐具分开，并刺激食欲；勺的弧度与碗的轮廓吻合，患者使用起来更加顺手；底部的设计利用斜角加大了患者用勺子挖食物的胜算；等等。从护理者的角度来看，清洗也很方便。

（陈嘉嘉，南京艺术学院工业设计学院教授）

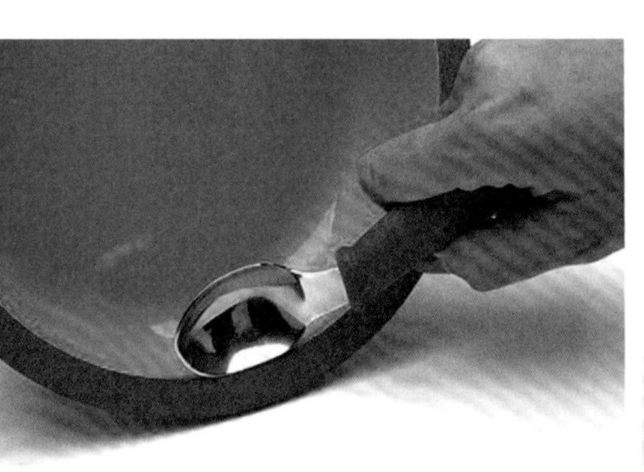

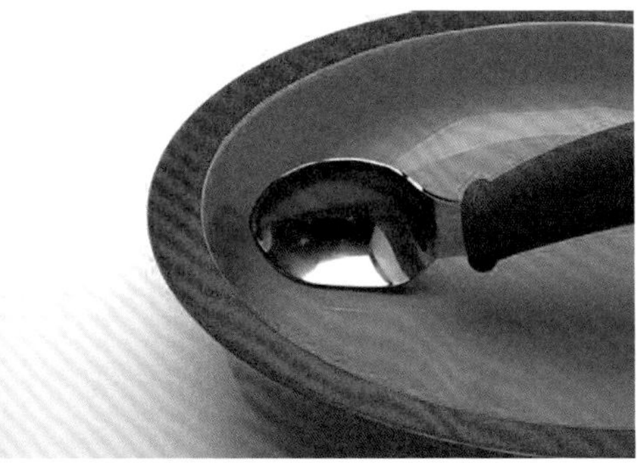

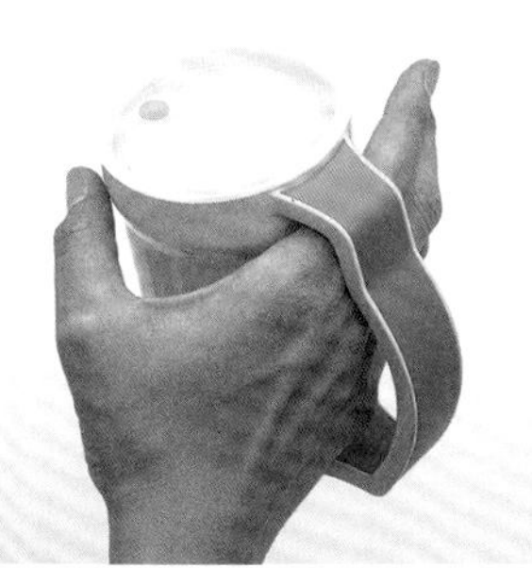

52 无臂人士的未来口腔清洁系统 / The Future Toothbrush for Armless People 为无臂人士设计的便捷牙刷

类别：产品设计、概念设计

年度：2018

地区：中国

作者：刘成杰、刘谋远（山东工艺美术学院）

导师：林宇峰、刘志刚、付志伟

标签：无臂人士、未来牙刷、概念设计、中国

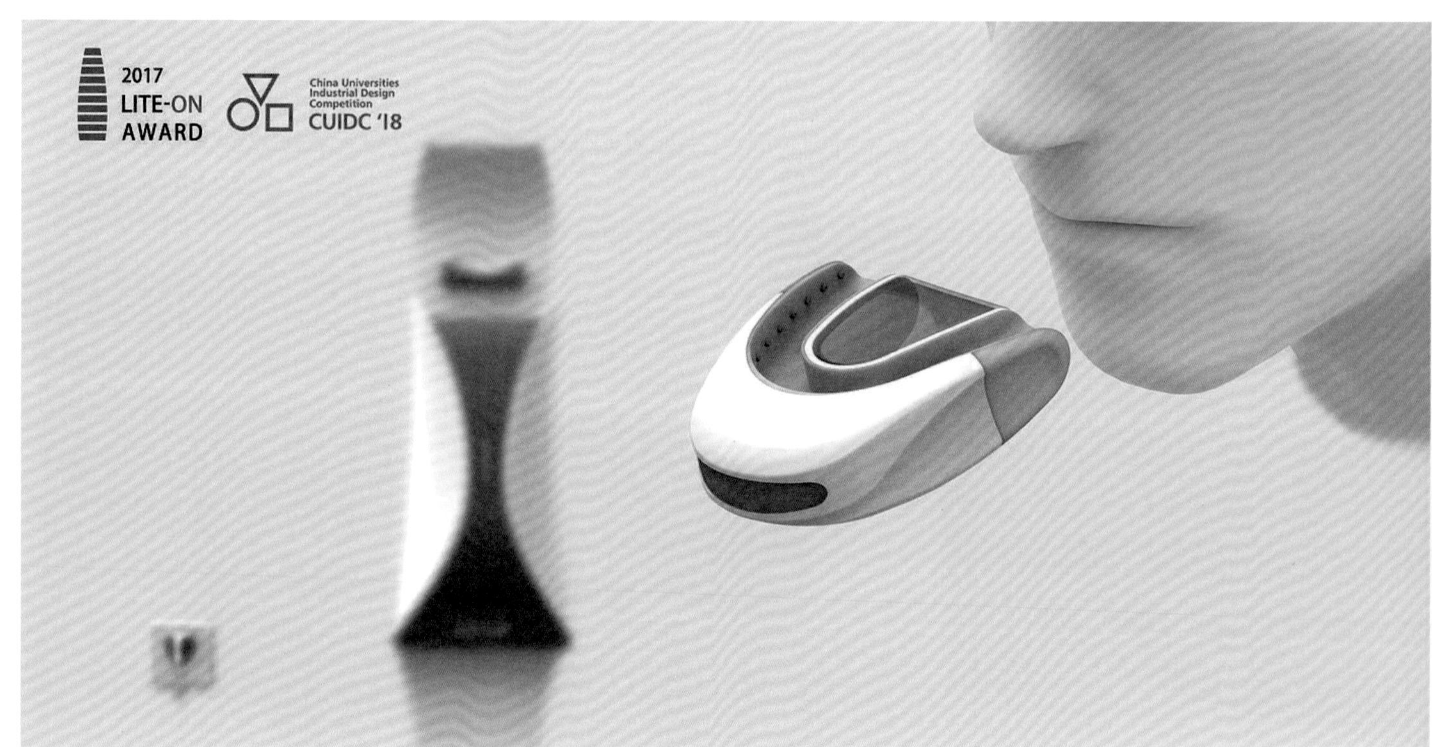

这是一套为无臂的残疾人士所设计的牙刷。能想象，无臂人士刷牙时必须靠着他们的双脚来完成，这种我们日常生活中特别简单的行为，对于他们而言是异常的困难。针对此问题，该团队设计出一种解放双手的牙刷，希望通过此产品来解决无臂人士刷牙困难，让他们跟正常人一样能常保持口腔清洁。用户刷牙时仅需将此产品放入嘴里就可以完成整个口腔清洁的全流程。此产品包含3个部分，分别为脉冲水牙套（使用无泡沫的清洁剂清洗上下两排牙齿）、挂壁清洗盒（可磁吸存放和清洗牙套）、无线充电插头（为前两者充电）。

专家点评

为弱势群体做设计并没有捷径可循，唯有踏踏实实地做调研、做设计验证，方能设计出实用的产品。设计者在进行概念设计之前对无臂者进行了用户调研。调研的方式是网络调查，并由此得出本案的设计切入点——改善无臂者刷牙的痛点。把牙刷装在墙上的灵感就是来自对一个无臂者的访谈。 这个设计本身就如设计者的预设一样，解放了无臂者的双脚，为其提供了较好的使用体验。

（陈嘉嘉，南京艺术学院工业设计学院教授）

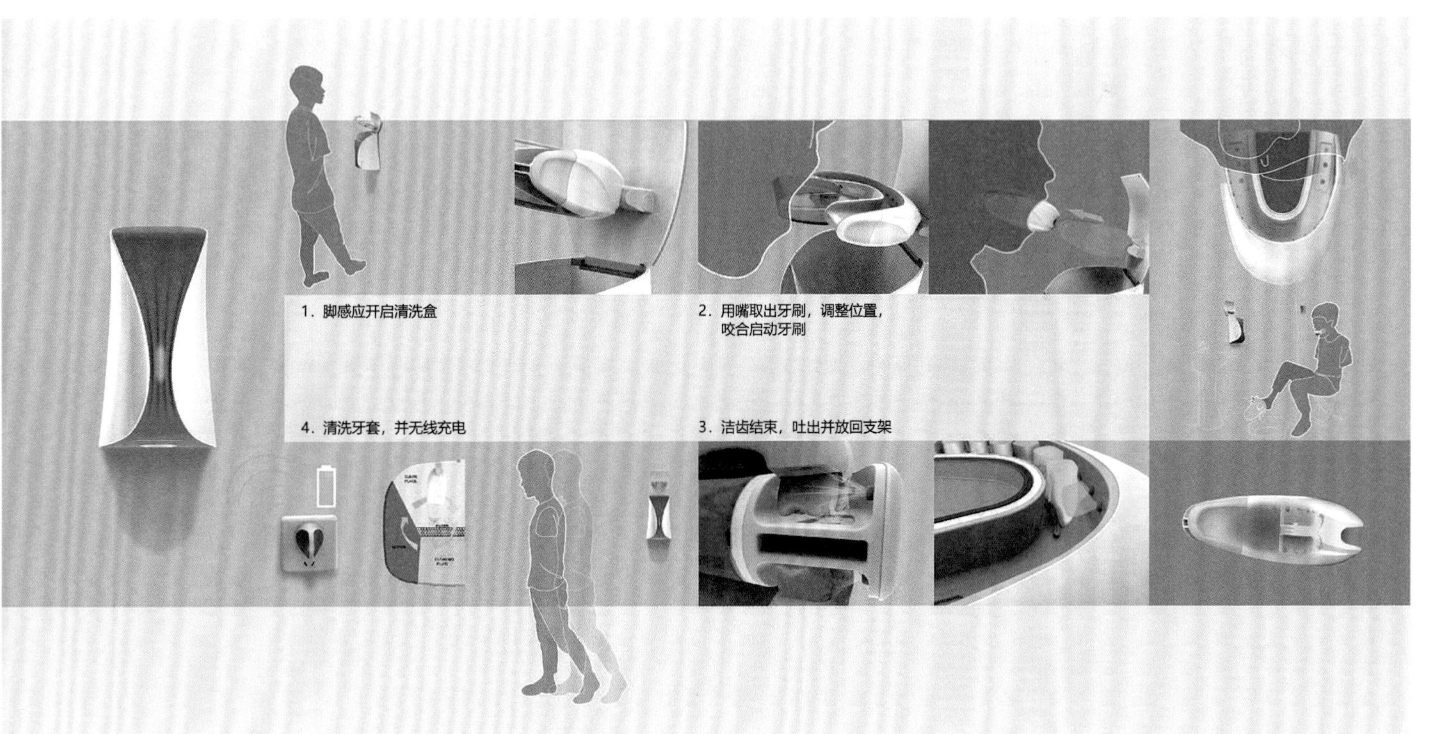
1. 脚感应开启清洗盒
2. 用嘴取出牙刷，调整位置，
咬合启动牙刷
3. 洁齿结束，吐出并放回支架
4. 清洗牙套，并无线充电

53 居家亲子食谱 / Family Recipes at Home

针对儿童设计的厨房教育

类别：产品设计、信息设计

年度：2020

地区：中国

作者：吕静、张宇昕、王耀蕾（北京服装学院艺术设计学院）

导师：丁肇辰

标签：厨房教育、厨艺体验、亲子食谱、食谱计划、中国

这是一个儿童健康食谱，通过5天的周期由易到难每天指导儿童制作一款美食，以帮助他们理解与体验烹饪的乐趣。新冠病毒疫情期间，由于家人久居一起不免产生生活的无趣感，于是该设计团队提出阖家共同体验烹饪的设想，让儿童和父母亲一同通过美食来排解隔离期间的单调生活。

该食谱的左边是食材区，右侧则是可视化的烹饪流程步骤，儿童可根据此步骤学习制作一顿健康餐点。儿童烹饪是一种直观且有创意的幼教活动，目前在中国一线城市中儿童厨房体验式教育受到家长欢迎。虽然目前线下的活动难以推进，那就尝试居家的活动吧！

专家点评

儿童健康食谱，通过5天的周期由易到难每天指导儿童制作一款美食，以帮助他们理解与体验烹饪的乐趣。这个项目的核心并不在于“烹调”，而是提升亲子关系、增加家庭互动。这个活动的难点在于安全设计，因为火、水、电、煤气、刀具等对于儿童来说都是隐患因素。因此，对于3～5岁的儿童，建议可以采取游戏、模拟玩具等借助“过家家”的方式来完成任务。年长一些的儿童可以在家长的指导下完成体验性的健康食谱实践。

（李四达，北京服装学院教授，数媒与交互设计研究学者）

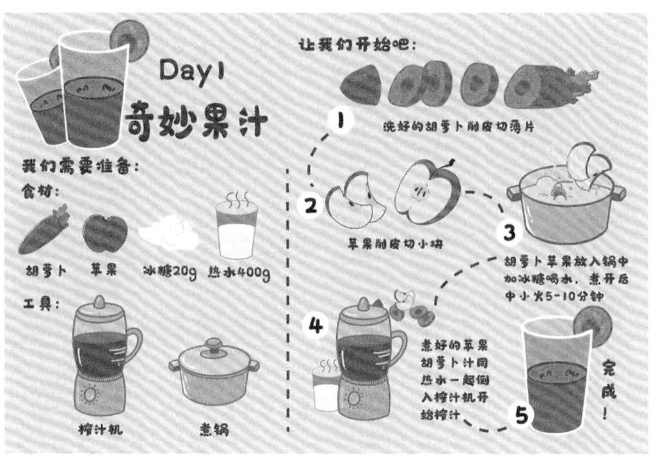
Day1
奇妙果汁
让我们开始吧：
我们需要准备：
食材：
胡萝卜
苹果
冰糖20g
热水400g
工具：
榨汁机
煮锅
1
洗好的胡萝卜削皮切薄片
2
苹果削皮切小块
3
胡萝卜苹果放入锅中加冰糖喝水，煮开后中小火5-10分钟
4
煮好的苹果胡萝卜汁同热水一起倒入榨汁机开始榨汁
5
完成！

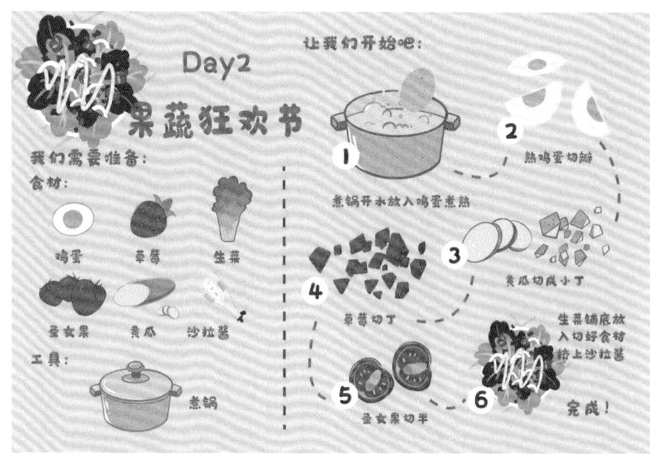
Day2
果蔬狂欢节
让我们开始吧：
我们需要准备：
食材：
鸡蛋
草莓
生菜
圣女果
黄瓜
沙拉酱
工具：
煮锅
1
煮锅开水放入鸡蛋煮熟
2
熟鸡蛋切瓣
3
黄瓜切成小丁
4
草莓切丁
5
圣女果切半
6
生菜铺底放入切好食材挤上沙拉酱
完成！

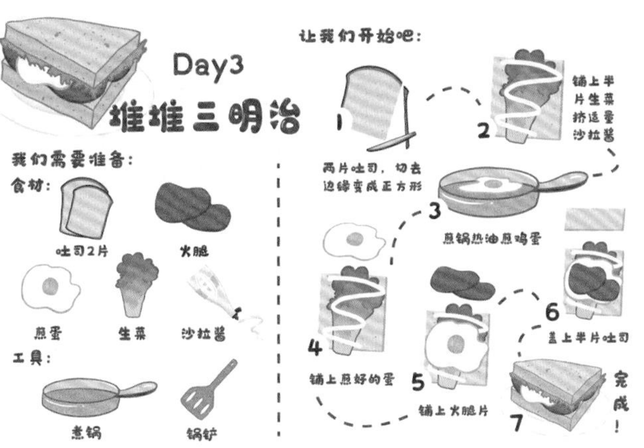
Day3
堆堆三明治
让我们开始吧：
我们需要准备：
食材：
吐司2片
火腿
煎蛋
生菜
沙拉酱
工具：
煮锅
锅铲
1
两片吐司，切去边缘变成正方形
2
铺上半片生菜挤适量沙拉酱
3
煎锅热油煎鸡蛋
4
铺上煎好的蛋
5
铺上火腿片
6
盖上半片吐司
7
完成！

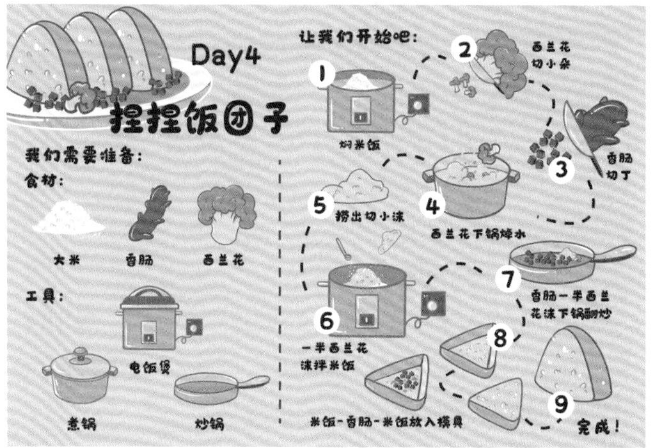
Day4
捏捏饭团子
让我们开始吧：
我们需要准备：
食材：
大米
香肠
西兰花
工具：
电饭煲
煮锅
炒锅
1
焖米饭
2
西兰花切小朵
3
香肠切丁
4
西兰花下锅焯水
5
捞出切小沫
6
一半西兰花沫拌米饭
7
香肠一半西兰花沫下锅翻炒
8
米饭-香肠-米饭放入模具
9
完成！

54　创新口罩设计 / Innovation Mask Designs
针对疫情期间设计的创新型口罩

类别： 产品设计、概念设计

年度： 2020

地区： 中国

作者： 陈思婕、黄奕凯、何明和、王秋玉（广州美术学院）

导师： 张剑

标签： 新冠病毒、口罩、创意产品、中国

新冠病毒疫情期间，一个设计师如何面对这个重大公共卫生事件，以实际行动来体现自己的责任与担当呢？当口罩成为我们生活的必备品，每个人对于它都会有不同的想法，是否可以基于此进行改进和创新呢？来自广州美术学院的设计团队就这一问题在短时间充分发挥创新能力，提出了多个创新的口罩概念设计。这不仅让设计师在面对重大社会事件时产生独特思考，也为医疗产品的设计提供了全新的思路。

1. 防止口罩回收

当口罩使用数量剧增，如何有效处理这些二次污染源，以防不法分子回收再次售卖，造成病毒再次传播？此设计采取线缝合固定方式，用户在使用完口罩时可拉下圆环将线抽取出并防止再次使用。

2. 一只蝴蝶

如何从口罩与用户的互动中显示出它和人类生命之间的微妙关系？这个口罩的表面停留着一只蝴蝶，用户呼吸时将带动蝴蝶翅膀在口罩上起伏飞舞。更有趣的是，用户自己并不会察觉到蝴蝶的存在，反而是迎面而来的路人才能看到它的舞动。

3. 带编号的口罩

如何透过简易的标示系统来区分病患的危急程度？该设计师在口罩上方设置了一个可以贴标签的区域，通过彩色魔术贴标签加以区分病情，与住院的床号或门诊号形成匹配，便于救治过程中的临时管理。

4. 小丑的鼻子

如何让孩子们轻易地爱上戴口罩而不会厌倦？该口罩金属条的位置有个联结硅胶做的“小丑红鼻子”，挤压这个红鼻子可以将口罩内的金属条与鼻子固定。这个诙谐的设计为儿童口罩带来许多乐趣。

专家点评

新冠肺炎疫情期间“隔离”和“戴口罩”已经成为当下非正常的社交行为方式的特征。尽管如此，口罩在防病毒的基本属性以外，需要能够满足社交性、趣味性（特别是儿童）以及价格低廉、生产成本低等一系列悖论式难题。因此，广州美术学院同学们的探索无疑有着积极的意义。这些项目的深层思考与实践不仅能够提升人们对口罩的接受感，而且在情感化设计上也能满足人们交流的需求。

（李四达，北京服装学院教授，数媒与交互设计研究学者）

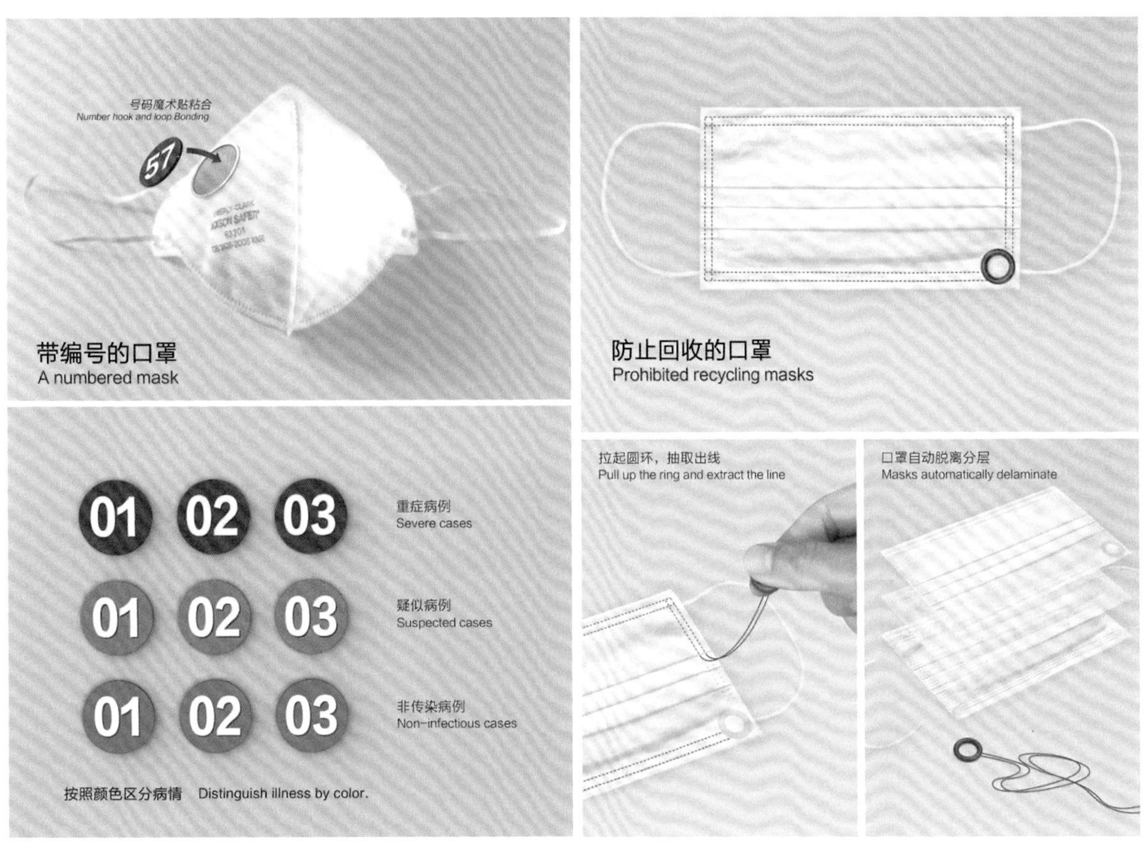

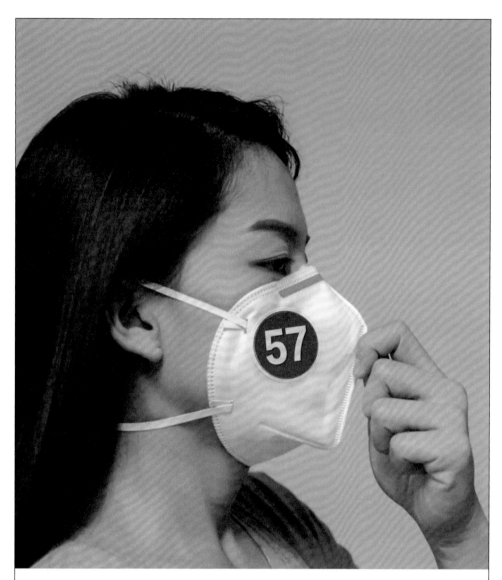

带编号的口罩
A numbered mask

设计：张剑、陈思婕、黄奕凯、何明和、王秋玉

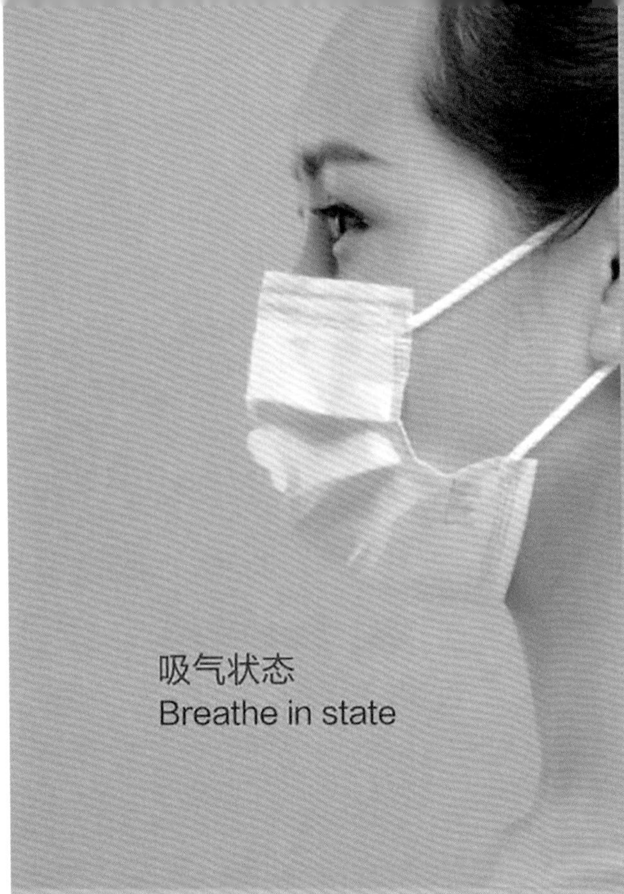

吸气状态
Breathe in state

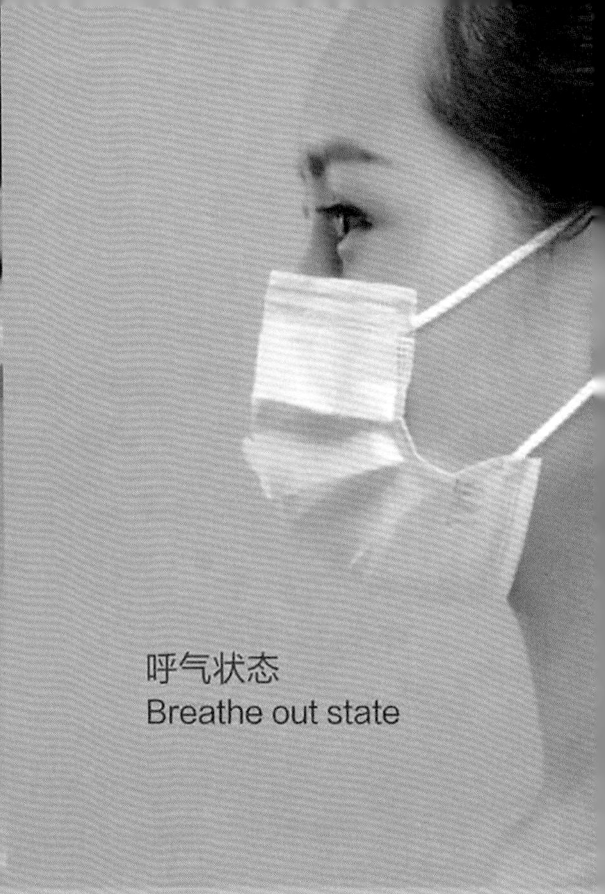

呼气状态
Breathe out state

一只蝴蝶
A butterfly

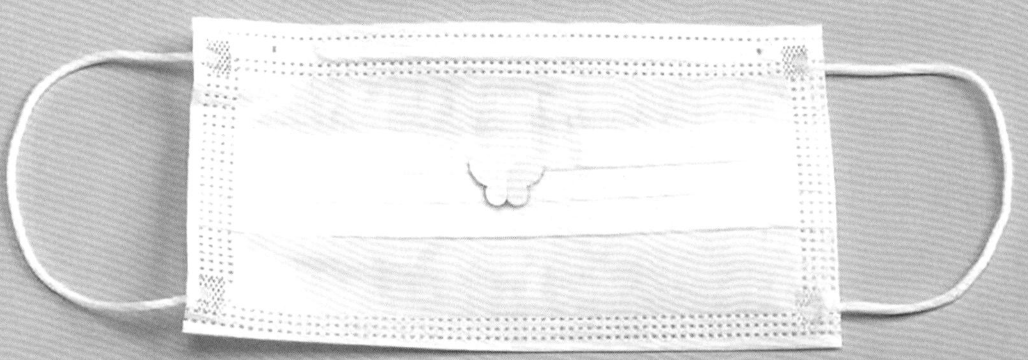

通过蝴蝶指示正反、内外
The butterfly indicates positive, negative, internal and external

55 手术罩 / SurgiBox

解决简陋医疗环境中手术问题的设计

类别： 产品设计、服务设计

年度： 2019

地区： 美国

作者： 手术罩（SurgiBox）、麻省理工学院D实验室（MIT D-Lab）

标签： 贫穷地区、医疗设备、移动手术、美国

该产品是手术罩公司和麻省理工学院D实验室共同研发的一款移动手术罩。全世界有很多贫穷地区因为资源匮乏而无法确保无污染的手术环境，该产品就是为了帮助这些地区的外科医生解决在手术中可能因为灰尘、细菌或其他污染物而造成的医疗感染问题。此设计采取了“包覆”的概念，以确保医生在手术空间区域的安全性。它不仅重新定义了“安全手术”的概念，也为贫穷地区的手术实现提供了一个简单且廉价的方案。

专家点评

手术罩的设计考虑了因资源匮乏、无法获得高端医疗设备的就医环境。这一产品采用容器覆盖的方式，保证了手术的安全性，以降低外科医生手术时的外界感染风险，从而达到安全手术的目的。同时，这一设计还有照明等实用功能，保证了手术环境的可视性。此外，其轻巧便捷的样式设计也利于医护人员外出携带。在医疗条件不充足的情况下，手术罩为医生和病人提供了一个既安全又实惠的设计方案。所以在当前医疗资源紧张、不均衡的情况下，手术罩可以说是一种刚需的设计产品，具有可推广性和适用性。

（祝帅，北京大学新闻与传播学院研究员）

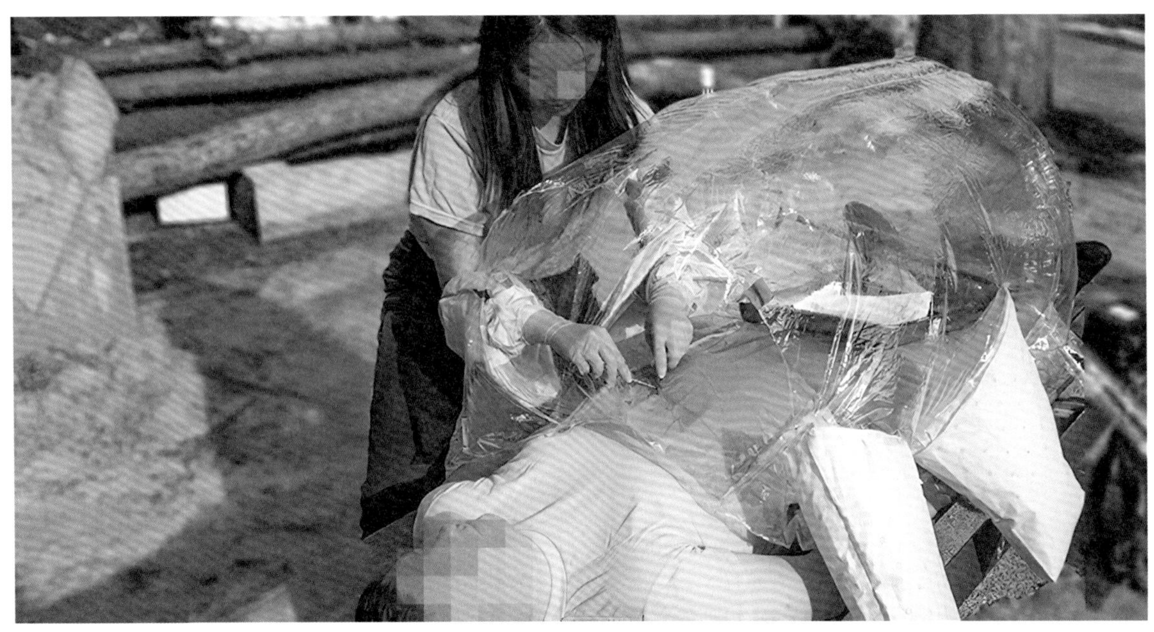

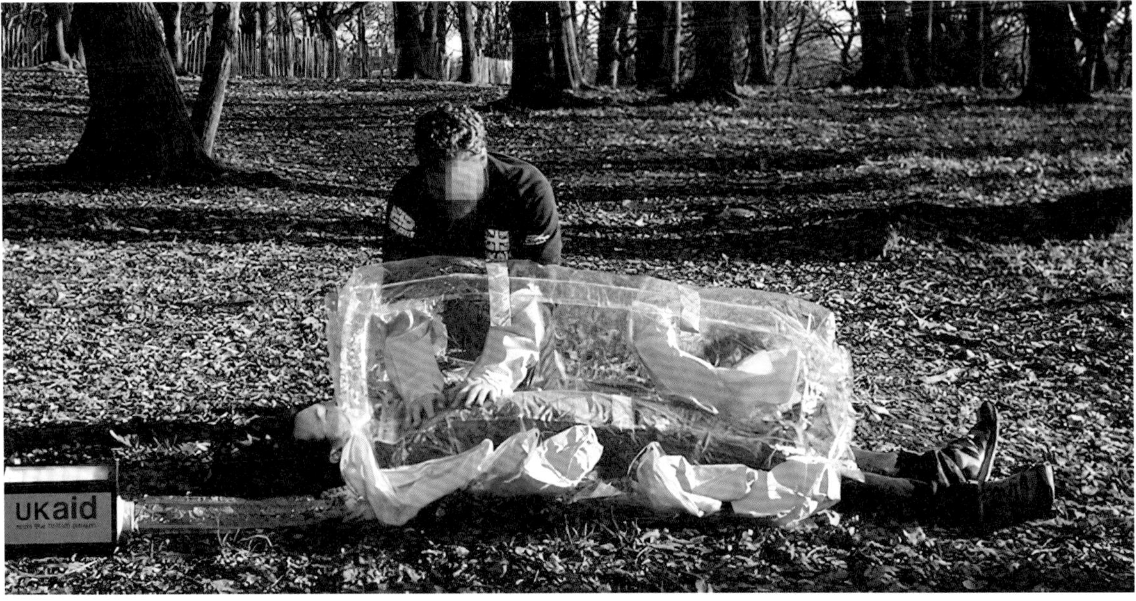
UKaid

56 萤火虫 / Firefly
治疗医疗资源匮乏地区婴儿黄疸症的光照箱

类别： 工业设计、产品设计

年度： 2012

地区： 越南

作者： 威廉·哈里斯（William Harris），重要设计（Design That Matters）

标签： 医疗、保温箱、光疗、新生儿、越南

这个从远处看来像是萤火虫蓝光的保温箱，其实是一款便携式的婴儿黄疸症治疗设备。据统计，常见的新生儿黄疸可影响全球六成的婴儿，其中有10%的黄疸患者由于缺乏治疗而产生永久性残疾或脑损伤。蓝光疗法是目前公认的能加速造胆红素分解的有效治疗方式，而该设备可用来帮助医疗资源匮乏地区的医护人员透过光照提供较为经济、高效的黄疸治疗手段。

该保温箱由可移动的封闭外壳与可清洗的摇篮组成，能为新生儿提供光疗喂养环境。此设备缓解了婴儿重症监护室在面对过多婴儿患者时所需承受的空间压力，并且能加快治疗速度与改善母乳喂养结果，为需要更严重临床需求的患者提供更好的护理质量。

专家点评

在医疗水平普遍落后的第三世界国家，如何将欧美发达国家先进的医疗服务手段本地化是一个重要的课题。本项目的便携式的婴儿黄疸症治疗蓝光设备，就是用来帮助医疗资源匮乏地区的医护人员透过光照提供较为经济、高效的黄疸治疗手段。从交互设计与服务设计的角度上看，这个项目的突出特征就是经济性、便携性和实用性，能够有效地解决资源匮乏地区婴儿黄疸症的治疗问题。

（李四达，北京服装学院教授，数媒与交互设计研究学者）

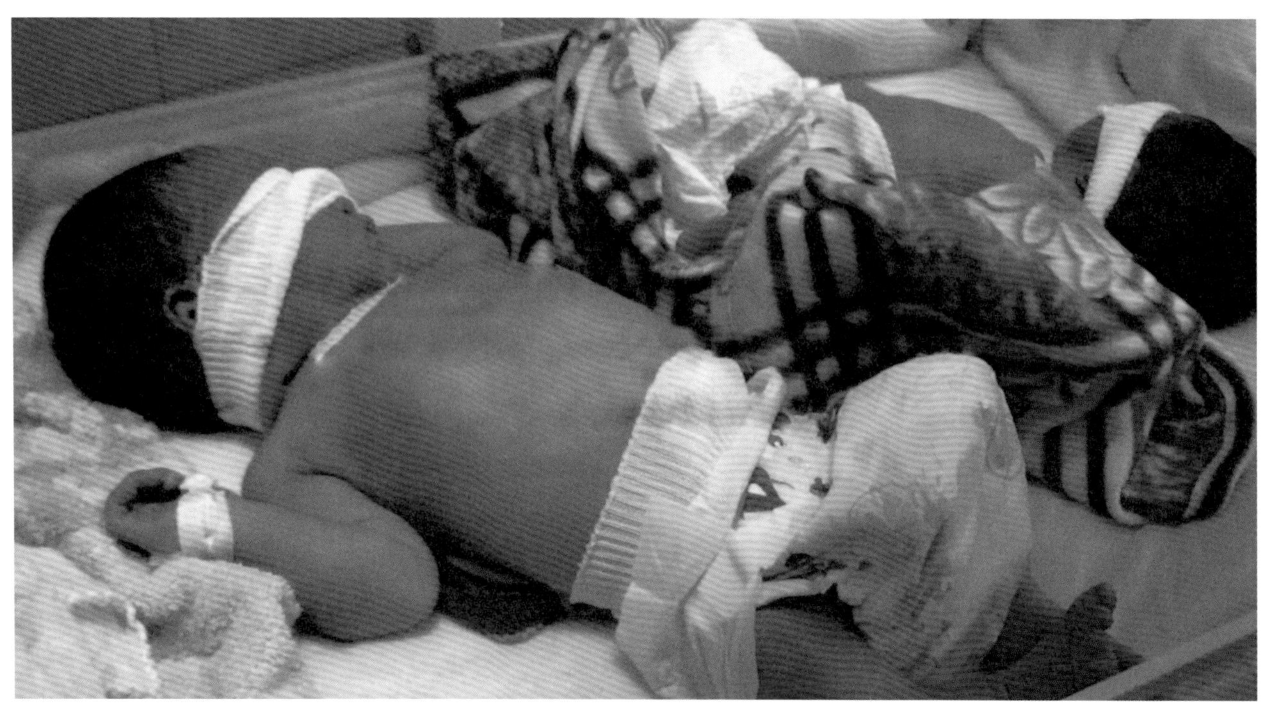

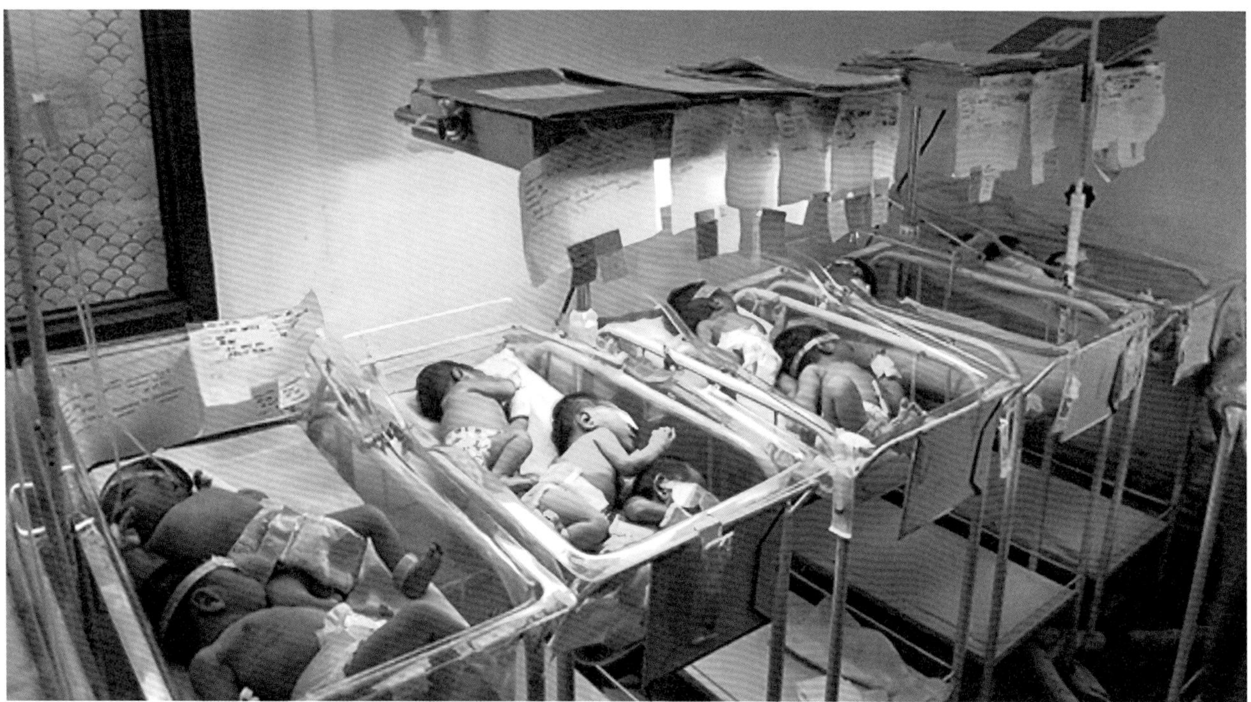

57 打破沉默之书 / Break the Silence 用于减缓自杀意向的安慰书籍

类别：产品设计、书籍设计、视觉设计

年度：2018

地区：立陶宛

作者：阿玛·利特拉（Alma Littera）、阿提门（Artimiems）

标签：自杀率、精神健康、畅销书、立陶宛

这是立陶宛出版商“阿玛利特拉”为有自杀念头或失落的人群所出版的一本自救书籍。当人们感到“失落”时难免会控制不住情绪从而做出极端行为，因此我们会鼓励他们交谈、倾听甚至伸出援手。立陶宛恰巧是全球自杀率排名很靠前的国家，因为缺乏预防政策或精神支持计划，患者只能单独处理自己的感受，而《打破沉寂之书》正是解决他们心理健康问题的第一步。

由于孤独与悲伤的感情是私密的，所以这本书没有书名，仅有一条线印在封面，以使读者可按照任何方式来称呼它。该书的内容描述了18个自杀者的故事，设计师希望让读者也有一种身临其境的体验，而采用了特殊装帧方式，即破坏性的“撕开书页”才能看到每一个故事。《打破沉默之书》销售之初的前六周曾创下立陶宛畅销书排行第一名。这本书的精心设计让它没花上一分钱做媒体宣传，但却拥有百万人的关注。

专家点评

根据世界卫生组织新发布的报告，全球每40秒钟就有一个人自杀身亡。而我国93%有自杀行为的人没有看过心理医生，在全球自杀未遂者中，被进行心理评估的还不到1%。这些自杀人群主要由精神病患者组成，他们一方面面对社会的偏见，另一方面得不到社会的相应支持和帮助。因此，以自我阅读为主的书籍设计为他们提供了一个在心理上相对安全的“自杀方式”，让他们在无助的情况下能够通过阅读进行生命体验。同时，本书在设计上没有特定的名字，在话语层面上也避开了疾病的相关隐喻，让自杀高危群体在一个相对安全的环境下认识自杀和他人。

（祝帅，北京大学新闻与传播学院研究员）

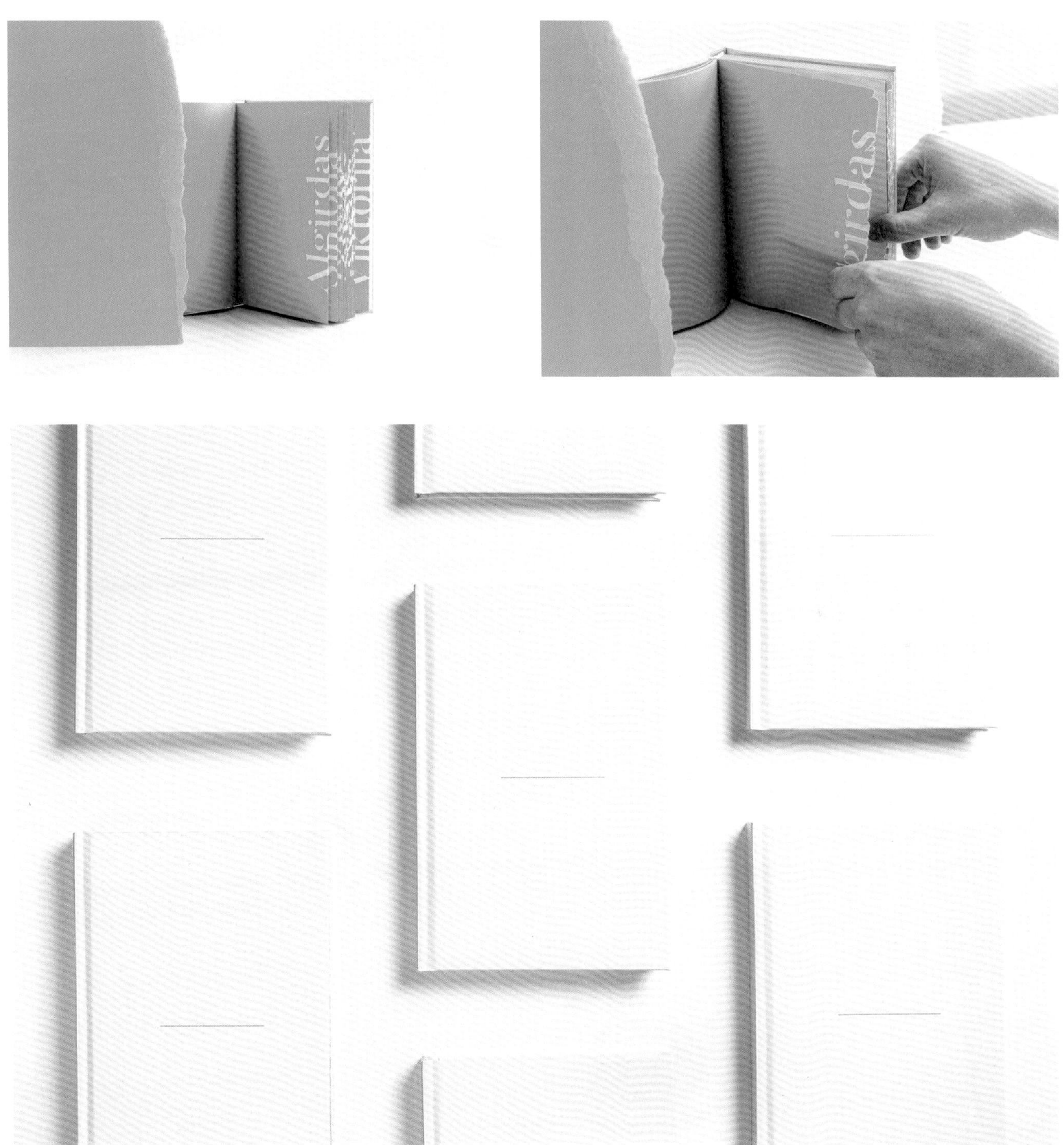
Algirdas

58 弹性厕所 / Flexible Toilet

解决自然灾害时期如厕问题的抽水马桶

类别：产品设计、服务设计

年度：2019

地区：日本

作者：骊住（LIXIL）

标签：冲洗便器、马桶、自然灾害、公共厕所、日本

这是一款为确保人们在停水或遭遇自然灾害时仍可使用的抽水马桶。当自然灾害出现时，往往会因缺水而无法冲洗便器，导致卫生条件越来越差，进而引发严重的卫生问题。这款马桶在供水中断或缺水的情况下仍可采用强制开闭阀，将冲洗水量从原本的5L切换到1L，尽可能降低灾区的用水量。

该马桶的特殊设计能充分发挥灾难期间节约用水的功用。针对冲水量较低时排泄物会残留在管道上的问题，该设计师采用了两种排污系统：手动供水与污水循环。手动供水系统以每小时27L的水量从最上游的清洗槽流下，将每个马桶排水主管道的残留物一次性冲到下水道，而污水循环系统则是即利用水泵来使废水循环冲刷管道。

专家点评

在国际服务设计领域，日本作为一个自然灾害频发的国家，在预防与应对灾难时的服务设施、服务流程与相关教育方面无疑走在世界前列。这个特殊的抽水马桶的优点在于，能够在停水或遭遇自然灾害时仍可能使用便器，这不仅是人性关爱的设计，而且具有经济性和实用性的特征。

（李四达，北京服装学院教授，数媒与交互设计研究学者）

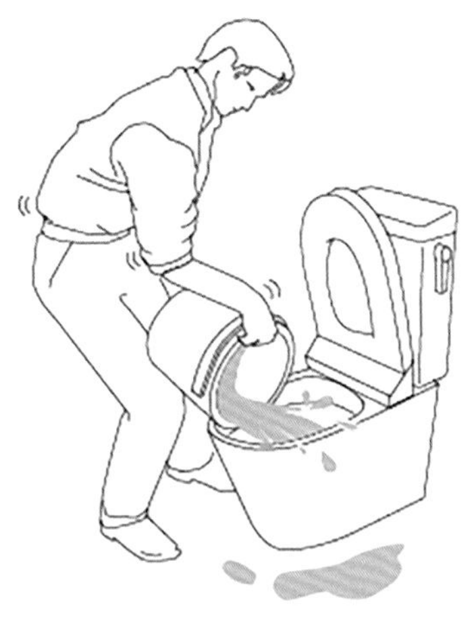

上手に
流せない

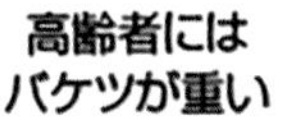

床が汚れて
不衛生

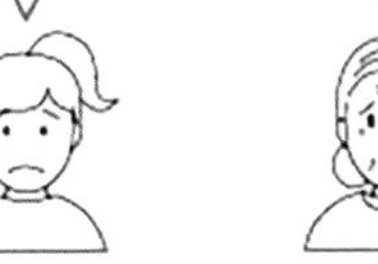

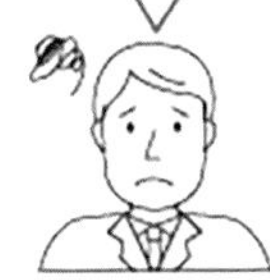

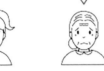

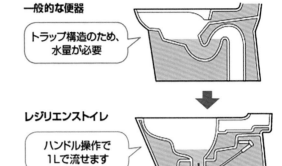

一般的な便器

トラップ構造のため、
水量が必要

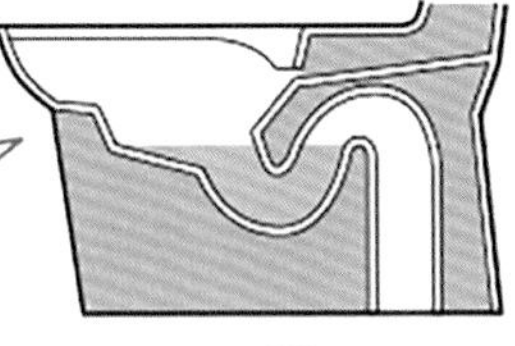

レジリエンストイレ

ハンドル操作で
1Lで流せます

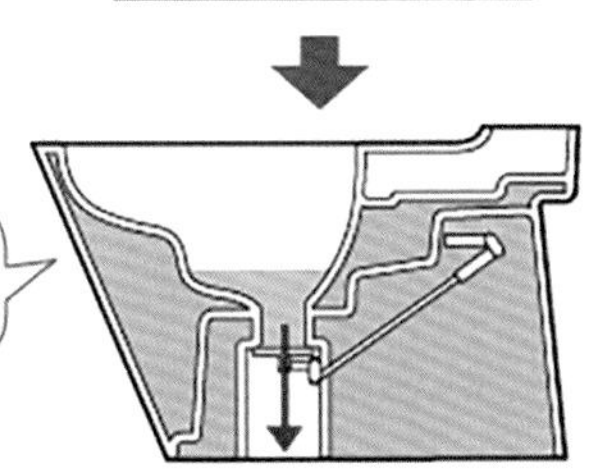

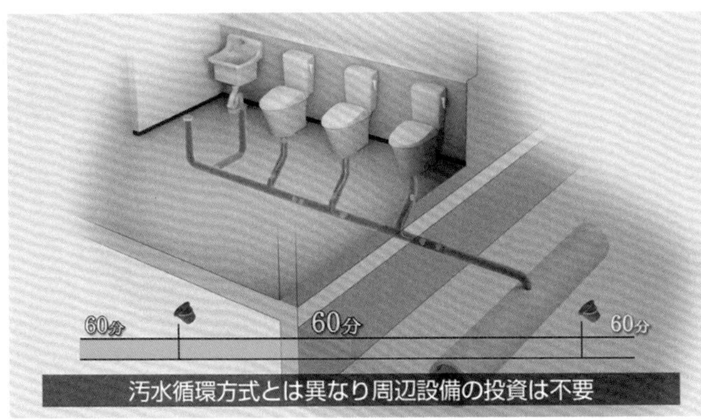

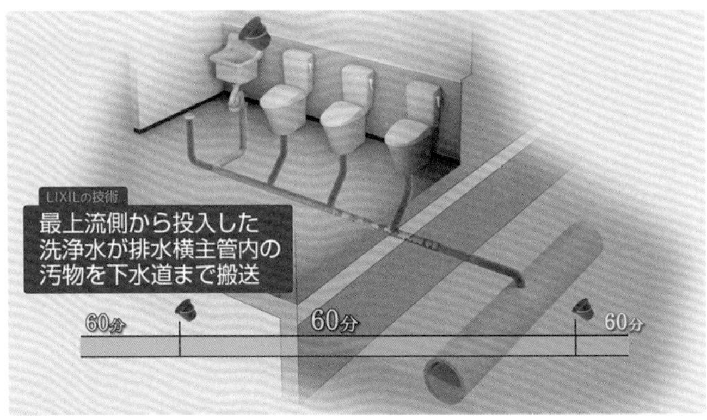

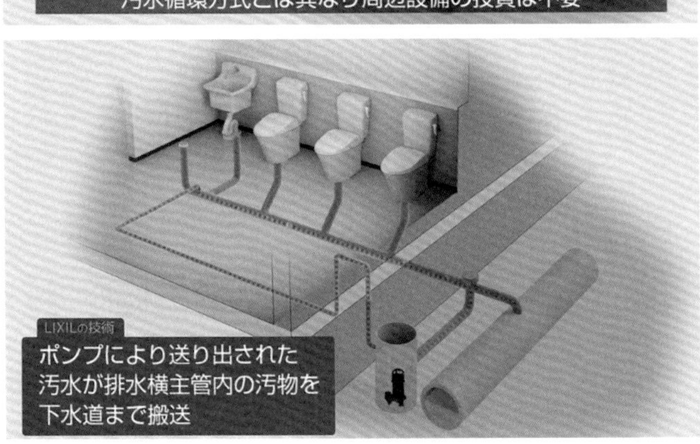
LIXILの技術
ポンプにより送り出された
汚水が排水横主管内の汚物を
下水道まで搬送

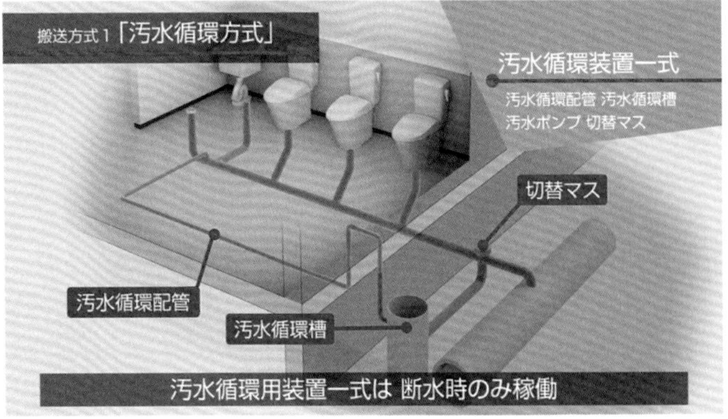

59 时光鸡 / Smart Sound Nostalgia Therapy Time Chicken 针对老人的智能音响怀旧疗法

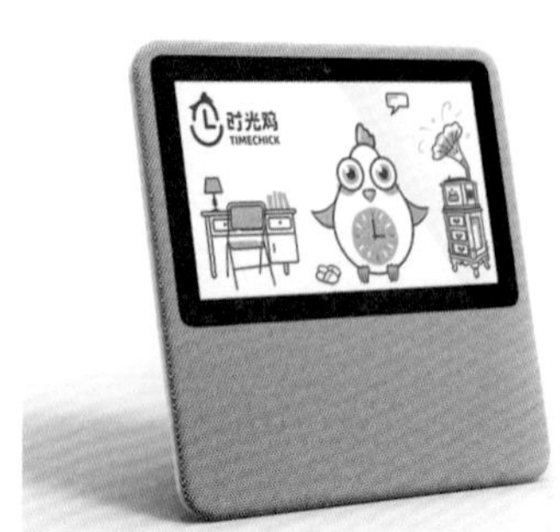

类别：产品设计、交互设计、概念设计

年度：2020

地区：中国北京

作者：张艺欣（北京服装学院艺术设计学院）

导师：丁肇辰

标签：怀旧疗法、智能音箱、语音交互、中国

这是一款以怀旧音乐为交互内容触发点，为失能失智症患者所设计的智能音箱应用程序。该程序利用语音交互识别用户情绪，进而形成个性化的播放歌单，以音乐代替陪伴来帮助老龄失智症用户找到过去的美好时光。

该产品名称取用了“时光机”的谐音，代表着通过怀旧音乐带领老人们“回到过去”；其视觉的公鸡形象则象征日出，寓意着充满朝气与活力的人生。尽管失智老人处在生理上的“日落”情境，但他们依旧可以从精神上去感受“日出”的状态，从而保持这样的状度来照亮自己的每一天。

专家点评

老年人护理与关爱是当代老龄化社会所面临的重要课题。这个项目通过一款以怀旧音乐为交互内容触发点，为失能失智症患者所设计的智能音箱应用程序，以音乐代替陪伴来帮助老龄失智症用户找到过去的美好时光。这个出发点无疑是可圈可点的，但如果要落地，还必须了解失能失智症患者的刚需和亲人陪伴的意义，因而怀旧音乐时光机的设计还需要进一步深入。

（李四达，北京服装学院教授，数媒与交互设计研究学者）

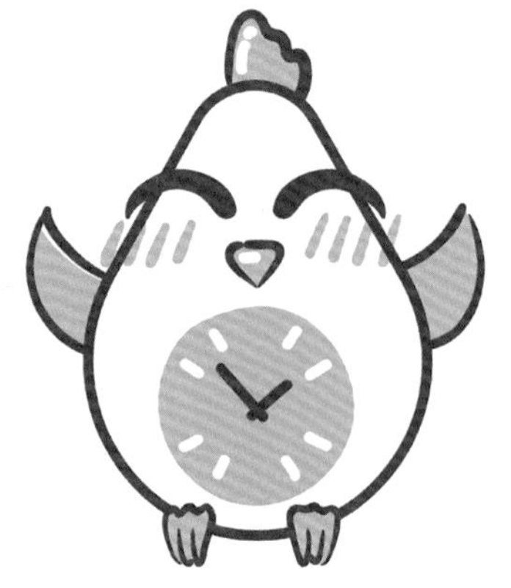

正向情绪

optimistic

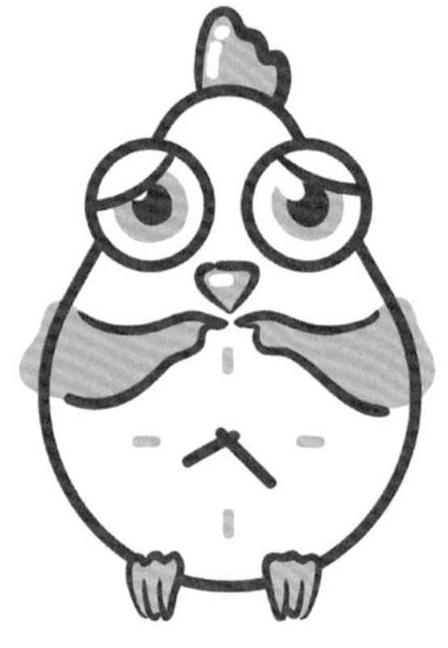

负向情绪

pessimistic

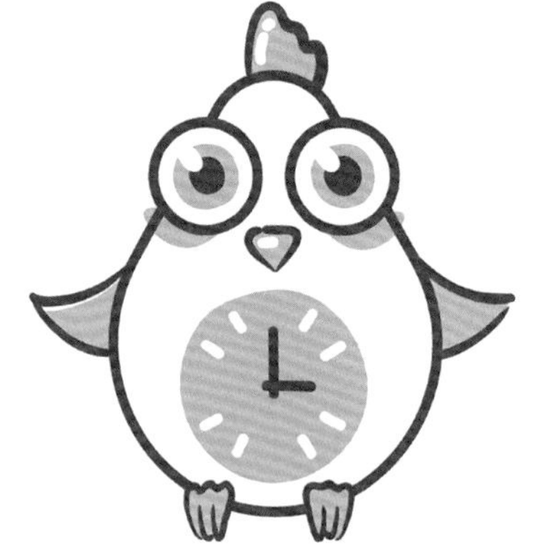

中性情绪

neutral

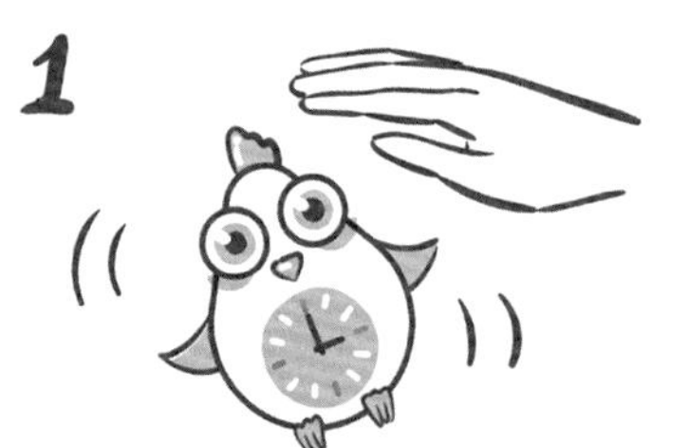

轻拍或摇晃开始播放

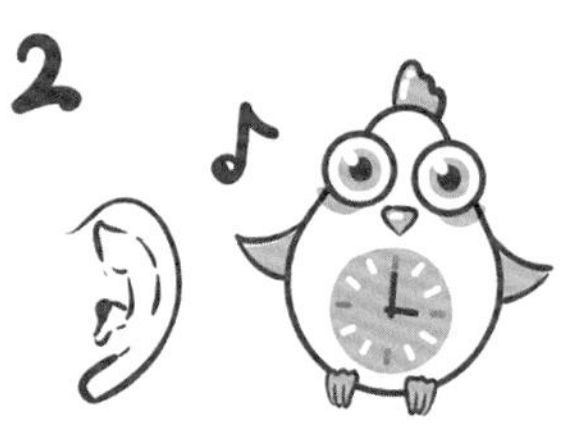

听听是什么歌？

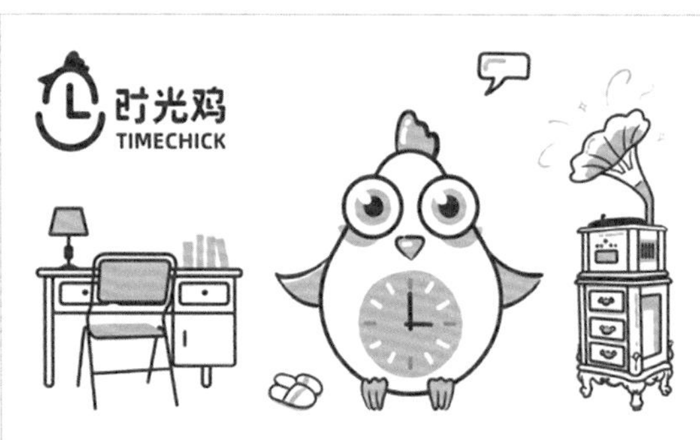

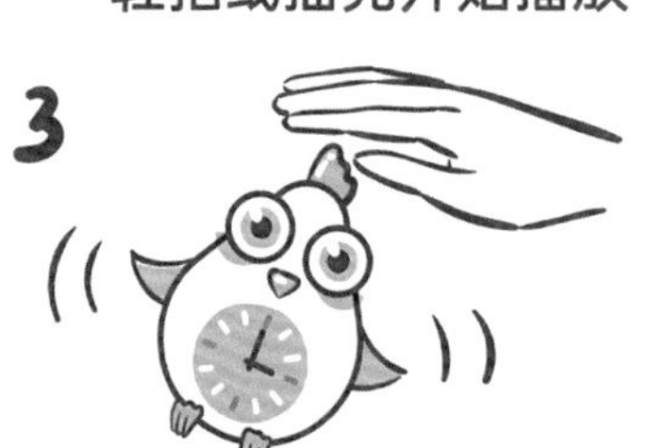

轻拍或摇晃停止播放

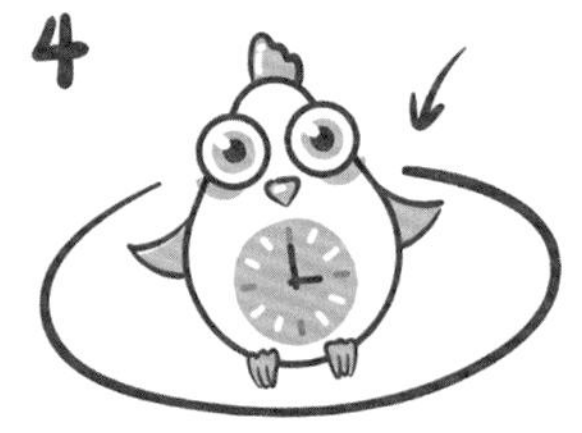

放回小窝，不要带走我

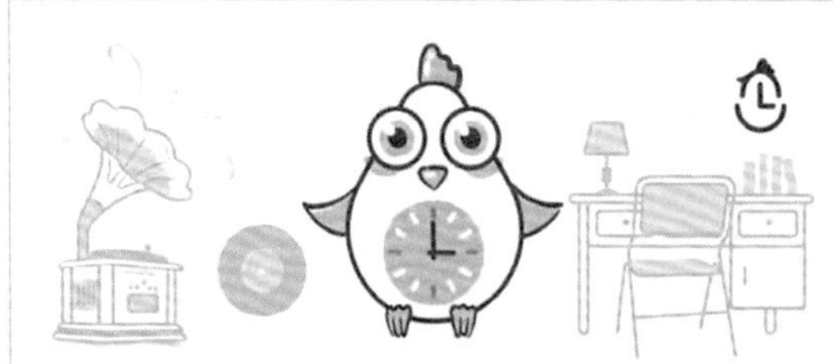

这首歌是《夜来香》，月下的花儿都入梦，只有那夜来香吐露着芬芳

60　儿童性教育棋盘 / Children's Education Board
针对监护人如何教授孩子关于性教育问题而设计的游戏

类别：产品设计、交互设计、游戏设计

年度：2020

地区：中国北京

作者：林诗珺、欧彦祯（北京服装学院艺术设计学院）

导师：丁肇辰

标签：北京服装学院、棋盘游戏、儿童性教育、中国

这是一款对儿童进行性教育的游戏棋盘，通过和家人一起玩游戏来改变儿童自己看绘本的单调处境，并从游戏过程中缓解家长介绍性知识时候的尴尬处境，增加与孩子的互动和提高孩子自我保护意识。此棋盘是在2020年年初新型冠状病毒疫情期间推出的，用户下载棋盘电子文档后可以使用家中打印机打印A4棋盘图拼接使用。游戏过程中，玩家使用的骰子与工具也都是手工制作完成的。这给玩家带来手工制作惊喜的同时，也锻炼了他们的肌肉协调力。此外，除了方便家庭成员一起玩棋盘外，此游戏还容许远程操作互动，当家长不在孩子身边时可以通过手机视频等工具与儿童进行远程游戏互动。

专家点评

这个项目通过交互棋盘游戏来对儿童进行性教育，初衷是好的。但如果要落地，还必须进一步思考如何设计内容？特别是需要思考如何将关卡设计、趣味性设计与美术设计与“性”内容进行有机结合？寓教于乐是一个值得肯定的方向，但儿童的心理成长，包括性心理成长都有客观规律，这些都需要深入思考。

（李四达，北京服装学院教授，数媒与交互设计研究学者）

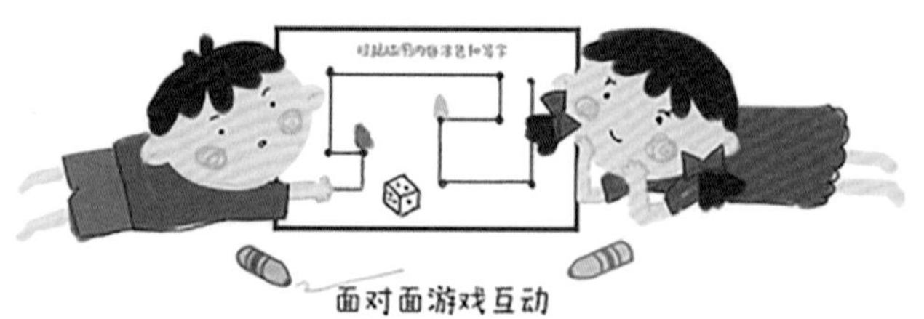

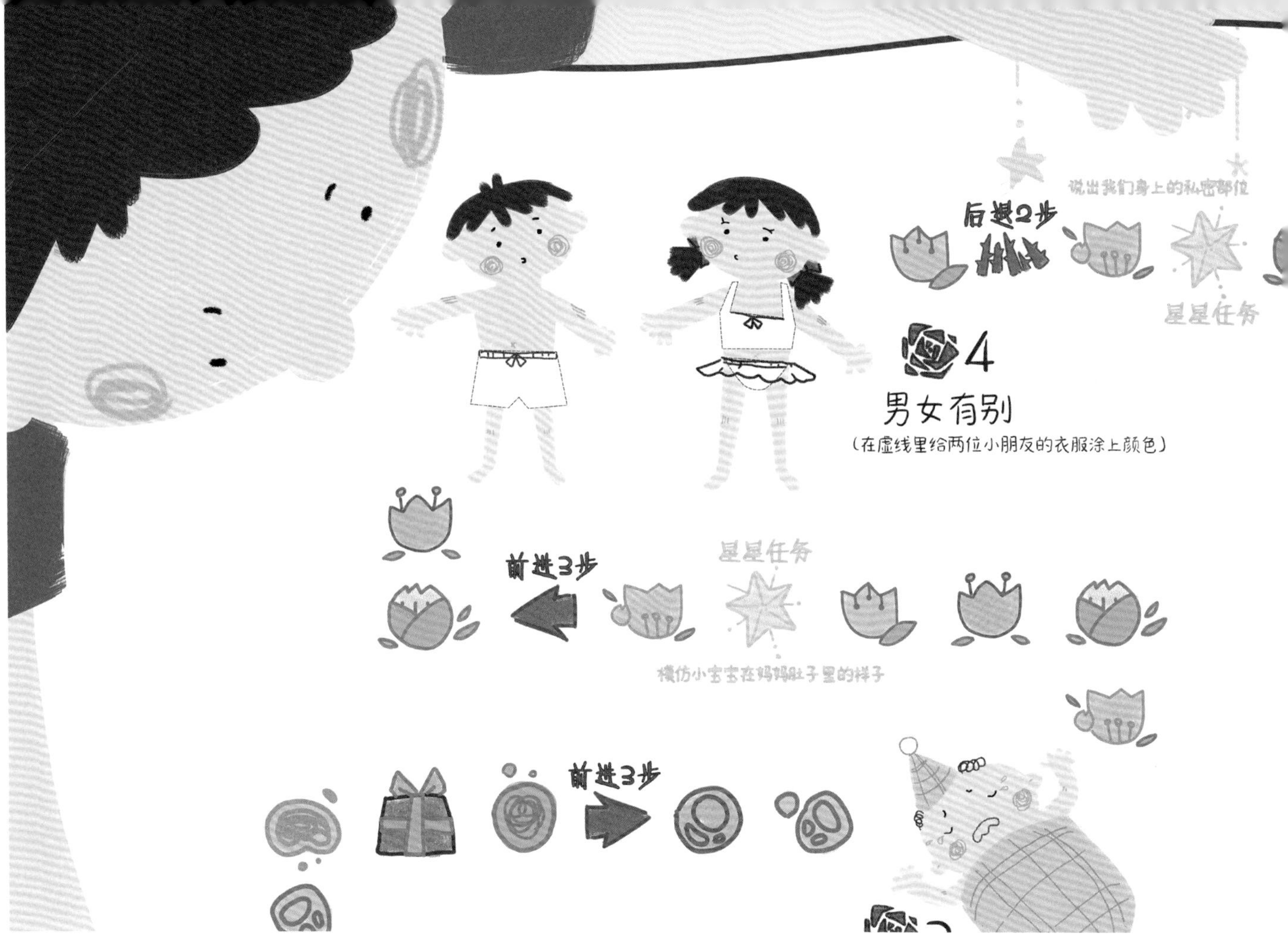

说出我们身上的私密部位
后退2步
星星任务
4
男女有别
（在虚线里给两位小朋友的衣服涂上颜色）
前进3步
星星任务
模仿小宝宝在妈妈肚子里的样子
前进3步

制作棋子

制作骰子

1
2
3
4
5
6

游戏玩法可根据不同家庭教育方式做调整

你问我答
角色扮演

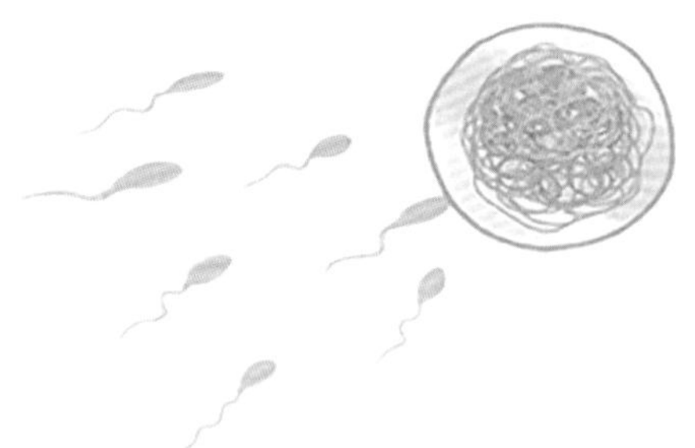

“冲呀冲呀！
我是爸爸体内游得最快的精子！”
它游进妈妈体内子宫的卵子里，
带着精子的卵子越长越大。
小生命开始成长了！

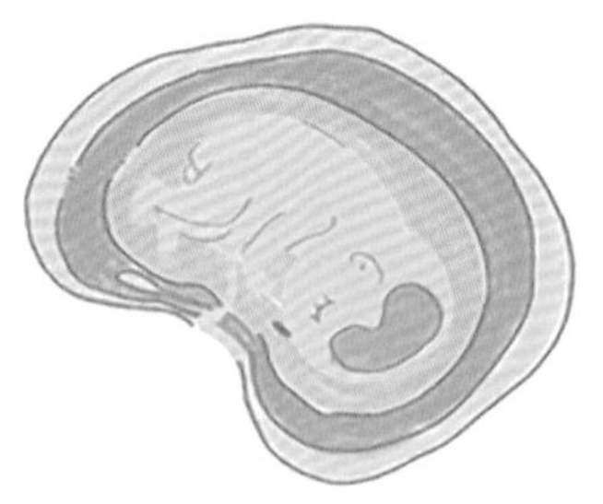

宝宝在妈妈肚里通过脐带获取营养，
宝宝越长越大，开始打嗝，
左看看右看看，
在妈妈肚子里动来动去了，
宝宝慢慢把妈妈的肚子
撑得鼓鼓的。

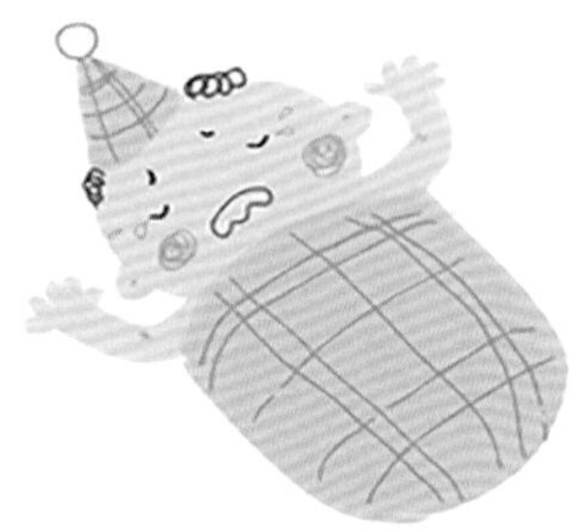

九个月后，宝宝就要出生咯！
宝宝自己钻出来叫做“自然产”，
但是有时需要医生帮妈妈做剖腹产手术，
宝宝才能出来。

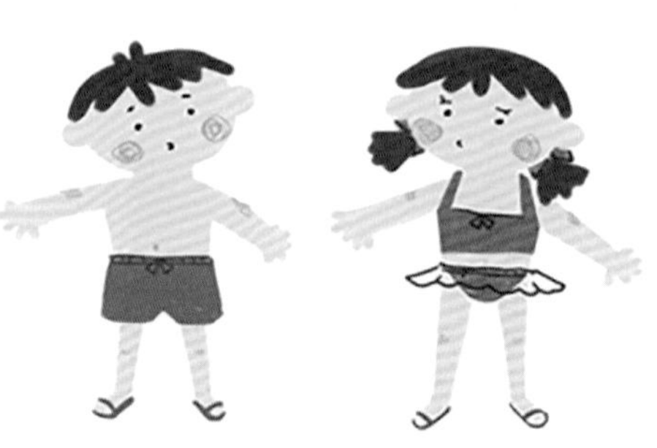

男生女生都有自己的私密部位，
男生尿尿的地方叫做阴茎，
是他的私密部位。
胸部和尿尿的地方——外阴
是女生的私密部位。
私密部位不能让别人看见，
更不能让别人乱摸哦。

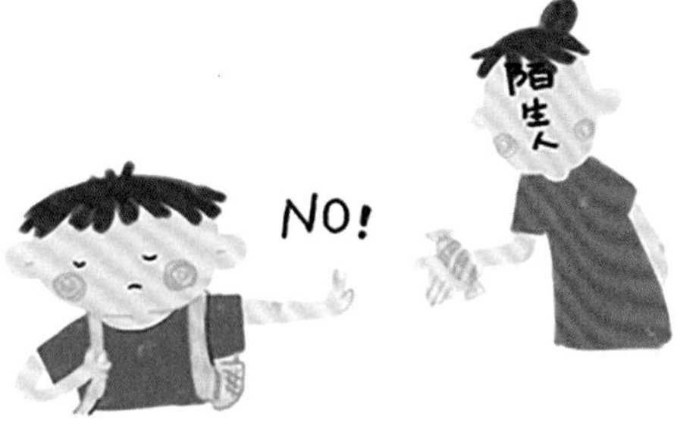

宝宝开始上幼儿园，要学会保护自己了！
除了爸爸妈妈，宝宝不让别人随便亲自己；
不让别人摸自己；不和陌生人单独在一起；
更不跟着给自己糖果的陌生人走哦。
宝宝才不会被好看又温柔的坏人骗呢！

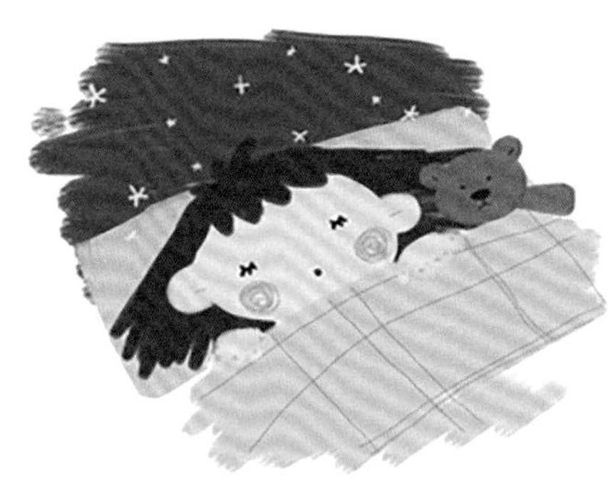

宝宝今年七岁啦！
开始上小学一年级，是个大孩子咯！
宝宝开始自己睡觉，自己洗澡了呢！

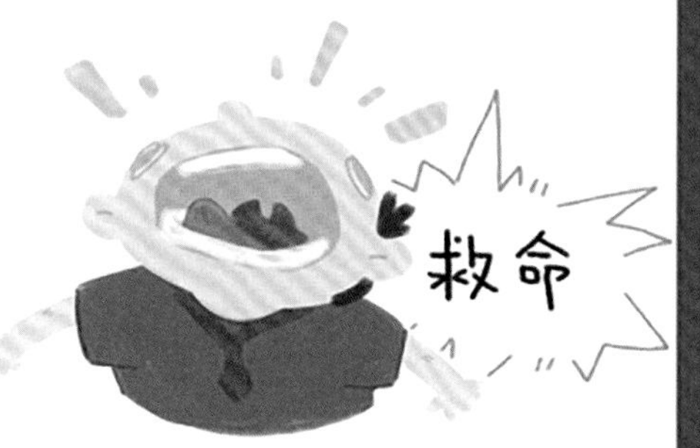

宝宝八岁，开始上三年级啦！
今天宝宝遇见坏人了，但没有害怕哦。
宝宝对坏人大声说"不"！
狠狠地咬了他一口，就快快逃跑，
跑到人多的地方了。
后来宝宝和爸爸妈妈还有警察叔叔说
遇到坏人的事，他们都夸我勇敢。

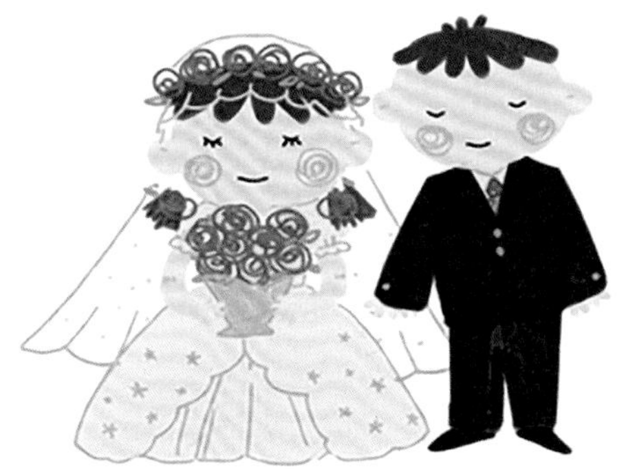

宝宝喜欢爸爸妈妈，这是亲情，
喜欢好朋友明明，是友情，
宝宝长大后想和红红结婚，
和她生小宝宝，像爸爸妈妈一样，
是爱情。
不过在这之前宝宝要问红红愿不愿意哦！

61 健康的手粉笔棒 / Healthy Hands Chalk Sticks

督促儿童养成良好卫生习惯的两用粉笔

类别：产品设计、广告设计

年度：2017

地区：印度

作者：奥美、孟买（Ogilvy & Mather Mumbai）

标签：卫生常识、粉笔棒、肥皂洗手、印度

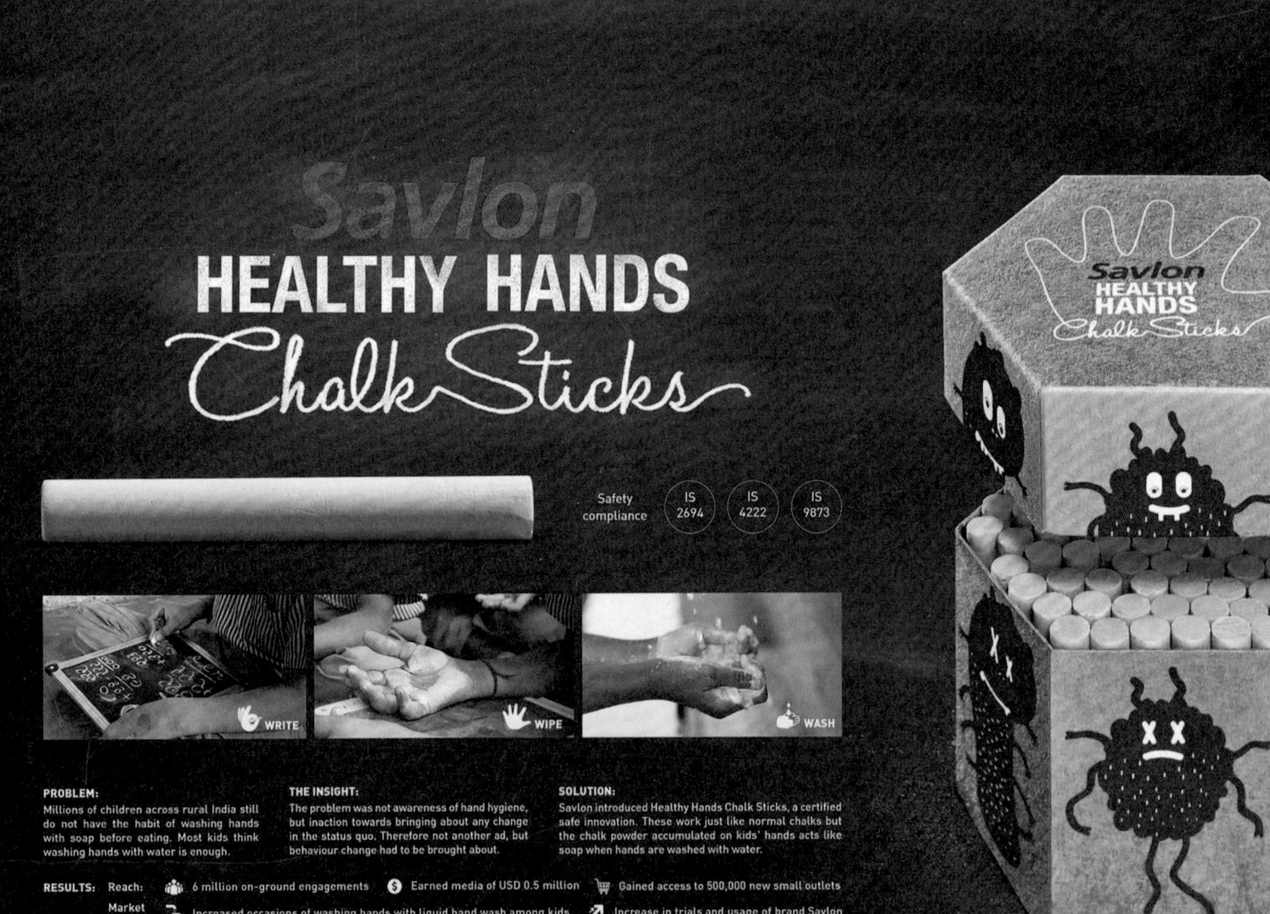

这是一款清洁粉笔棒，主要是为了增加印度儿童的卫生意识，减少贫困地区的孩童因缺乏肥皂洗手的习惯所导致的疾病死亡率。这个创意一方面源自通过“趣味”及“玩耍”来改变人们的行为，另一方面则是因为印度农村的大部分小学仍然使用黑板和粉笔棒作为学生的主要学习工具。因此，当课程结束后遗留在孩子手上的粉末只要与水接触就会变成肥皂，如此能确保他们手部的卫生，避免在用餐或休息时间用手取食时，因手部不洁所引起的腹泻和胃部不适等疾病。

专家点评

手是人体接触细菌最多的部位，尤其是在卫生条件较为恶劣的偏远、贫困地区，人们还未养成良好的洗手习惯，儿童在这方面的意识更为薄弱。这款粉笔棒让孩子们在玩乐的同时兼顾到手部的卫生，改变了以往命令式的教育方式，从而让洗手变成孩子玩乐的一部分，符合儿童的群体行为和特征，能有效地保护孩子的手部卫生。

（祝帅，北京大学新闻与传播学院研究员）

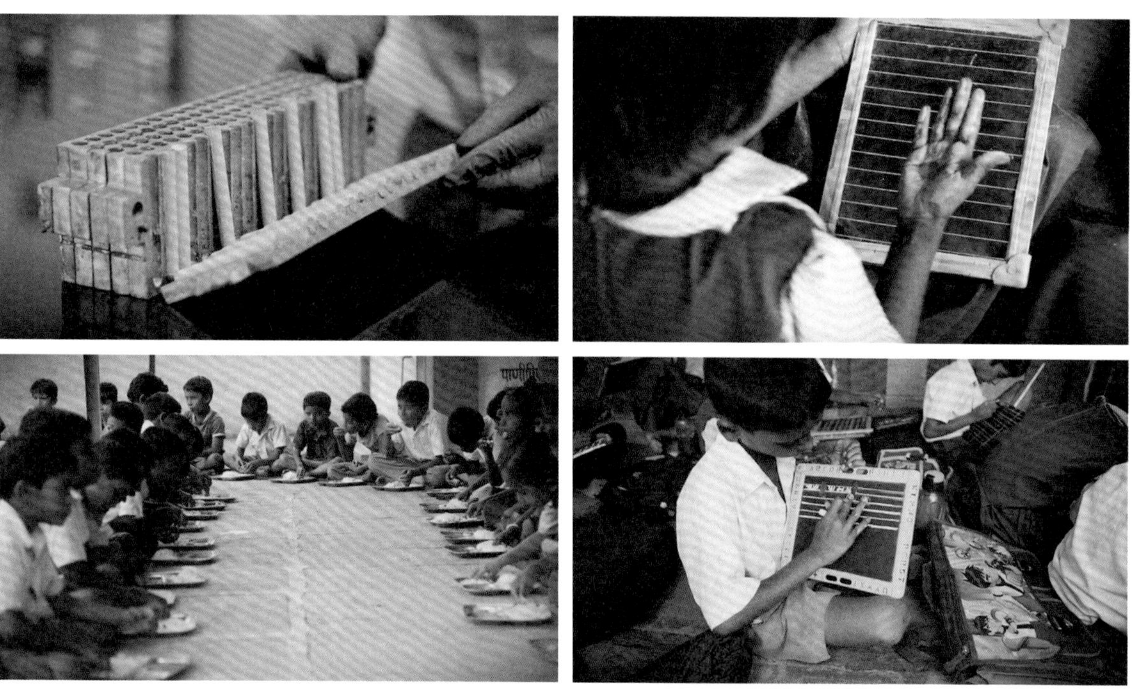

62 双足椅 / Bipedal Chair
缓解久坐族身体疲劳的椅子

类别：产品设计、交互设计

年度：2011

地区：法国

作者：伯努瓦·马尔他（Benoit Malta）

标签：座椅设计、久坐人群、双足椅、法国

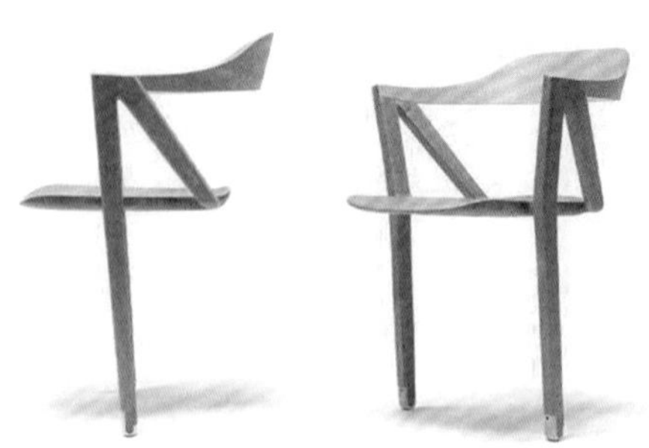

这是一款针对久坐人群所设计的特殊座椅。通常，人们需要依靠自觉、主动站起来走动来缓解久坐对健康的影响，而时下许多插电的智能穿戴设备也大多以配备久坐提醒的功能来解决此类问题。法国设计师伯努瓦的设计却反其道而行采取了不需插电的方法，提出“忍受不适”这一概念来设计两足椅，通过改变座椅的形态来督促用户不断更换坐姿或起身走动。由于该椅子自身的不稳定性，用户会主动将重心转移到自己的腿上以保持平衡，从而达到避免固定姿势、促进轻微锻炼的目的，以缓解用户久坐后的疲惫和可能引起的健康问题。

专家点评

项目的初衷是好的，但从服务设计角度看，“坐”却不是目的？为什么“坐”才是特别需要思考的地方。例如，坐着完成一项工作，听课、休息或者看病，这个过程中，稳定、安全是第一要素，锻炼则是第二目标，久坐不动主要是精力集中或者“上瘾”的结果（如打游戏）。因此，综合全面的思考对于设计来说是一个挑战。

（李四达，北京服装学院教授，数媒与交互设计研究学者）

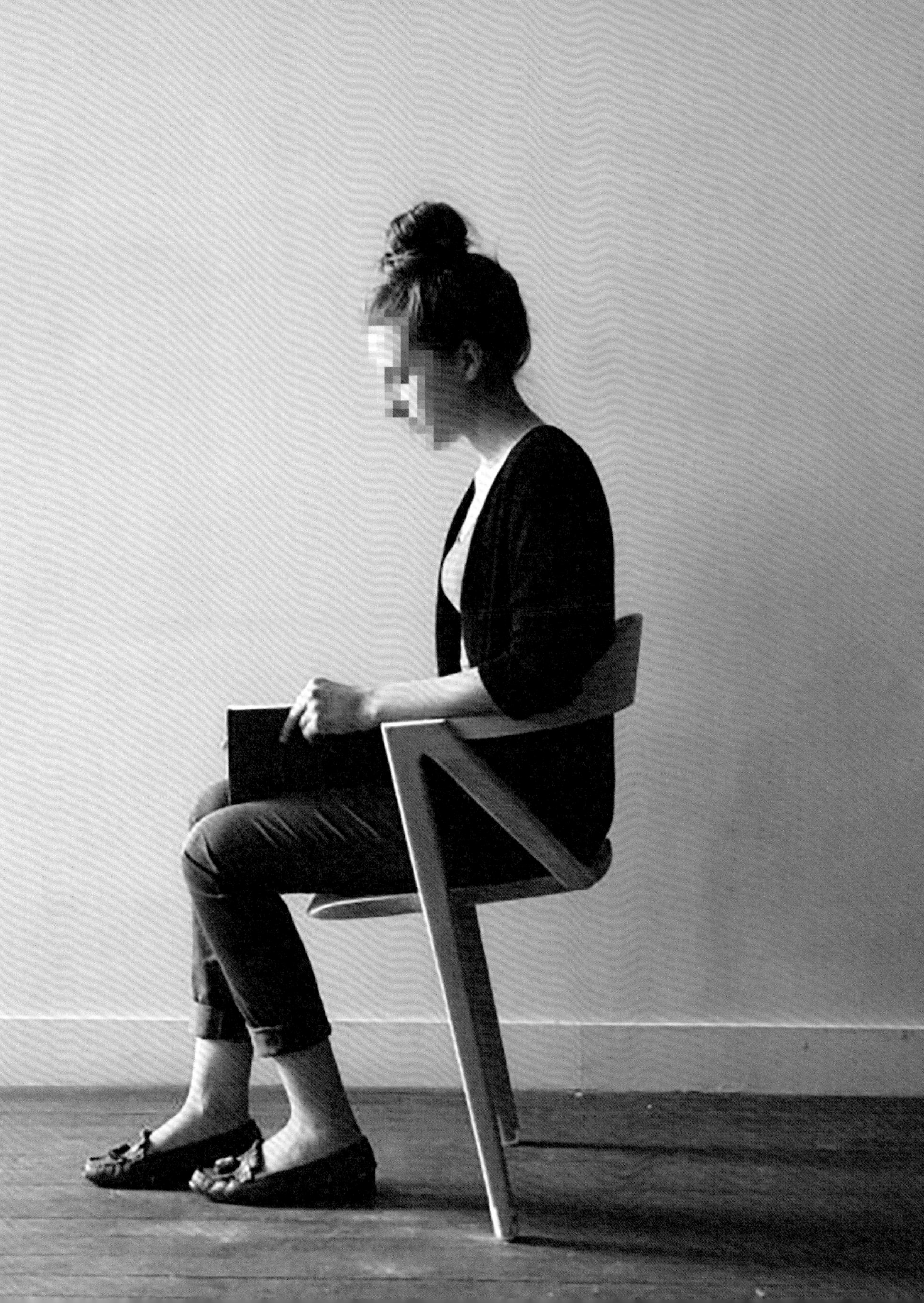

63　不仅是防护服 / More Than a Costume
一个戏谑的埃博拉防护服

类别：广告设计、产品设计

年度：2014

地区：南非

作者：阳狮纽约（Publicis New York）

标签：纪念产品、公共设计、埃博拉病毒、防护服、南非

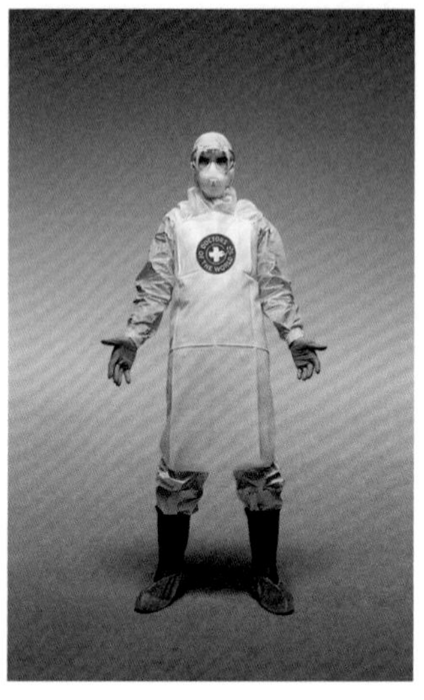

这是阳狮纽约在2015年D&AD广告大奖中的获奖广告作品。2014年的万圣节，一群志愿者扮演成医护人员并穿上埃博拉防护服，挨家挨户请求老百姓捐款来帮助西非的抗疫医疗人员。在捐款开始的72小时之内，他们就协助非营利组织世界医生（Doctor of the World）募集了大量捐款，用来向5 000名医生提供埃博拉防护服。该广告设计对埃博拉疫情有着双重意义，它提醒我们应在疫情期间保持适当安全距离，同时在面对病毒来袭的恐惧下，用一种戏谑的角度来看待严肃的公共卫生事件。

专家点评

许多广告讲究“发散思维”或者“出奇制胜”，这个项目的创意有一定的合理性。但从服务设计角度，哗众取宠不是目标。因此，如何能够达到募捐的目的，又不至于惊吓到受众，特别是考虑到普通人对防护服的恐惧感，这个创意还需要综合全面的思考。

（李四达，北京服装学院教授，数媒与交互设计研究学者）

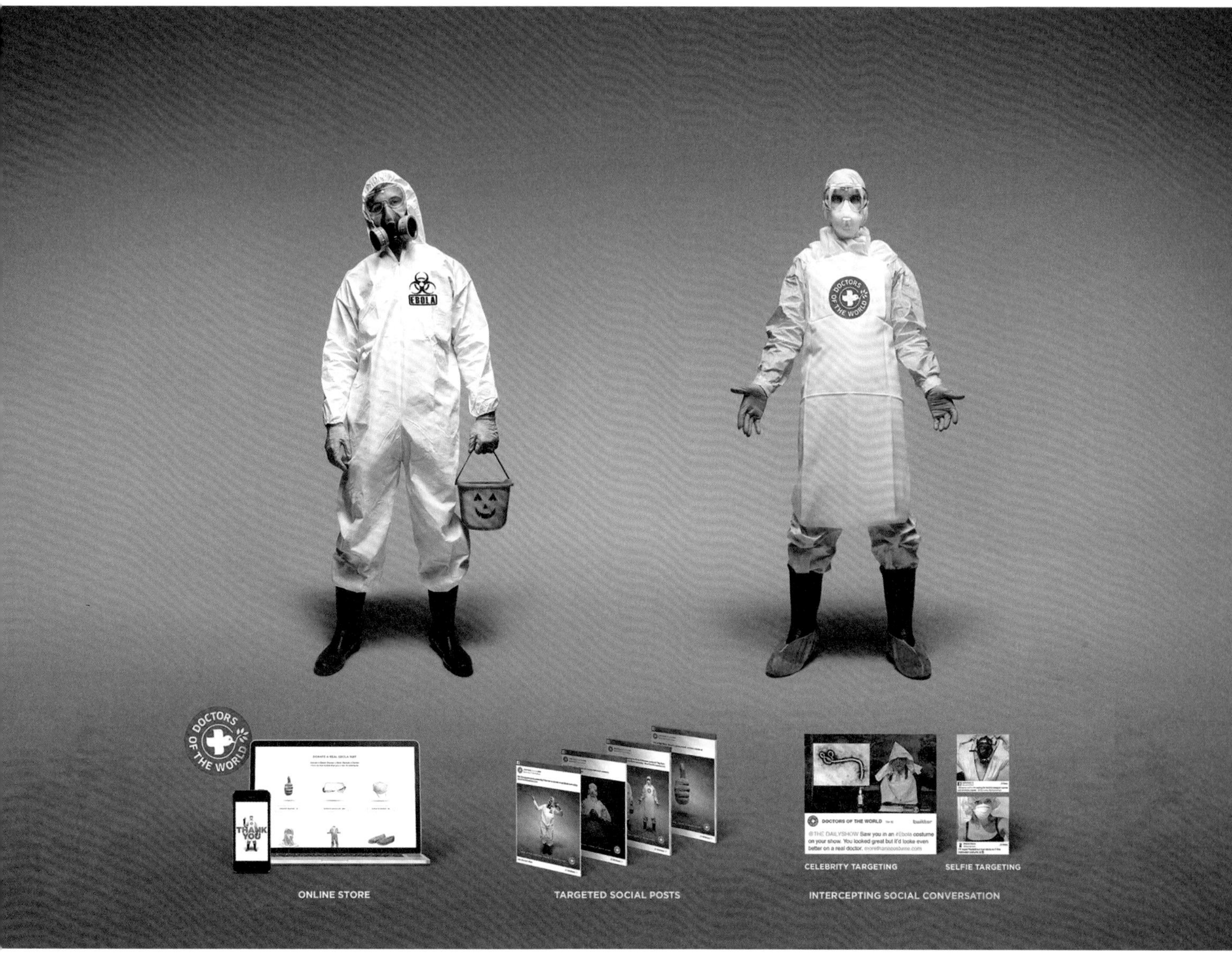
EBOLA
DOCTORS OF THE WORLD
THANK YOU
DOCTORS OF THE WORLD
@THE DAILYSHOW Saw you in an #Ebola costume on your show. You looked great but it'd looke even better on a real doctor.
CELEBRITY TARGETING
SELFIE TARGETING
ONLINE STORE
TARGETED SOCIAL POSTS
INTERCEPTING SOCIAL CONVERSATION

64　免疫手链 / Immunity Charm
解决贫困地区儿童不能接种疫苗问题的设计

类别：产品设计、信息设计、广告设计

年度：2017

地区：阿富汗

作者：麦肯健康（Mccann Health）

标签：疫苗接种、医疗健康、文化壁垒、阿富汗

阿富汗是世界上新生儿疫苗接种率最低的国家之一，因此儿童残疾、夭折的比率居高不下。这一设计提供了一种直观且易于分辨的疫苗接种辨识系统，直观地为医务人员提供了工作上的便利，即便在孩童疫苗卡遗失的情况下也能继续接种。由于部分孩子的父母丢失了疫苗卡，他们便停止为孩子继续接种疫苗，这给阿富汗当地的医疗工作者带来很大的困扰。因此，麦肯健康和阿富汗公共卫生部共同发起了“免疫手链”的项目，以此提高儿童疫苗的接种率。

给新生儿佩戴珠串是阿富汗的传统习俗。珠串一般以红黑两色为主，象征着吉祥和庇佑。因此，项目团队使用该传统来克服接种疫苗时的文化壁垒。每当一个新生儿降临，医护人员就赠予他/她手串，当父母再次带着婴儿来接种疫苗时，医生就给这孩子加一颗珠子。不同颜色的珠子代表着麻疹、脊髓灰质炎、白喉等疫苗。当孩子接种完后珠串也增添了新的色彩，同时受疫苗的保护。

专家点评

接种疫苗是现代社会进行预防的重要手段，人们也逐渐建立起了疫苗预防的重要意识。接种疫苗的重要性毋庸置疑，但是人们却往往忽视接种疫苗史。这一方面给医护人员的疫苗工作带来了一定困难，另一方面重复的疫苗接种也会导致医疗资源的浪费。因此，不同颜色的手链设计让医护人员对孩子们的接种状况一目了然，也减少了医疗资源的不必要浪费。此外，手链的彩珠设计也蕴含了阿富汗的文化特色，使产品能够被广泛地传播和应用。这一结合了文化和健康的产品设计不仅方便了家长，也给疫苗工作带来了极大便利。

（祝帅，北京大学新闻与传播学院研究员）

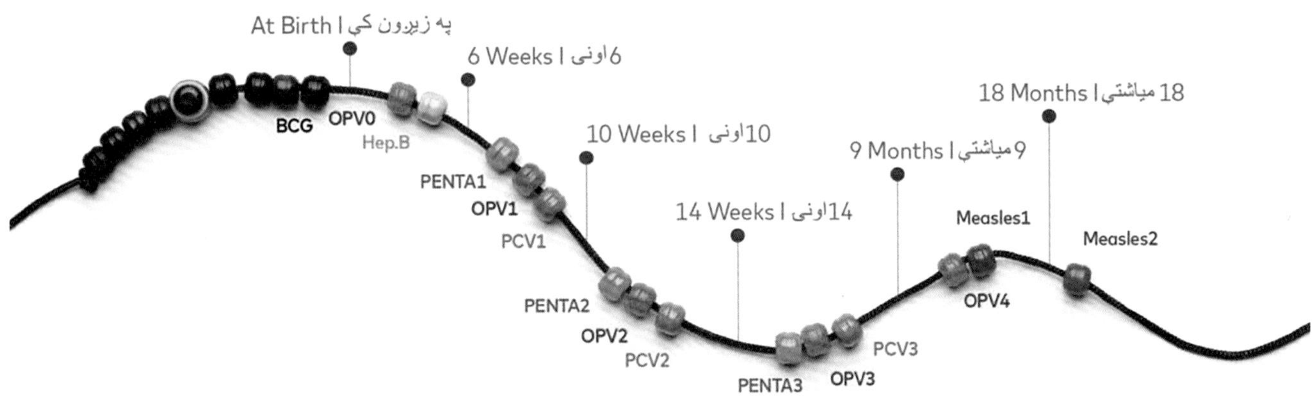
At Birth I په زيږون کي
6 Weeks I 6اونی
10 Weeks I 10اونی
14 Weeks I 14اونی
9 Months I 9 مياشتي
18 Months I 18 مياشتي
BCG
OPV0
Hep.B
PENTA1
OPV1
PCV1
PENTA2
OPV2
PCV2
PENTA3
OPV3
PCV3
Measles1
OPV4
Measles2

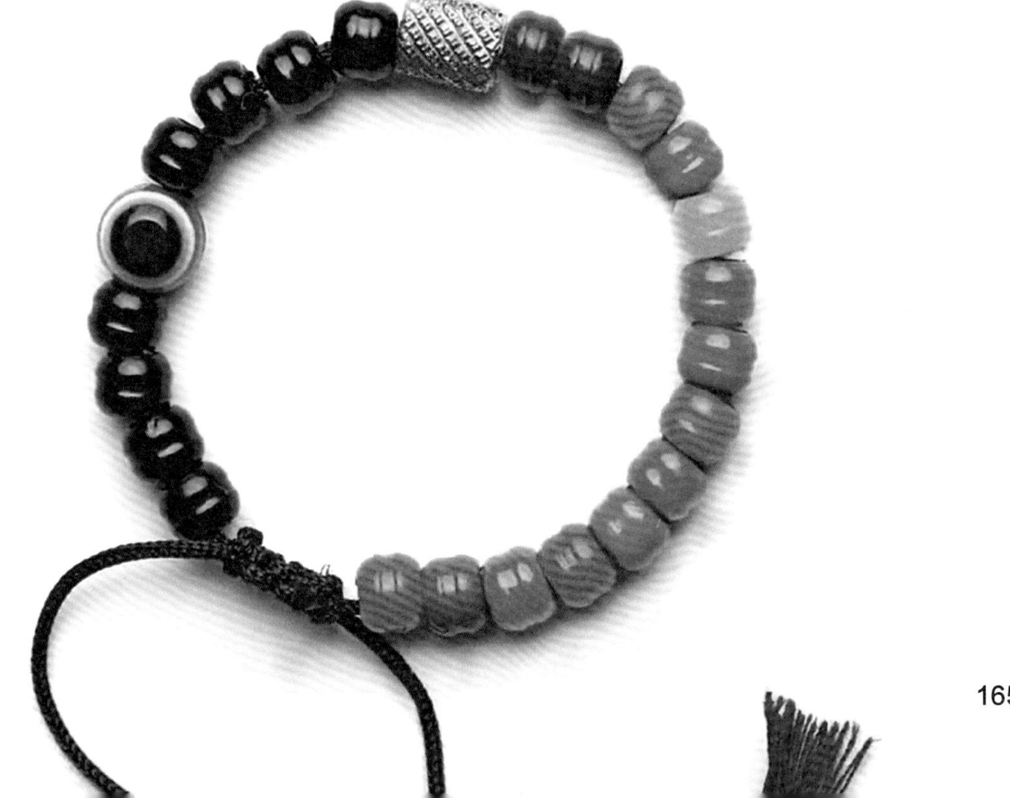

65 聋哑透明口罩 / Masks for Deafness and Hearing Impairment

解决疫情期间聋哑人群如何与人交流问题的设计

类别：产品设计、交互设计

年度：2020

地区：美国

作者：阿什莉·劳伦斯（Ashley Lawrence）

标签：医疗防护、新冠病毒、口罩、聋人、美国

这是一款为聋哑人群进行医疗沟通所设计的防护口罩。2020年新冠病毒期间，美国疾病控制中心（Centers for Disease Control，CDC）建议老百姓使用可重复利用的口罩来减缓病毒传播，但他们却忽略了一群关键用户——聋哑人。当医生和护士都戴上外科口罩后，那些过去依靠唇读或手语交流的患者就会失去沟通上的信息来源。为了帮助他们改变这种状况，设计师阿什莉想到了这种带有透明窗户的口罩，它可以让聋哑人阅读使用者的嘴唇和表情来解决面对面沟通时的交流问题。

专家点评

这个口罩设计的初衷在于借助透明设计来改善表情交流，特别是戴口罩的残疾人的表情交流障碍问题。但设计得不够美观大方，让人感觉奇怪，因为人类心理学不习惯将面部器官分开看待，不如干脆弄成全透明的更好。

（李四达，北京服装学院教授，数媒与交互设计研究学者）

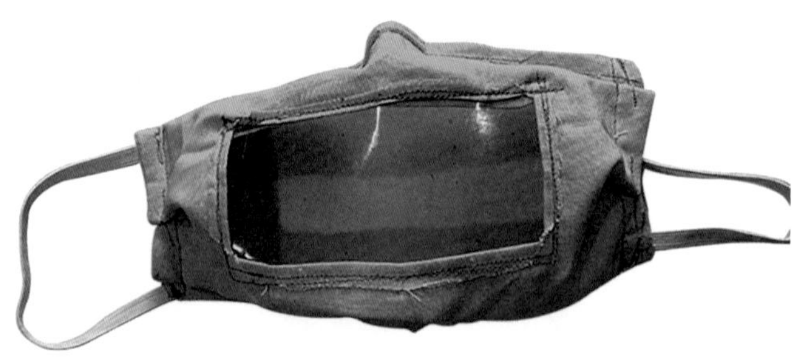

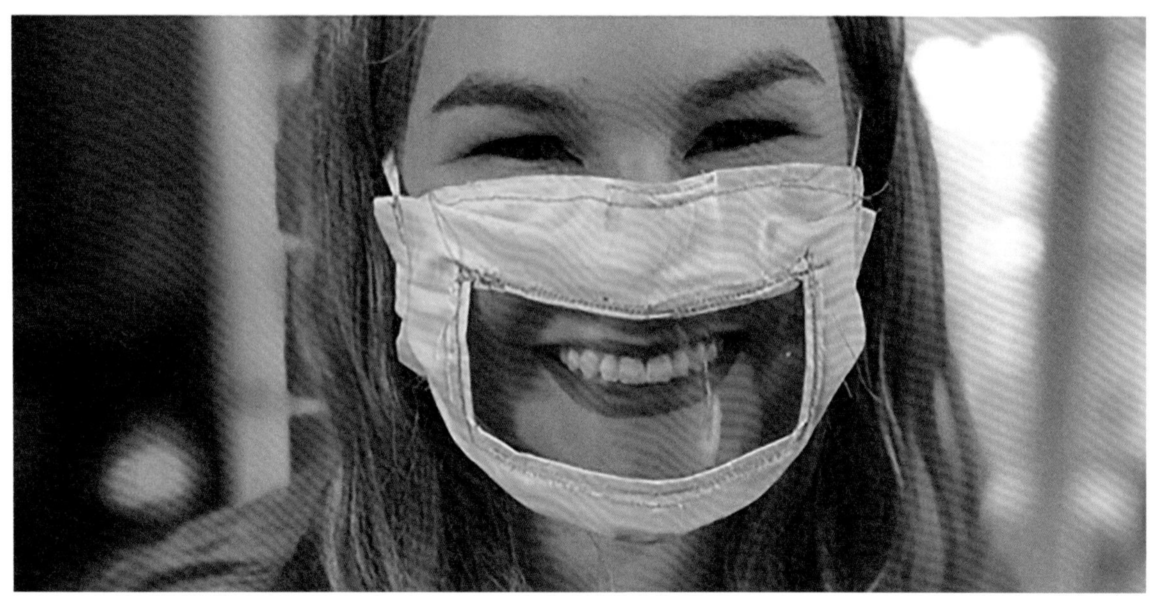

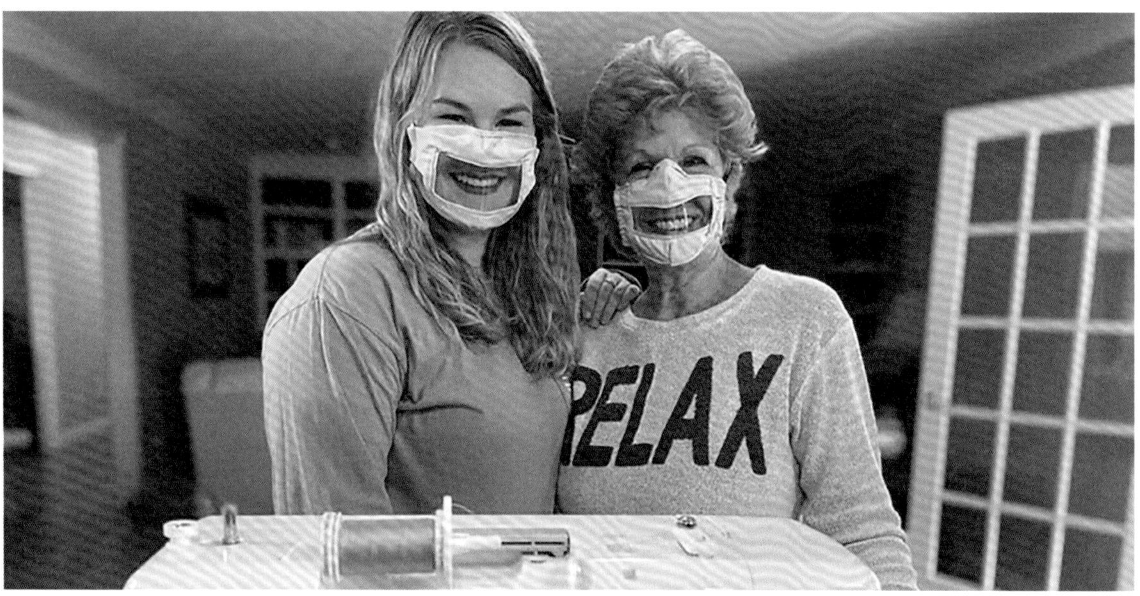
RELAX

66　记忆骑行 / MemoRide
基于记忆训练的老龄漫游学习平台

类别：产品设计、交互设计、游戏设计

年度：2019

地区：中国

作者：上海交通大学设计学院设计管理研究所

导师：韩挺

标签：老年群体、康复训练、游戏化、中国

MemoRide是一件为老年群体治疗或预防记忆障碍症的康复训练套件，由健身脚踏车和交互游戏组成。老年记忆障碍是自然衰老过程中困扰人们的主要问题。研究发现，老年人的运动器官会伴随记忆一同衰退，头脑和四肢的失用会让老人失去自信，并让他们产生焦虑等心理问题。临床上常使用记忆训练的方法来减缓老年人记忆障碍的发展。该设计就是通过此方法让老年人能够愉悦、惬意地完成康复训练。

该设计使用图片再认、路线回忆、姓名回忆等方式锻炼老人的认知能力，并加入脚踏车的肢体运动让训练过程达到较好效果。在使用该产品进行康复训练时，用户可在脚踏车前方的屏幕上如同旅行般骑行，通过回答骑行中的问题，让用户主动积极地反馈并获取成就感，以持续地参与康复训练。

专家点评

MemoRide是一款为老年群体治疗或预防记忆障碍症的康复训练套件，由健身脚踏车和交互游戏组成。从服务设计上看，这个项目需要在安全性、经济性、有效性和可持续几个角度来拓展创意，重点是有记忆障碍症老年群体的实际需求、病因复杂性和身体的技能不可逆退化等问题。治疗或预防产品、措施应该依据医院的数据分析，而不是仅凭设计师自己“想当然”来设计。

（李四达，北京服装学院教授，数媒与交互设计研究学者）

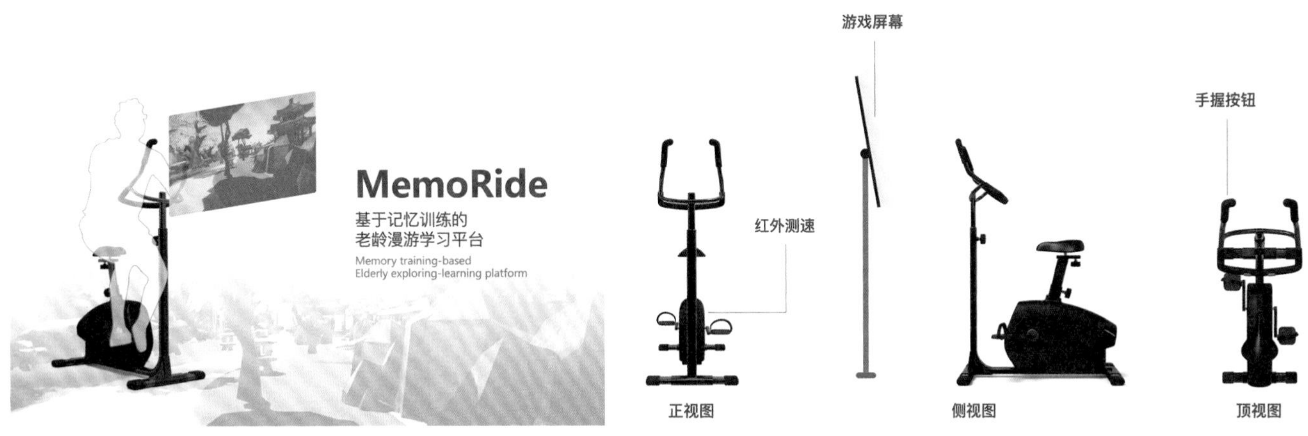

MemoRide
基于记忆训练的
老龄漫游学习平台
Memory training-based
Elderly exploring-learning platform

游戏屏幕
手握按钮
红外测速
正视图
侧视图
顶视图

《用户体验与服务价值》课程成果展
《用户体验与服务价值》课程成果展

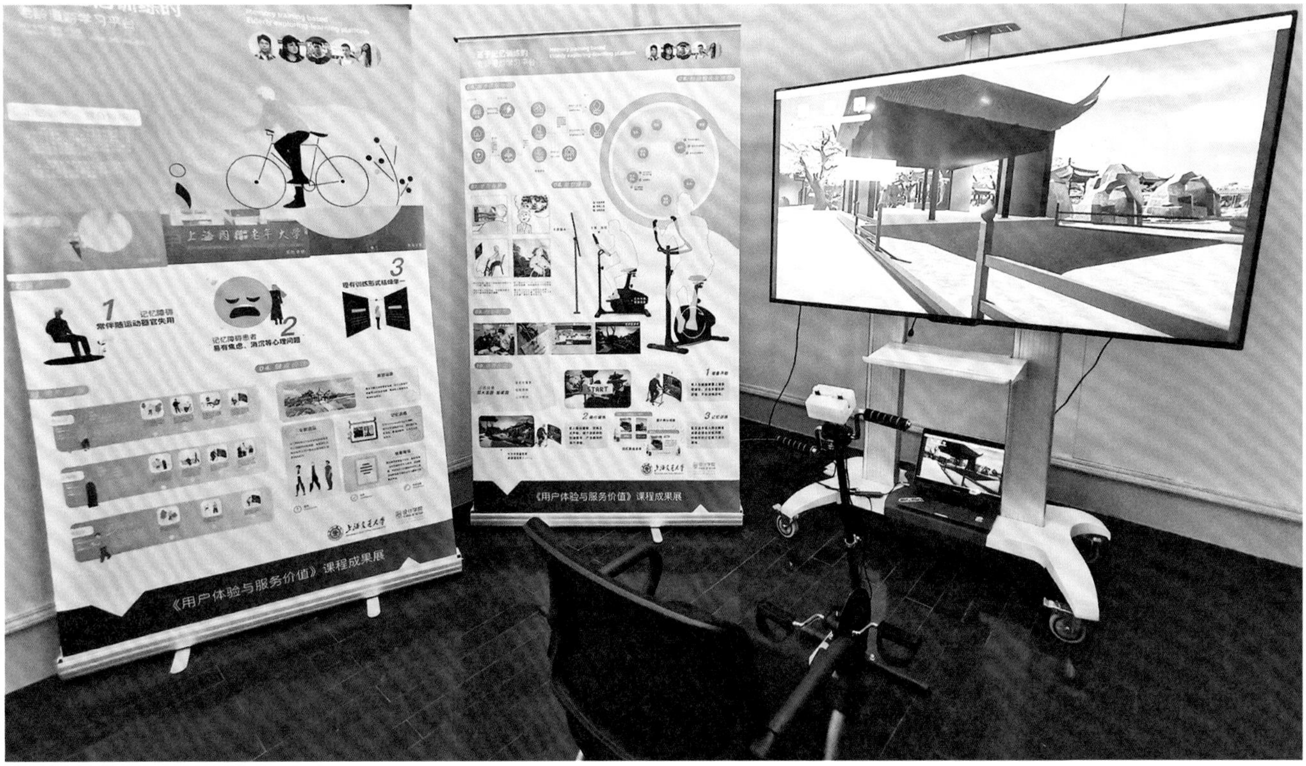

67 老年病患智能扶手 / Intelligent Handrail for Elderly Patients
面向老年住院患者步行激励及焦虑缓解的智能扶手

类别：产品设计 、交互设计、游戏设计

年度：2019

地区：中国

作者：李鑫、张恩嘉、邵文、李亮、吴晨业（上海交通大学设计学院设计管理研究所）

导师：韩挺

标签：老年人、住院患者、焦虑缓解、游戏化、中国

这是一款针对住院行动不便老人所设计的智能医疗扶手，通过使用扶手的行进中所看见的投影画面来激励用户进行更多运动训练，以缓解老年人在住院期间所产生的焦虑感。该扶手通过在普通扶手内置传感器的方法来实现设备的智能化。此外，通过扶手墙面上的趣味投影和游戏角色与用户互动，以此激励他们的运动积极性，并缓解住院期间的紧张情绪。

专家点评

这是医疗器械智能化的未来发展趋势。但从服务设计上看，这个项目的调研和用户分析不够充分，需要在安全性、经济性、有效性和可持续几个角度来拓展创意，重点是“行动不便”老年群体的病因、实际需求等复杂的因果关系。智能化治疗或预防产品、措施应该依据医院的数据分析，而不是仅凭设计师自己的理解来设计。

（李四达，北京服装学院教授，数媒与交互设计研究学者）

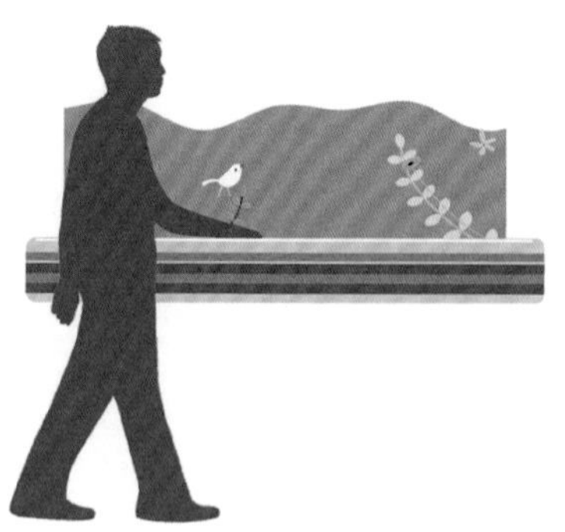

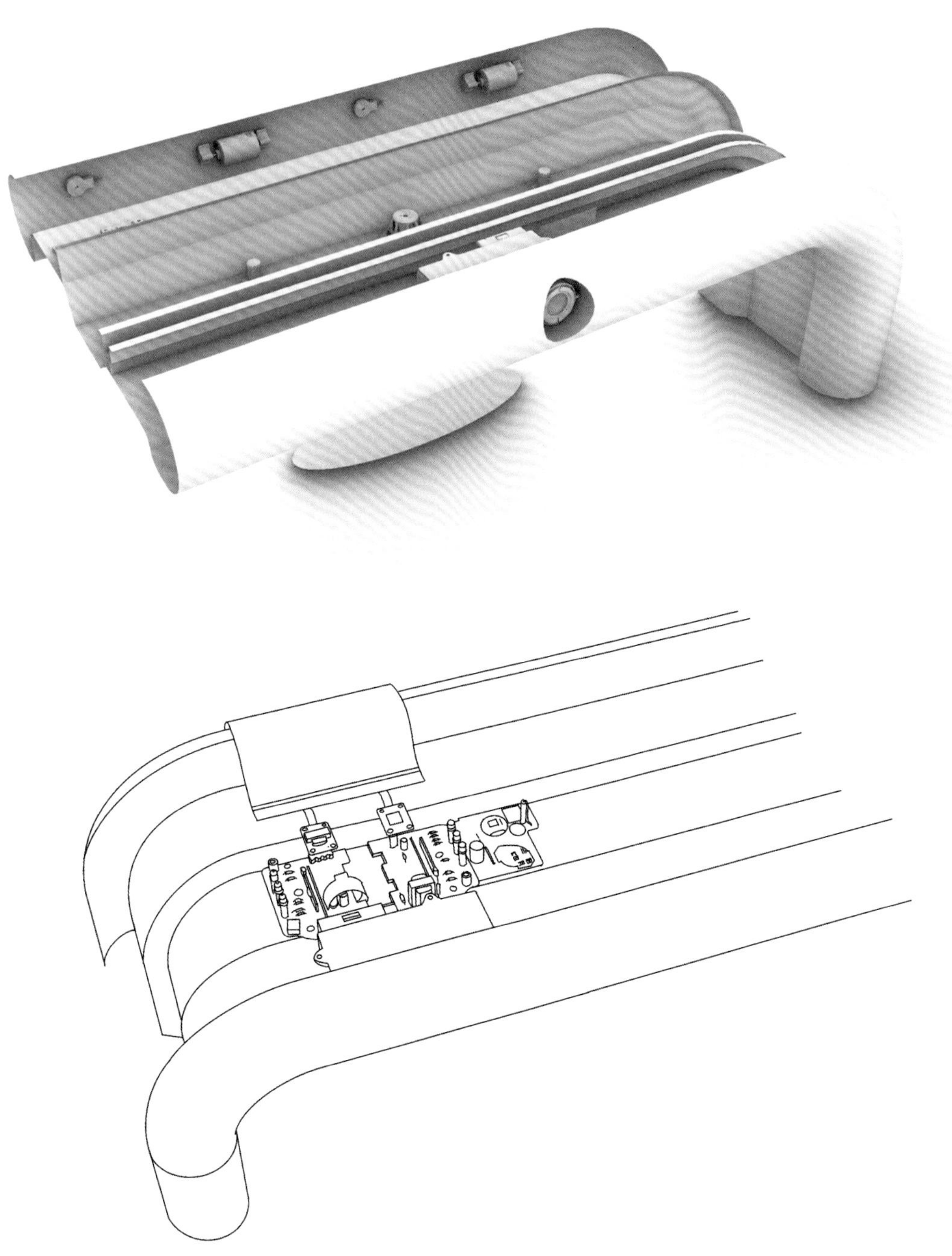

68　新冠病毒核酸分析仪 / COVID-19 Nucleic Acid Analyzer

快速应对疫情的系列化恒温扩增核酸分析仪

类别：产品设计、服务设计、交互设计

年度：2019

地区：中国

作者：赵超（清华大学美术学院）

标签：清华大学、新冠肺炎疫情、公共卫生、产品服务系统、中国

这是一个系列化恒温扩增核酸分析仪。面对新冠肺炎疫情，在钟南山院士、李兰娟院士和程京院士的指导下，清华大学美术学院师生团队迅速响应需求，设计出此系列化核酸分析仪和快速检测呼吸道多病毒的微流控芯片。这也是全球首款能在短时间内可检测包括新冠病毒（COVID−19） 在内的19种常见呼吸道病毒的分析仪。为应对疫情中的各种突发大规模诊断救治的需求，该分析仪提供了较为人性化的解决方案，并在火神山医院现场得到充分验证和应用。为了应对疫情危机，该设计使用可回收铝等环保材料，从而在最短时间内得以实施，且在保证质量的前提下得以简化制造工艺并做到快速生产。

专家点评

核酸检测是预防和阻断新冠肺炎传播的重要措施，也是全世界都在攻关的重大科技产品。目前的核酸检测设备面临的问题主要包括监测灵敏度、广谱性、检测时间、易用性和便携性等。针对上述问题，清华大学美术学院设计的这台分析仪，能够在短时间内检测包括新冠病毒（COVID−19）在内的19种常见呼吸道病毒，很好地满足了用户的需求 ，是产品设计人性化、智能化的范例。该产品的技术核心是微流控芯片，对于突发性的大规模疫情，该产品可以通过4通道独立模块的组合来快速形成诊断能力。该产品还在火神山医院现场得到充分验证和应用，为后续的改进和创新提供了基础。这一产品的小型化、灵敏化与便捷化（可参考血糖仪）将成为未来的发展趋势。

（李四达，北京服装学院教授，数媒与交互设计研究学者）

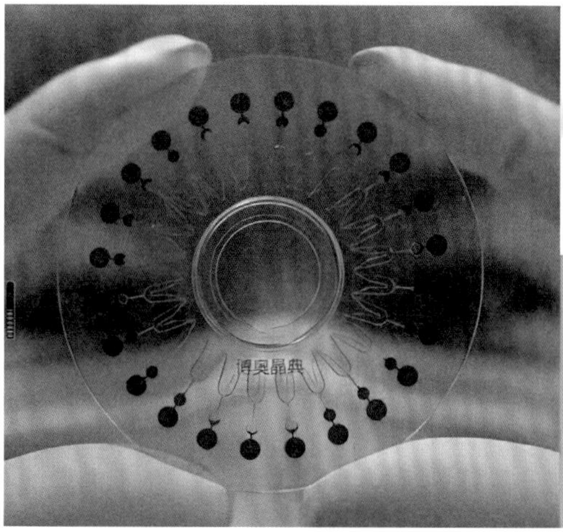

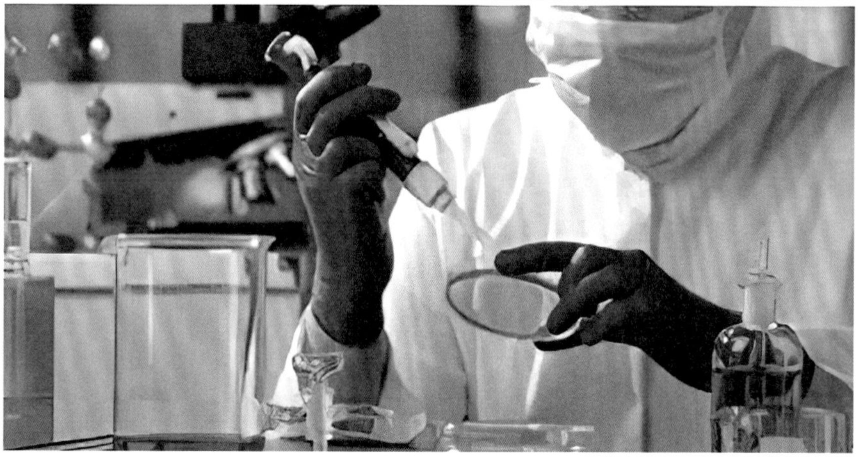

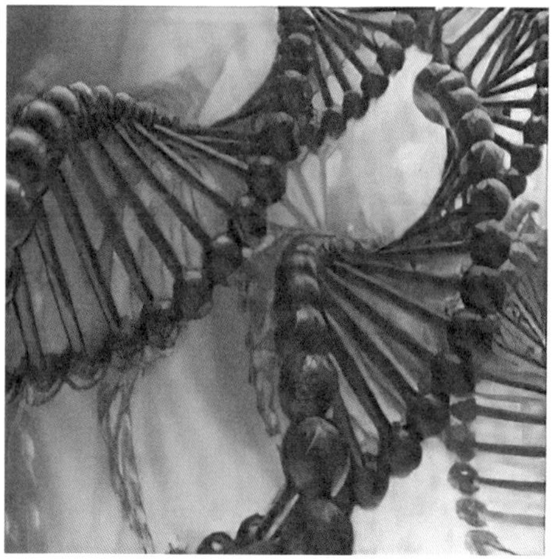

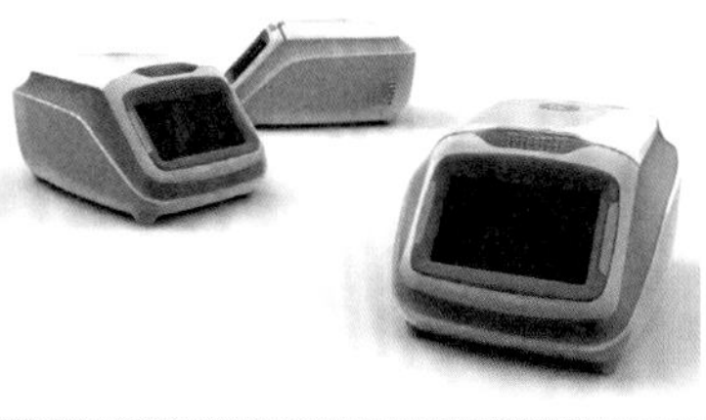

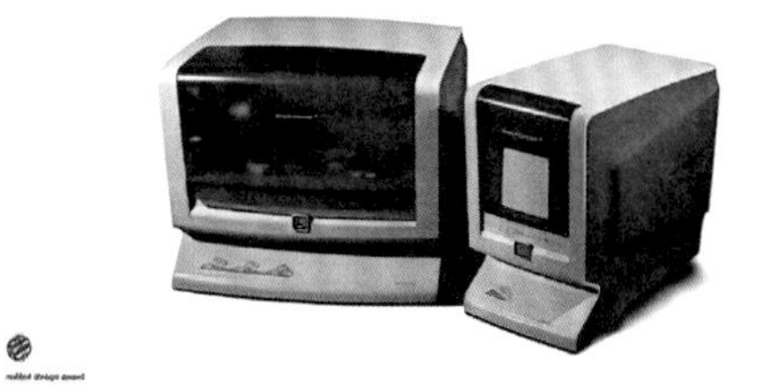

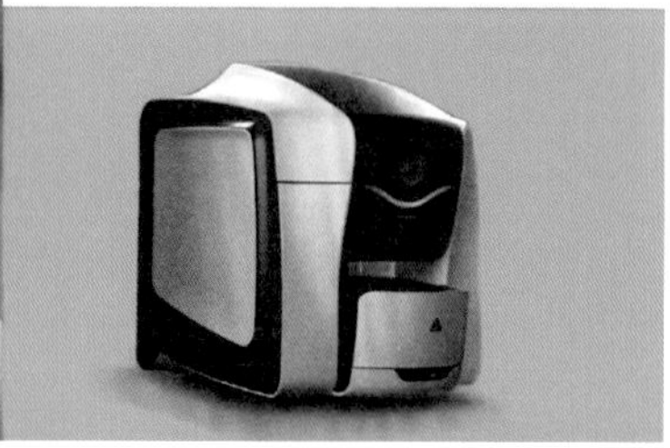

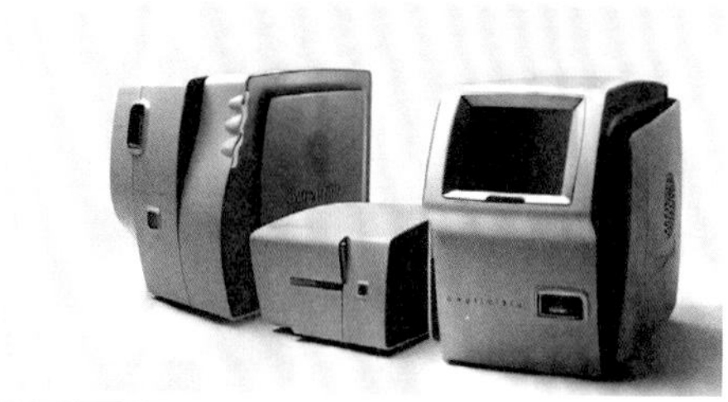

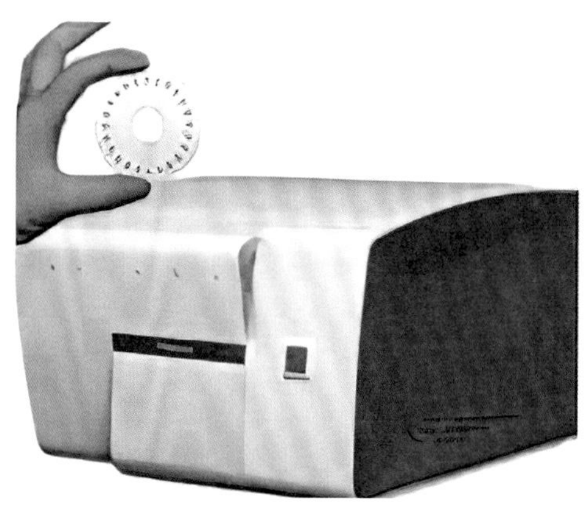

69　核酸快速检测卡盒 / Rapid Detection Cassette for Nucleic Acid 简易快速家用新冠核酸测试卡盒设计

类别： 产品设计、服务设计、交互设计

年度： 2020

地区： 中国

作者： 赵超（清华大学美术学院）

标签： 公共卫生、新冠肺炎疫情、公共卫生、产品服务系统、中国

后疫情时期，家用核酸快速检测盒无疑成为一种新的需求，本设计容许人们在家中监测健康状况并在30分钟内完成核酸检测。该产品的设计参考了怀孕测试棒和游戏机手柄的体验，并将其结合在一起构成了快速核酸测试卡盒。

用户可轻松地进行自我测试，如同使用验孕棒和玩游戏机一样简单。使用过程中，用户只需将咽喉拭子插入设备，并按照操作步骤的要求推拉设备手柄3次，待20分钟后就可通过设备上的视窗观察到结果。这个过程实现了一体化、自助性与高灵敏的病毒检测。

专家点评

医疗器械的设计外观需要和测试原理相匹配，这个设计本身很难评价。比如血糖仪，小巧方便，易于携带，检测高效，操作简单。这个产品设计未能说明原理，如为什么要推拉设备手柄3次？一次行不行？为什么要等20分钟？数据结果如何显示？可否提示目前出现的假阳性、复测等问题？

（李四达，北京服装学院教授，数媒与交互设计研究学者）

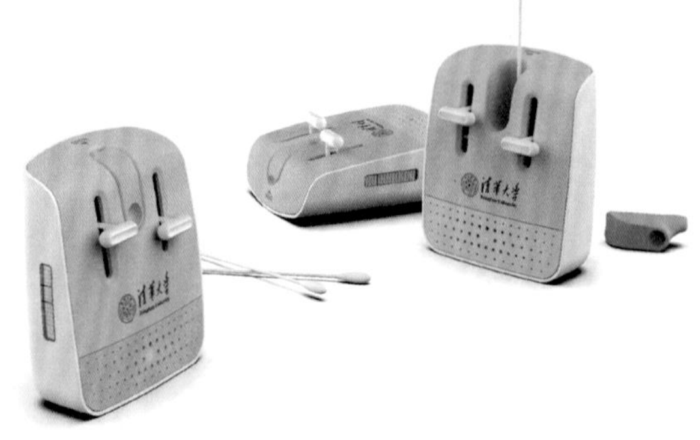

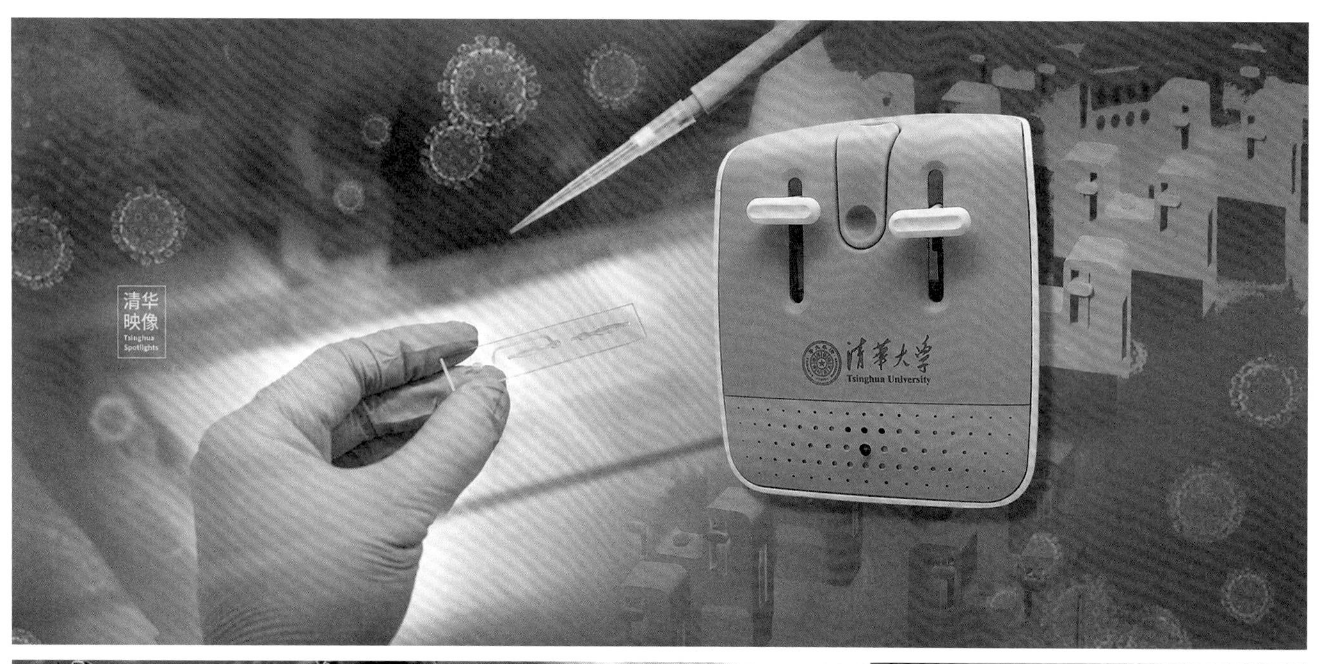
清华
映像
Tsinghua
Spotlights
清華大學
Tsinghua University

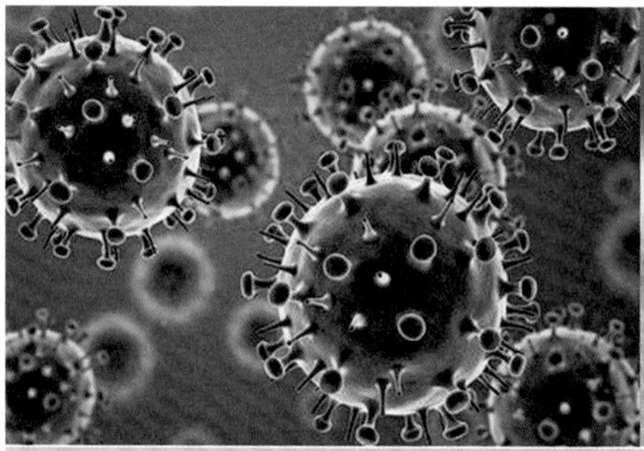

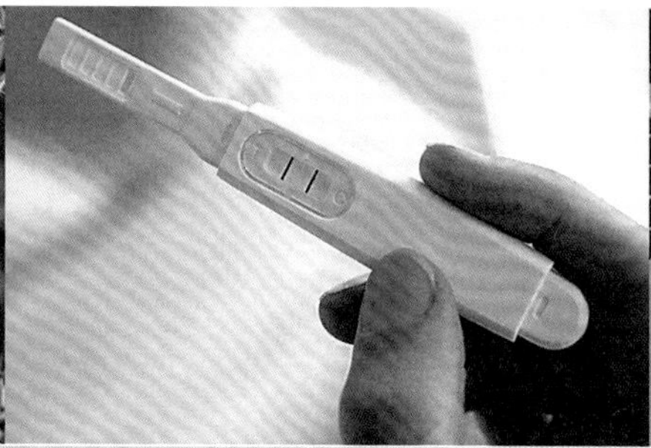

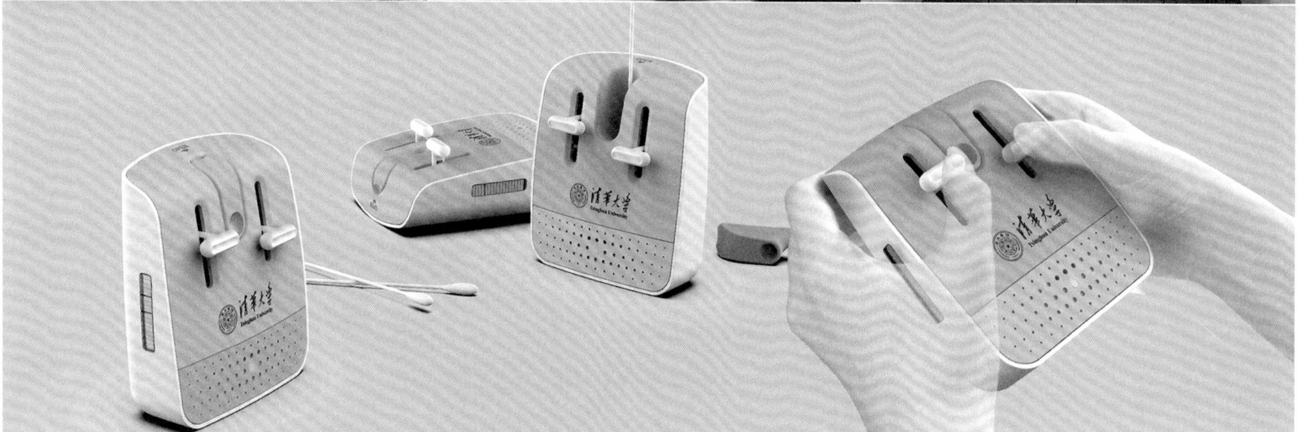

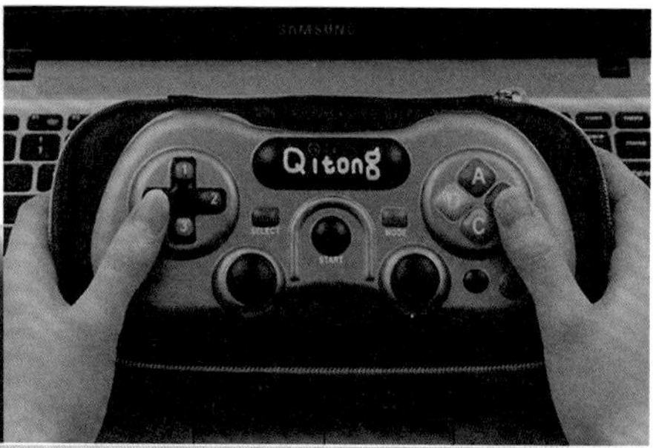

70　任天堂私人健身 / Wii Fit U
基于任天堂游戏平衡板的塑身游戏

类别：产品设计、交互设计、游戏设计

年度：2012

地区：日本

作者：任天堂

标签：塑身游戏、康复训练、体感游戏、日本

这是一款由任天堂开发的健体游戏软硬体套件。Wii Fit U 能让玩家通过类似体重秤一样的平衡板，让他们参与各种有趣的电视游戏来锻炼自己的身体，如做瑜伽、做重量训练、玩平衡游戏、跳有氧舞蹈等。通过不同层级难度的体能训练循序渐进，让玩家在游戏过程中锻炼强健的体魄。该游戏还具备社交功能，可联网和朋友们进行打卡互动，分享健康生活的愉悦与成果。

专家点评

做瑜伽、做重量训练、玩平衡游戏、跳有氧舞蹈等都是耗能做功的运动，与人类或动物保存体力的天性不符合，因此，运动项目无法通过“娱乐”来推动，更有效的是竞争（如跑步机比赛步数）与激励机制（如赢奖等）。因此，这个项目还需要进一步思考。

（李四达，北京服装学院教授，数媒与交互设计研究学者）

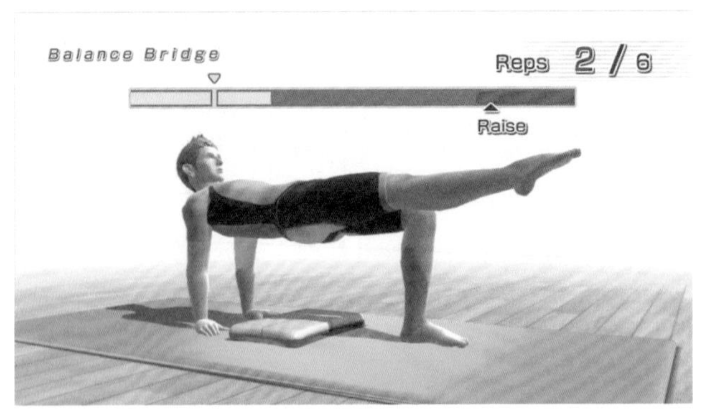

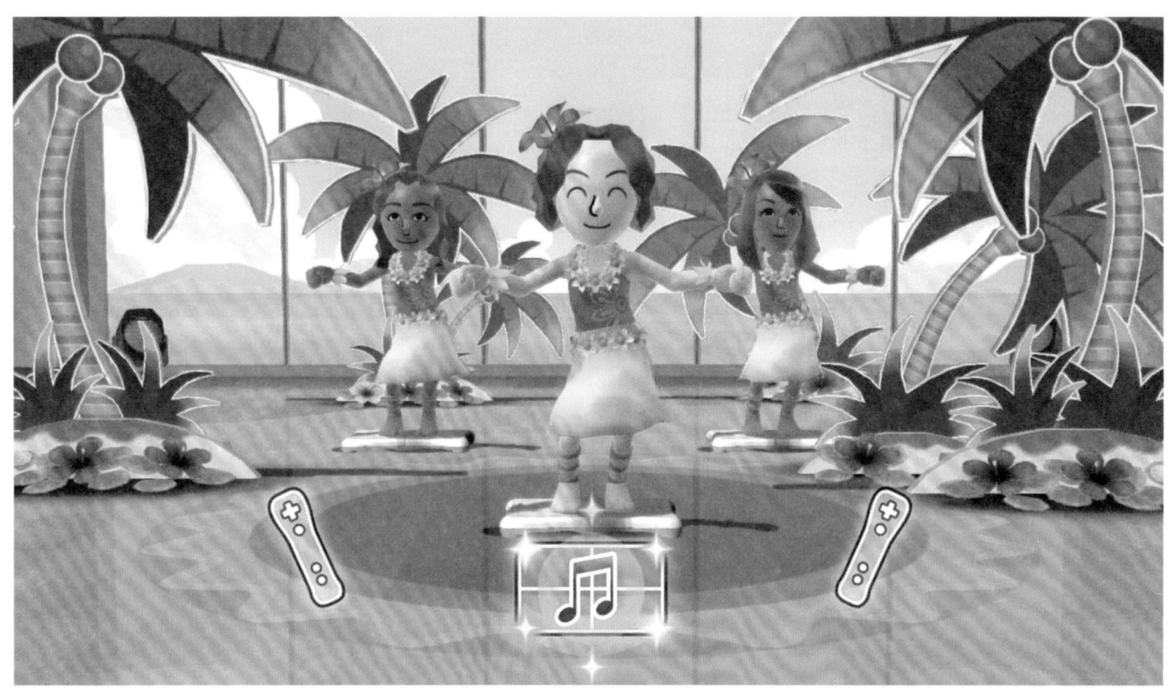

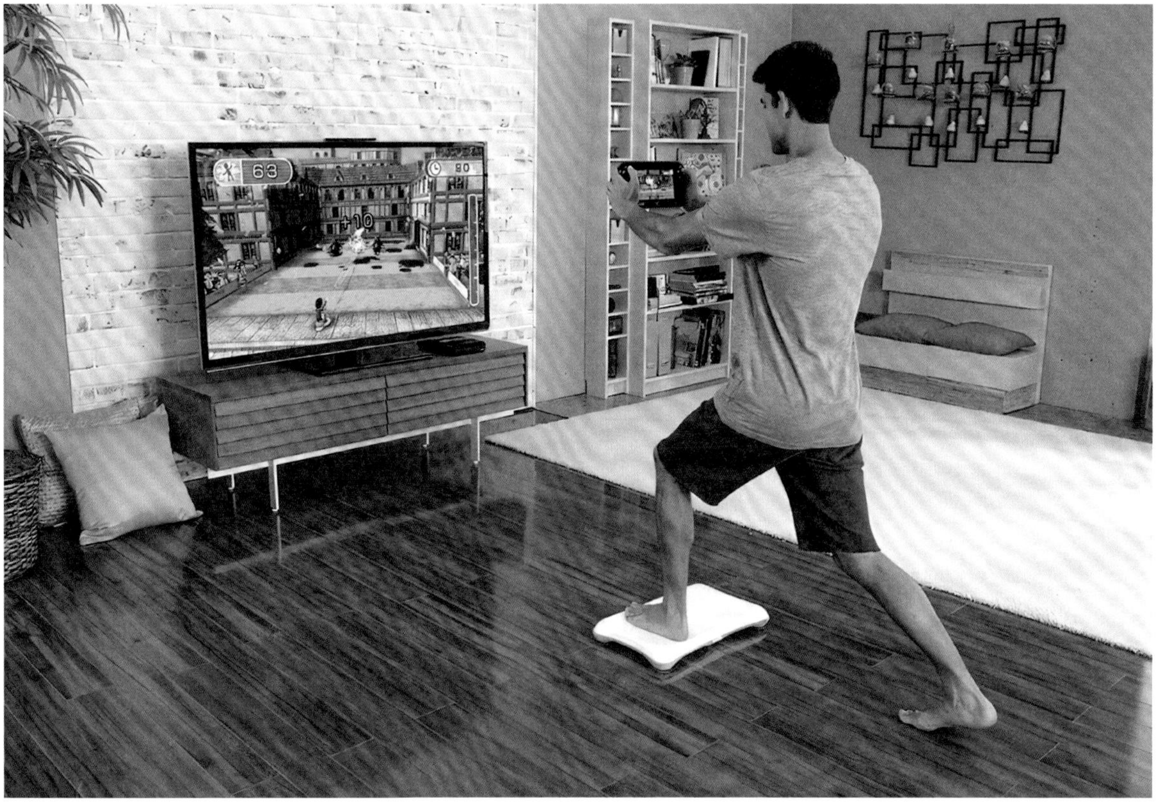

71 脊椎纠正器 / Spinal Orthosis
新型轻量脊椎纠正器

类别：产品设计

年度：2014

地区：日本

作者：GK设计集团（GK Dynamics Inc.）

标签：脊椎纠正器、肌肉无力、腹部肌肉、产品、日本

这是一款新型轻量脊椎纠正器。传统的脊椎支架虽然可固定上身躯干和骨盆并减少低背负荷，但长期使用会导致肌肉无力。该支架虽然不固定上半身，但它可以在胸部提供一定程度的阻力，从而通过增加腹部肌肉来改善身体姿势，减少低背负荷并强化姿势的稳定。这个被称为躯干解决方案（Trunk Solution）的独特支架可让病患长期穿戴之后仍保持其身形的美感，也因此获得了2014年日本GMark大赛金赏。

专家点评

这个创意类似很多年前国内流行的“背背佳”儿童坐姿矫正器或者“婷美内衣”女性塑身健美背心等，主要是为了一些特殊的目的来进行的“反生物学”或者“反人体工学”的设计。因此，这个项目的可用性还需要进一步思考。

（李四达，北京服装学院教授，数媒与交互设计研究学者）

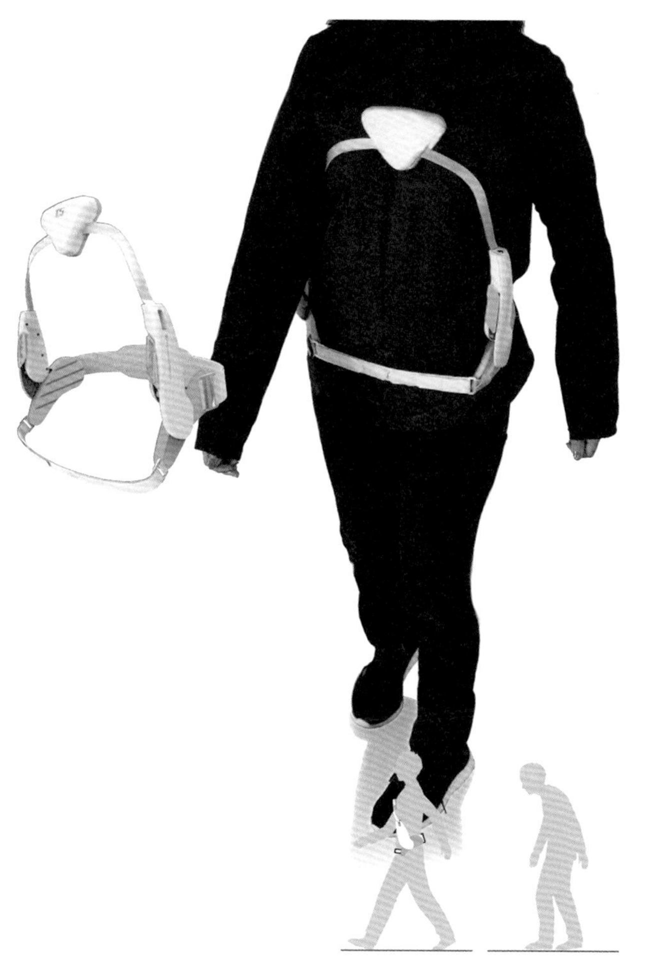

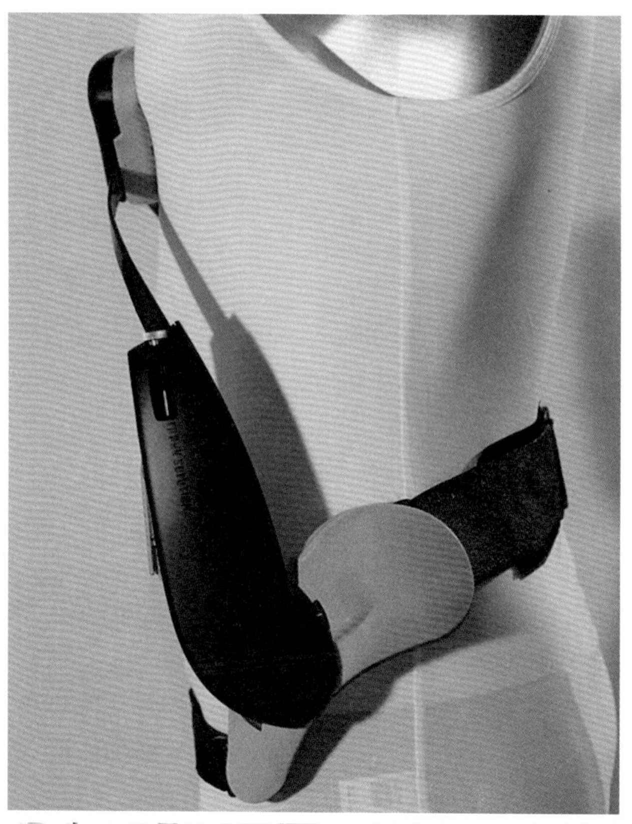

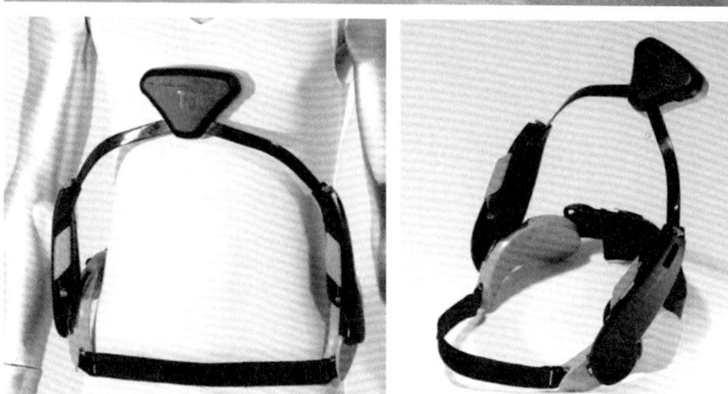

72　平面设计师时钟 / Clock of Graphic Designer
提醒用户每隔 20 分钟就要活动身体的时钟

类别：产品设计、信息设计

年度：2010

地区：土耳其

作者：那肯·德玛芝（Nurcan Durmaz）

标签：平面设计师、时钟、久坐提醒、土耳其

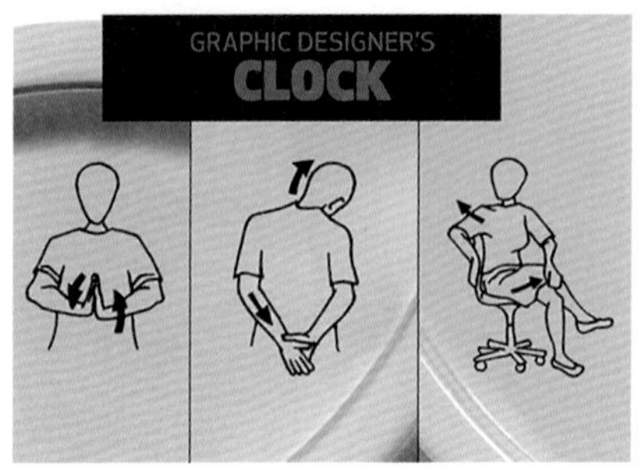

这是一个为平面设计师设计的健康时钟。不论你是平面设计师、室内设计师、动画设计师，都可能面临需长时间面对屏幕加班加点工作的问题。一坐下来连续十几个小时不起身，往往会导致颈椎和脊椎的受损与病变，因此，适时起身活动是非常有必要的。

这款时钟就是用来提醒设计师们每隔20分钟进行一次简单运动，以预防因久坐可能带来的职业伤害。它的表盘上标示着3个图像来提醒我们活动手腕、转动脖子和起身走动。其实，不论你的职业是否为设计师，都请谨记健康，不要坐着工作太久。

专家点评

类似前面的“双足椅”，这个项目同样也是不科学的设计。坐着完成一项工作，听课、休息或者看病，这个过程中，稳定、安全是第一要素，锻炼则是第二目标，久坐不动主要是精力集中或者“上瘾”的结果（如打游戏）。因此，综合全面的思考对于设计来说是个挑战。

（李四达，北京服装学院教授，数媒与交互设计研究学者）

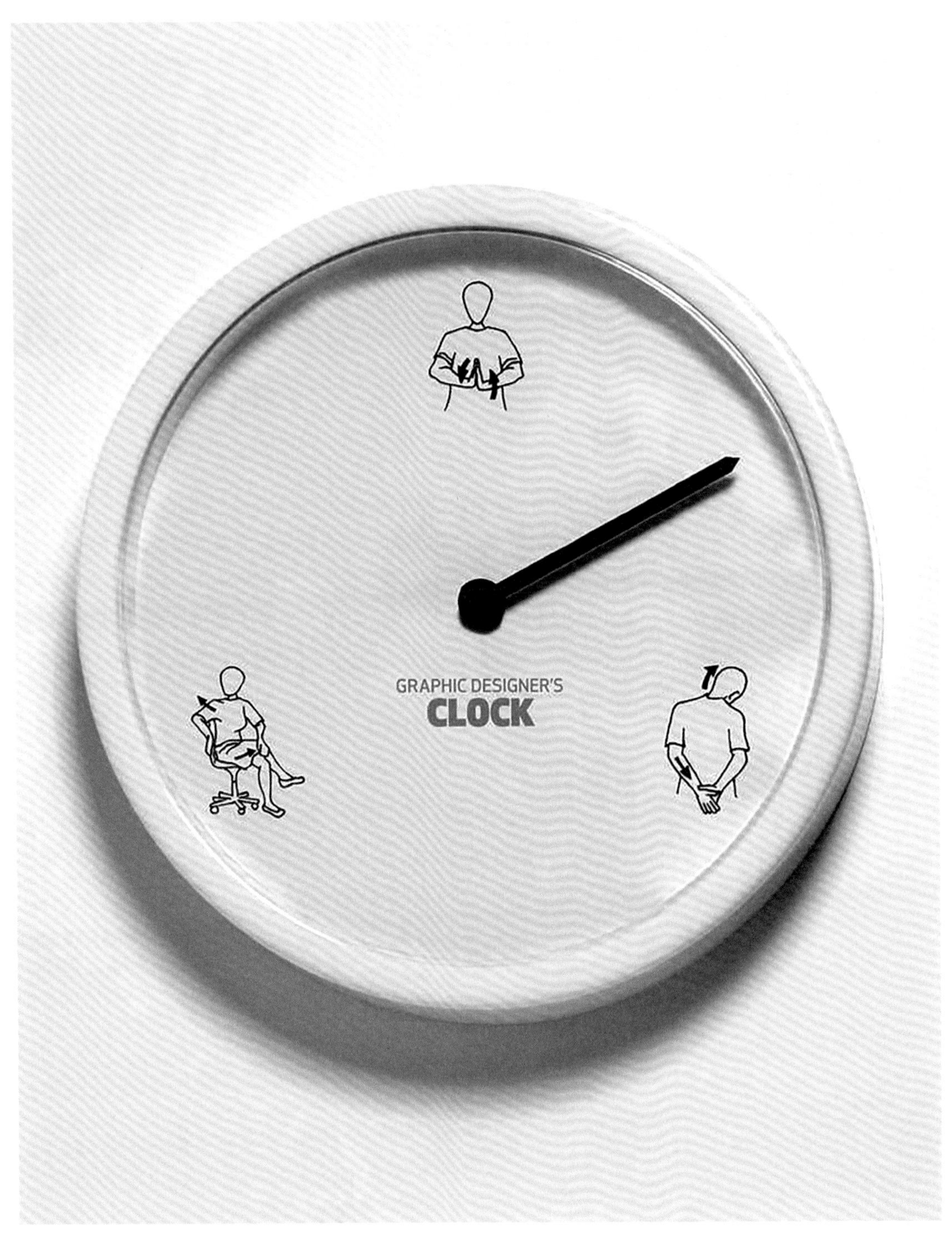
GRAPHIC DESIGNER'S
CLOCK

73 欧塔纳助听器 / Ontenna
面向听障人群的助听器

类别：产品设计、信息设计、交互设计

年度：2015

地区：日本

作者：本多达也（Honda Tatsuya）、富士通（Fujitsu）

标签：贫穷地区、医疗设备、移动手术、助听器、日本

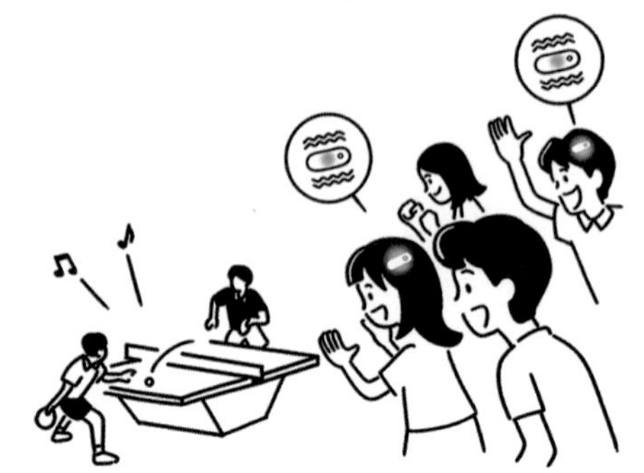

这是一款给听障朋友使用的助听器，与我们常见的助听器放大声音的功能有不同之处，它能将30 ~ 90 dB的声音转化成256种不同的光线与震动反馈，让声音变成具备光感与触感的信息。这款助听器（Ontenna）的命名来源于声音的日语（Oto）和天线的英文（Antenna），可让听力丧失者从触觉和视觉两方面重新感知声音，并帮助他们更快地掌握身边的环境状况。该产品的发夹造型能让佩戴者依据不同需求别在头发、衣领、袖口、衣服上。白色圆角的设计让这个如同发饰一般的产品有着优雅简练的造型，同时也让它获得了2019年日本GMark大赛金赏。

专家点评

声音可触是本项目的特点，但触觉无法代替听觉，同样“盲人识字”也是在迫不得已时通过触觉代替视觉的方法。其外观设计有一定的可用性，但儿童好动，如何解决设计的安全性、稳定性也是一个挑战。因此，综合全面的服务设计思考对于设计来说是个重要问题。

（李四达，北京服装学院教授，数媒与交互设计研究学者）

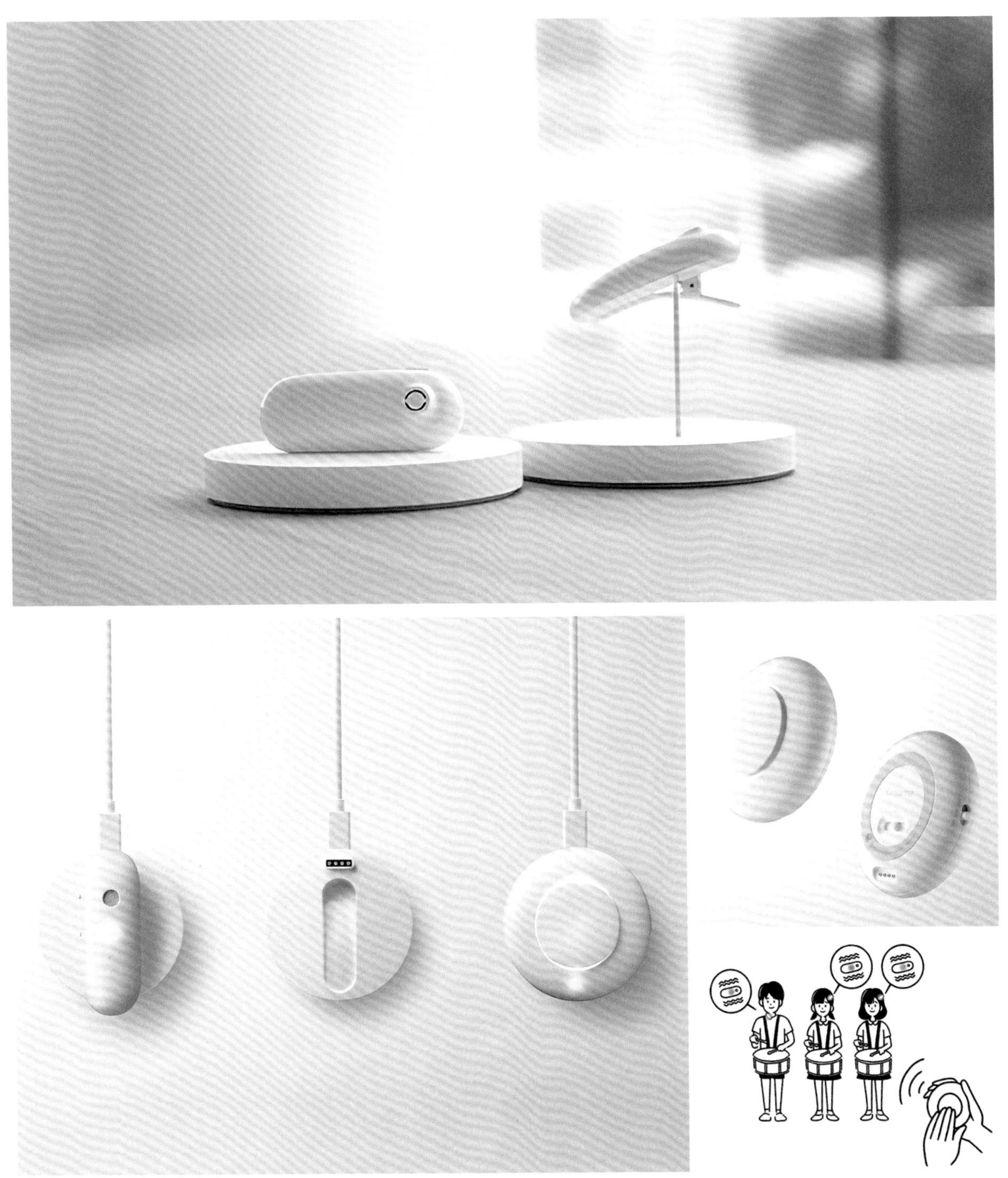

74 半食餐具 / HALVED

为节食人群设计的特殊餐具

类别：产品设计、食物设计

年度：2013

地区：印度尼西亚

作者：乔（Jo Djauhari）、法家儿（Fajar Kurnia）、杰瑞米（Jeremy Chia）

标签：餐具、暴饮暴食、健康饮食、印度尼西亚

该产品是为节食人群设计的一系列特殊餐具，它的内容量恰好是正常餐具的一半。不少人用餐时有着暴饮暴食的倾向，总觉得要把食物堆叠很高很满后统统吃下才能得到满足。这样的代价不仅让其体型变得越来越臃肿，健康也会因此受到损害。该餐具设计师们将日常餐具如杯、碗、瓢、盘等通通减去一半的容量，这些看似只有一半造型的餐具不仅具备趣味性又能方便存放。此外，它还能提醒用户重视健康饮食，并适当地控制自己所摄入的食物量。

专家点评

该产品是为节食人群所设计的一系列特殊餐具，它的内容量恰好是正常餐具的一半，同样属于“治标不治本”的设计思路。暴食属于生理心理问题，不是餐具本身的问题。虽然设计有一定的可用性，但半盒的设计在安全性、洗涤、摆放和收纳上都有一定的麻烦。因此，综合全面的服务设计思考对于设计来说是个重要问题。

（李四达，北京服装学院教授，数媒与交互设计研究学者）

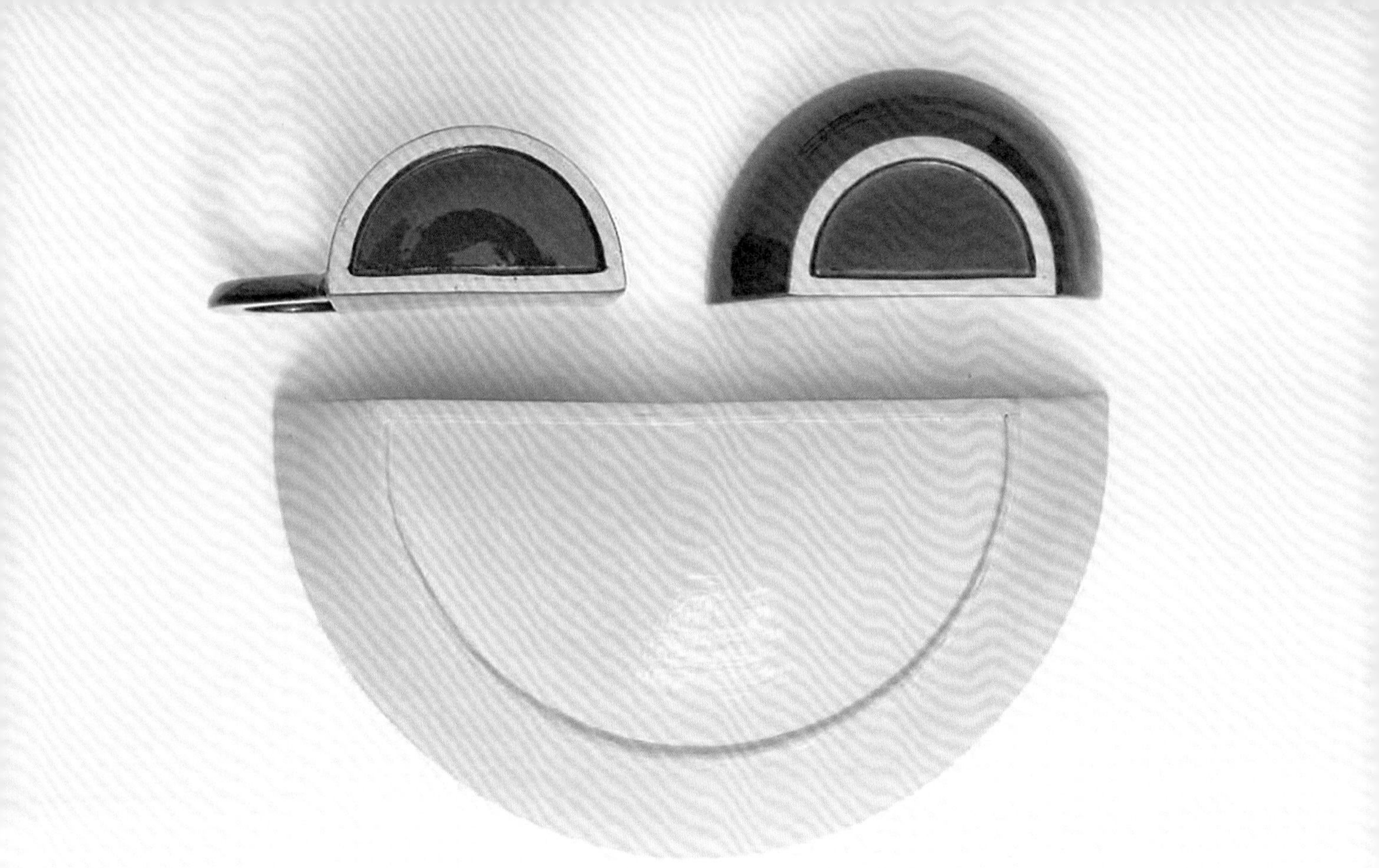

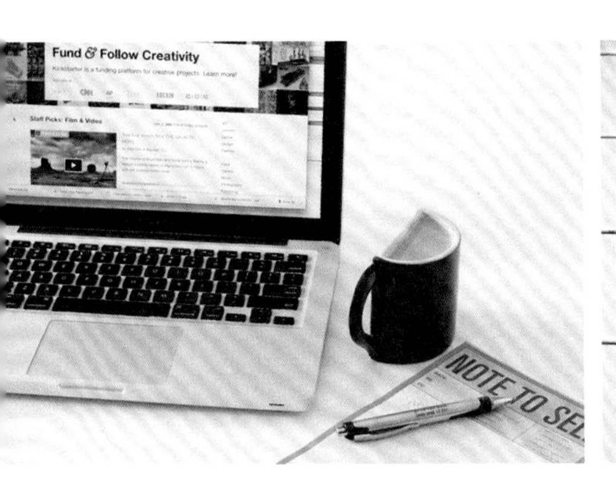
Fund & Follow Creativity
Staff Picks: Film & Video

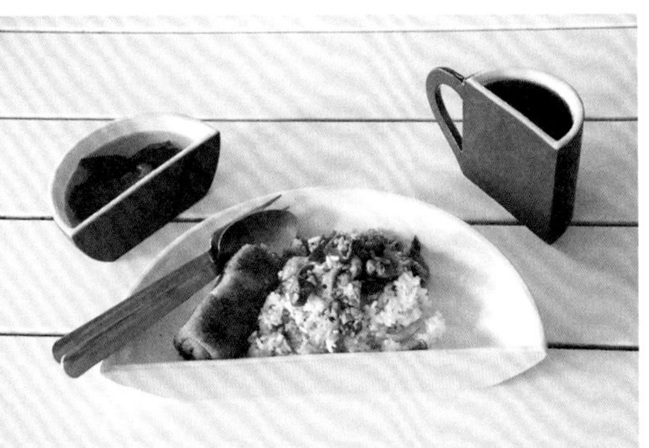

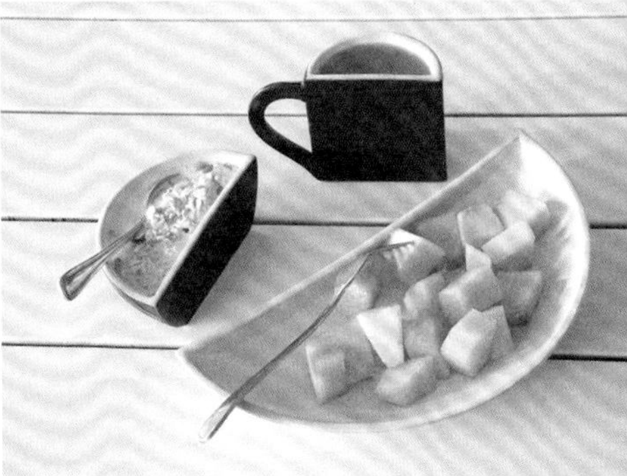

75　爱胸乳房扫描仪 / iBreastExam
用于早期发现乳腺癌的便携扫描仪

类别：产品设计、交互设计

年度：2012

地区：美国

作者：爱胸检测（iBreastExam）

标签：扫描仪、乳腺癌、资源匮乏地区、美国

在发展中国家，由于乳房X光的成本较高且缺乏训练有素的放射科医师，有超过90％的女性无法早期发现乳腺癌，导致她们失去了治疗的黄金时间。这是一款用于早期发现乳腺癌的扫描仪，也是世界上第一台手持式、无辐射、云连接的乳房扫描仪，可通过标准化的乳房检查及早发现病变。使用该仪器每次扫描的费用为1～4美元，扫描耗时不到5分钟，因此在医疗资源贫乏的环境或者是即时性的护理现场，能够立即有效地透过该扫描仪提供快速检测结果。

专家点评

手持式、无辐射、云连接的乳房扫描仪设计可圈可点，有一定的可用性。但感觉设计过大过沉，手握未必符合女性的人体工学。每次扫描的费用为1～4美元，家用未必合适。因此，综合全面的服务设计思考对于设计来说是个重要问题。

（李四达，北京服装学院教授，数媒与交互设计研究学者）

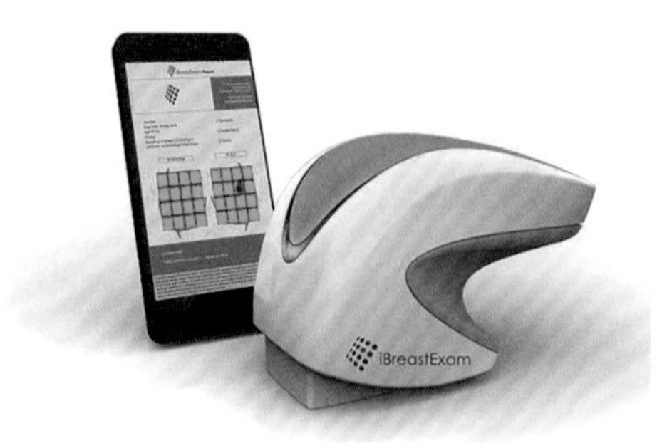

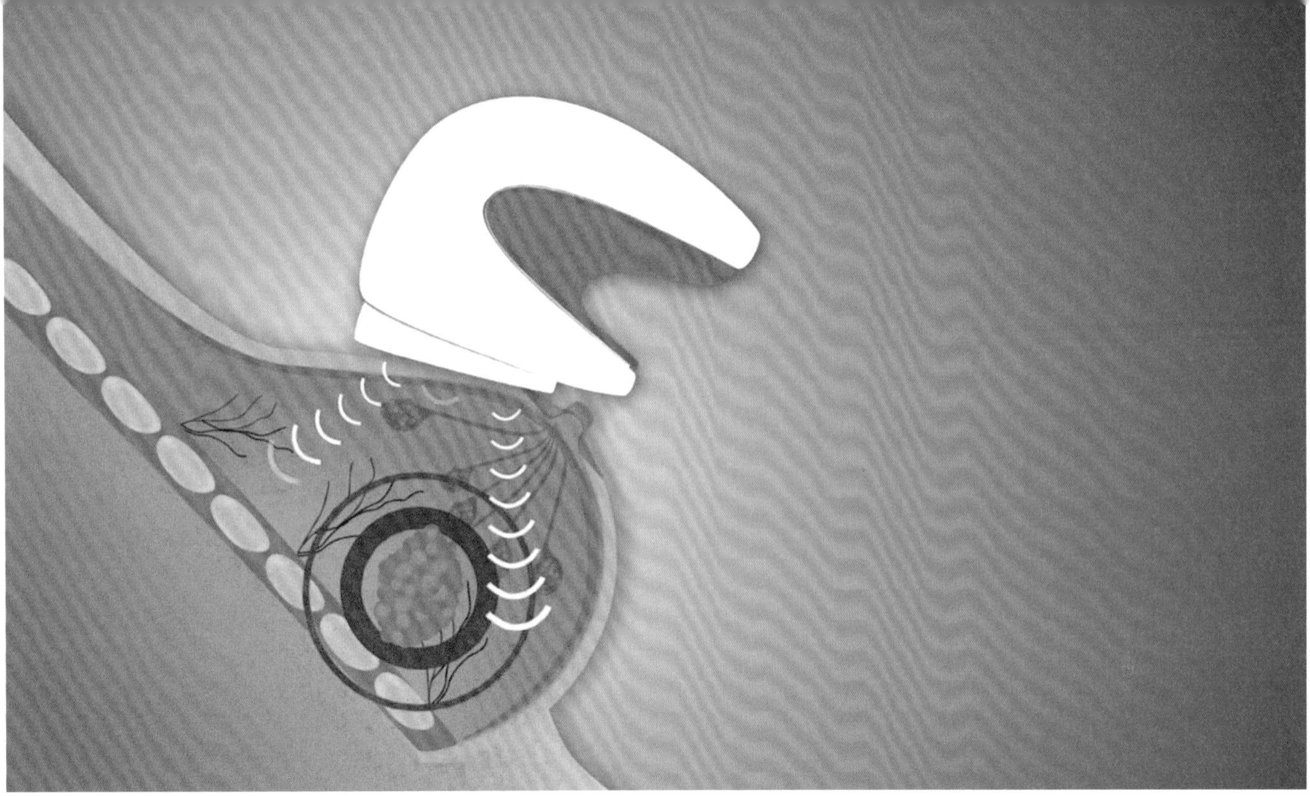

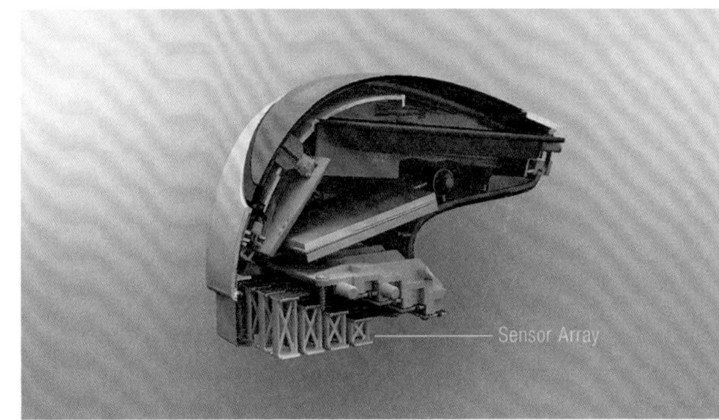
Sensor Array

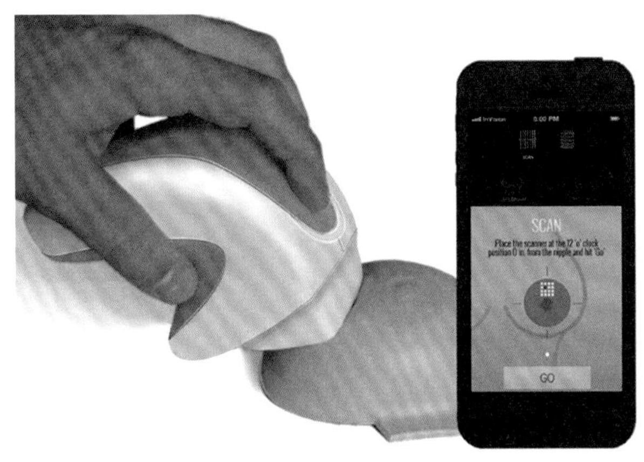
SCAN
Place the scanner at the 12 'o' clock position 0 in. from the nipple and hit 'Go'
GO

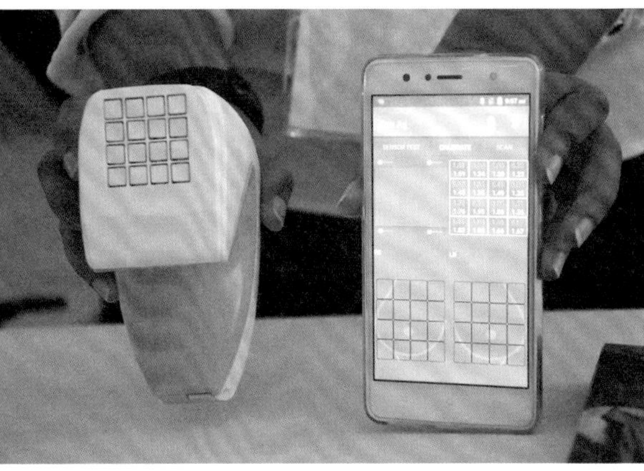

76 莫西 / Moxi 协助减缓医护工作负荷的社交机器人

类别：产品设计、交互设计

年度：2018

地区：美国

作者：迪利俊机器人（Diligent Robotics）

标签：人工智能、医疗设备、社交机器人、美国

当疫情负担过重的时候，身为医护人员的你，是不是也希望有个永远不会喊累的帮手，能够24小时协助你处理一些重复性高的繁杂工作呢？莫西是一个智能医疗社交机器人，它可以协助护理人员收集药品或运送实验室样本，抓取和放置较为沉重的医疗器械并将它们运送给护士或医生。这也意味通过机器人的帮助，那些超负荷的医护人员可以把更多时间花在照顾病人上。除了能减轻医疗人员的重复性工作外，该机器人也不会感染病菌，需要消毒时医护人员可用化学药剂直接擦拭，或者利用紫外线房间直接照射消毒。

专家点评

医疗机器人在未来是个重要的成长领域。从服务设计上看，这方面潜力很大，难度也很大，主要是价格、服务范围、技术本身的问题。通用型医疗机器人还未出现，但能够满足部分需求，如取药、扫地、送餐、清理等环节往往可以借助专门机器人来服务。这个创意的方向大有可为。

（李四达，北京服装学院教授，数媒与交互设计研究学者）

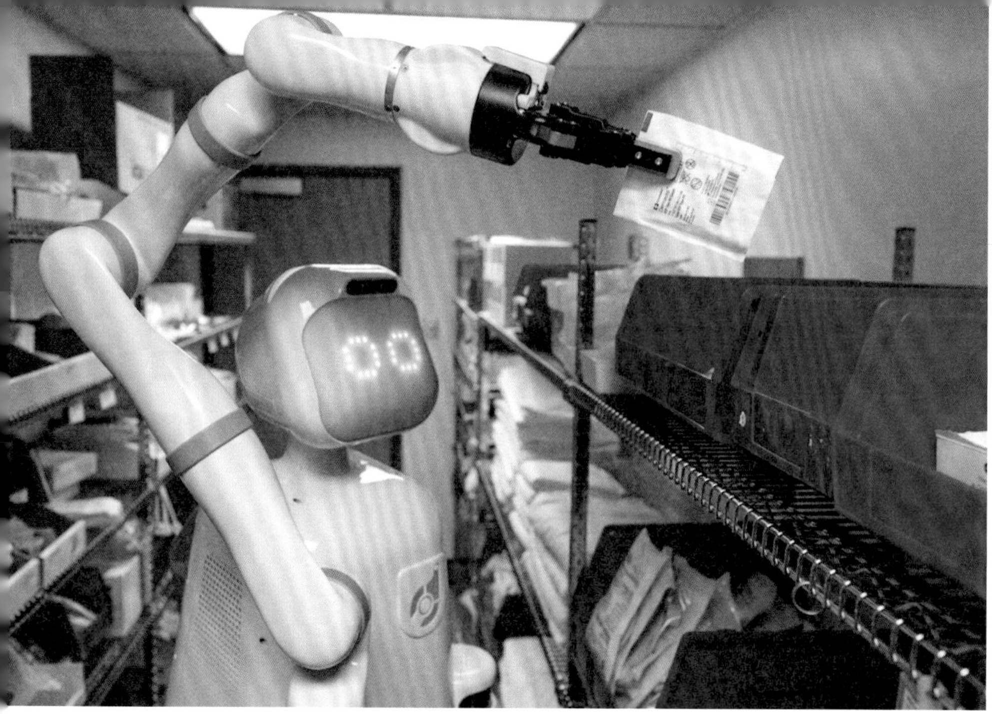

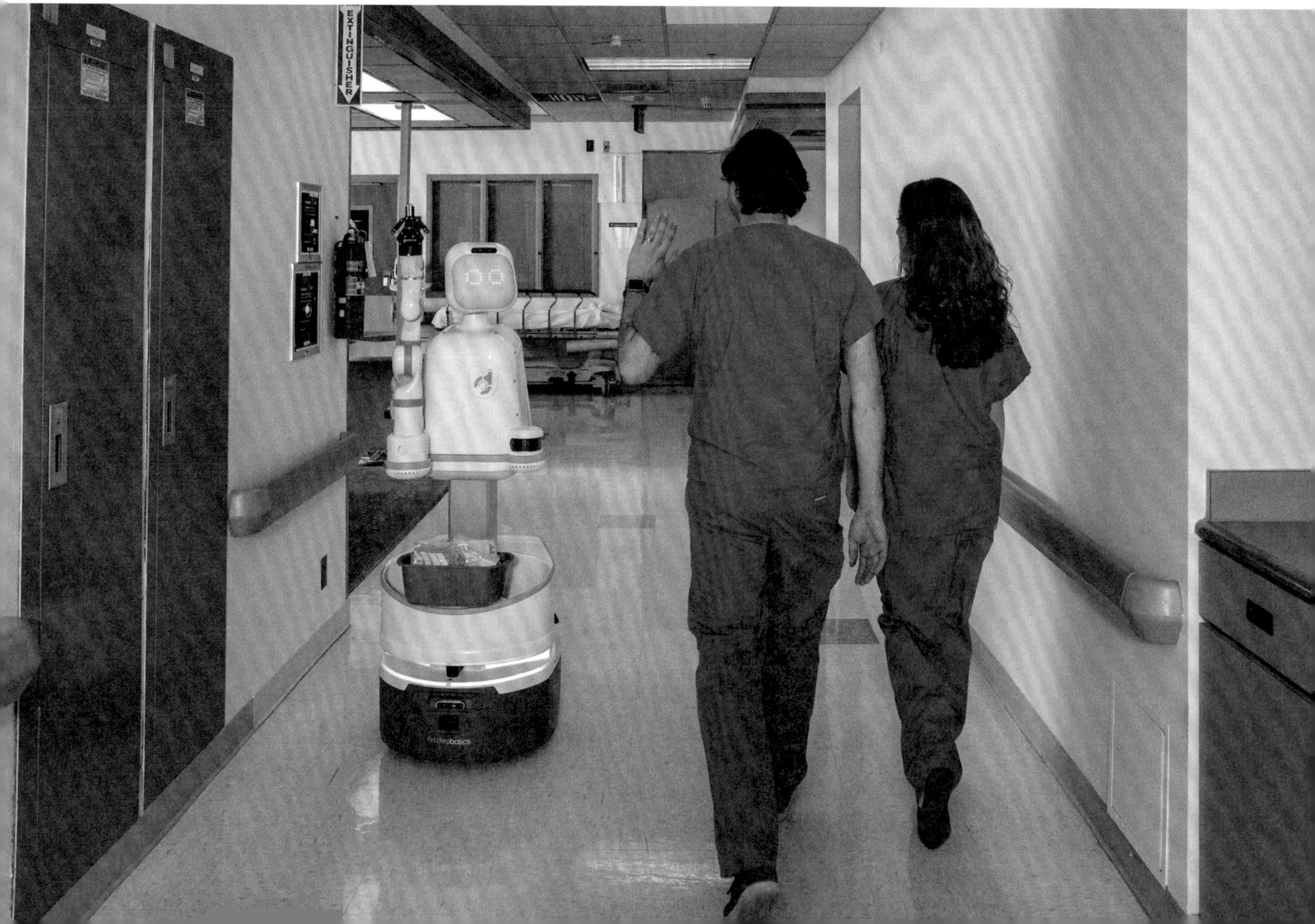

EXTINGUISHER
fetchrobotics

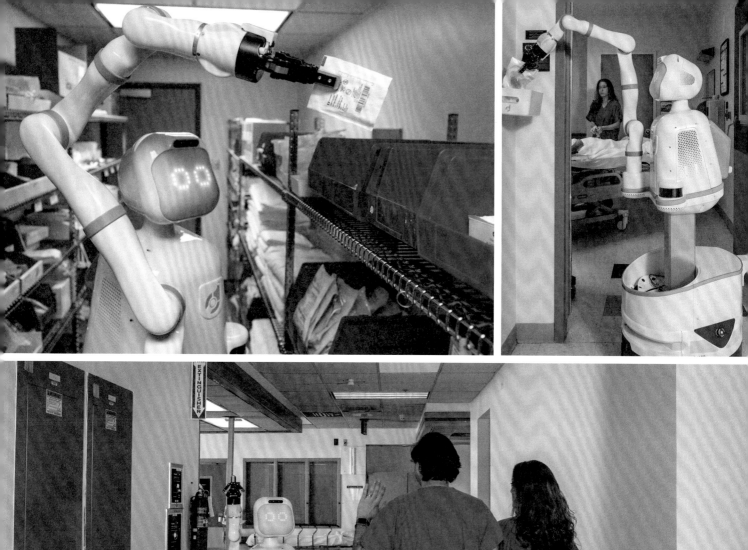

77 一百个睡眠为什么 / 100 Sleep Why
解读青年人睡眠问题的书籍

类别： 书籍设计、插画设计

年度： 2017

地区： 中国

作者： 林艺澄、徐丽颖（北京服装学院艺术设计学院）

导师： 丁肇辰、何颂飞

标签： 都会寝室、插画、睡眠百科、中国

晚上睡觉时，寝室的温度该高还是低？能不能与家中的宠物睡在一起？男友打呼大声居然是一种慢性病？

《一百个睡眠为什么》是一本为解决年轻人睡眠障碍痛点所设计的趣味科普书籍，其目的是让更多读者在年轻的时候就关注睡眠卫生知识，并养成良好的睡眠习惯。它包含三部分的内容，分别是：①100个人们最常关注的睡眠问答；②一个失眠者的睡眠独白日记；③慵懒且让人心情放松的慢热插画。为了确保本书的科学性与合理性，它的内容基础皆来自睡眠专业医师以及各种医学类书籍与论文资料。

专家点评

随着人们压力的日益加大，年轻群体失眠发生率也呈现上升趋势。失眠会降低记忆力，影响身心健康和社交，如何有效地释放压力，培养好的睡眠习惯成为当下关注的一个健康热点。《一百个睡眠为什么》书籍的设计填补了关于趣味性睡眠书籍方面的空白，有利于缓解内心无形压力，提升年轻人的睡眠质量。书籍内容的设计采用趣味问答、其他睡眠困难者内心独白、插画等多种形式来呈现，符合当下年轻人的口味；同时书籍中的专业医师资料较基础，科学严谨，可为年轻睡眠障碍群体提供一个很好的入睡方式。

（刘东峰，山东师范大学美术学院教授）

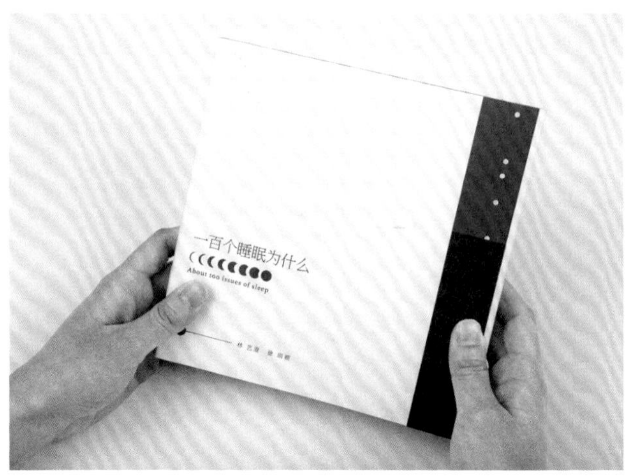
一百个睡眠为什么
About 100 issues of sleep

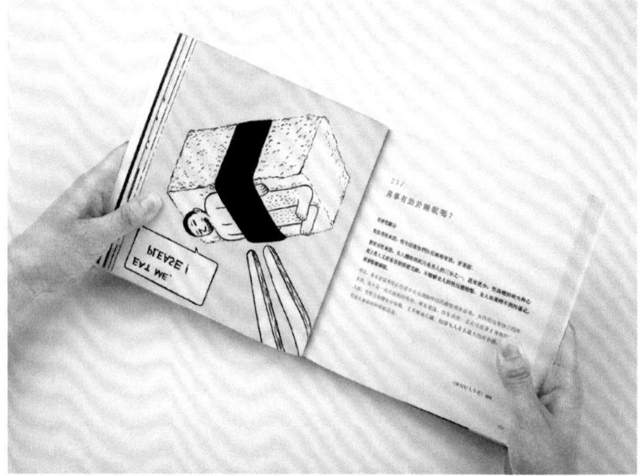

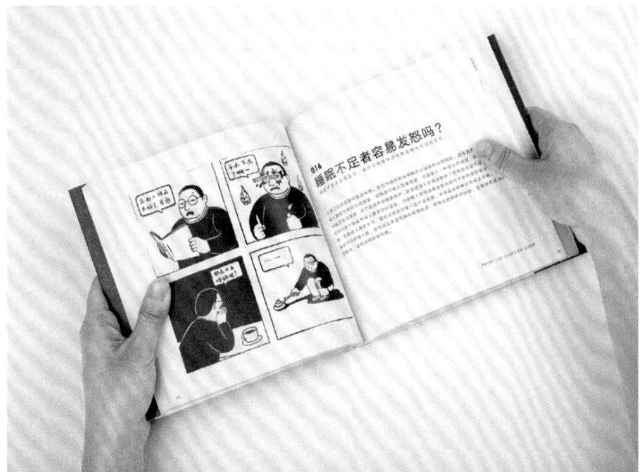
014
睡眠不足者容易发怒吗？

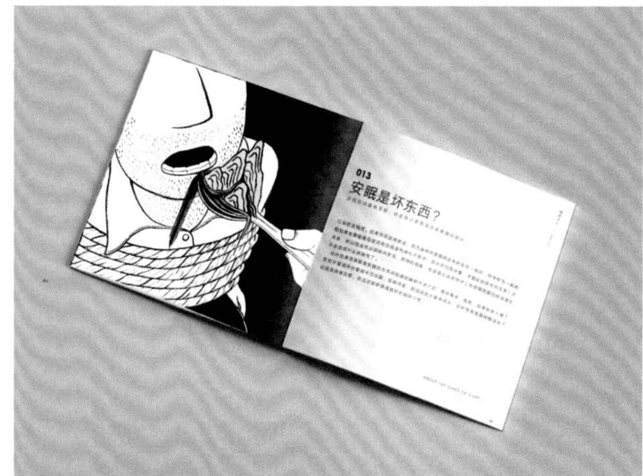
013
安眠是坏东西？

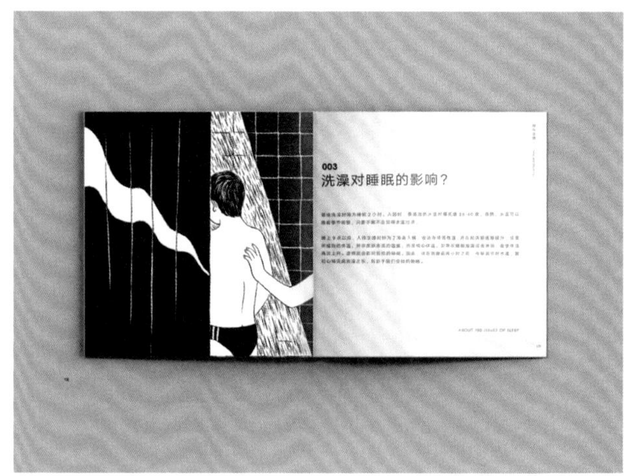
003
洗澡对睡眠的影响？

78　睡眠可视化海报 / Sleep Infographics
睡眠医学与睡眠卫生信息可视化图表

类别：平面设计、信息设计

年度：2017

地区：中国

作者：李爽（北京服装学院艺术设计学院）

导师：丁肇辰

标签：都会寝室、信息可视化、睡眠卫生、中国

这是一系列与国际睡眠科学与科技协会合作绘制的医学可视化海报，目的是将睡眠医学与科学知识以信息图表的方式表达出来，于此与人们沟通传递“睡好、吃好、玩好”的健康生活理念与知识。

该系列海报关注了10个主题，它们分别是：①失眠人群；②睡眠与运动；③不良睡眠习惯；④中国睡眠趋势；⑤睡眠医学发展历史；⑥睡眠障碍；⑦失眠；⑧睡眠呼吸中止；⑨疲劳驾驶；⑩睡眠环境设计。其中，睡眠呼吸中止可视化海报使用简洁的图形设计概述了有关该疾病的特征与医疗解决方法，如打鼾征兆、发病原因及非手术治疗的治疗方式等。

专家点评

睡个好觉至关重要，没有好的睡眠我们就会感到精力不足，思维迟钝。但对于成千上万的人来说，熬夜成了一种习惯。疾病控制和预计中心称，1/3的成年人每晚睡眠时间不足7小时。睡眠可视化系列海报设计，能够有效地传递关于睡眠全面的信息，让人们更直观清楚地理解“睡好、吃好、玩好”的健康生活理念与知识。海报内容科学全面，排版整洁直观，颜色以单一彩色搭配灰色，色调统一大方，符合大众的审美；同时，能让大众充分了解保持充足睡眠的重要性。

（刘东峰，山东师范大学美术学院教授）

HIDEN HEALTH HUNTER: SLEEP APNEA

隐藏的健康猎手：睡眠呼吸中止症

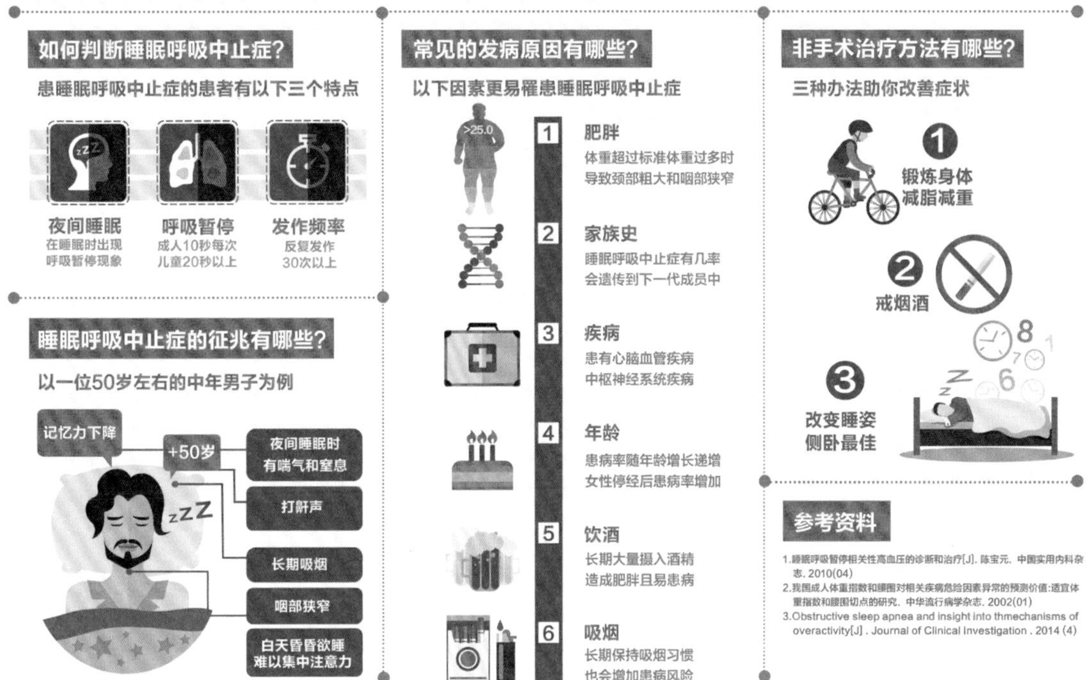

如何判断睡眠呼吸中止症?
患睡眠呼吸中止症的患者有以下三个特点
夜间睡眠
在睡眠时出现
呼吸暂停现象
呼吸暂停
成人10秒每次
儿童20秒以上
发作频率
反复发作
30次以上
睡眠呼吸中止症的征兆有哪些?
以一位50岁左右的中年男子为例
记忆力下降
+50岁
夜间睡眠时
有喘气和窒息
打鼾声
长期吸烟
咽部狭窄
白天昏昏欲睡
难以集中注意力
常见的发病原因有哪些?
以下因素更易罹患睡眠呼吸中止症
>25.0
1
肥胖
体重超过标准体重过多时
导致颈部粗大和咽部狭窄
2
家族史
睡眠呼吸中止症有几率
会遗传到下一代成员中
3
疾病
患有心脑血管疾病
中枢神经系统疾病
4
年龄
患病率随年龄增长递增
女性停经后患病率增加
5
饮酒
长期大量摄入酒精
造成肥胖且易患病
6
吸烟
长期保持吸烟习惯
也会增加患病风险
非手术治疗方法有哪些?
三种办法助你改善症状
1
锻炼身体
减脂减重
2
戒烟酒
3
改变睡姿
侧卧最佳
参考资料
1.睡眠呼吸暂停相关性高血压的诊断和治疗[J]. 陈宝元. 中国实用内科杂志. 2010(04)
2.我国成人体重指数和腰围对相关疾病危险因素异常的预测价值:适宜体重指数和腰围切点的研究. 中华流行病学杂志. 2002(01)
3.Obstructive sleep apnea and insight into thmechanisms of overactivity[J] . Journal of Clinical Investigation . 2014 (4)

CHINA'S ANNUAL INDEX OF SLEEP

关注睡眠：中国年度睡眠指数

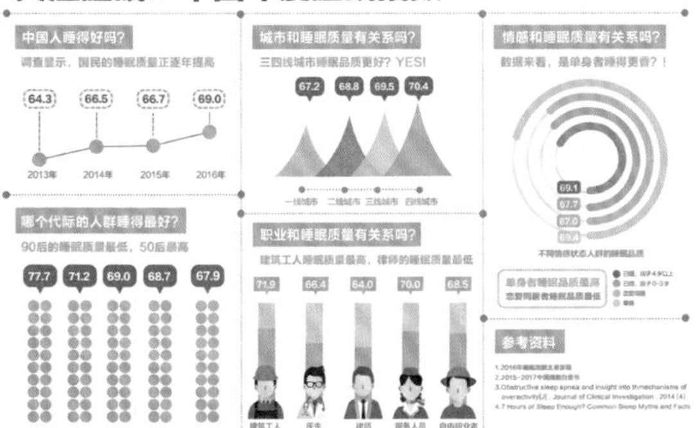

INSOMNIA IS COMMON IN CHINA

失眠很普遍，你是其中一员吗?

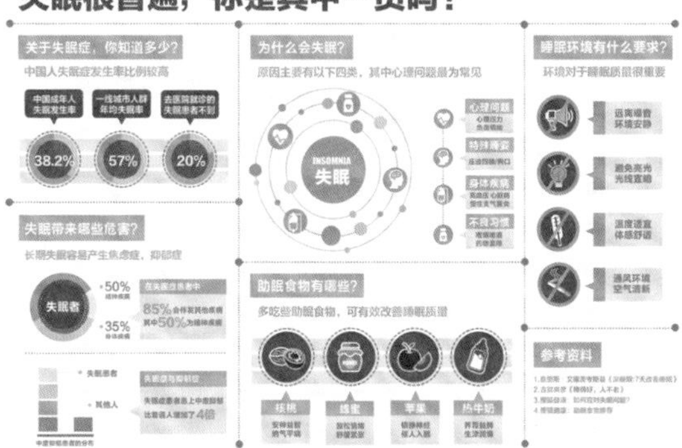

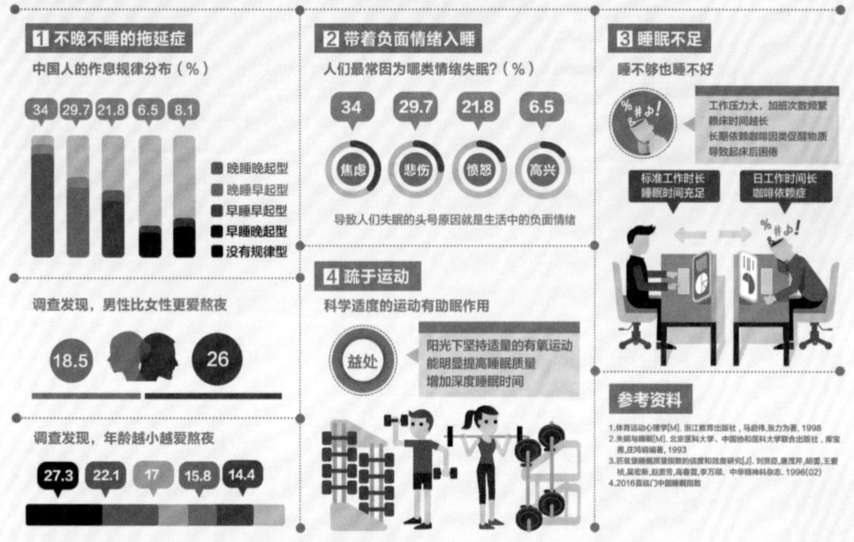
CHINA'S ANNUAL INDEX OF SLEEP
阻扰优质睡眠：四大不良习惯
1 不晚不睡的拖延症
中国人的作息规律分布（%）
34
29.7
21.8
6.5
8.1
晚睡晚起型
晚睡早起型
早睡早起型
早睡晚起型
没有规律型
调查发现，男性比女性更爱熬夜
18.5
26
调查发现，年龄越小越爱熬夜
27.3
22.1
17
15.8
14.4
2 带着负面情绪入睡
人们最常因为哪类情绪失眠？（%）
34
29.7
21.8
6.5
焦虑
悲伤
愤怒
高兴
导致人们失眠的头号原因就是生活中的负面情绪
4 疏于运动
科学适度的运动有助眠作用
益处
阳光下坚持适量的有氧运动
能明显提高睡眠质量
增加深度睡眠时间
3 睡眠不足
睡不够也睡不好
工作压力大，加班次数频繁
赖床时间越长
长期依赖咖啡因类促醒物质
导致起床后困倦
标准工作时长
睡眠时间充足
日工作时间长
咖啡依赖症
参考资料

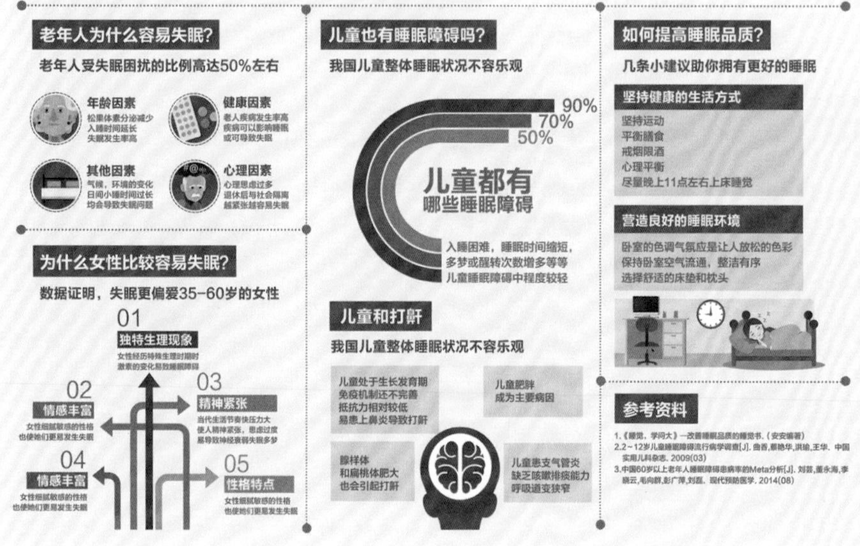
PEOPLE&SLEEP DISORDERS
认识不同人群的睡眠障碍
老年人为什么容易失眠?
老年人受失眠困扰的比例高达50%左右
年龄因素
健康因素
其他因素
心理因素
为什么女性比较容易失眠?
数据证明，失眠更偏爱35-60岁的女性
01
独特生理现象
02
情感丰富
03
精神紧张
04
情感丰富
05
性格特点
儿童也有睡眠障碍吗?
我国儿童整体睡眠状况不容乐观
90%
70%
50%
儿童都有
哪些睡眠障碍
入睡困难，睡眠时间缩短，
多梦或醒转次数增多等等
儿童睡眠障碍中程度较轻
儿童和打鼾
我国儿童整体睡眠状况不容乐观
儿童处于生长发育期
免疫机制还不完善
抵抗力相对较低
易患上鼻炎导致打鼾
儿童肥胖
成为主要病因
腺样体
和扁桃体肥大
也会引起打鼾
儿童患支气管炎
缺乏咳嗽排痰能力
呼吸道变狭窄
如何提高睡眠品质?
几条小建议助你拥有更好的睡眠
坚持健康的生活方式
坚持运动
平衡膳食
戒烟限酒
心理平衡
尽量晚上11点左右上床睡觉
营造良好的睡眠环境
卧室的色调气氛应是让人放松的色彩
保持卧室空气流通，整洁有序
选择舒适的床垫和枕头
参考资料

DROWSY DRIVING IS DANGEROUS

行车安全无小事：疲劳驾驶

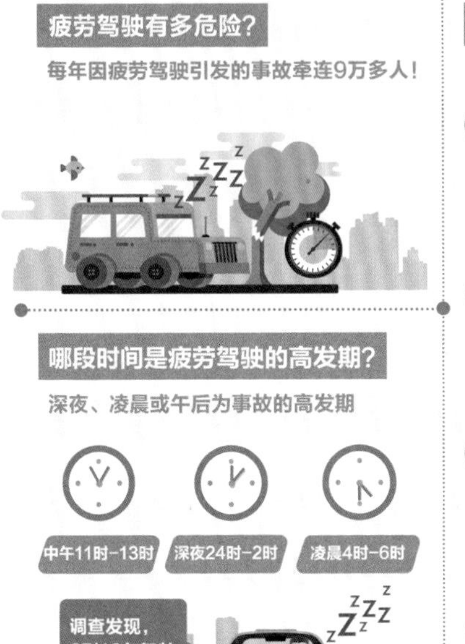

疲劳驾驶有多危险?

每年因疲劳驾驶引发的事故牵连9万多人！

哪段时间是疲劳驾驶的高发期?

深夜、凌晨或午后为事故的高发期

中午11时-13时　深夜24时-2时　凌晨4时-6时

调查发现，6到10年驾龄的老司机最易疲劳驾驶

如何规避疲劳驾驶呢?

四条合理有效的建议送给你！

1. 足够的睡眠时间
养成按时就寝的良好习惯
建议在23点之前上床睡觉
睡个子午觉
为身体注入源动力

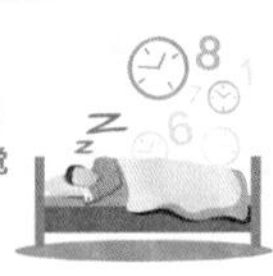

2. 良好的饮食习惯
膳食选择容易消化的食品
切勿过饱饮食
或过于依赖咖啡因类物质
提神醒脑

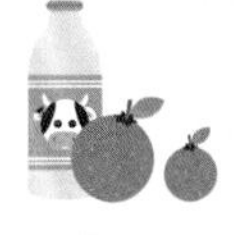

3. 藉由睡眠科技辅助安排行车时间
可以通过疲劳驾驶检测仪
来预警疲劳驾驶的出现
以此来科学安排行车时间
一般不宜连续驾驶超3小时

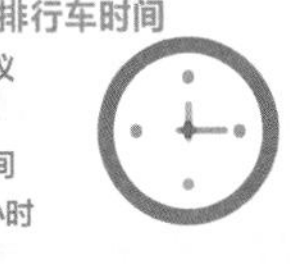

4. 有睡眠障碍者需及早接受治疗
情况较为严重者
应寻求专业医生的帮助
尽早解决睡眠问题
预防疲劳驾驶导致的事故

疲劳驾驶出现时有哪些信号?

当出现这些信号时，要警惕了！

1. 精神不振，反应迟钝，判断迟缓
2. 注意力无法集中，思维能力下降
3. 视觉模糊，眼睛发红发干
4. 频繁眨眼或者眼睛时开时闭
5. 哈欠连天却无法控制，表情变化少
6. 动作僵硬，节奏失调
7. 心情郁闷、急躁，容易激动
8. 分辨不清方位，车速盲目提高

参考资料

1.疲劳驾驶与年龄、驾龄的关系[J]. 任鑫峰,金治富,康慧. 道路交通与安全. 2007(05)
2.疲劳驾驶交通事故的特点分析与预防[J]. 刘秀,王长君,何庆. 中国安全生产科学技术. 2008(01)
3.Anote on early signs of skill fatigue. BARTLETT F C. . 1948

SLEEP RESEARCH TIMELINE

睡眠医疗科技发展史

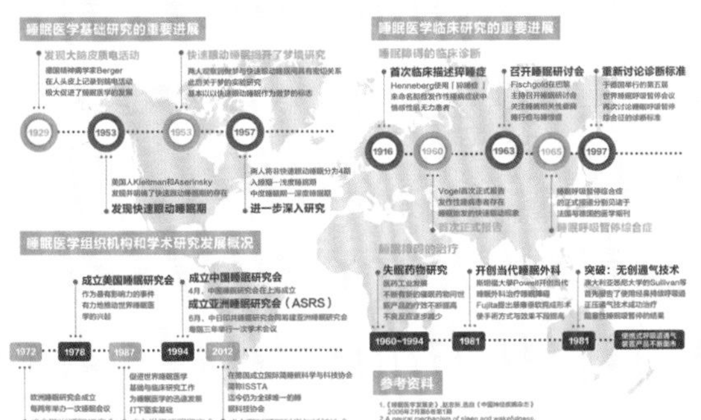

DESIGN BEDROOM FOR A GOOD SLEEP

设计你的卧室：打造优质睡眠环境

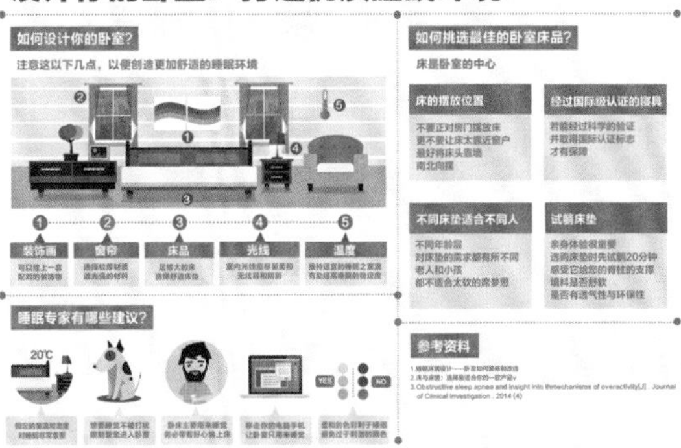

79 威利急救包 / Welly: First Aid Kits

年轻且鲜艳明快的急救包

类别：包装设计、视觉设计、产品设计

年度：2019

地区：美国

作者：神话设计（Mythology）、埃里克·瑞恩（Eric Ryan）

标签：急救用品、急救包、药品、包装、美国

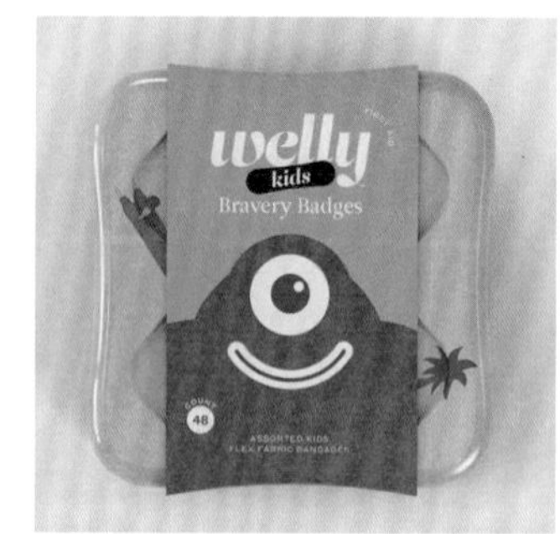

这是一款年轻而且充满新鲜感的多彩急救包，包括绷带、日常护理工具和药品等。此设计一改过去急救用品只关注功能性的外观形象，大胆使用活泼俏皮的卡通设计，外加鲜艳明快的配色方案，重新对常备的急救用品套件进行了个性化设计。

在产品套装里可看到如“扎染风格”设计的急救盒子，美洲驼、独角鲸、树懒等“卡通造型”的绷带，外观醒目的急救必需品“冒险急救包”等。除了个性化的包装设计外，设计师也考虑到过去的急救用品未必符合于关节部位的需求，因此开发出更适合粘贴在关节处的胶带与贴布。

专家点评

急救包是装有急救药品以及消过毒的纱布、绷带等的小包，当人们出现意外情况时，能提供应急使用的救援物品。同时，它携带便捷，使用方便，为家庭、医院、诊所急救必备。因此，功能性是最重要的，但也存在一些问题：产品在外观设计上大多统一，年轻群体追求个性化，讲究求同存异的“异”，不能满足年轻群体的心理。多彩急救包的设计符合年轻人的想法，同时在使用上也做了更加贴合的设计，满足了使用者的存异感，也让急救用品更加合理化，值得推广使用。

（刘东峰，山东师范大学美术学院教授）

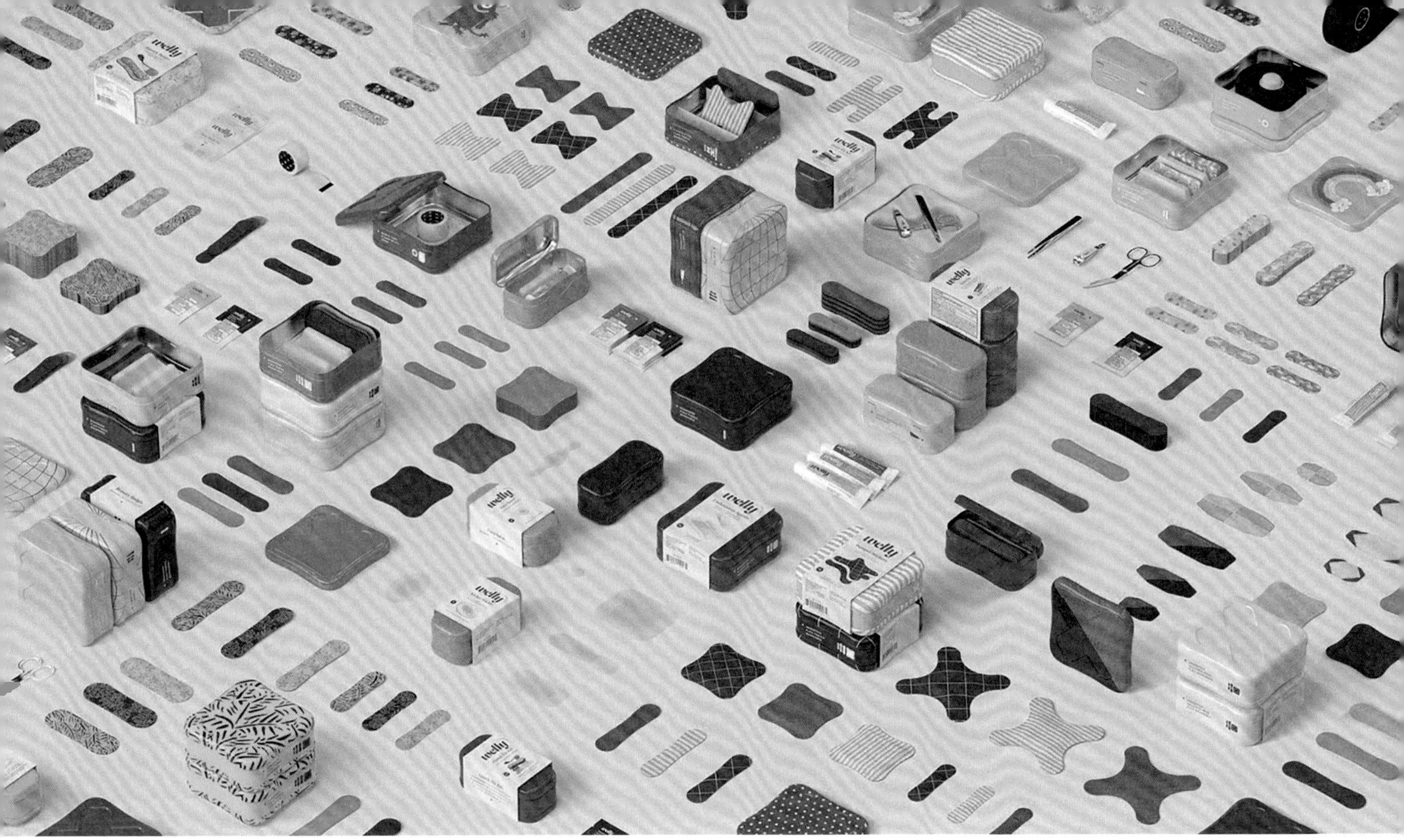

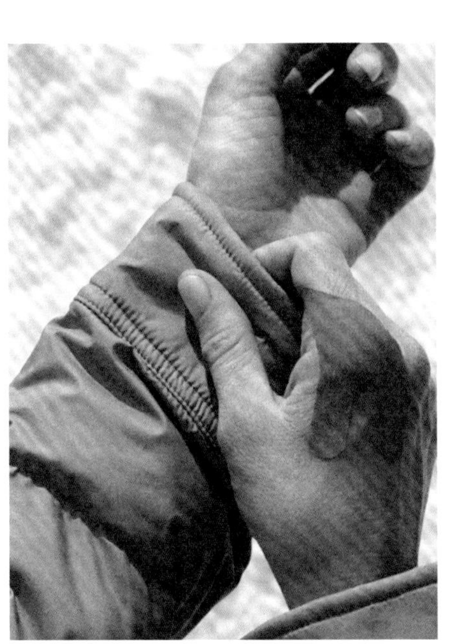

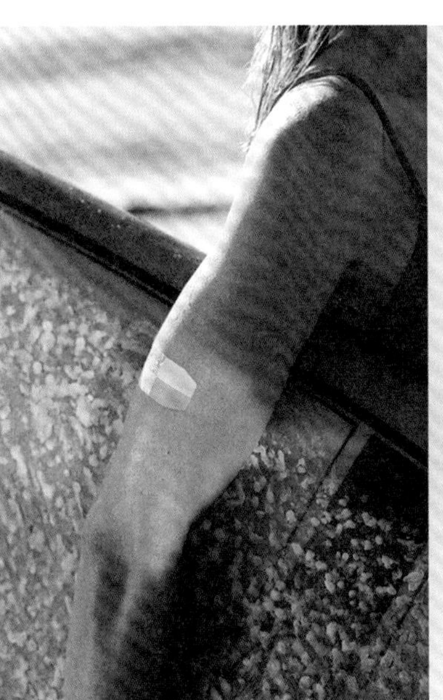

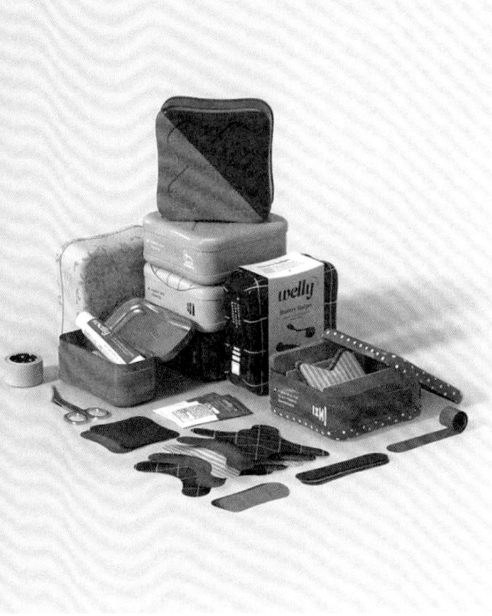
welly

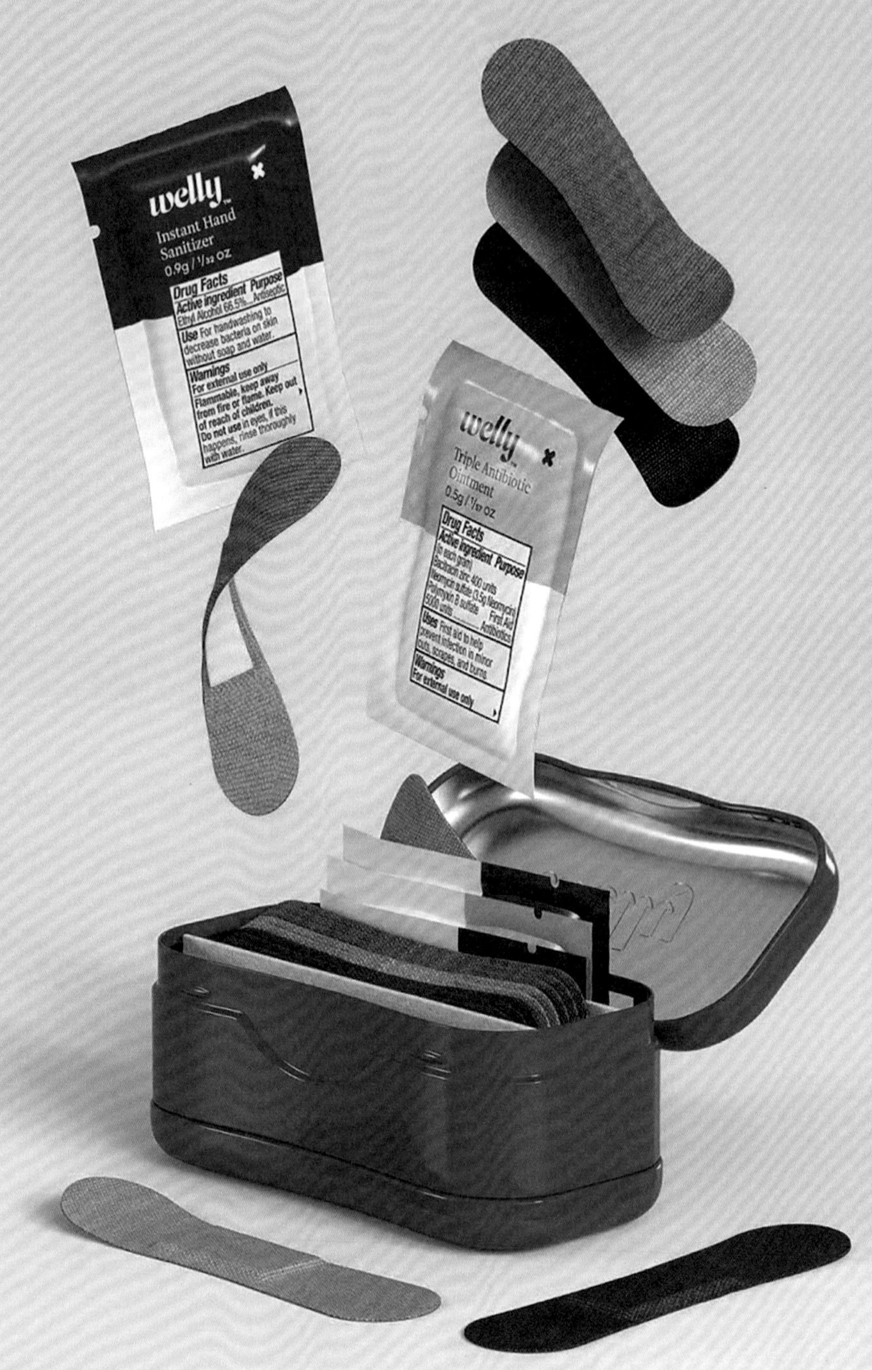
welly
Instant Hand Sanitizer
0.9g / 1/32 oz
Drug Facts
Active ingredient Purpose
Ethyl Alcohol 66.5%...Antiseptic
Use For handwashing to decrease bacteria on skin without soap and water.
Warnings
For external use only
Flammable, keep away from fire or flame. Keep out of reach of children.
Do not use in eyes, if this happens, rinse thoroughly with water.
welly
Triple Antibiotic Ointment
0.5g / 1/17 oz
Drug Facts
Active Ingredient Purpose
Uses First aid to help prevent infection in minor cuts, scrapes, and burns
Warnings
For external use only

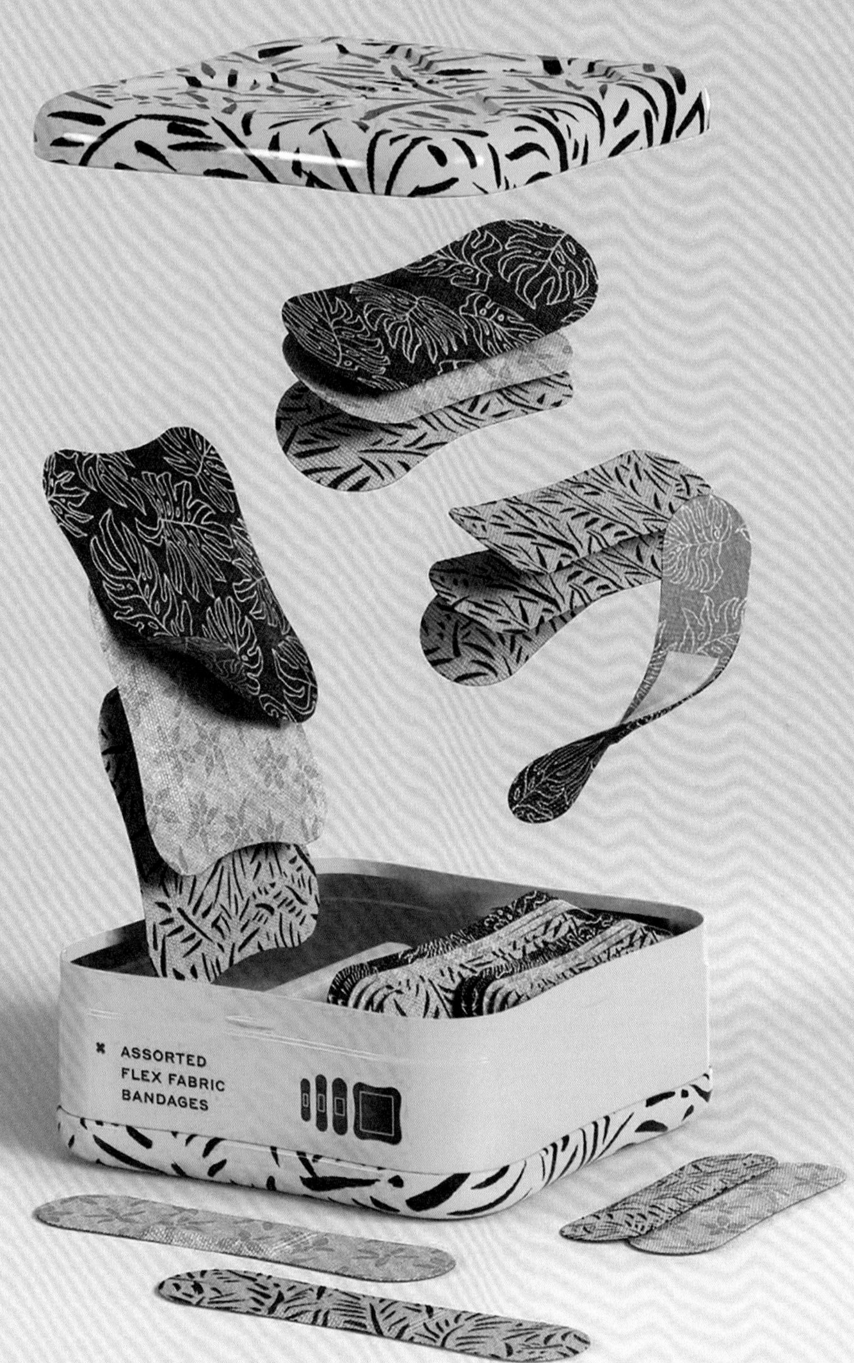
ASSORTED
FLEX FABRIC
BANDAGES

80　防疫科普知识系列插画 / Epidemic Prevention Popular Science Article Series Illustration 减少科普防疫知识枯燥感的插画

类别： 视觉设计、插画设计

年度： 2020

地区： 新西兰

作者： 托比·莫里斯（Toby Morris）

标签： 防疫科普、插画、防疫、新西兰

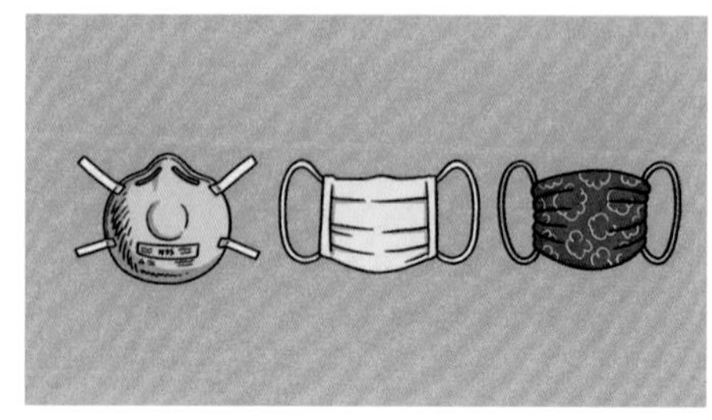

这是插画家托比为微生物学家苏克西的一系列防疫科普文章所绘制的插画集。新冠肺炎疫情期间，大部分人的生活范围局限在小小的一间屋子内，而网络则是人们获取信息的主要途径。随着电子杂志防疫文章的推出，人们只需通过屏幕与互联网就能获取更多的防疫讯息，这也就增加了更多表现手段与载体。该插画具备诙谐的手绘风格与明亮的色彩表现，能适当地打破疫情带给人们的恐惧感。此外，插画家通过动态设计的方式延伸了信息表现形式，这也使防疫资讯的传达变得更为丰富。凭借微生物学家与插画家的跨界合作，有效减少了一般老百姓在阅读专业信息过程中的枯燥感，也大幅加强了防疫知识的传达力度。

专家点评

在健康科普传播中，视觉要素业已成为重要的元素。插画家托比·莫里斯（Toby Morris）为微生物学家苏克西·怀尔斯（Siouxsie Wiles）撰写的一系列防疫科普文章绘制插画，正是一项为提升传播效果而采取视觉性传播策略的案例。这些插画体现了艺术家鲜明的个人艺术风格，通过与形象化、直观性的图像相结合，引发读者的阅读兴趣，并使健康知识更为通俗易懂，实现良好的科普效果。与普通插图的不同在于，托比·莫里斯所绘制的插画具有动态性，较之静态图像而言，动态图像这一依托于新型媒介技术而呈现的绘画形式既能够展现更为丰富的内容，也能够通过元素的移动进一步吸引读者的注意力，增强内容的趣味性。

（祝帅，北京大学新闻与传播学院研究员）

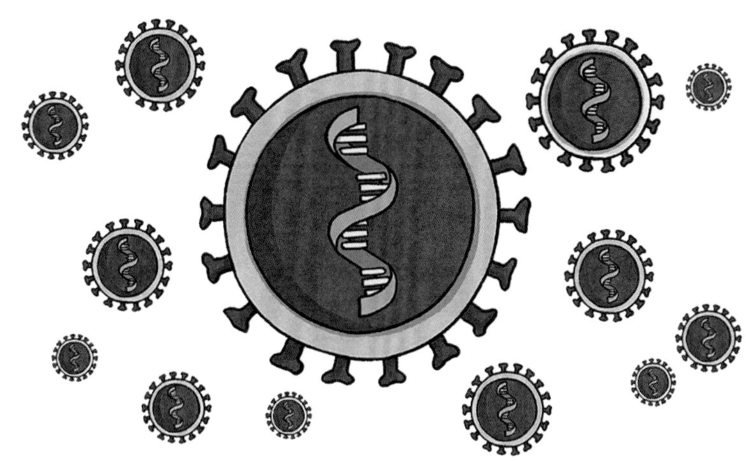

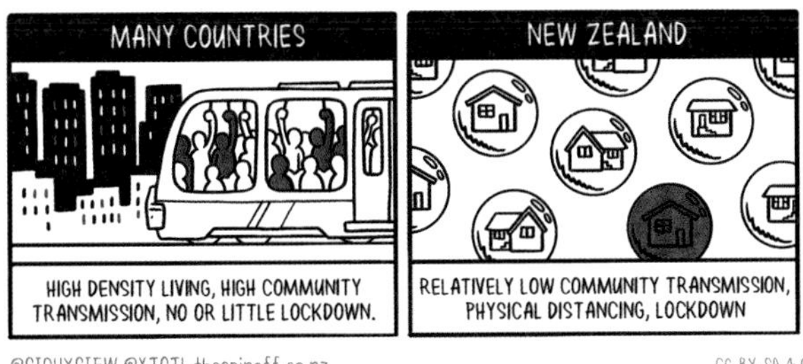
WHY NZ ISN'T CURRENTLY DEMANDING MASK USE WHEN OTHER COUNTRIES ARE
MANY COUNTRIES
NEW ZEALAND
HIGH DENSITY LIVING, HIGH COMMUNITY TRANSMISSION, NO OR LITTLE LOCKDOWN.
RELATIVELY LOW COMMUNITY TRANSMISSION, PHYSICAL DISTANCING, LOCKDOWN
@SIOUXSIEW @XTOTL thespinoff.co.nz
CC-BY-SA 4.0
FOR THE LATEST INFO PLEASE SEE who.int or health.govt.nz
6 APRIL 2020

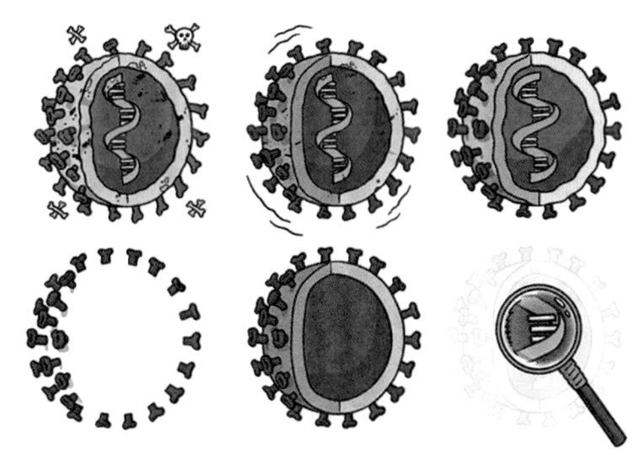

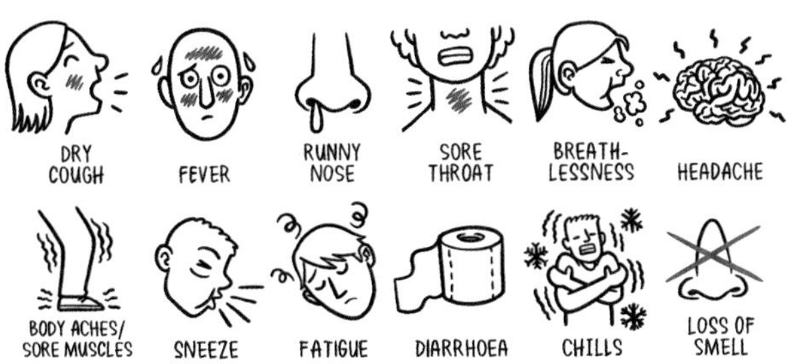
POTENTIAL SYMPTOMS OF COVID-19
DRY COUGH
FEVER
RUNNY NOSE
SORE THROAT
BREATH-LESSNESS
HEADACHE
BODY ACHES/ SORE MUSCLES
SNEEZE
FATIGUE
DIARRHOEA
CHILLS
LOSS OF SMELL
@SIOUXSIEW @XTOTL thespinoff.co.nz
SOURCE: WHO, CDC
CC-BY-SA 4.0
FOR THE LATEST INFO PLEASE SEE who.int or health.govt.nz
29 APRIL 2020

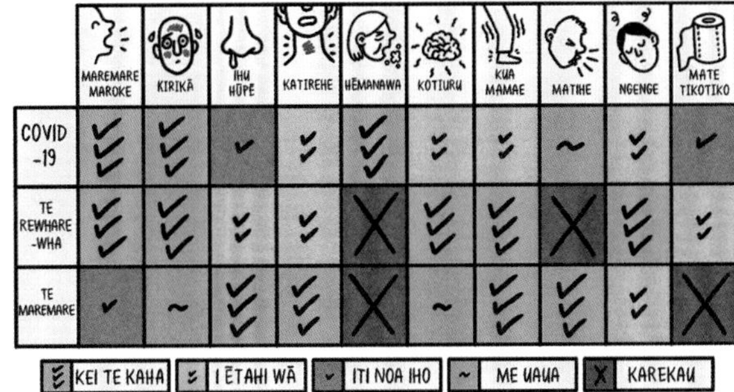
NGĀ TOHUMATE O COVID-19, TE REWHAREWHA ME TE MAREMARE
MAREMARE MAROKE
KIRIKĀ
IHU HŪPĒ
KATIREHE
HĒMANAWA
KOTIURU
KUA MAMAE
MATIHE
NGENGE
MATE TIKOTIKO
COVID -19
TE REWHARE -WHA
TE MAREMARE
KEI TE KAHA
I ĒTAHI WĀ
ITI NOA IHO
ME UAUA
KAREKAU
@SIOUXSIEW @XTOTL thespinoff.co.nz
TE REO: HĒMI KELLY
MĀTĀPUNA: WHO, CDC
CC-BY-SA 4.0
MŌ NGĀ KŌRERO O TE WĀ, TIROHIA who.int or health.govt.nz
20 MARCH 2020

81 阿特金森字体 / Atkinson Hyperlegible
布莱叶盲文研究所的字体设计

类别：视觉设计、字体设计

年度：2019

地区：美国

作者：布莱叶盲文研究所（Braille Institute）、应用设计（Applied Design Works）

标签：视障、盲文、字体设计、美国

为了推广盲文研究所开发的标准字体，借此协助全球盲文研究相关机构寻找新定位与未来发展目标，并同时推动老百姓更加关注视障群体，特设计该字体。布莱叶盲文研究所是一个拥有100年历史的盲文研究机构，由J. 罗伯特·阿特金森（J. Robert Atkinson）在美国南加州创立。罗伯特曾发明盲文机，并且帮助美国多个城市建立盲文图书馆和社区中心来帮助视力障碍者获得更好的生活品质。该机构发展至今，其关注的群体也从过去全盲者逐步转变到不同程度的视力障碍者。

专家点评

对于视力障碍群体而言，通过阅读而获取信息颇为困难。而在现实生活中，无论是印刷媒介，还是数字媒介，文字均为传递信息的重要工具，因此，字体对于阅读而言具有重要意义。开发辅助视力障碍者阅读的字体，体现了设计师对视力障碍群体这一传统意义上并不属于视觉传播对象群体的关注与关怀。辅助阅读字体属于无装饰线字体，而且它尤其重视扩大相似字之间的区分度，以利于辨别。该字体能够方便视力障碍者自主阅读及获取信息，提升其自主护理能力，降低护理成本。同时，随着老龄化趋势越来越显著，视力障碍群体将愈加庞大，辅助阅读字体所面临的需求将持续增加。对于该类字体的设计与研发不应止步于此，还应针对不同的文字开发相应的字体，以为不同语言环境下的视力障碍者提供帮助。

（祝帅，北京大学新闻与传播学院研究员）

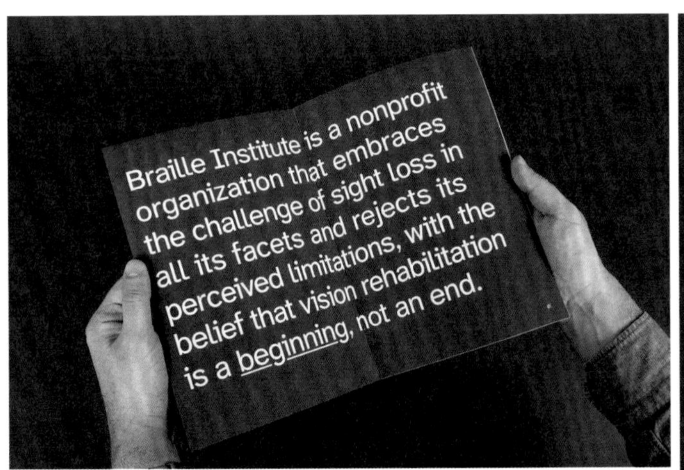
Braille Institute is a nonprofit organization that embraces the challenge of sight loss in all its facets and rejects its perceived limitations, with the belief that vision rehabilitation is a beginning, not an end.

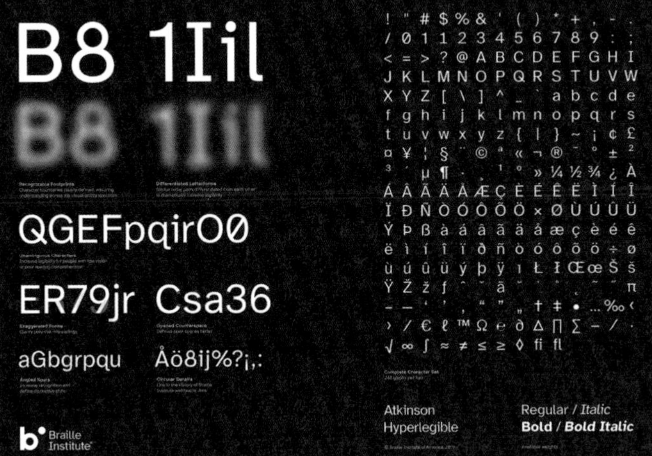
B8 1Iil
QGEFpqirO0
ER79jr Csa36
aGbgrpqu Åö8ij%?¡,:
Atkinson Hyperlegible
Regular / Italic
Bold / Bold Italic
Braille Institute

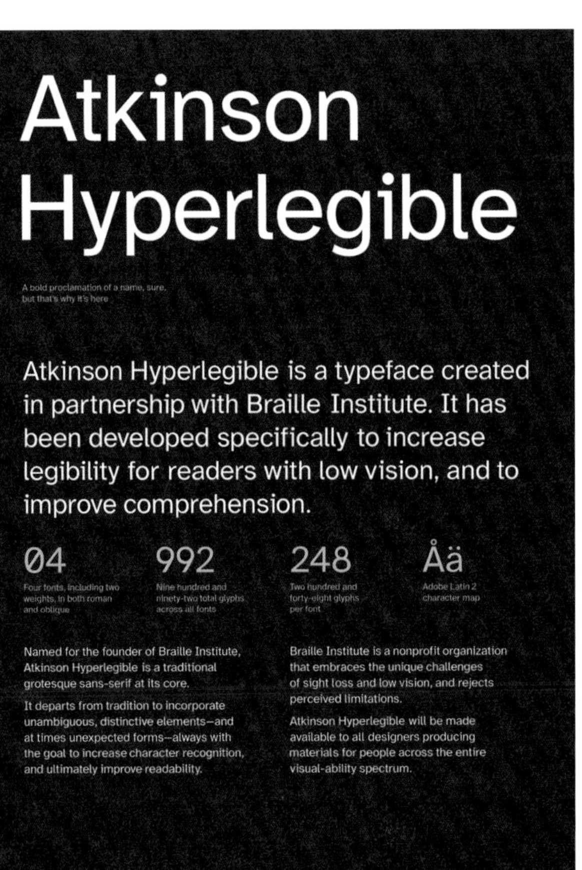
Atkinson Hyperlegible
A bold proclamation of a name, sure, but that's why it's here.
Atkinson Hyperlegible is a typeface created in partnership with Braille Institute. It has been developed specifically to increase legibility for readers with low vision, and to improve comprehension.
04
Four fonts, including two weights, in both roman and oblique
992
Nine hundred and ninety-two total glyphs across all fonts
248
Two hundred and forty-eight glyphs per font
Åä
Adobe Latin 2 character map
Named for the founder of Braille Institute, Atkinson Hyperlegible is a traditional grotesque sans-serif at its core.
It departs from tradition to incorporate unambiguous, distinctive elements—and at times unexpected forms—always with the goal to increase character recognition, and ultimately improve readability.
Braille Institute is a nonprofit organization that embraces the unique challenges of sight loss and low vision, and rejects perceived limitations.
Atkinson Hyperlegible will be made available to all designers producing materials for people across the entire visual-ability spectrum.
Braille Institute

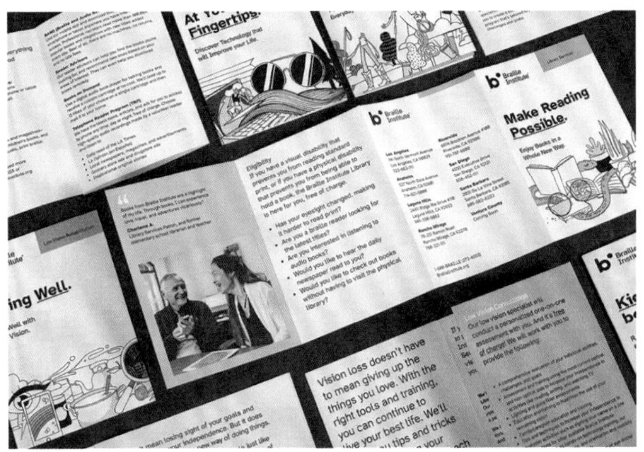
Fingertips.
Make Reading Possible.
Vision loss doesn't have to mean giving up the things you love. With the right tools and training, you can continue to live your best life.

82　口腔健康指南 / Oral Health Guide
一本介绍口腔卫生的保健宣传册

类别：视觉设计、书籍设计

年度：2019

地区：中国

作者：张晗

标签：口腔卫生、信息可视化、宣传册、中国

这是一本面向公众免费派发的口腔保健宣传册。它以中国卫健委拟定的《中国居民口腔健康指南》为基础，采用信息可视化的设计手段，针对不同年龄段和不同口腔保健需求人群所应关注的问题进行解答。在内容层级上既满足了知识文本的功能性，同时又具备阅读时的趣味感。该宣传册让读者在图文阅读的情境中能轻易了解口腔卫生知识，因而成为人们更愿意长期保存的居家口腔卫生指南。

专家点评

世界卫生组织在2011年就提出了“8020”的概念，即80岁的时候，应该还有20颗牙齿可以使用。然而我国65岁以上人群平均失牙高达11颗，年轻群体每个人都有不同的口腔保健需求，但大众对于口腔卫生知识的了解还十分欠缺，因此口腔保健宣传册的设计是必不可少的。手册内容信息采用图加文字可视化的手法来体现，让人们更好地去了解并加深印象，并配以趣味性的文字，图文并茂，达到理想的宣传效果，让大众关注牙齿健康，做好科学防护工作，减少口腔问题。

（刘东峰，山东师范大学美术学院教授）

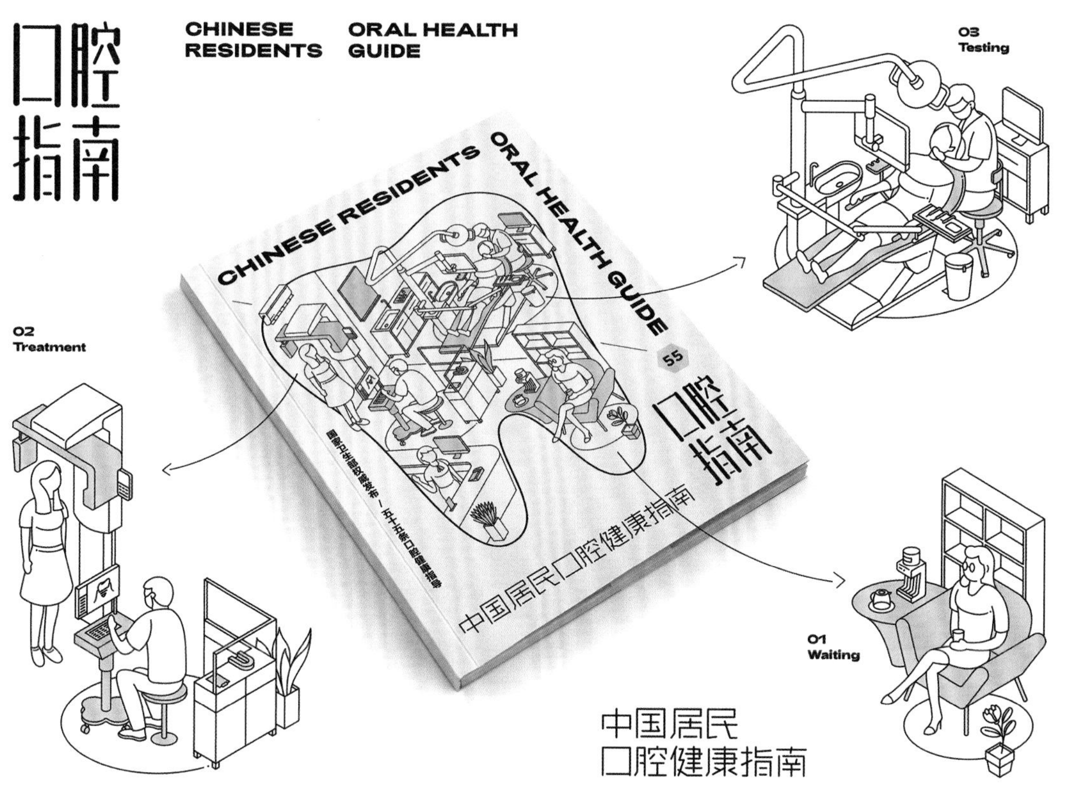
口腔
指南
CHINESE RESIDENTS
ORAL HEALTH GUIDE
03
Testing
02
Treatment
01
Waiting
CHINESE RESIDENTS ORAL HEALTH GUIDE
55
口腔
指南
中国居民口腔健康指南
中国居民
口腔健康指南

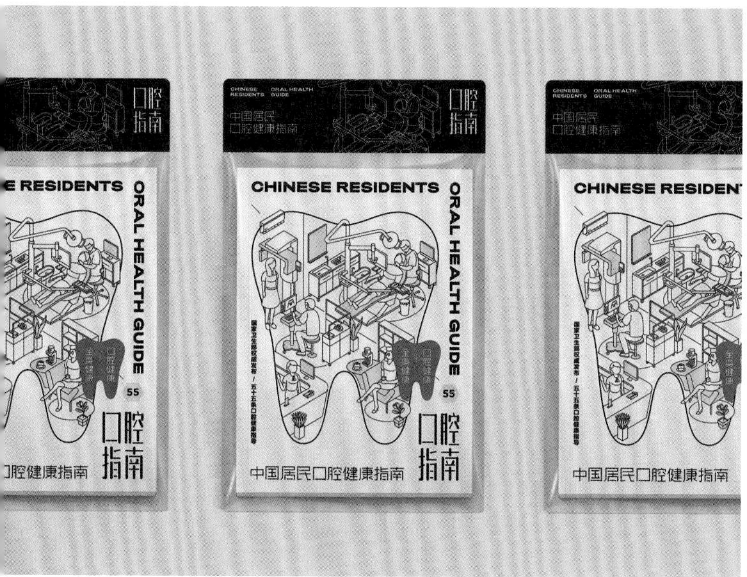
CHINESE RESIDENTS
ORAL HEALTH GUIDE
55
口腔
指南
中国居民口腔健康指南

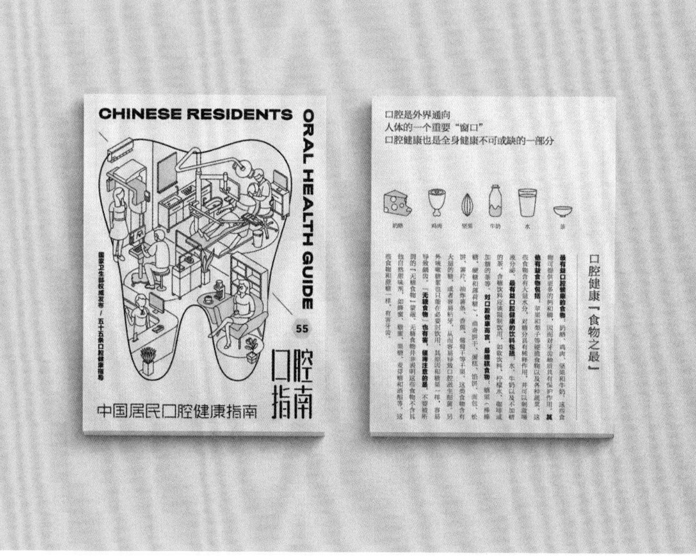
CHINESE RESIDENTS
ORAL HEALTH GUIDE
55
口腔
指南
中国居民口腔健康指南
口腔是外界通向
人体的一个重要"窗口"
口腔健康也是全身健康不可或缺的一部分
口腔健康「食物之最」

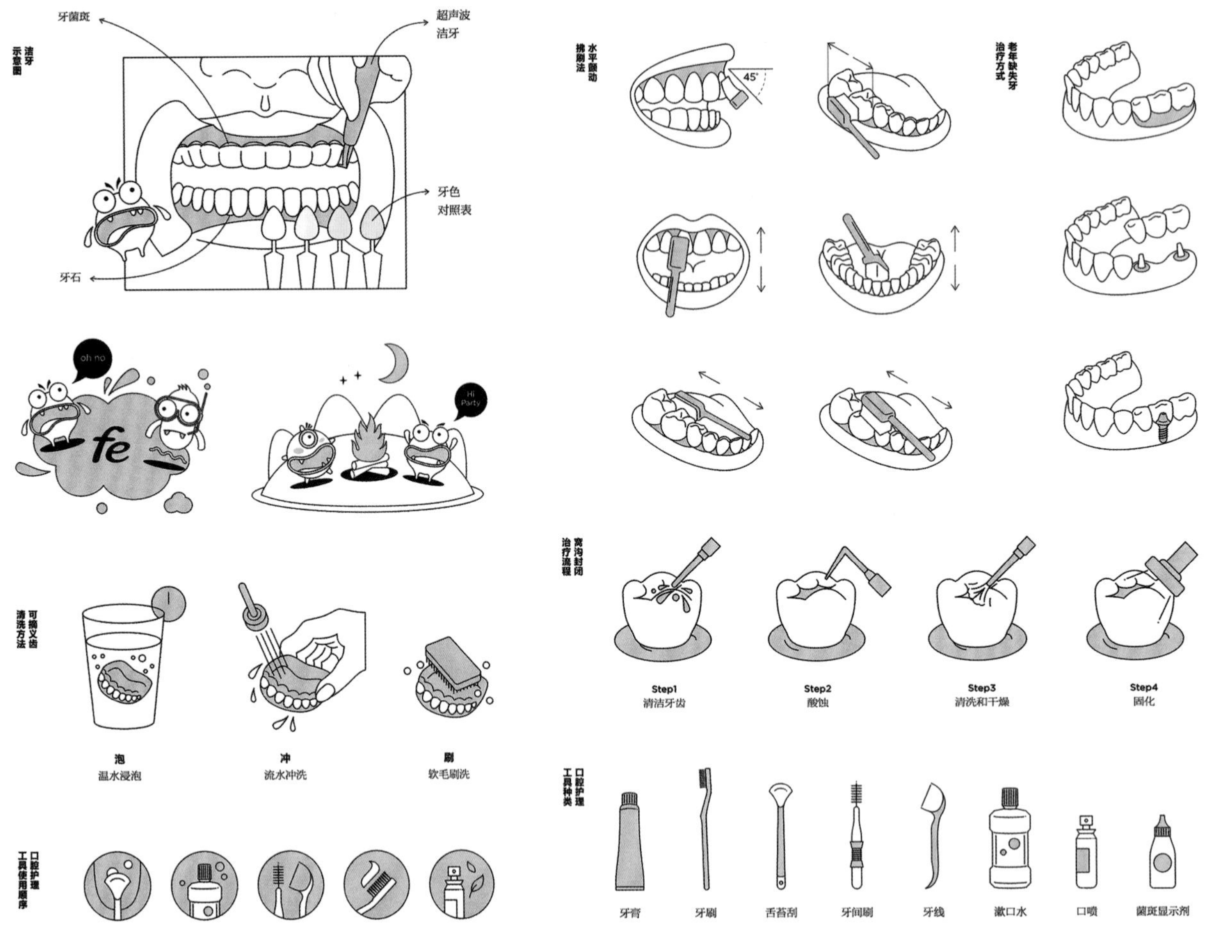
洁牙示意图
牙菌斑
超声波洁牙
牙色对照表
牙石
oh no
fe
Hi Party
水平颤动拂刷法
45°
老年缺失牙治疗方式
窝沟封闭治疗流程
Step1
清洁牙齿
Step2
酸蚀
Step3
清洗和干燥
Step4
固化
可摘义齿清洗方法
泡
温水浸泡
冲
流水冲洗
刷
软毛刷洗
口腔护理工具种类
牙膏
牙刷
舌苔刮
牙间刷
牙线
漱口水
口喷
菌斑显示剂
口腔护理工具使用顺序

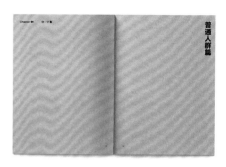

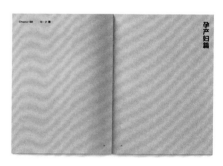

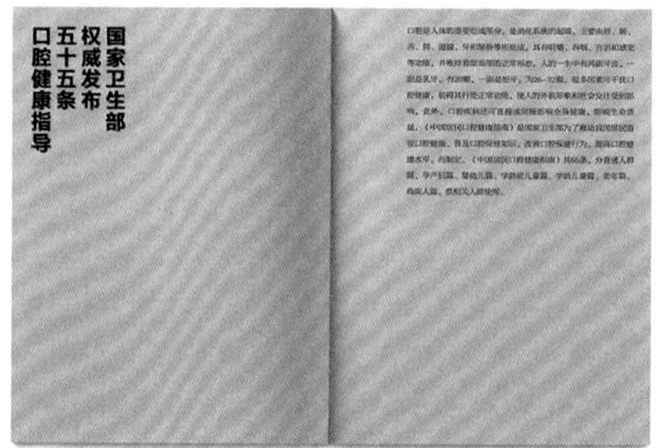
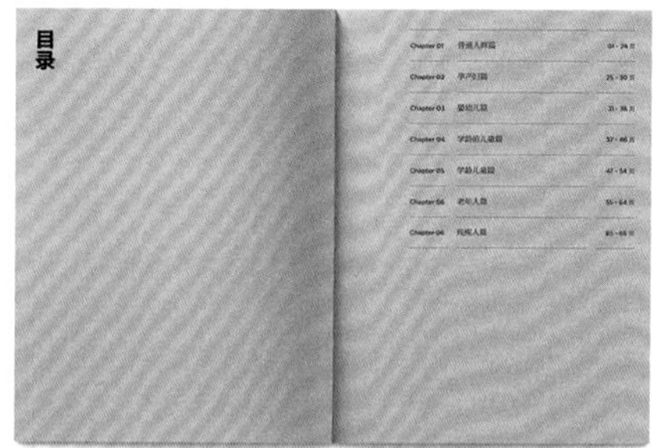

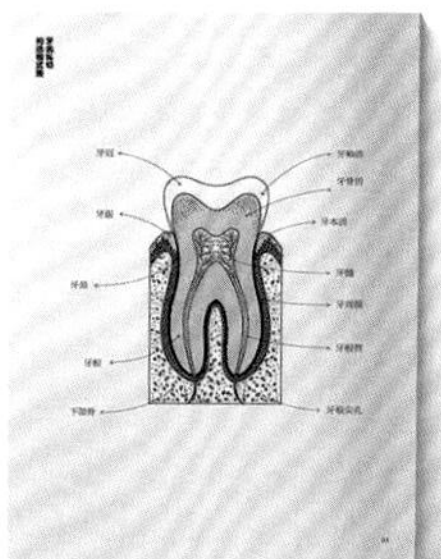
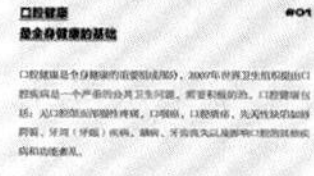
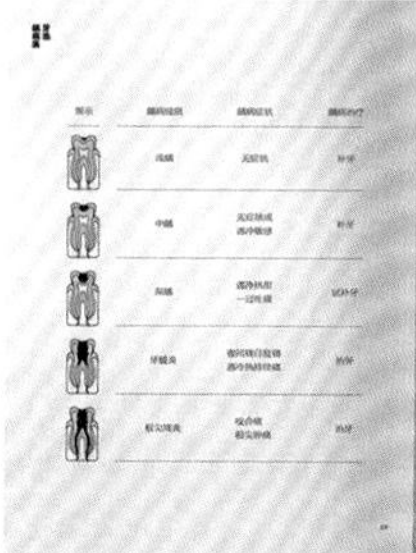
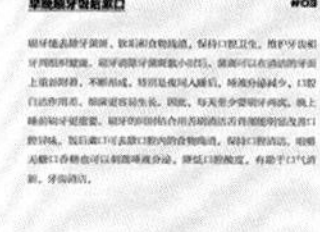
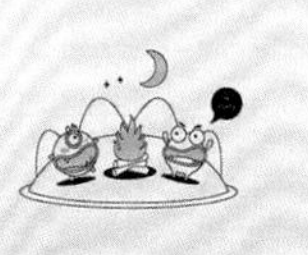
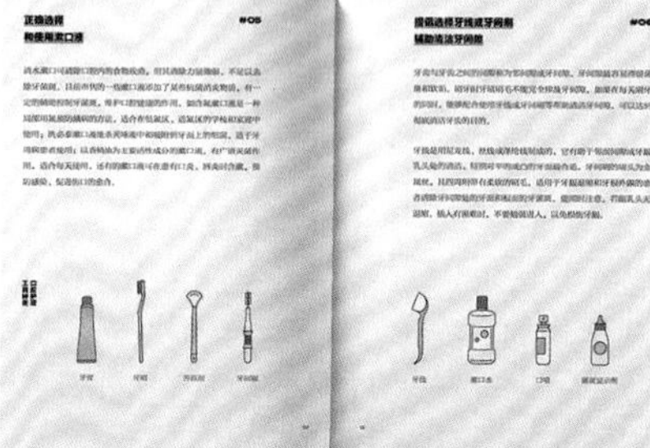
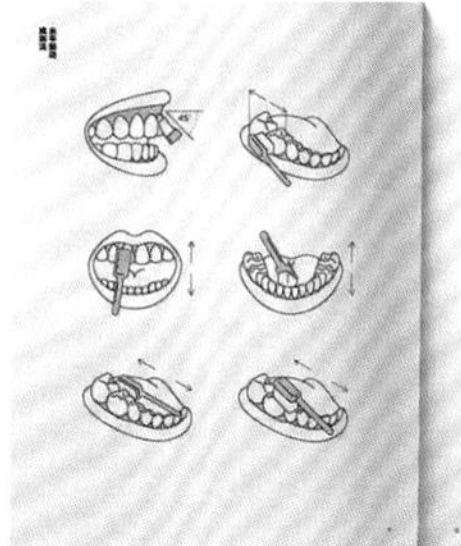
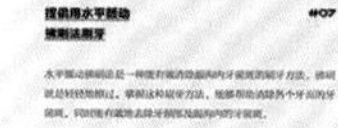
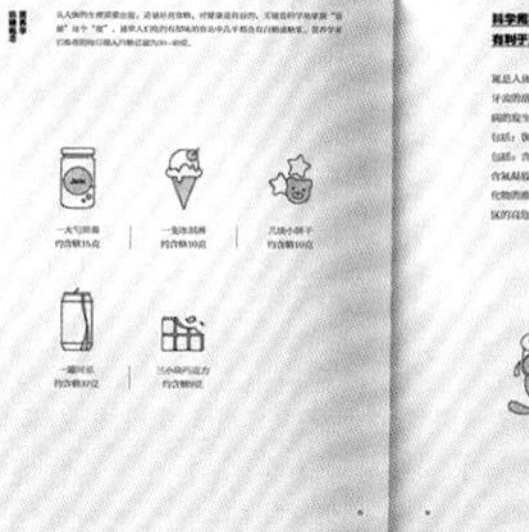
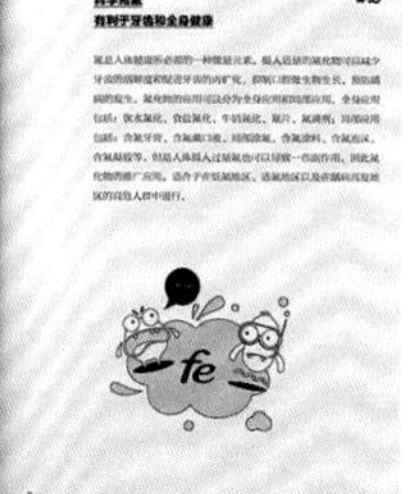

83 运动疗法广告 / Tape Project
一系列基于运动疗法的视觉艺术广告

类别：视觉设计、信息设计、广告设计

年度：2018

地区：俄罗斯

作者：凯特琳娜·科瓦列娃（Katerina Kovaleva）

标签：运动疗法、视觉艺术、海报设计、广告、俄罗斯

这是一系列以运动疗法为核心主题的广告海报设计，将运动疗法与可视化视觉艺术相结合，普及该疗法的应用技术。从这些海报中我们可以看到，不同颜色的胶带被粘贴在人的身体上，利用其视觉效果来显示运动过程中隐性的动力，让我们能更好地理解运动和美学之间的关联性。

每种运动机能和方法都有自己的动力学、可塑性与图形学。该海报的设计师从视觉图像角度进行拍摄，通过胶带的形态、颜色和线条对比差异的手段来展示力的分布、拉伸与收缩。

专家点评

人体艺术属美学的一种，无论是绘画还是摄影技术都能够让人感受到人体的美感。人体绘画源于西方，男性人体主要反映力量之美，而女性人体主要反映女性特有的阴性之美。人体所呈现出来的张力，曲线线条都是美的。以运动疗法为核心主题的广告海报设计，设计师用胶带、人体摄影的方式来呈现运动疗法，让人们更清楚地了解运动美学。

（刘东峰，山东师范大学美术学院教授）

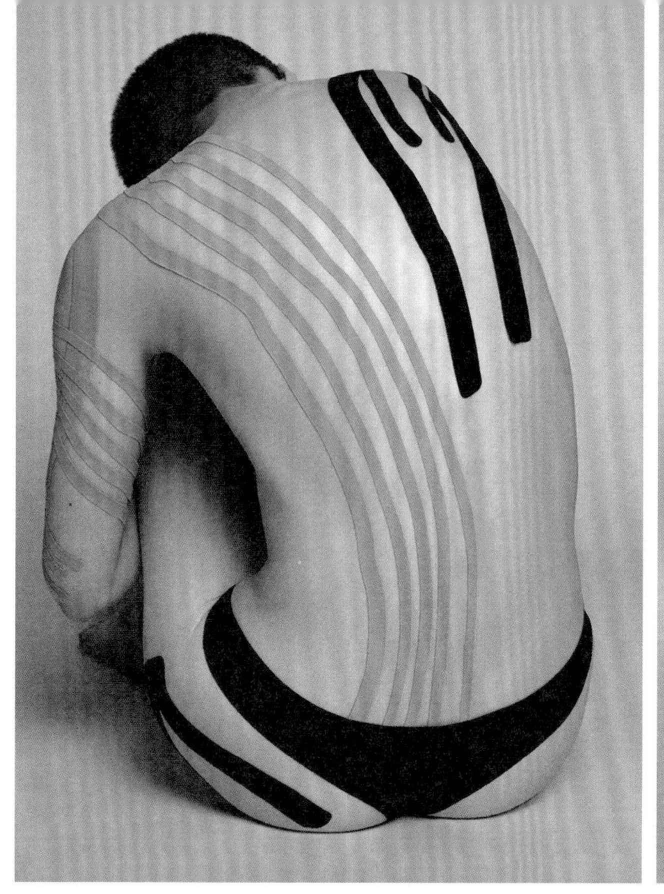

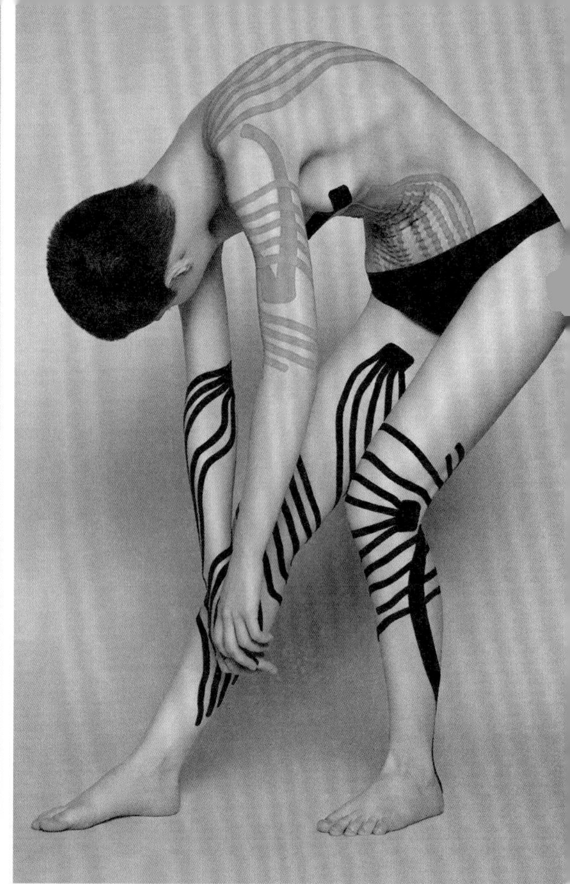

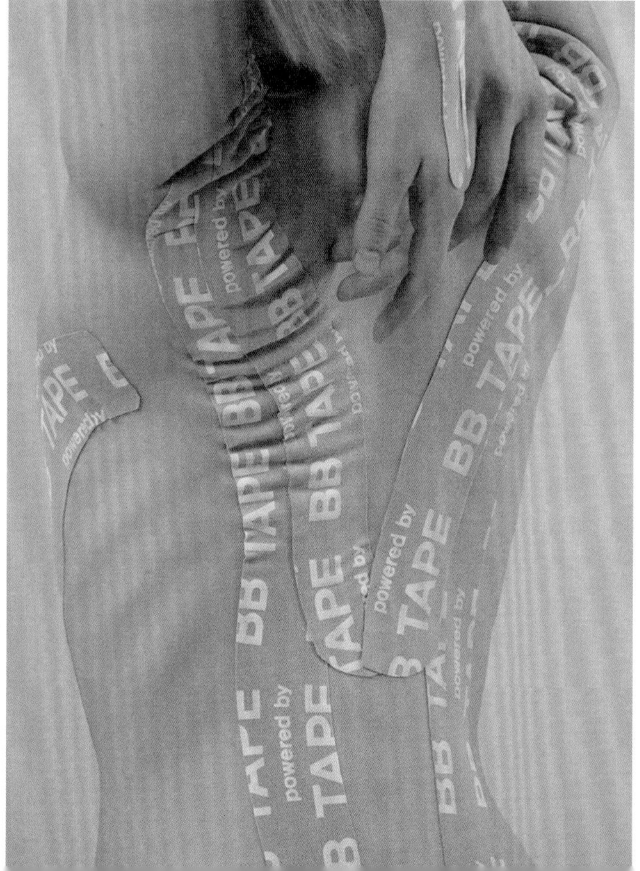
BB TAPE
powered by

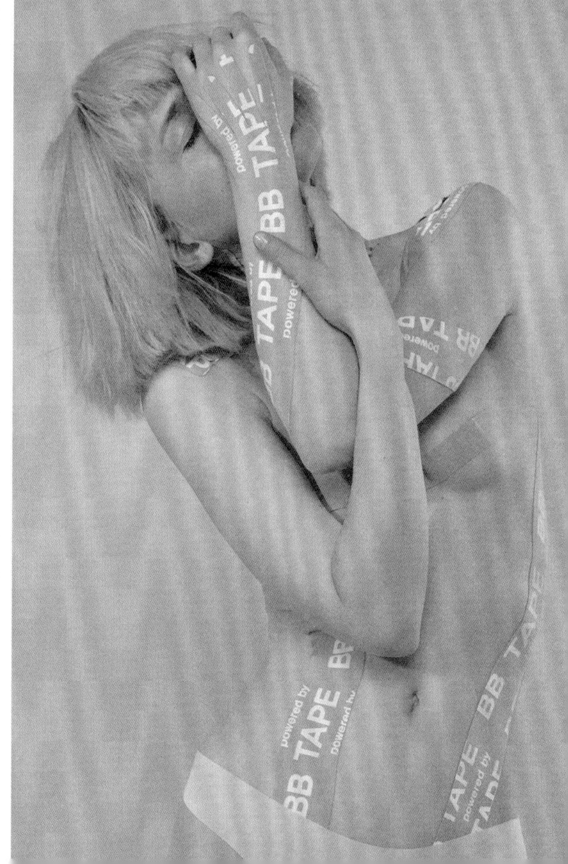
BB TAPE
powered by

84　健康指南 / Le Guide

一本关于健康和预防问题的指南

类别：视觉设计、信息设计

年度：2019

地区：意大利

作者：曼努埃尔·博尔托莱蒂（Manuel Bortoletti）

标签：健康知识、图表、插图、意大利

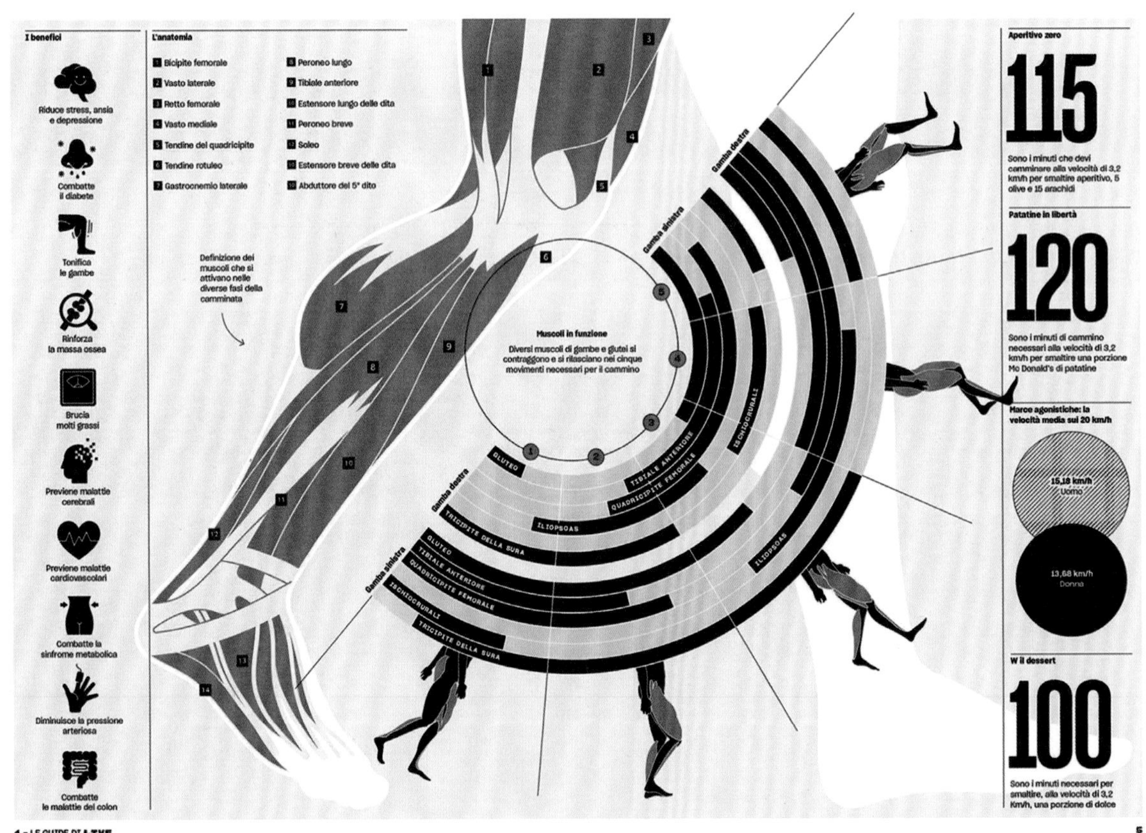

这是一本帮助用户预防疾病的图文指南，其内容采取信息可视化手段和趣味盎然的文字组合，来帮助读者轻易地了解关于骨骼、视力、肌肉等身体保健相关知识。该指南一共8页，适用于不同年龄段的读者，涉及的内容包含老年人骨质问题、防老化健身操、上班族久坐指南、视力保健等相关问题的解答。

专家点评

在读屏时代，信息传播更加碎片化，以往一些正统的知识内容，都应该寻求更生动、更有趣味的表现形式，借助数字媒体等新兴媒体进行传播，该图文指南的设计则符合这种设计和传播的趋势。医学和健康的知识，常常被认为是很理性、较枯燥、说教式的知识形态。此图文指南设计通过设计思维，以图形、文字、色彩等视觉语言，对医学健康知识进行转译。

（陈庆军，东华大学服装与艺术设计学院教授）

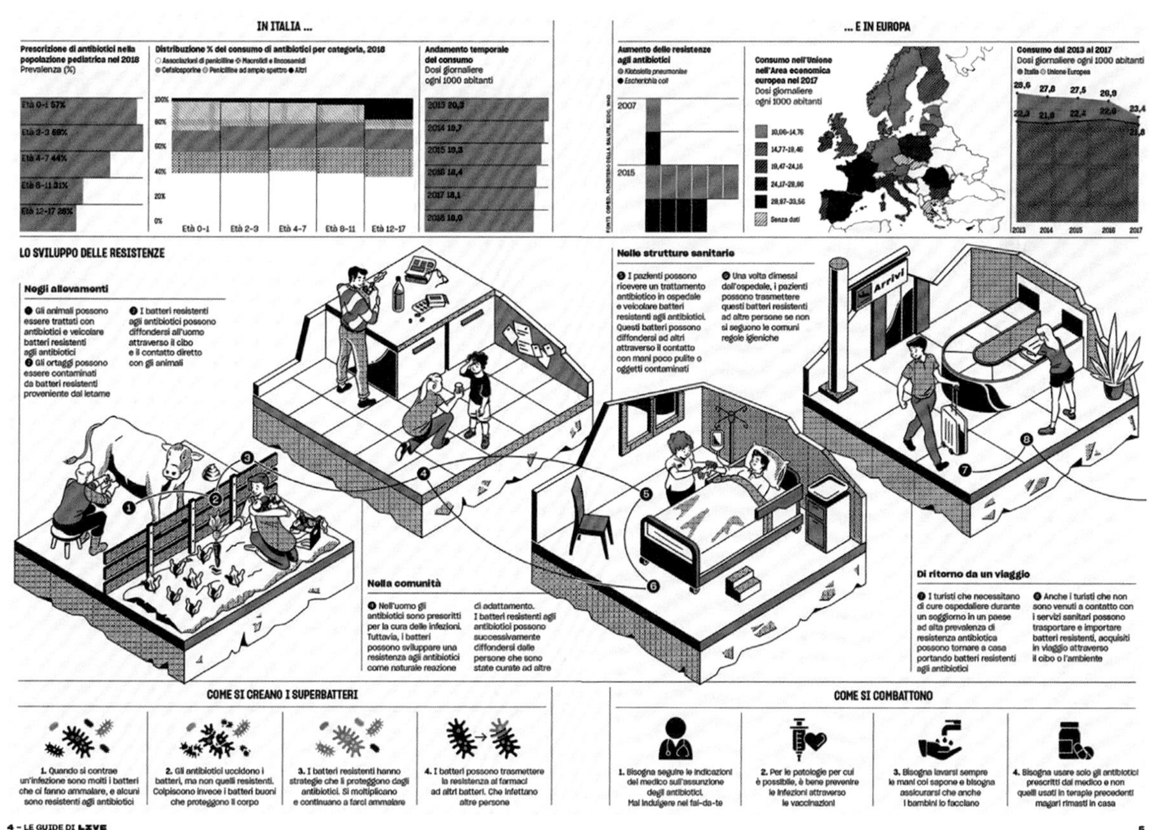

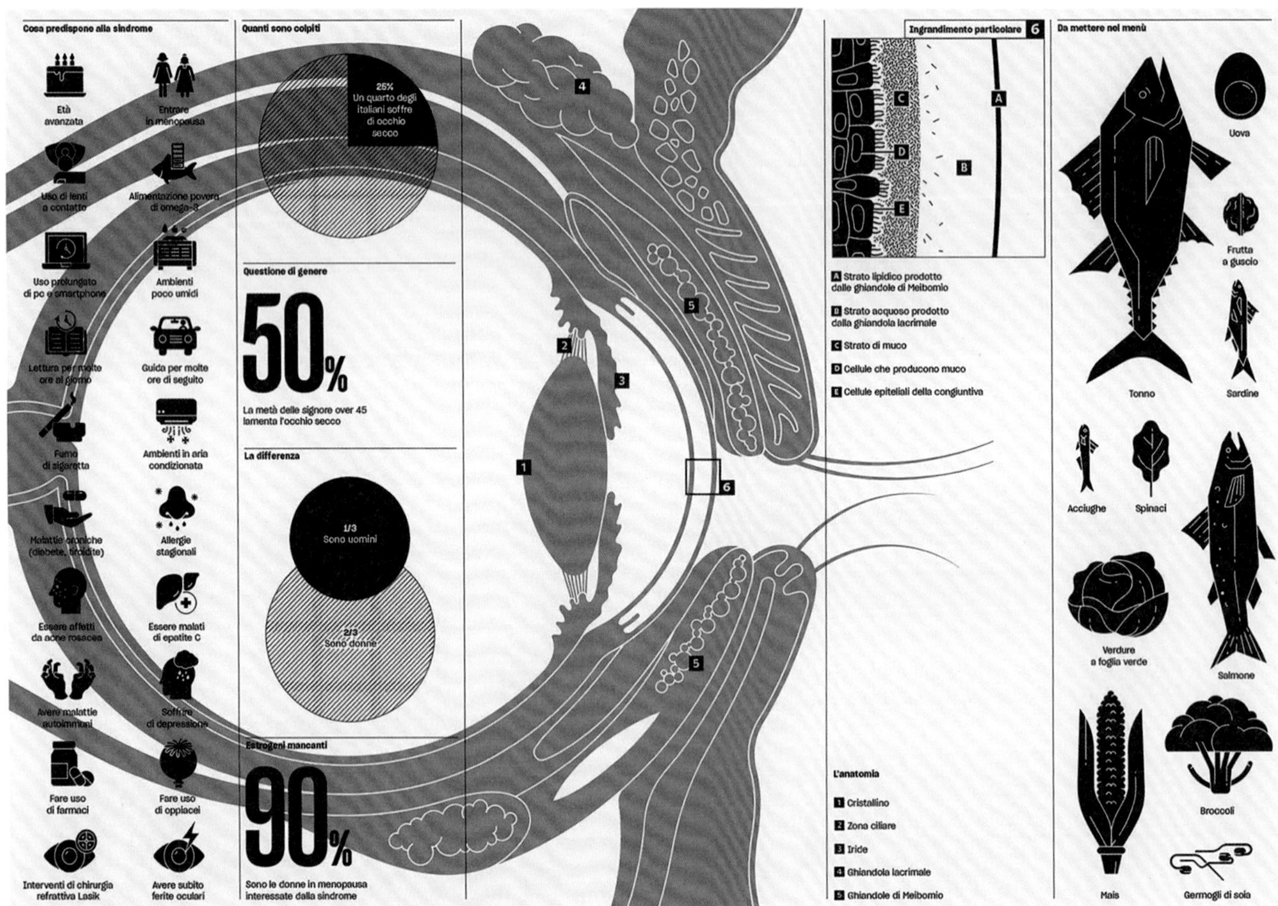
Cosa predispone alla sindrome
Età avanzata
Entrare in menopausa
Uso di lenti a contatto
Alimentazione povera di omega-3
Uso prolungato di pc e smartphone
Ambienti poco umidi
Lettura per molte ore al giorno
Guida per molte ore di seguito
Fumo di sigaretta
Ambienti in aria condizionata
Malattie croniche (diabete, tiroidite)
Allergie stagionali
Essere affetti da acne rosacea
Essere malati di epatite C
Avere malattie autoimmuni
Soffrire di depressione
Fare uso di farmaci
Fare uso di oppiacei
Interventi di chirurgia refrattiva Lasik
Avere subito ferite oculari
Quanti sono colpiti
25% Un quarto degli italiani soffre di occhio secco
Questione di genere
50%
La metà delle signore over 45 lamenta l'occhio secco
La differenza
1/3 Sono uomini
2/3 Sono donne
Estrogeni mancanti
90%
Sono le donne in menopausa interessate dalla sindrome
Ingrandimento particolare 6
A Strato lipidico prodotto dalle ghiandole di Meibomio
B Strato acquoso prodotto dalla ghiandola lacrimale
C Strato di muco
D Cellule che producono muco
E Cellule epiteliali della congiuntiva
L'anatomia
1 Cristallino
2 Zona ciliare
3 Iride
4 Ghiandola lacrimale
5 Ghiandole di Meibomio
Da mettere nel menù
Uova
Frutta a guscio
Tonno
Sardine
Acciughe
Spinaci
Verdure a foglia verde
Salmone
Broccoli
Mais
Germogli di soia
4 – LE GUIDE DI LIVE
5

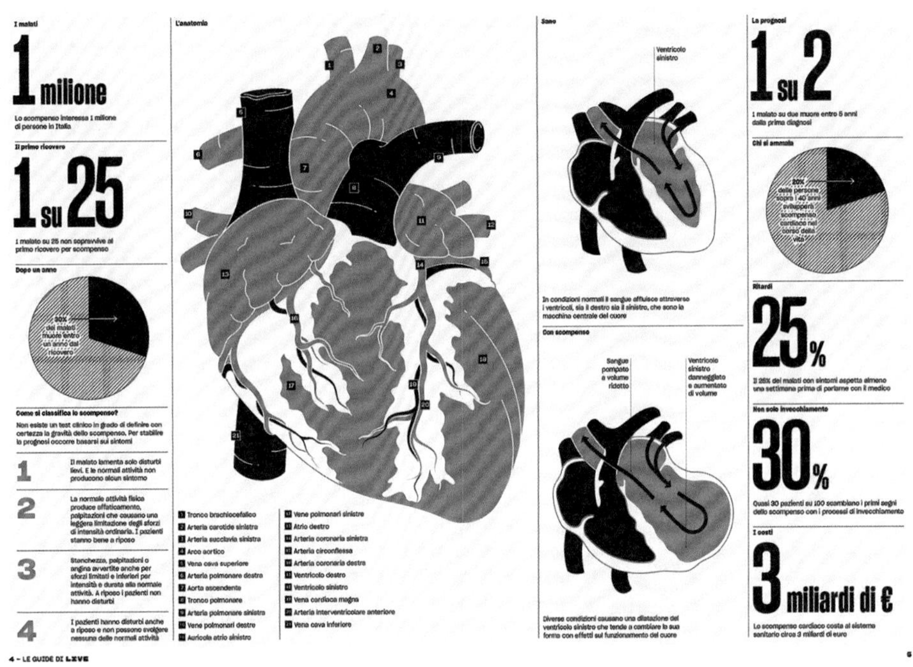
1 milione
1 su 25
L'anatomia
Sano
Con scompenso
La prognosi
1 su 2
25%
30%
3 miliardi di €
4 – LE GUIDE DI LEVE
5

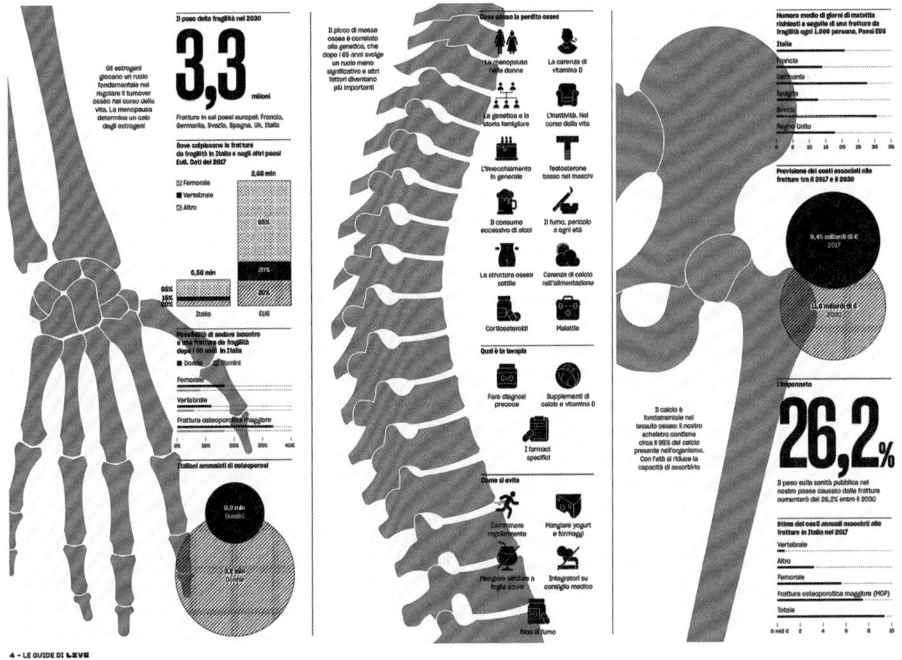
3,3 milioni
26,2%
4 – LE GUIDE DI LEVE
5

85 克林药瓶系统 / Clear Rx Medication System
避免药物混淆的药品包装设计

类别：包装设计

年度：2005

地区：美国纽约

作者：德博拉·阿德勒（Deborah Adler）

标签：医疗创新、药品包装、用药信息、美国

这是一个帮助患者方便辨识药品的药瓶设计，其设计的灵感源于设计师的祖母误食药品。该药瓶的特殊之处在于用户能通过包装上的圆环与标签来了解何时服药及其剂量，以降低自己因误服药物所产生的风险。这些圆环与标签的设计直观易读，能更好地避免混淆药物，其瓶盖配有防泄漏帽和准确配药的注射器，标签采用的大号字体易于视力不好的用户阅读，即使他们把所有药瓶排成一行也都可以清晰分辨出每个药品的食用方式与时间。

这款被目标百货连锁药局（Target）采用的处方药瓶，于2010年获得美国工业设计师协会“十年最佳设计”奖，并被收纳入现代艺术博物馆作为永久收藏。

专家点评

克林药品包装设计是一种具有创新意义和实用价值的包装设计方案，它体现了“再设计”的理念，即重新审视并优化日常生活中的设计。该药品的包装设计采用醒目的视觉元素或文字符号，形成简洁、直观的引导说明。如“彩色戒指”这一具有显著创新性的设计方案，既能够防止服用多种药物的患者出现错服的状况，也能够帮助文化程度较低的患者正确、安全服药。同时，克林药品包装设计使服药行为更简洁易行，它有助于慢性病等需要长期服药的患者坚持服药，提升服药依从性。因此，该药品的设计方案以较低的成本降低服药行为的风险，是一项有效且值得推广的药品包装设计改革策略。

（祝帅，北京大学新闻与传播学院研究员）

Target Guest
AMOXICILLIN 500MG
Take: One capsule by mouth three times daily.
qty: 30
refills: No
Dr. Smith
disp: 02/27/05 REL
mfr: GENEVA
NDC: 00781-2613-05
(877) 798-2743
Rx: 1234567-0000
TARGET PHARMACY
900 Nicollet Mall
Minneapolis, MN 55401
PATIENT INFO CARD
AMOXICILLIN
Common Uses:
CAUTIONS
Important: Finish all this medication unless otherwise directed by prescriber.
Take with food or milk.
Some Medicines May Decrease The Effectiveness Of Birth Control Pills. Ask Your Doctor Or Pharmacist.
Drink Plenty Of Water While Taking This Medicine
Patent Pending

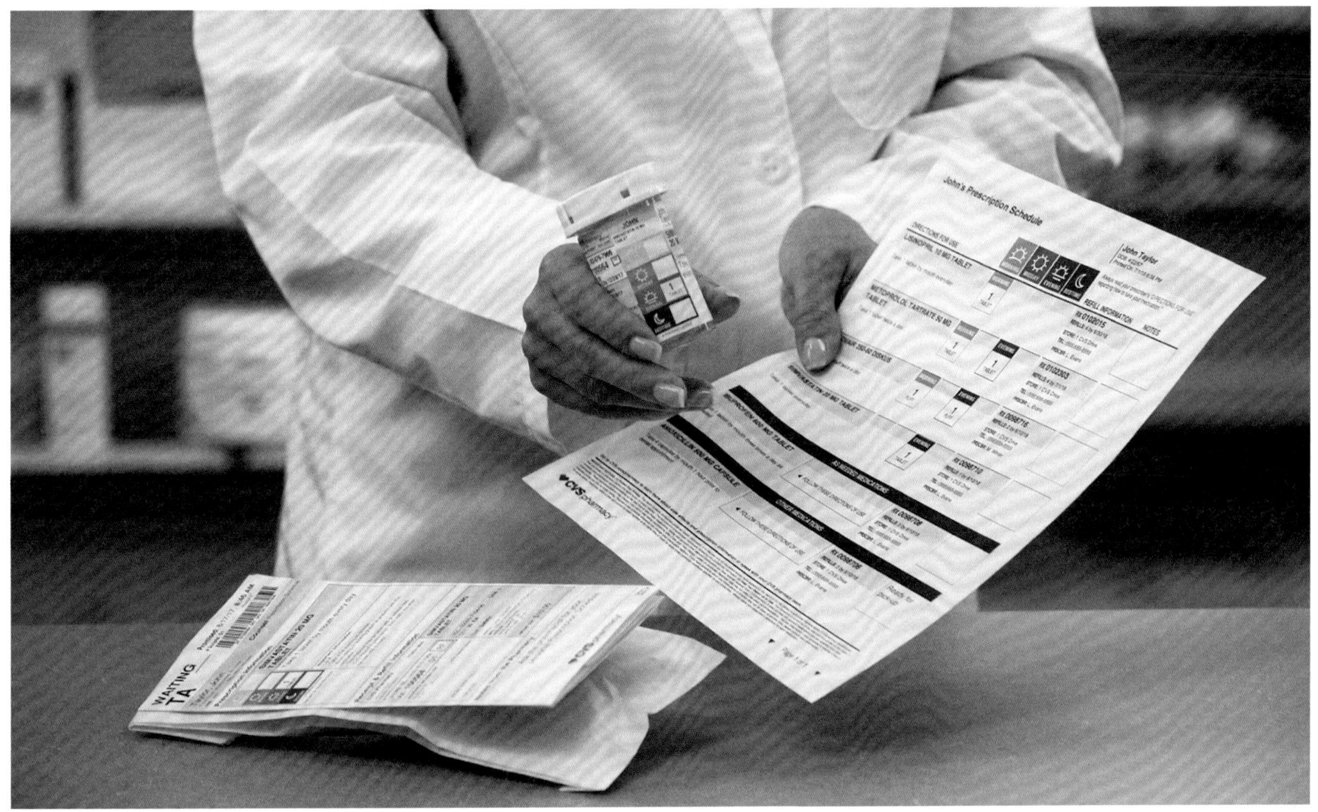
John's Prescription Schedule
John Taylor
REFILL INFORMATION
NOTES
CVS pharmacy

86 保健卡牌 / Care Cards
帮助人们改善生活方式的卡牌

类别：视觉设计、插画设计、游戏设计

年度：2016

地区：美国

作者：乘方工作室（Involution Studios）

标签：健康常识、保健卡、扑克牌、插画、美国

这是一套帮助人们养成健康生活习惯的卡牌设计。设计师希望以此帮助人们养成健康的生活习惯，解决影响健康的问题，并理解幸福生活的意义。该设计中的每一张卡牌都有其特定主题，内容涉及日常生活中不同情境下的相关问题，如食物营养问题、精神健康问题、体重管理问题、运动健身问题等。卡牌的正面是与某个健康问题相关的插画，背面则是健康知识以及实施方法。这款卡牌依据不同场景的需要，已制作成各种形式的海报张贴在医疗机构与学校中，借此时刻提醒人们关注健康问题。

专家点评

卡牌作为常见的日常娱乐形式，其所具有的知识传播功能并没有引起大众的广泛关注。该卡牌以健康习惯、幸福生活为主题内容，以插画为主要的信息传播方式，将对应的文字内容，呈现于卡牌一正一反两面。寓教于乐的健康知识传播，于日常娱乐中影响人们的认知和习惯。值得注意的是，卡牌以更丰富的视觉形式，如海报和文创，渗透于更多的场景之中，实现设计和信息传达的最大价值。

（陈庆军，东华大学服装与艺术设计学院教授）

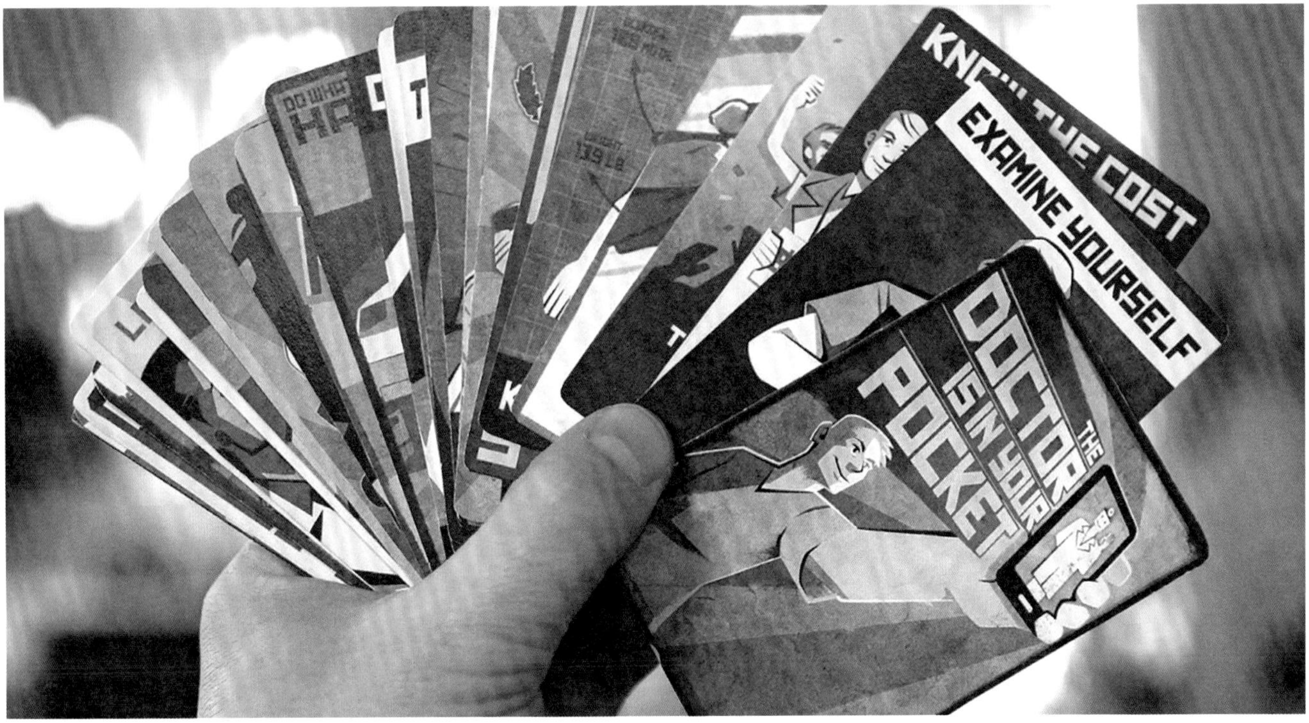

KNOW THE COST
EXAMINE YOURSELF
THE DOCTOR IS IN YOUR POCKET

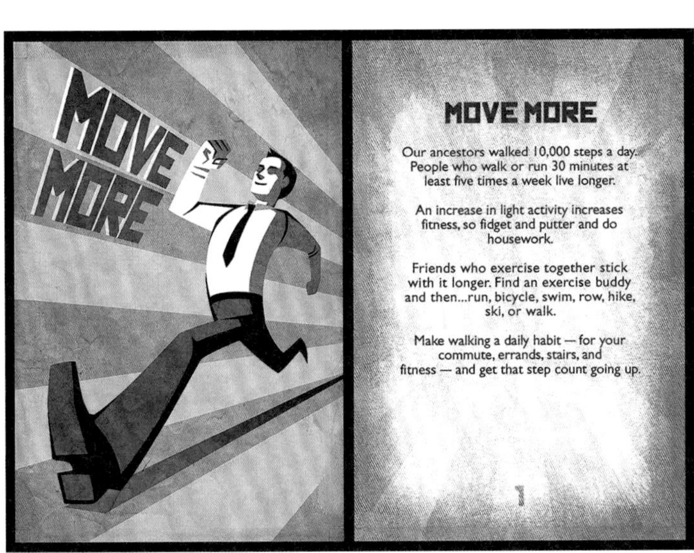
MOVE MORE
MOVE MORE
Our ancestors walked 10,000 steps a day. People who walk or run 30 minutes at least five times a week live longer.
An increase in light activity increases fitness, so fidget and putter and do housework.
Friends who exercise together stick with it longer. Find an exercise buddy and then...run, bicycle, swim, row, hike, ski, or walk.
Make walking a daily habit — for your commute, errands, stairs, and fitness — and get that step count going up.
1

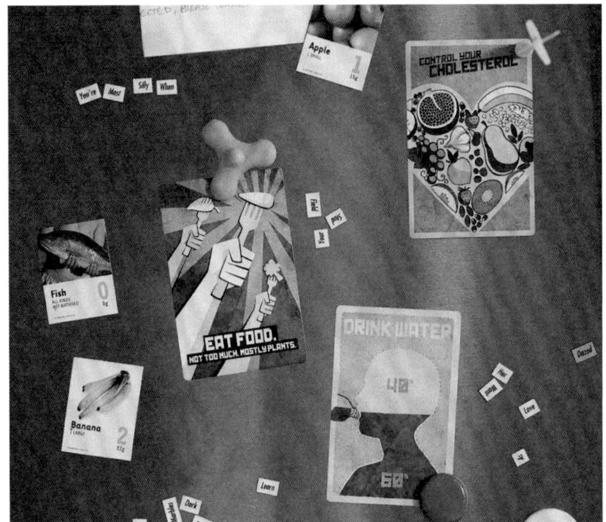
Apple
CONTROL YOUR CHOLESTEROL
Fish
EAT FOOD, NOT TOO MUCH. MOSTLY PLANTS.
DRINK WATER
Banana

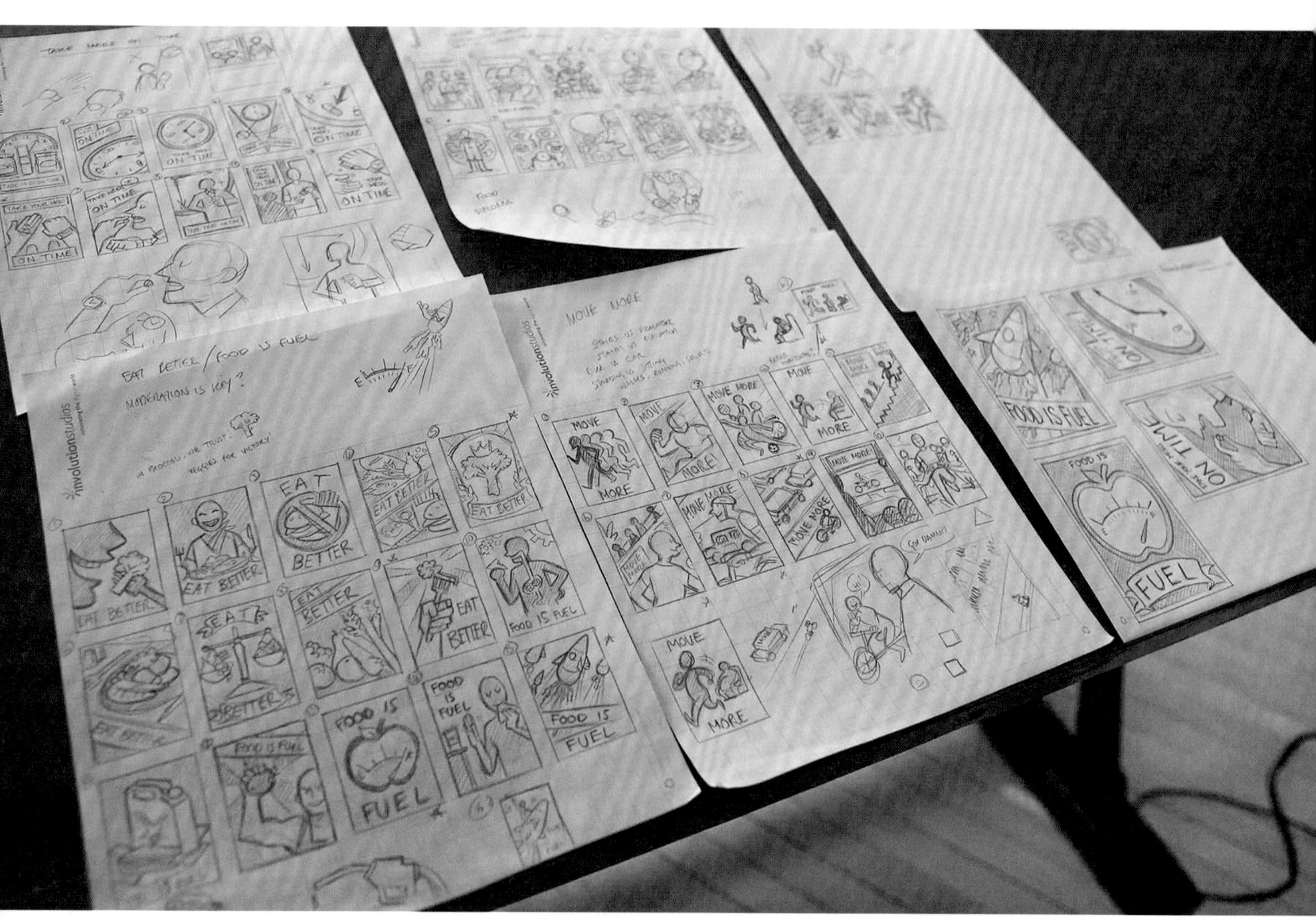
TAKE MEDS ON TIME
ON TIME
EAT BETTER / FOOD IS FUEL
MODERATION IS KEY?
involutionstudios
EAT BETTER
FOOD IS FUEL
MOVE MORE
MOVE
MORE
FOOD IS FUEL
FUEL
ON TIME

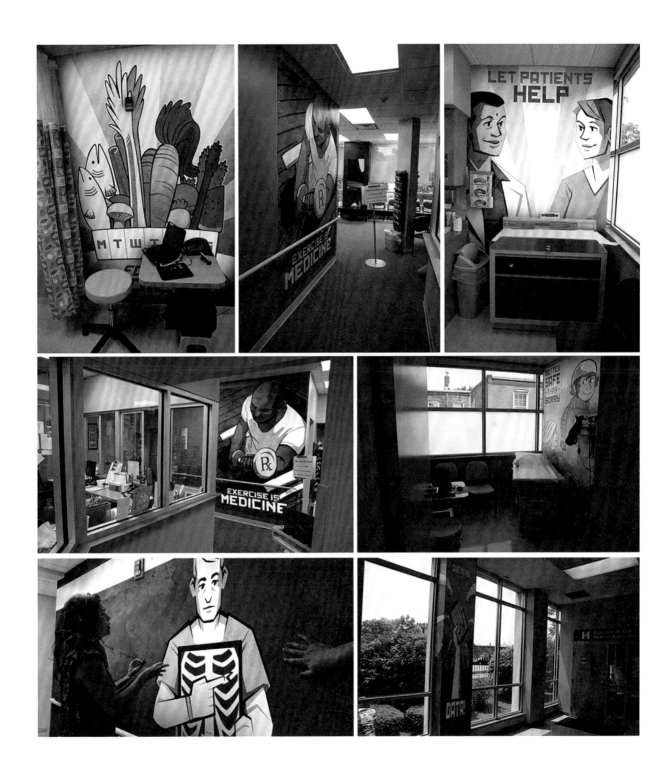
M T W T
EXERCISE IS
MEDICINE
LET PATIENTS
HELP
EXERCISE IS
MEDICINE
BETTER
SAFE
THAN
SORRY
DATA!

87　比维斯性玩具 / B Wish
改善大众观念的性玩具

类别：视觉设计、包装设计

年度：2015

地区：瑞典

作者：Jenny N. Lvand、Anna-Stina Nilsson、Amanda Lindstr m. Linnea Bondesson（布罗比格拉菲斯卡设计学院）

标签：性玩具、男女平等、性健康、包装设计、瑞典

这是一款为男女用户共同设计的性玩具，通过通用性设计向世界传达男女平等与性健康的主张，由此改善一般人传统与保守的性观念。

过往，性玩具的包装中总逃脱不了以裸女当成外包装图案的刻板设计。该产品的设计师对此品牌的包装进行了一次颠覆性革新，大胆地采用了“无性别”的设计概念，让这个产品不仅传达出对于性别平等的观念，也让它能更好地面向女性群体顾客。该玩具有着不同于过去的简洁和明艳包装，这也使其能够很快在超市等销售渠道让顾客察觉到它的存在，并且产生购买欲望。

专家点评

显然，这是对性玩具的产品包装和视觉设计的颠覆性尝试。该设计抛弃了最直接的暗示或诱惑的设计策略，而以更隐晦、更简约的视觉风格进行产品信息传达。扁平化、国际风格的设计语言，对于构建更有力量的品牌形象发挥作用。在性玩具的视觉设计中，抛却老套的图像呈现，以独特而醒目的图形设计吸引消费者关注、引发思考，以此确立品牌竞争力，是对产品市场进行深入调研、对消费者心理和行为进行洞察之后采取的设计策略。

（陈庆军，东华大学服装与艺术设计学院教授）

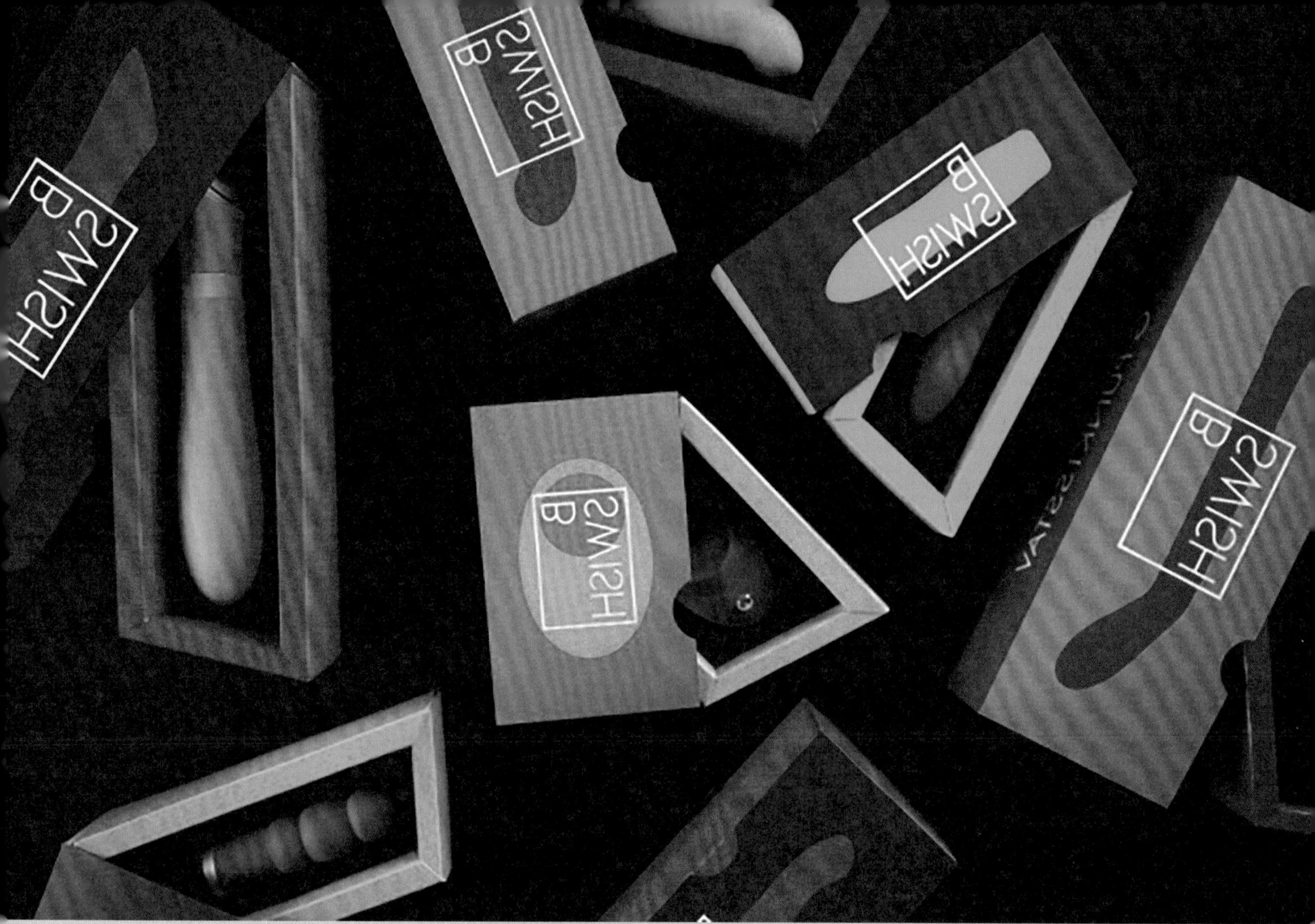

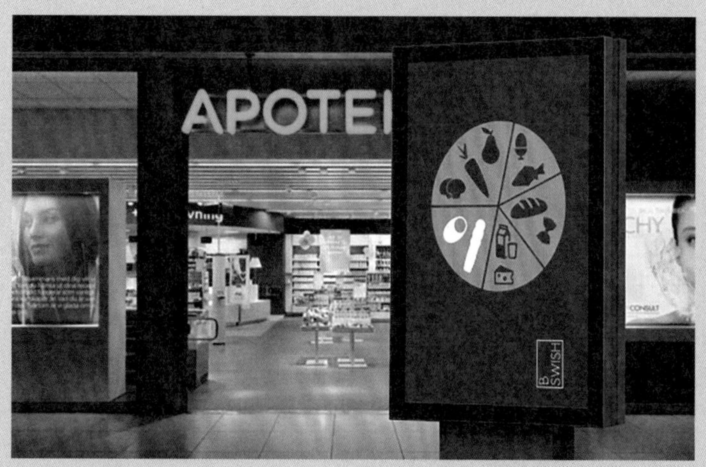
APOTE
B SWISH

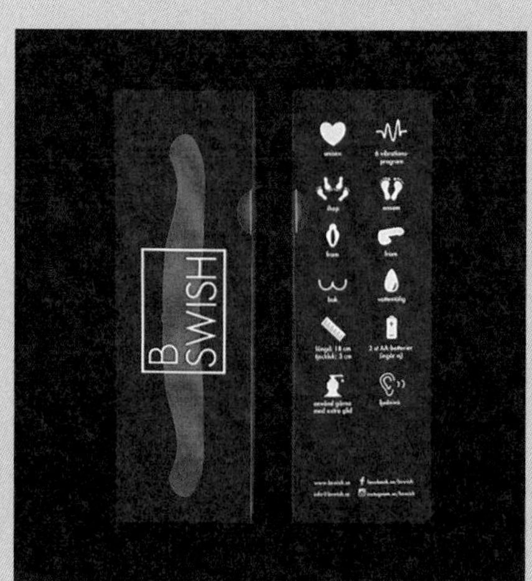
B SWISH

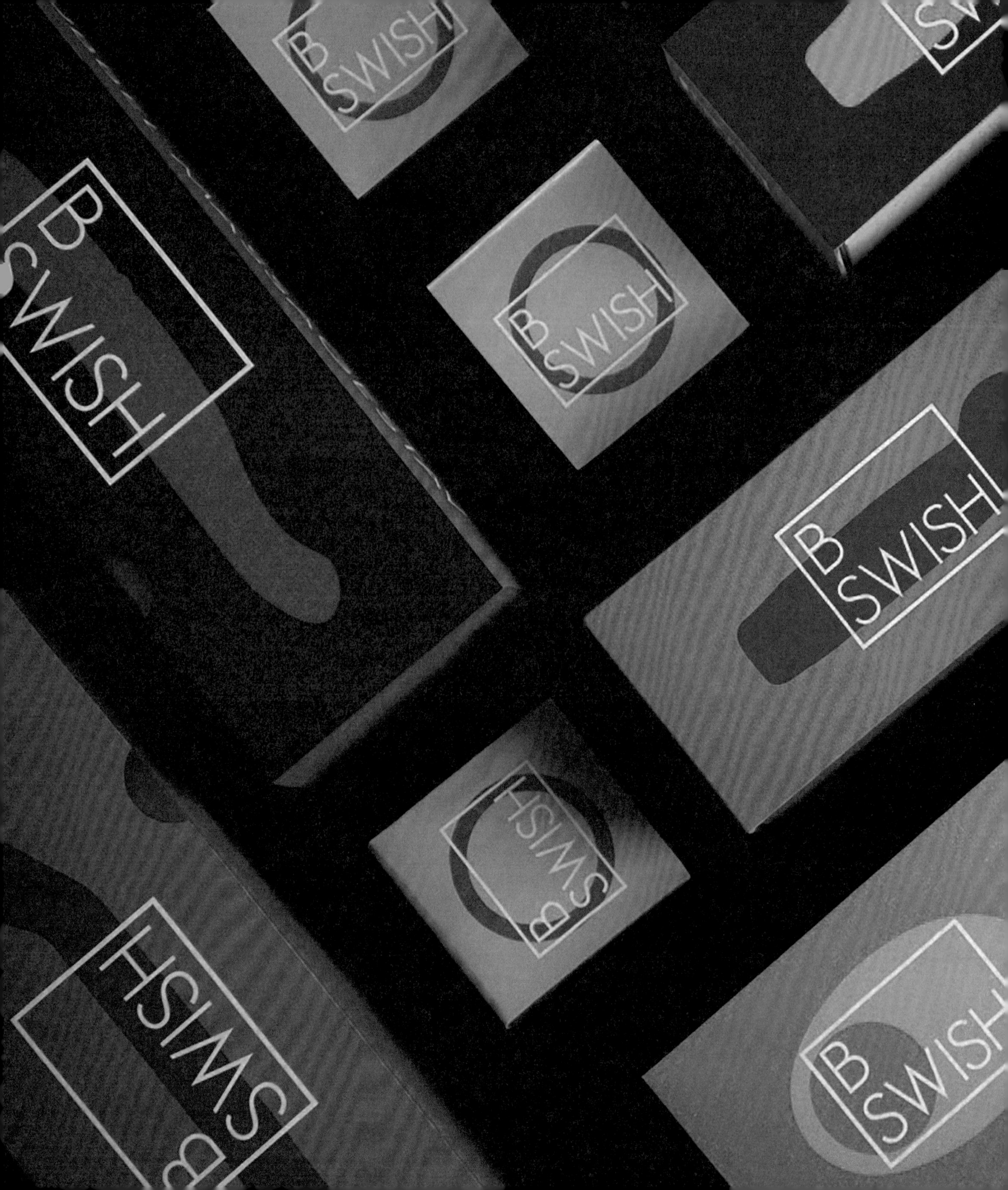
B SWISH
B SWISH
B SWISH
B SWISH
B SWISH
B SWISH
B SWISH

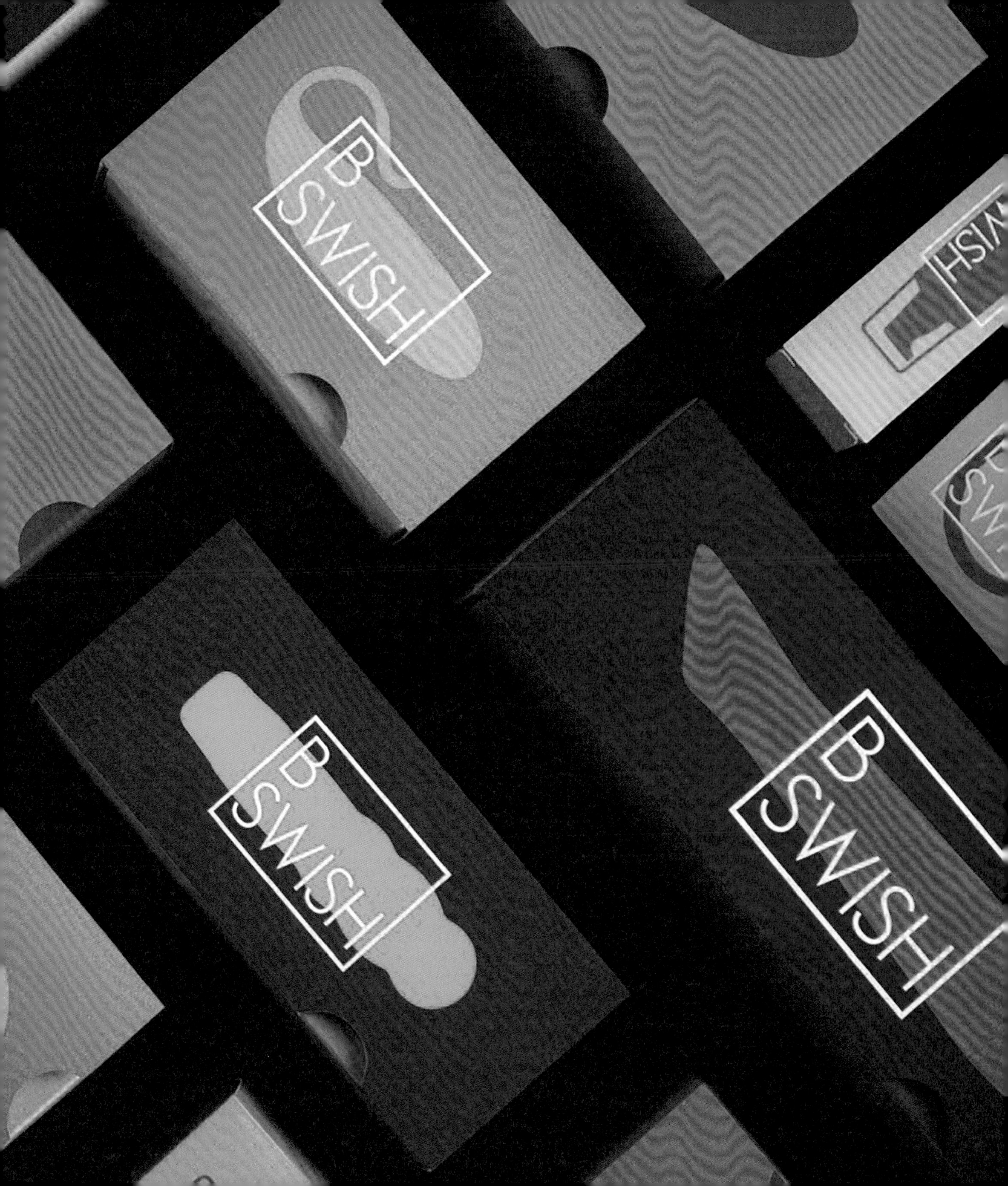
B
SWISH
B
SWISH
B
SWISH
B
SWISH

88 工作细胞 / Working Cell
以拟人化方式表现细胞运作原理的漫画

类别： 动画设计、影视设计

年度： 2015

地区： 日本

作者： 清水茜（Shimizu Akane）

标签： 生物细胞、病理、漫画、动画、日本

人体内有3.2兆亿个细胞，他们兢兢业业不休不眠地工作着以维系我们的健康。这是一本用来阐释这些细胞运作原理的漫画，通过拟人化角色与其发生的故事来说明病理现象，向人们讲解细胞的作用与价值。在漫画中，细胞所处于的“身体”是个常年生活在亚健康状态下的男主角。该男主角不仅工作繁忙、压力大，生活中还会出现各种身体的刮碰或暴露在细菌污染的不佳环境。“细胞们”通过努力工作并坚持不懈地与“敌人”战斗，以此来保护男主角的身体不受伤害。

作者之所以会想到将细胞拟人化画成漫画，是因为当时她的妹妹正在苦读生物专业，常因背诵细胞的医学知识感到非常苦恼，于是这个原本要帮妹妹记忆的漫画设想就这样诞生了。作者在创作过程中为了保证其医学内容的准确性，每个部分的考证也都交由专业医师来担任。

专家点评

日本漫画所产生的文化影响力几乎席卷全球，被广大青少年所支持，日本漫画所形成的画风、角色特征、版式风格、叙事方式等形成强势的视觉文化。本设计将医学中的“细胞”知识进行拟人化，在人体的系统之中进行情节的演绎，以漫画语言讲述细胞的故事，无疑是对医学健康知识进行传播设计的有效创新。沿此路径，可以延伸出一系列医学健康的专题漫画作品，作为医学知识普及的创新模式。

（陈庆军，东华大学服装与艺术设计学院教授）

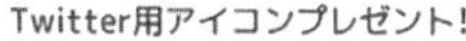
Twitter用アイコンプレゼント！

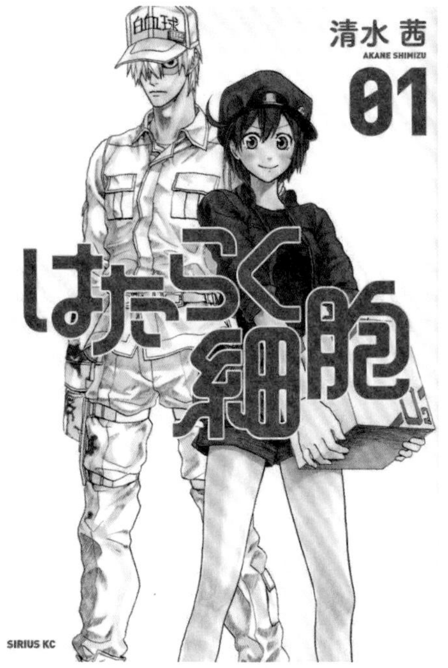
清水 茜
AKANE SHIMIZU
01
はたらく細胞
SIRIUS KC

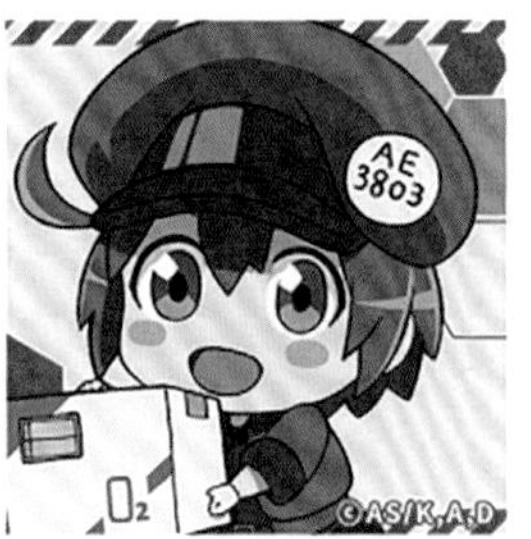
AE 3803
©AS/K,A,D

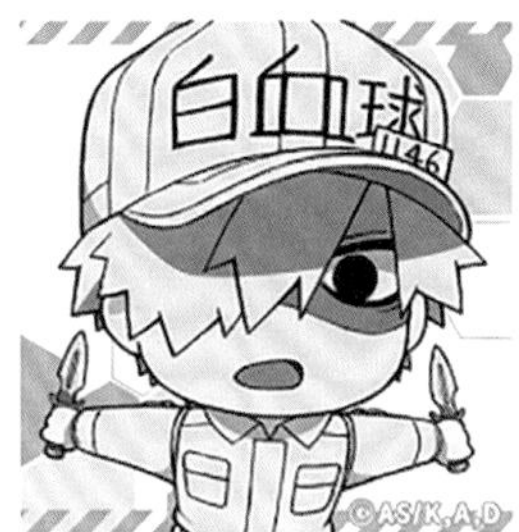
白血球
1146
©AS/K,A,D

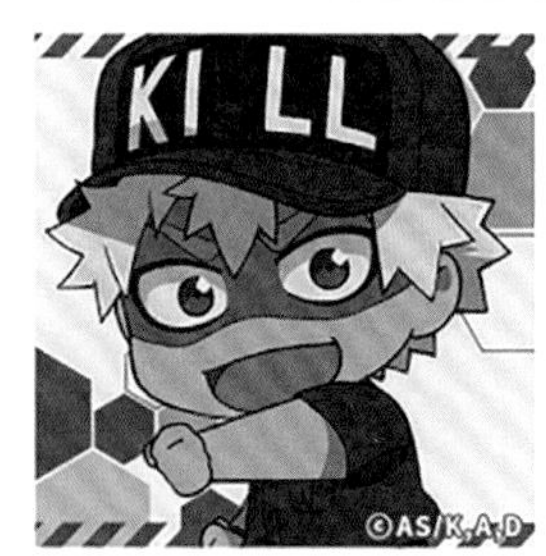
KILL
©AS/K,A,D

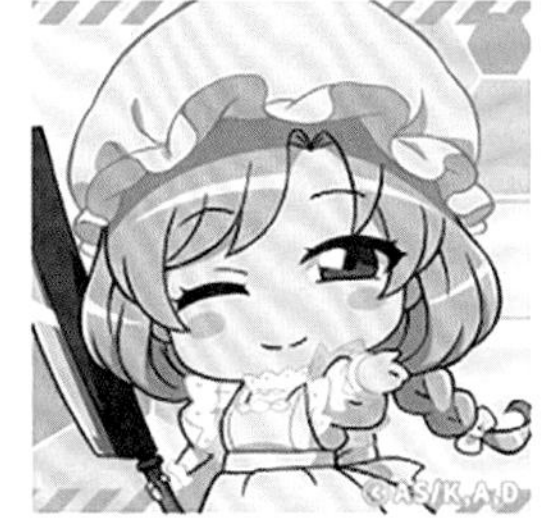
©AS/K,A,D

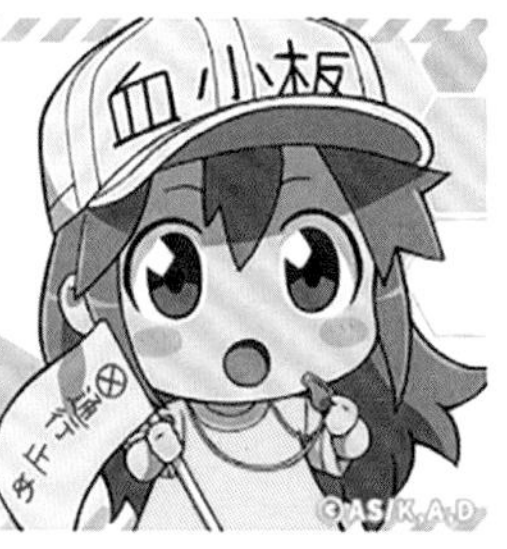
血小板
©AS/K,A,D

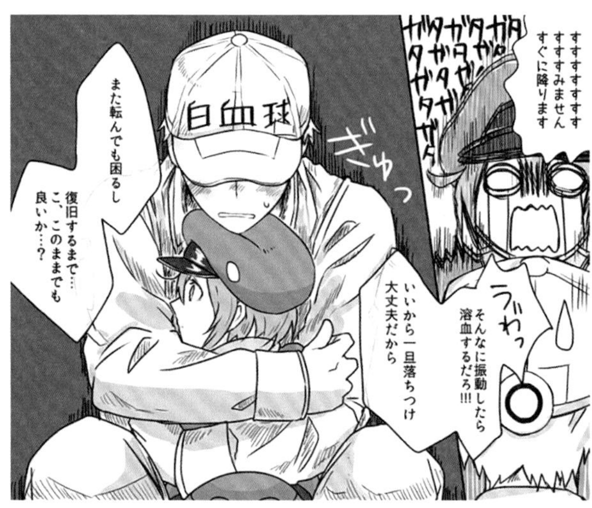
すすすすすす
すすすみません
すぐに降ります
白血球
また転んでも困るし
復旧するまで…
こ、このままでも
良いか…？
ぎゅっ
うわっ
そんなに振動したら
溶血するだろ!!!
いいから一旦落ちつけ
大丈夫だから

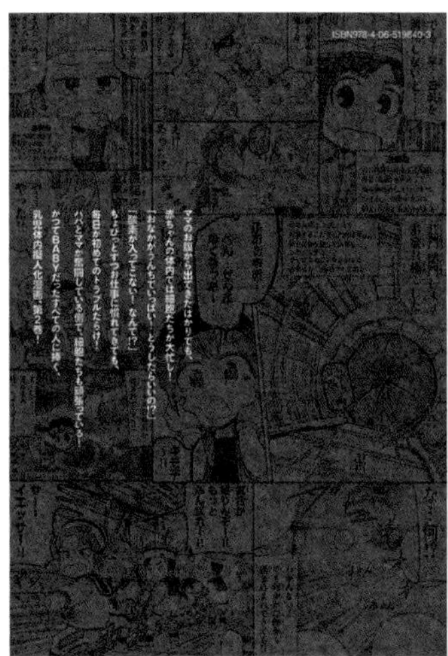

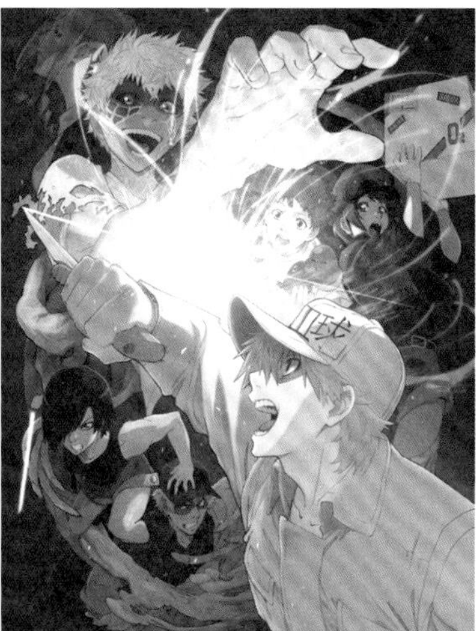

89　开始对话性教育卡片 /

A Dialogue on Sex: Starting a Conversation

帮助开启家庭性教育交流的卡片

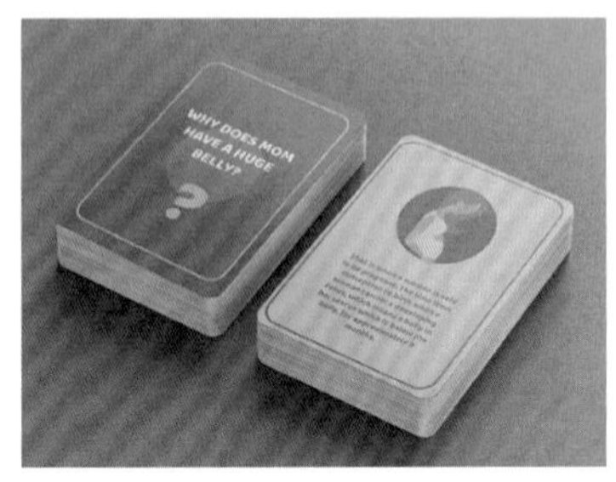

类别：平面设计

年度：2020

地区：印度

作者：库什·克希尔萨加（Khushi Kshirsagar）

标签：儿童性教育、卡片、交流互动、防范意识、印度

这是一款为了帮助父母能更好地指导孩童性教育所设计的卡片。长久以来，由于社会习惯、年龄代沟、文化差异等诸多因素，父母与孩子间在“性”这个问题上的沟通总是充满各种尴尬。该产品的设计师采用卡片的形式来解决这个痛点，将它分为“问题”与“回答”两大类卡片，内容包含性知识与日常较难启齿的性问题解答。

父母和孩子们可以利用交换卡片的方式询问或回答对方想知道的问题，在交换卡片的过程当中化解沟通上的尴尬现象，并使他们掌握孩子在“性”方面上的困惑，及时告诉其正确的性常识，以树立正确的防范意识，从而减少未来受伤的概率。

专家点评

性教育问题一直备受关注。一方面，由于缺乏恰当的性知识阐述方式或受到社会规范的影响，父母缺乏能力或没有意愿向孩子介绍性知识；另一方面，性教育对于儿童而言至关重要，良好的性教育能够保护孩童免受侵害，提升他们的防范意识。面对这一缺位状况，视觉设计能够发挥良性的用途，性教育卡片正是一项应用视觉设计而产生的方便、有效的工具。它既能为父母提供一种科学的、恰当的性教育方式，也能够借由可视化的图像和生活化的比拟元素，如水果等，充分激发儿童学习性知识的兴趣。同时，由于该卡片将图像作为呈现性知识的主要方式，因此能够在不同国家、不同文化领域进行广泛的应用与推广。

（祝帅，北京大学新闻与传播学院研究员）

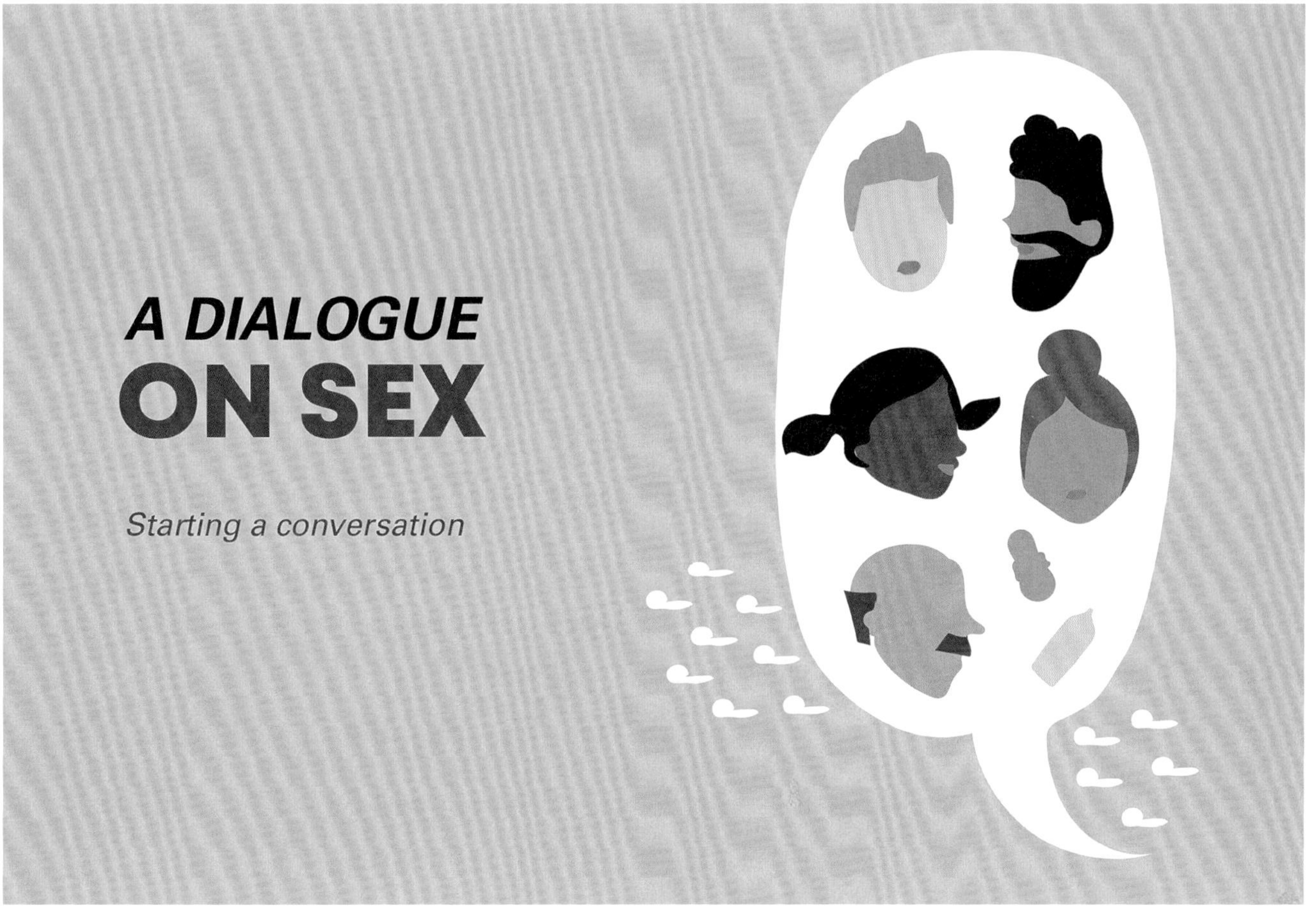

A DIALOGUE

ON SEX

Starting a conversation

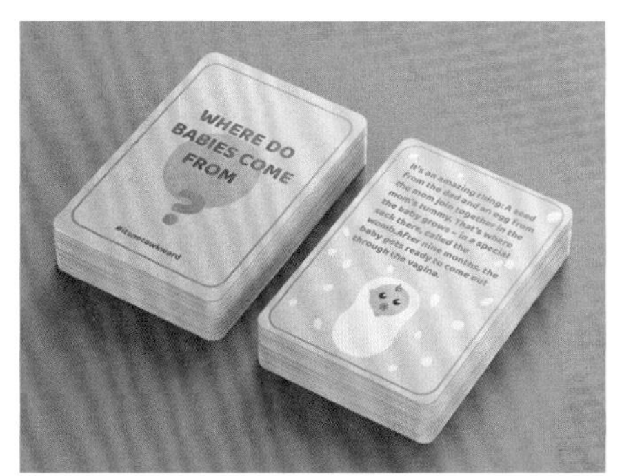

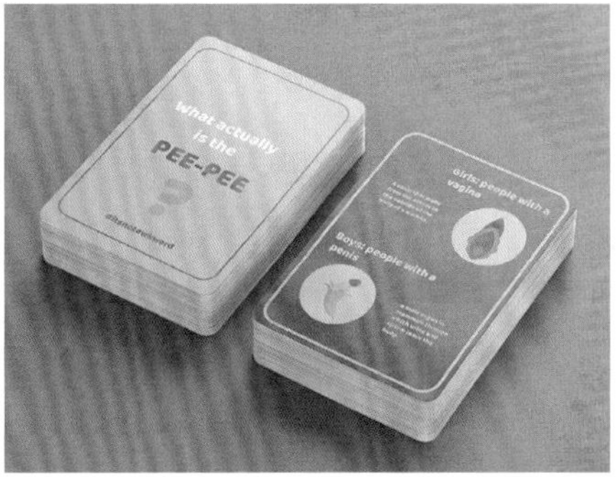

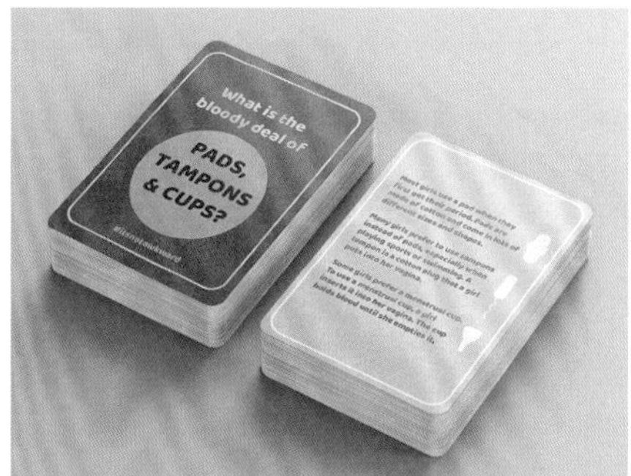

90　儿童行为障碍影片 / Conduct Disorder in Children
呼吁人们关注儿童心理健康的短片

类别： 影视设计、动画设计

年度： 2020

地区： 英国

作者： 防范未然慈善机构（Nip in the Bud）

标签： 儿童、心理健康、行为障碍、短片、英国

这是一部呼吁人们关注儿童心理健康，理解儿童行为障碍（Conduct Disorder）的知识短片。据英国的统计，部分18岁以下的孩子会发生反社会与攻击性行为，这些行为被统称为“儿童行为障碍”。患有该障碍的孩子常会被家人或老师误认为叛逆与品行不端，因此常错过合适的治疗时机，以致影响其成年后的生活。此短片以实景加动画的方式呈现，重点在于描述儿童发生行为障碍时的影响原因，以及那些常被父母与老师们忽略的行为。以此呼吁他们在关注这些负面行为之际，也应当给孩子们更多获取帮助信息的渠道。

除了该短片之外，防范未然慈善机构还出品了多个儿童健康知识短片，如焦虑症（Anxiety），注意力缺陷多动障碍（Attention Deficit Hyperactivity Disorder，ADHD）、抑郁症（Depression）、强迫症（Obsessive-compulsive Disorder，OCD）、创伤后应激障碍（Post-traumatic Stress Disorder，PTSD）等。通过这些短片阐述儿童在不同心理状况下的行为，并帮助孩子及其监护人获取相关帮助与咨询建议。

专家点评

在全球范围之内，少年儿童的心理健康问题逐渐增多，成为困扰社会和家庭、影响孩子身心成长的重要因素。英国社会公益机构比较敏锐地关注到这一现象，从心理健康、社会学、心理学等视角进行系列主题的策划，将儿童心理健康呈现的精神状态，结合具体的生活、学习场景，穿插以动画情景进行分析，呼吁更广泛的关注和帮助。这种数字影像的传播，非常适合于读屏时代的大众认知需求，对于普通受众了解儿童心理健康知识，以及医患的沟通交流都具有一定的现实意义。

（陈庆军，东华大学服装与艺术设计学院教授）

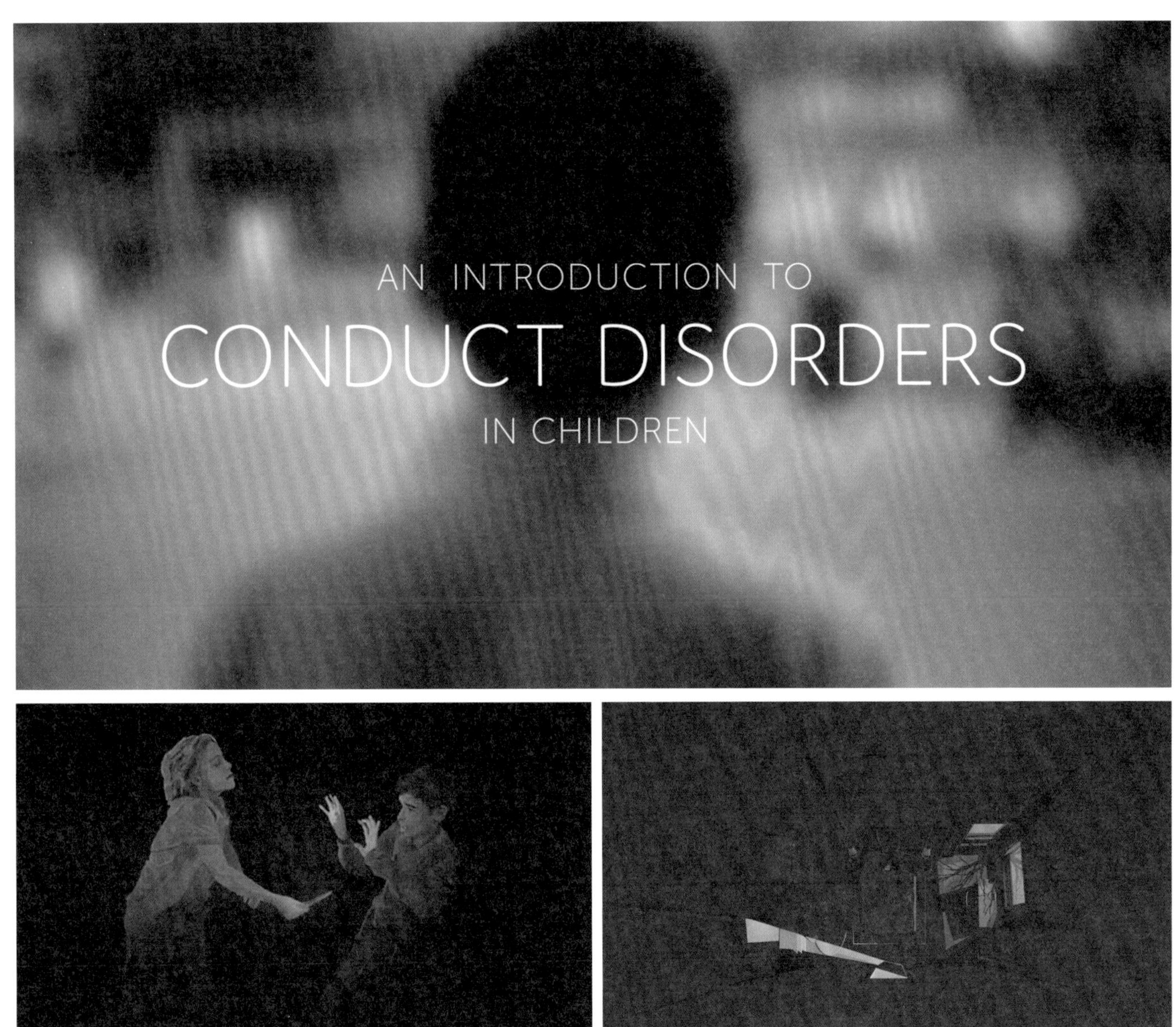
AN INTRODUCTION TO
CONDUCT DISORDERS
IN CHILDREN

91 建筑师 / Archiatric
用建筑绘图来诠释精神疾病的动画片

类别：视觉设计、插画设计

年度：2017

地区：意大利

作者：费德里科·巴比纳（Federico Babina）

标签：建筑学、精神疾病、语言翻译、艺术、意大利

历史上曾经出现过很多“饱受折磨的天才”，如一些画家、诗人、艺术家和建筑师等。这些人在大众面前拥有光辉的一面，但私下却往往遭受着心理疾病的折磨。意大利插画家巴比纳通过其作品《建筑师》探索了这个不为人知的现象，他使用建筑物来表现创造力与精神病理学之间的关系，以动画与图纸的相互结合，通过建筑形式的变化来诠释各种不同的心理疾病。该动画从建筑学和艺术学的角度讲述了焦虑、抑郁、痴呆和偏执等心理障碍，除了吸引人们关注心理病症与创造力之间的关系外，并对这些病症所带来的大众偏见进行反思。

专家点评

建筑图形与精神疾病表达的结合，是一个完美的跨界思维。恰是设计的艺术表现力，让两个学科领域牵手，呈现出寓意深刻的设计作品。精神疾病所导致的心理活动，是一个极其微妙复杂的状态。这些玄妙的精神活动，借助图形设计来表达，统一整合于建筑的空间场域，以简洁有力、相对独立完整的作品进行表达。各种心理活动对应于不同的图形创意，使用不同的图形设计思维，形成系列化的图形作品，是使用图形语言对特定主题进行视觉演绎的经典之作。

（陈庆军，东华大学服装与艺术设计学院教授）

ARCHIATRIC

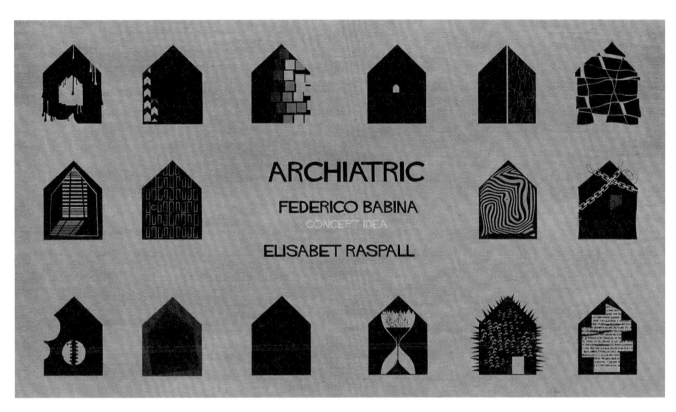

FEDERICO BABINA

CONCEPT IDEA

ELISABET RASPALL

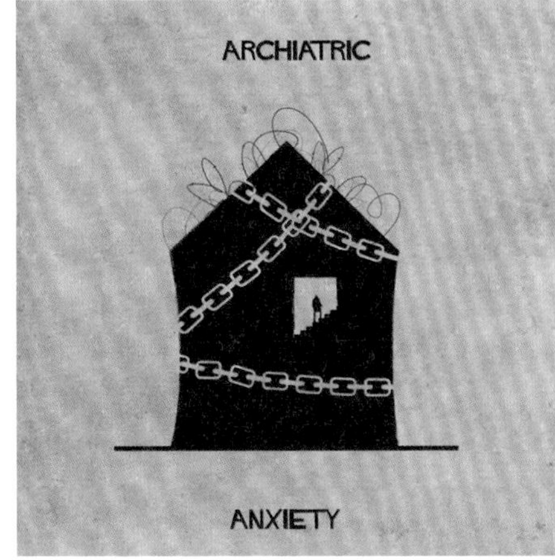

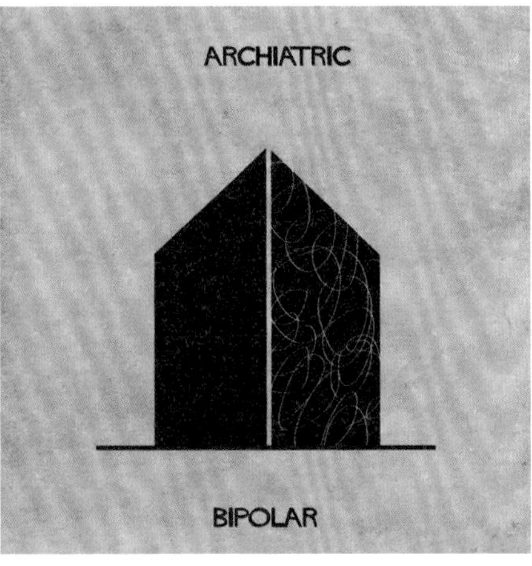

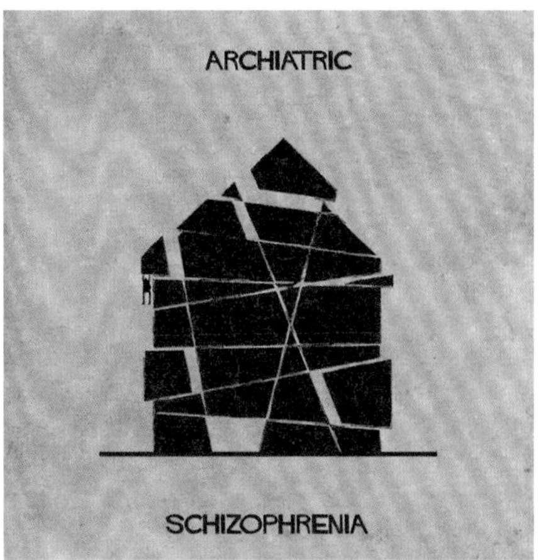

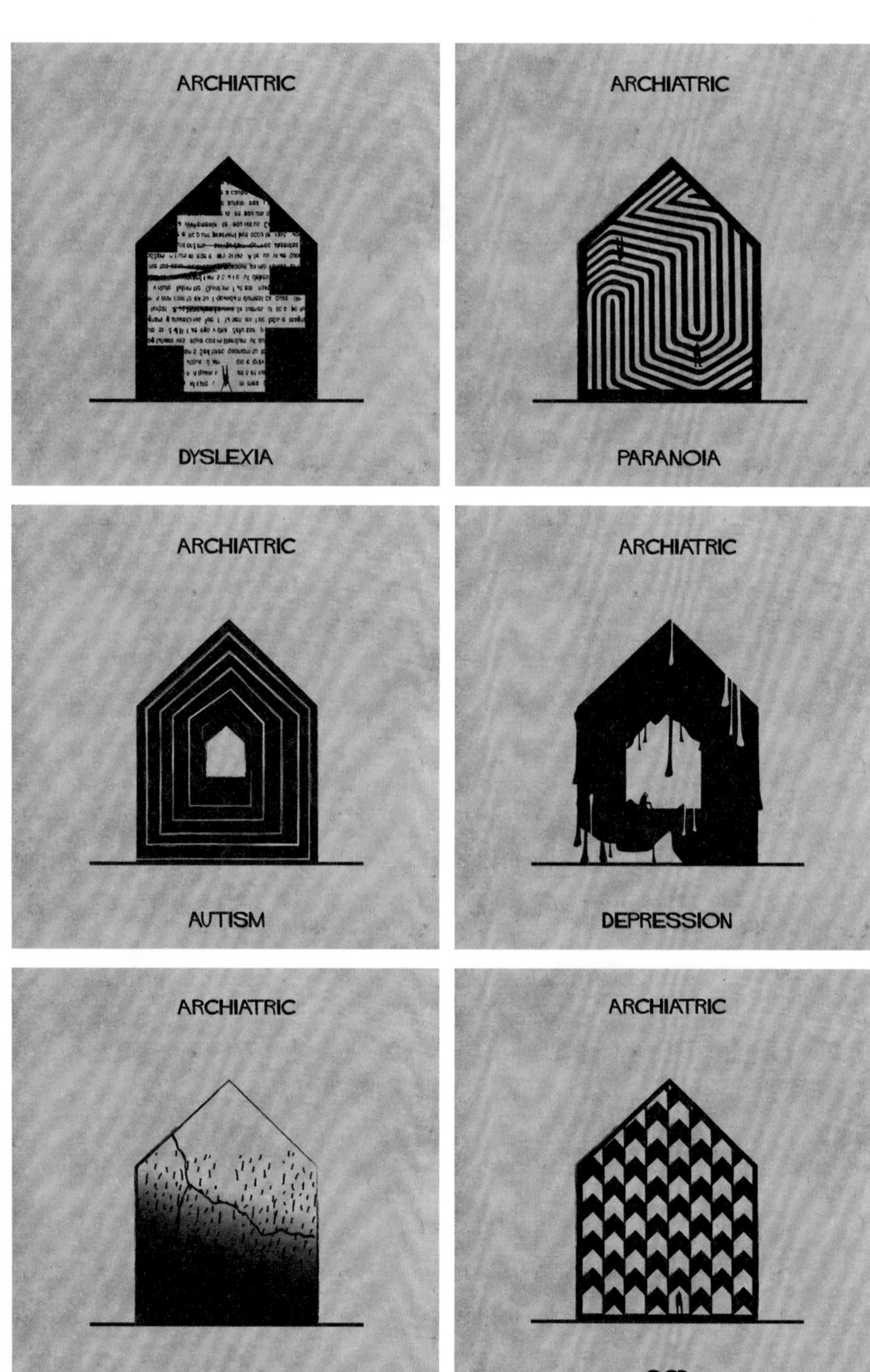
ARCHIATRIC
DYSLEXIA
ARCHIATRIC
PARANOIA
ARCHIATRIC
AUTISM
ARCHIATRIC
DEPRESSION
ARCHIATRIC
ALZHEIMER
ARCHIATRIC
OCD

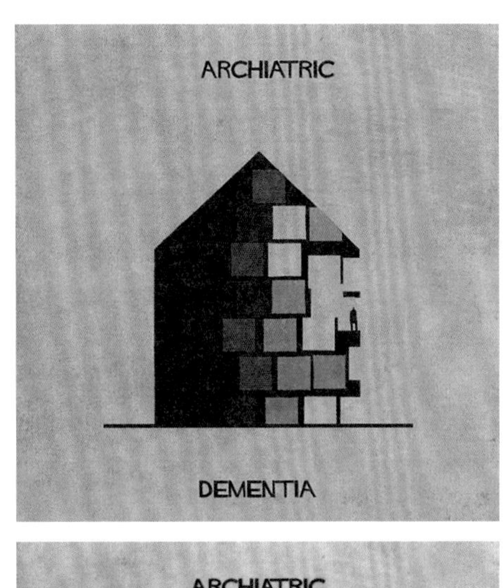
ARCHIATRIC
DEMENTIA

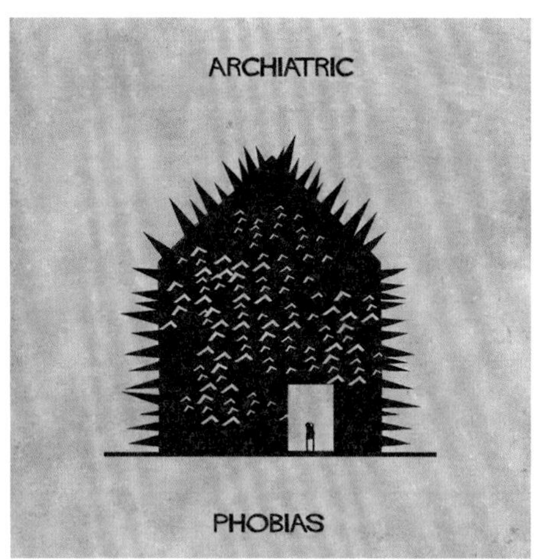
ARCHIATRIC
PHOBIAS

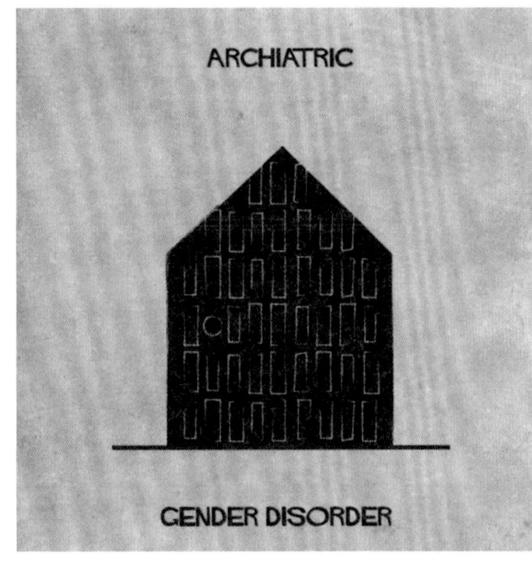
ARCHIATRIC
GENDER DISORDER

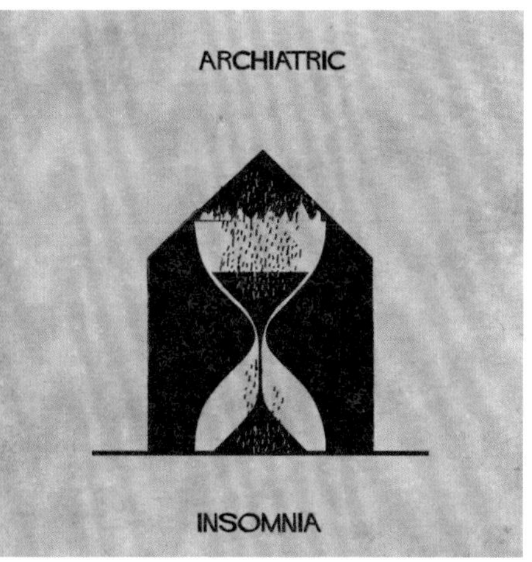
ARCHIATRIC
INSOMNIA

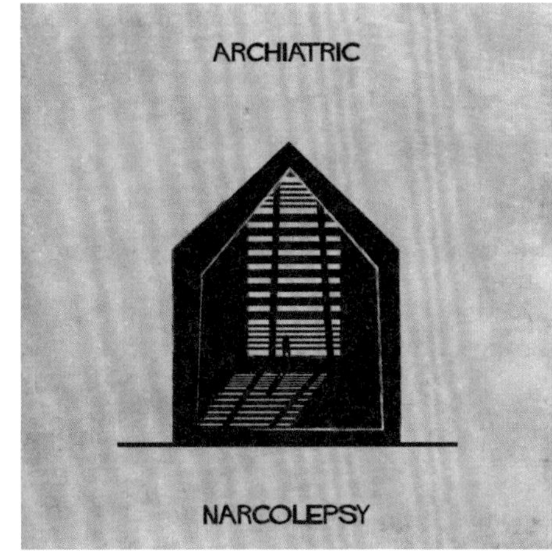
ARCHIATRIC
NARCOLEPSY

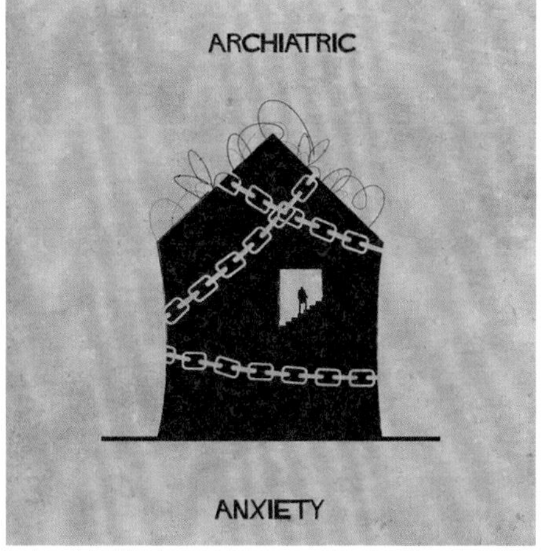
ARCHIATRIC
ANXIETY

92 新型冠状病毒动画：如果您感染冠状病毒会怎样？/ Covid-19 Animation: What Happens if You Get a Coronavirus？专业介绍 COVID-19 传播过程的动画

类别：影视设计、动画设计、信息设计

年度：2020

地区：美国

作者：核医学媒体（Nucleus Medical Media）

标签：科普、新冠病毒、医学可视化、美国

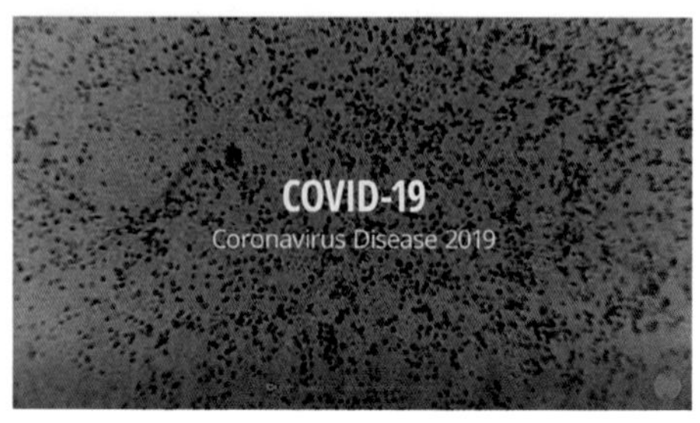

核医学媒体是一家专注于制作医学科普信息的知名媒体传播公司，这次他们又通过动画向大众进行了一次新冠病毒的医学常识普及。该设计团队采用精美的三维动画来阐释新冠病毒的传播形式、感染过程、抗体作用以及发病状等。本作品通过生动易懂的动态信息可视化手段，对此新型冠状病毒传播等相关知识进行详细的介绍，用来提醒人们此病毒的“不可忽视性”，同时也将应对举措清楚地告诉大家，从而让大众谨慎小心地面对疫情。

专家点评

新型冠状病毒的传播具有高传染性和高隐蔽性，科学有效地预防病毒是控制疫情传播的关键。这部动画短片以动态、直观的可视化方式，将新冠病毒的传播形式、感染过程、抗体作用以及并发症状等呈现给受众，使人们能够一目了然地了解新型冠状病毒的相关知识，并引起人们的重视。短片利用三维动画仿真技术来构建人体器官结构，运用“信息再造”和“信息易化”模拟病毒感染过程、应对举措等，清晰、易懂，既警示人们此病毒“不能轻视”，又告知人们如何“科学应对”。该作品将“问题解决”与“意义构建”进行了完美融合。

（丛志强，中国人民大学艺术学院艺术设计系副教授）

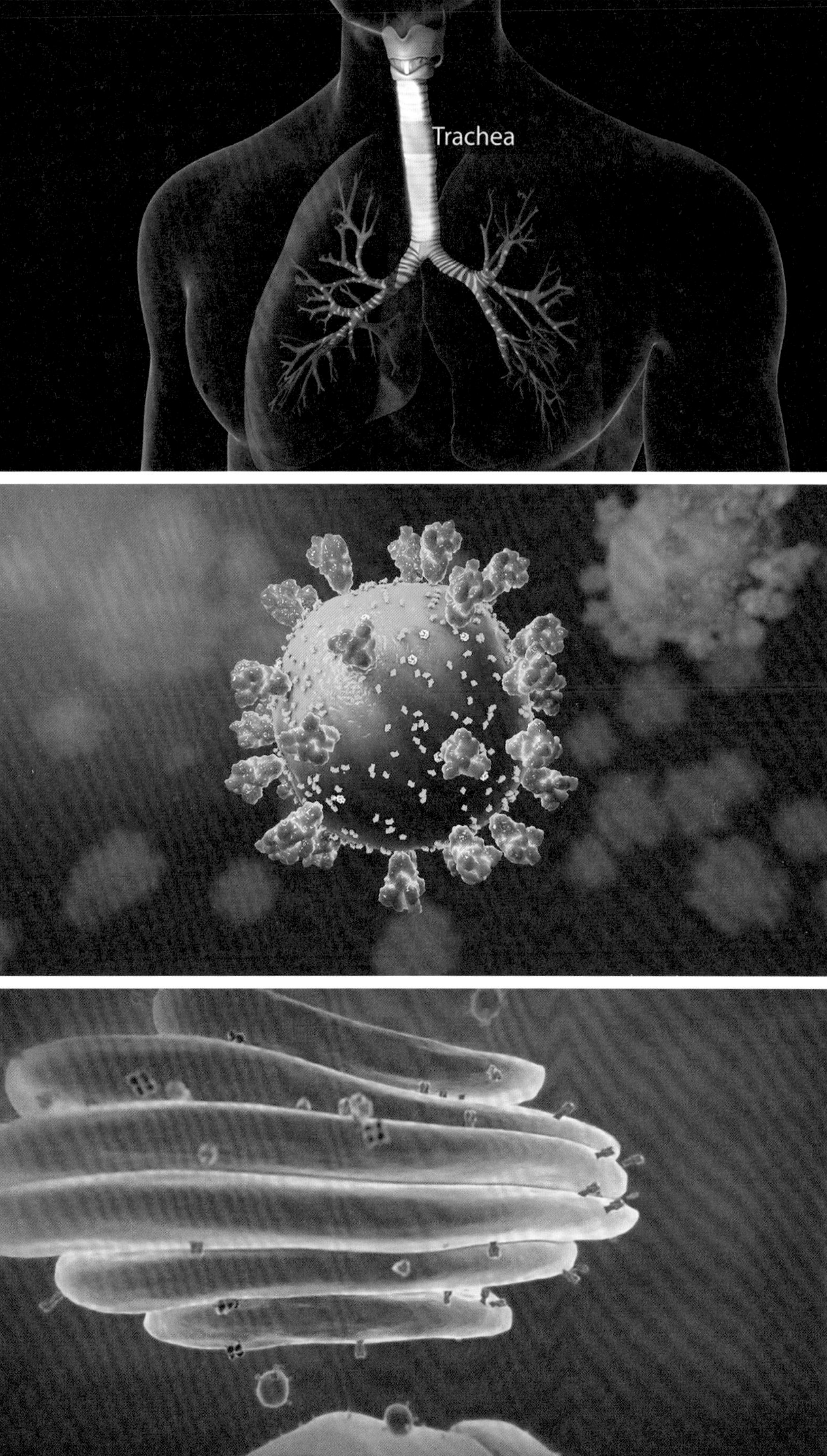
Trachea

93 眼语书 / Blink to Speak

解决渐冻症患者与护理人员之间交流问题的书籍

类别：视觉设计、信息设计、书籍设计

年度：2018

地区：印度

作者：阿莎·埃克希望基金会（Asha Ek Hope Foundation）

标签：交流设计、系统语言、眼部动作、渐冻症、印度

这是世界上第一个为渐冻症患者制作的眼睛语言系统。渐冻症患者受到身体条件的限制，无法通过手语与他人交流，于是眼睛便成为他们唯一的沟通工具。《眼语书》能通过不同组合方式赋予眼部动作特殊的含义，用来构建语言系统，帮助渐冻症患者与外界交流。本书的设计师将 8 个基本眼部动作（闭眼、闪烁、左、右、上、下、滚动、眨眼）进行排列，形成了一套系统语言。那些生活中的常用语，如我爱你、谢谢、再见等都可通过这套语言来表达。此外，英文的26个字母也可通过特定的眼部动作完成，从而帮助患者“拼写”出更为复杂的词汇与语句。

专家点评

由于渐冻症患者或骨髓受伤的人常常受到肌肉萎缩、肢体瘫痪、言语不清等症状困扰，因此如何表达自己的想法，如何告知他人自己的身体状况，从而得到更为有效的治疗与护理等成为其所面临的重要难题。针对这一状况，眼语书基于眼睛这一对该类病人而言往往不会病变的感官，构建了一套新型语言体系——眼语。眼语将眼睛的活动作为不同的信号指征，简洁易懂，即便是重度患者，也能够运用这套语言体系传递信息。眼语书以较低的成本满足了渐冻症患者等病人群体与他人交流的需要，方便易行，体现了对罕见病患者的关怀。

（祝帅，北京大学新闻与传播学院研究员）

BLINK TO SPEAK

The world's first eye language by NeuroGen Brain & Spine Institute & Asha Ek Hope Foundation, to help paralysed patients with speech difficulty.

PROBLEM

An estimated 60 million patients of ALS, MNDs, spinal cord injuries, and paralysis live all around the world with a paralysed body and an alert mind. They can't speak, write or use any sign language. Every day they struggle to communicate their needs and desires to their caregivers. The alternative methods of communication like, the E-TRAN board, are very tedious and the hi-tech assistive tools unaffordable. These patients and their families live for many years suffering, with no power to communicate.

SOLUTION

There is one body part that doesn't betray most patients till the very end. The eyes. So we created the world's first eye language. After months of research with patients, nurses and doctors we curated the most commonly needed messages by patients. Using the eye language even someone with a completely paralysed body can say anything, just by using 50 simple eye movements.

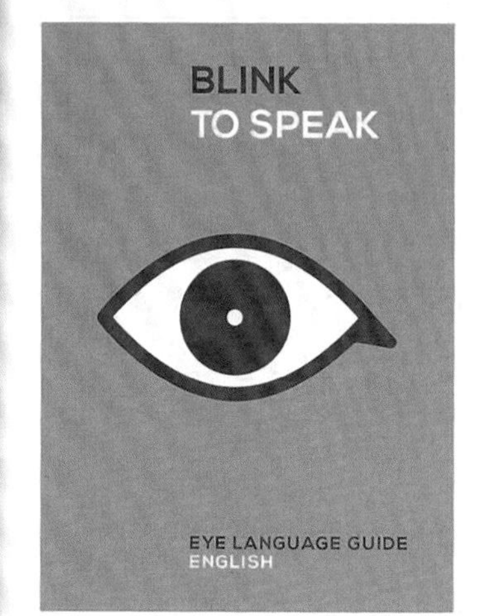

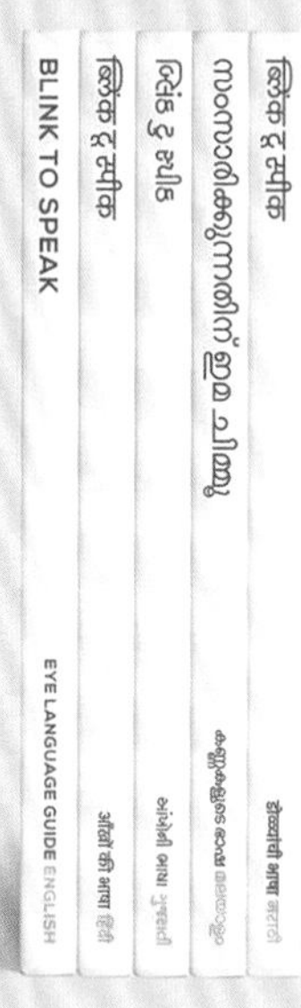

"For 2 years I couldn't say a word to my family. I was at their mercy, accepting whatever they gave me. I wish I had Blink To Speak then."

- John Julius, A quadriplegia patient, NeuroGen BSI

Now, eye language to beat speech difficulty.

THE TIMES OF INDIA

World's 1st eye language guide made in India to help the paralysed interact without speech.

EIGHT ALPHABETS OF BLINK TO SPEAK

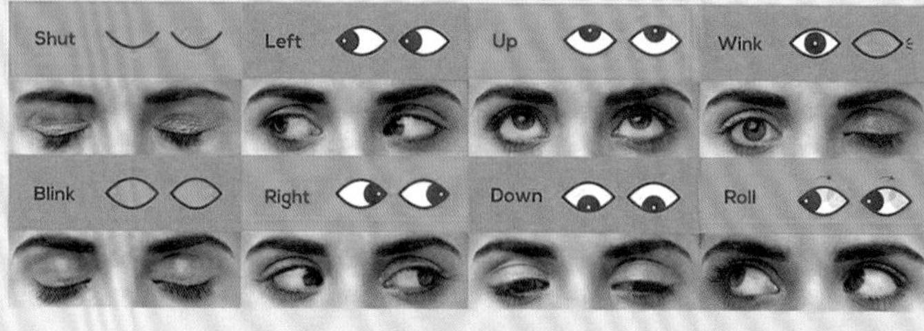

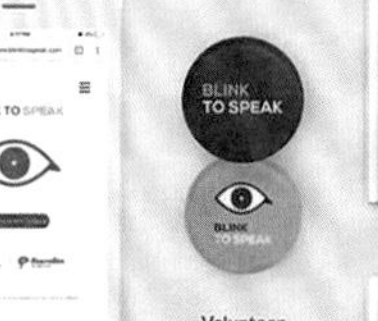

Volunteer badges

Go to blinktospeak.com to download the guide for free and get tutorials.

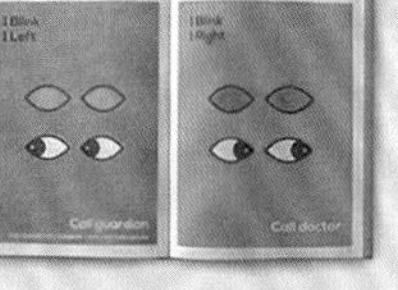
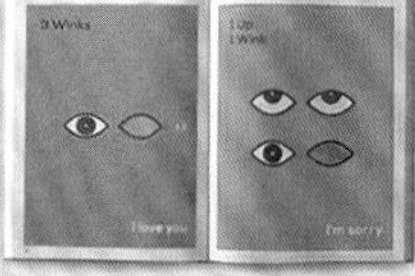
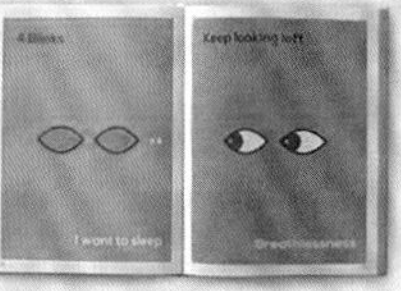
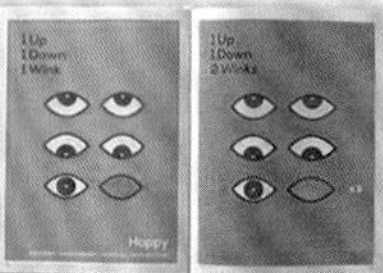
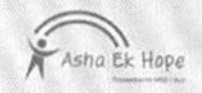
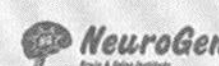

Asha Ek Hope

NeuroGen

The alphabets of Blink To Speak

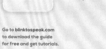

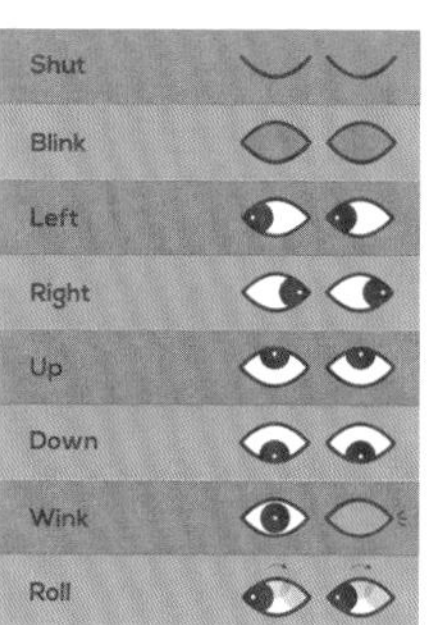

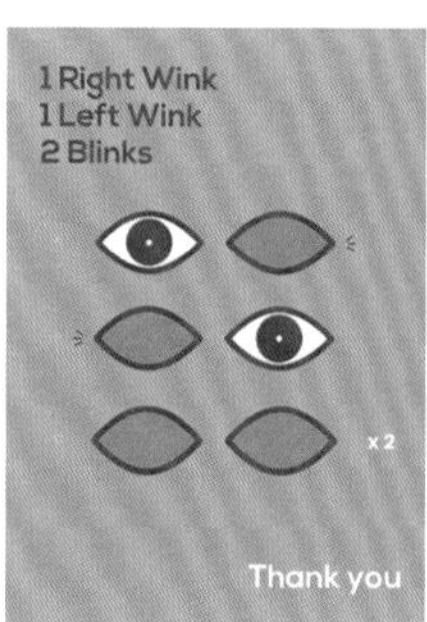

1 Right Wink
1 Left Wink
2 Blinks
x2
Thank you

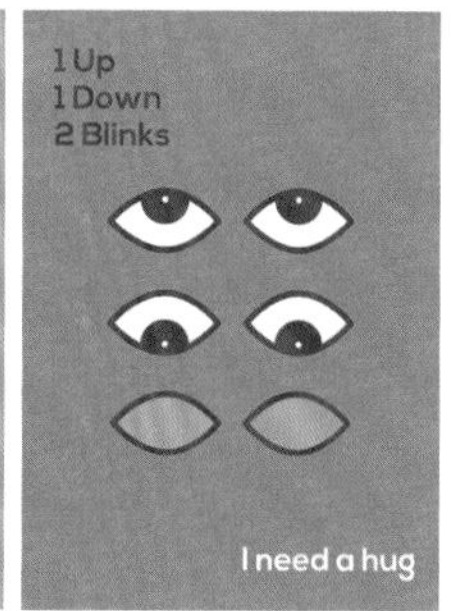

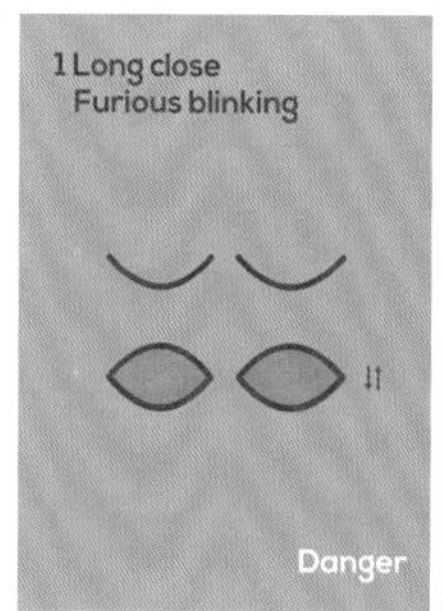

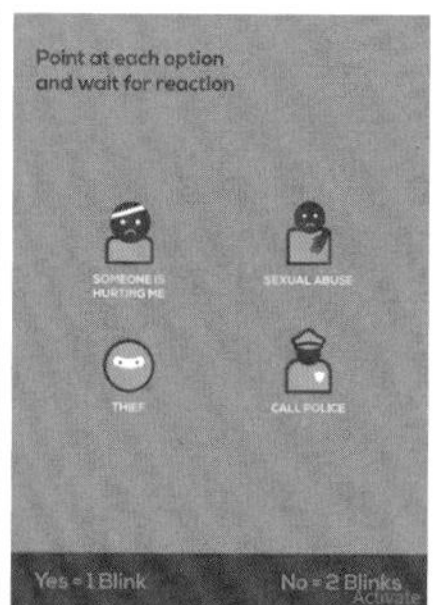

94 一缕烟雾 / A Puff of Smoke
鼓励人们积极看待慢性疾病的漫画

类别：漫画设计

年度：2019

地区：英国

作者：莎拉・利佩特（Sarah Lippett）

标签：手绘、漫画、慢性、慢性脑血管疾病、英国

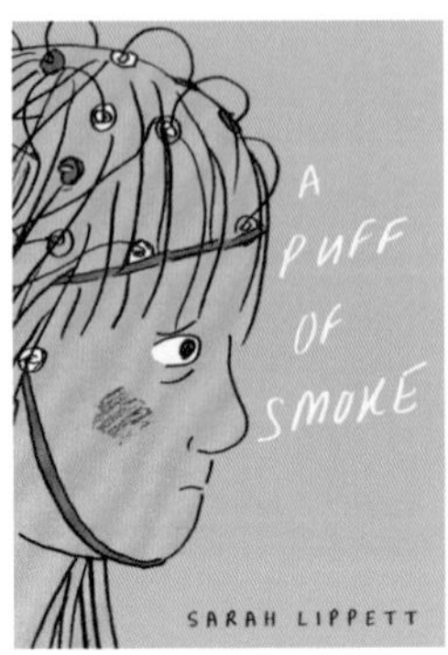

这是一本鼓励人们积极、正面看待慢性脑血管疾病的漫画，主要描述主角幼年被诊断出“烟雾病”之后的诸多经历。慢性脑血管疾病的英文叫“Moyamoya”，日语中被称为“烟雾”，也就是我们常说的“烟雾病”，是一种病因不明的慢性脑血管疾病。

烟雾病患者会随时面临短暂性脑缺血、脑梗死等症状的威胁。该漫画作者从自身患病的经历出发，从自身受到的孤独经验开始描绘一位患有烟雾病的主角的成长过程，希望通过此漫画让更多人理解此疾病，启发医生们更积极地倾听病患声音，并鼓励患者家人积极面对困境从而渡过难关。

专家点评

当前，慢性病成为困扰人们尤其是中老年群体的重要疾病，具有病程长、病情长期不愈的特点。患者往往需要接受长期的治疗和护理，而伴随着老龄化趋势愈加显著，慢性病的患病率也持续提升。漫画书*A Puff of Smoke*将目光聚焦于备受关注的烟雾病这一慢性疾病，作者以形象生动的漫画形式呈现自身的患病经历及家人对其的照料过程，借以帮助读者更好地看待慢性病，并鼓励慢性病患者积极地生活。本书聚焦于慢性病这一热点问题，体现了对于慢性病患者及其家人的关注、关怀；同时，对于慢性病患者而言，本书能够发挥一定的指导作用，具有实践价值。

（祝帅，北京大学新闻与传播学院研究员）

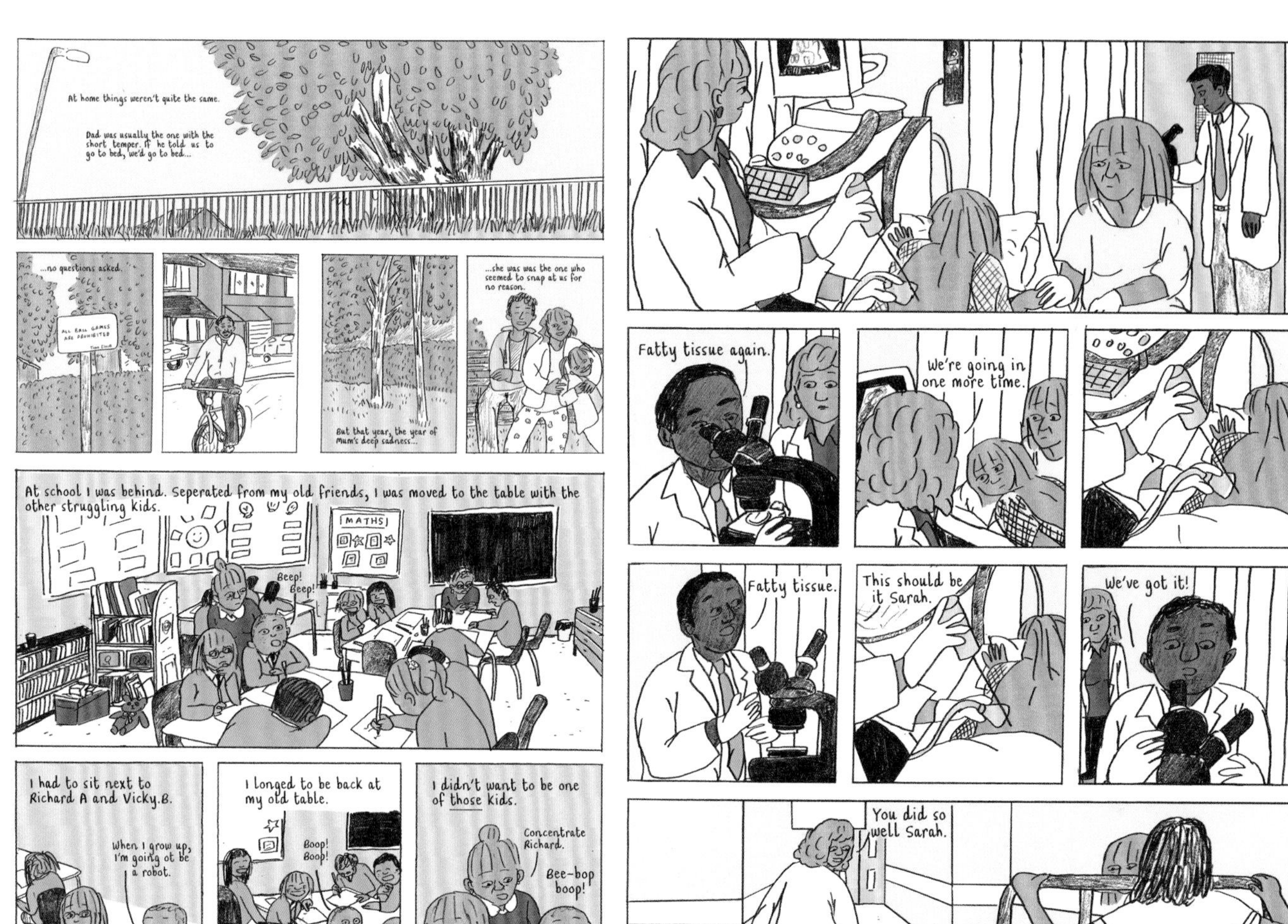
At home things weren't quite the same.
Dad was usually the one with the short temper. If he told us to go to bed, we'd go to bed...
...no questions asked.
ALL BALL GAMES ARE PROHIBITED
But that year, the year of mum's deep sadness...
...she was was the one who seemed to snap at us for no reason.
At school I was behind. Seperated from my old friends, I was moved to the table with the other struggling kids.
MATHS
Beep! Beep!
I had to sit next to Richard A and Vicky.B.
When I grow up, I'm going ot be a robot.
I longed to be back at my old table.
Boop! Boop!
I didn't want to be one of those kids.
Concentrate Richard.
Bee-bop boop!
Fatty tissue again.
We're going in one more time.
Fatty tissue.
This should be it Sarah.
We've got it!
You did so well Sarah.

95　病玫瑰——疾病与医学插画的艺术

The Sick Rose—Disease and the Art of Medical Illustration

帮助人们了解古今医学伦理的图册

类别：插画设计

年度：2015

地区：英国

作者：理查德·巴奈特（Richard Barnett）

标签：魔幻现实、疾病科普、插画、图册、英国

这是一本具备古典写实感且画风诡谲的医学图册。其中收录了历史中各种医学典籍中的珍贵插画，它不仅呈现出人们对患病者的复杂情绪（同情心、厌恶感、冷漠感等），同时也表达出社会达尔文主义者“幸灾乐祸”的观点。

本图册通过这些写实的插画来揭示工业革命与文艺复兴时期的老百姓对疾病、痛苦、死亡等的心理恐惧，这也让我们更加理解20世纪逐渐兴起的医学伦理和非道德评价，由此揭露了流行病如何大规模让一个时代产生恐惧。

专家点评

生命、疾病、死亡，是人类关注的永恒主题。以医学典籍中珍贵插画集成的《病玫瑰》一书，作者以独特视角和独到思维对这一主题进行记录性表达。该书以古典写实的风格，表达疾病对于生命的干扰，乃至控制，一方面揭示人们对于疾病、痛苦和死亡的恐惧心理；另一方面呈现出不同的人，对于生病者的同情心、厌恶感和冷漠之情的多元复杂情绪。可以说，该书是作者借助特定主题的多样性作品，对不同时代、不同社会所进行的震撼人心的文化阐释，其价值指向的是社会与人类。

（丛志强，中国人民大学艺术学院艺术设计系副教授）

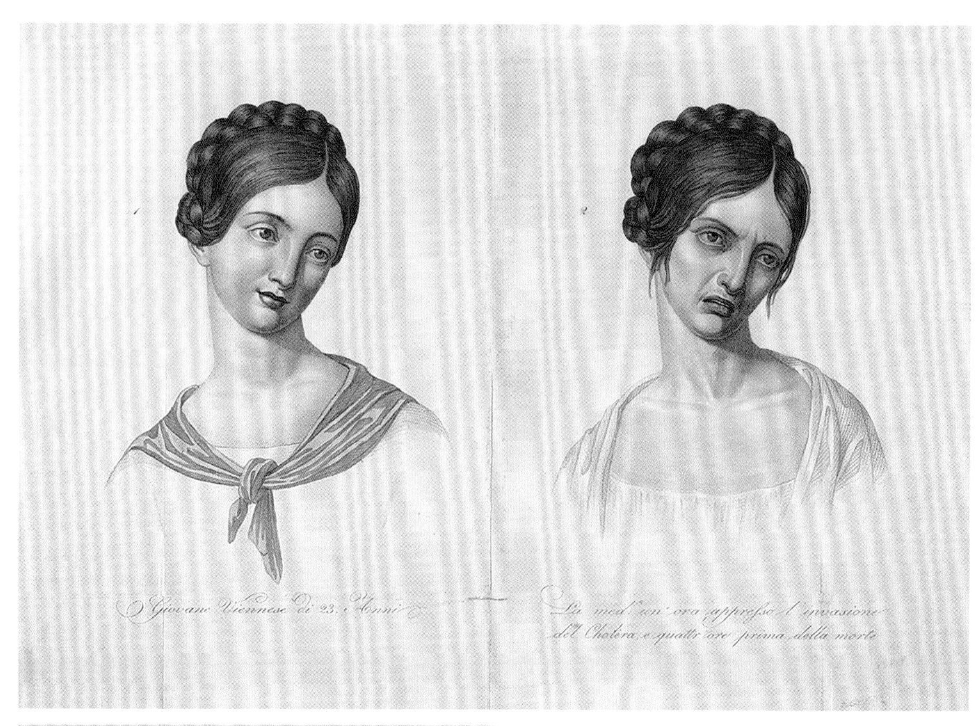
1
2
Giovane Viennese di 23. Anni
La med.a un'ora appresso l'invasione
del Cholera, e quattr'ore prima della morte

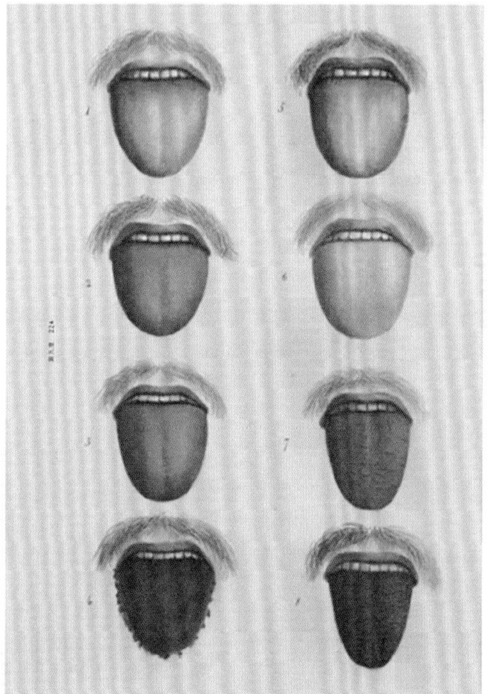

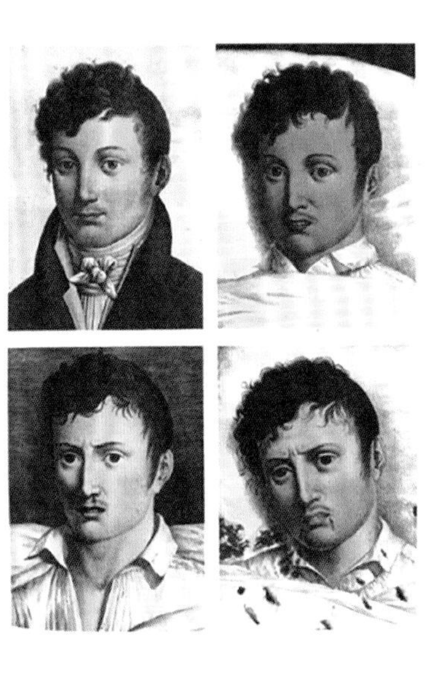

96 英雄戴口罩 / Heroes Wear Masks
呼吁人们做好防护措施的招贴设计

类别： 视觉设计、插画设计

年度： 2020

地区： 德国

作者： 普鲁斯与普鲁斯（Preuss and Preuss）

标签： 超能勇士、招贴设计、新冠病毒、防疫、德国

这是一组呼吁大家在全球疫情期间，做好人与人之间的防护措施的招贴设计。该系列的招贴主题直观明确，英雄的形象突出且引人注目。不论你身处在哪个国家，口罩在这段时间里已经成为我们的生活必备品，因此，设计师利用了超级英雄戴口罩的形象来提醒大家："即便你拥有超能力，此时每个人都要戴上口罩以免病毒入侵！"

我们都知道，漫威和DC（Detective Comics）把自家创造出的典型的英雄人物组合在一起，重新创造了《复仇者联盟》和《正义联盟》的故事。虽然这些英雄所处的时代并没有直接关联性，但是英雄们的目标都是一致的，那就是让这个地球存活下来，并彻底消除从外而来的黑暗恶势力。如果你也想成为一位英雄，想更好地抵抗新冠病毒这个"黑暗恶势力"，那么就请戴好口罩，保护自己与他人。

专家点评

在全球疫情蔓延的情势之下，做好防护对于控制疫情传播至关重要，这既是对自己生命的珍惜，更是对他人生命的尊重。英雄戴口罩系列作品，选取超级英雄漫画中具有超级能力、以保卫地球为使命的英雄为主形象，并佩戴口罩这一特定视觉符号，以"一言顶万语"的巧妙构思，一是呼吁每个人都要做好病毒防控，杜绝侥幸心理；二是通过英雄的形象触发观者战胜病毒的决心；三是传达出每一个人做好防控，就是战胜病毒、拯救生命、拯救人类的英雄的观念。

（丛志强，中国人民大学艺术学院艺术设计系副教授）

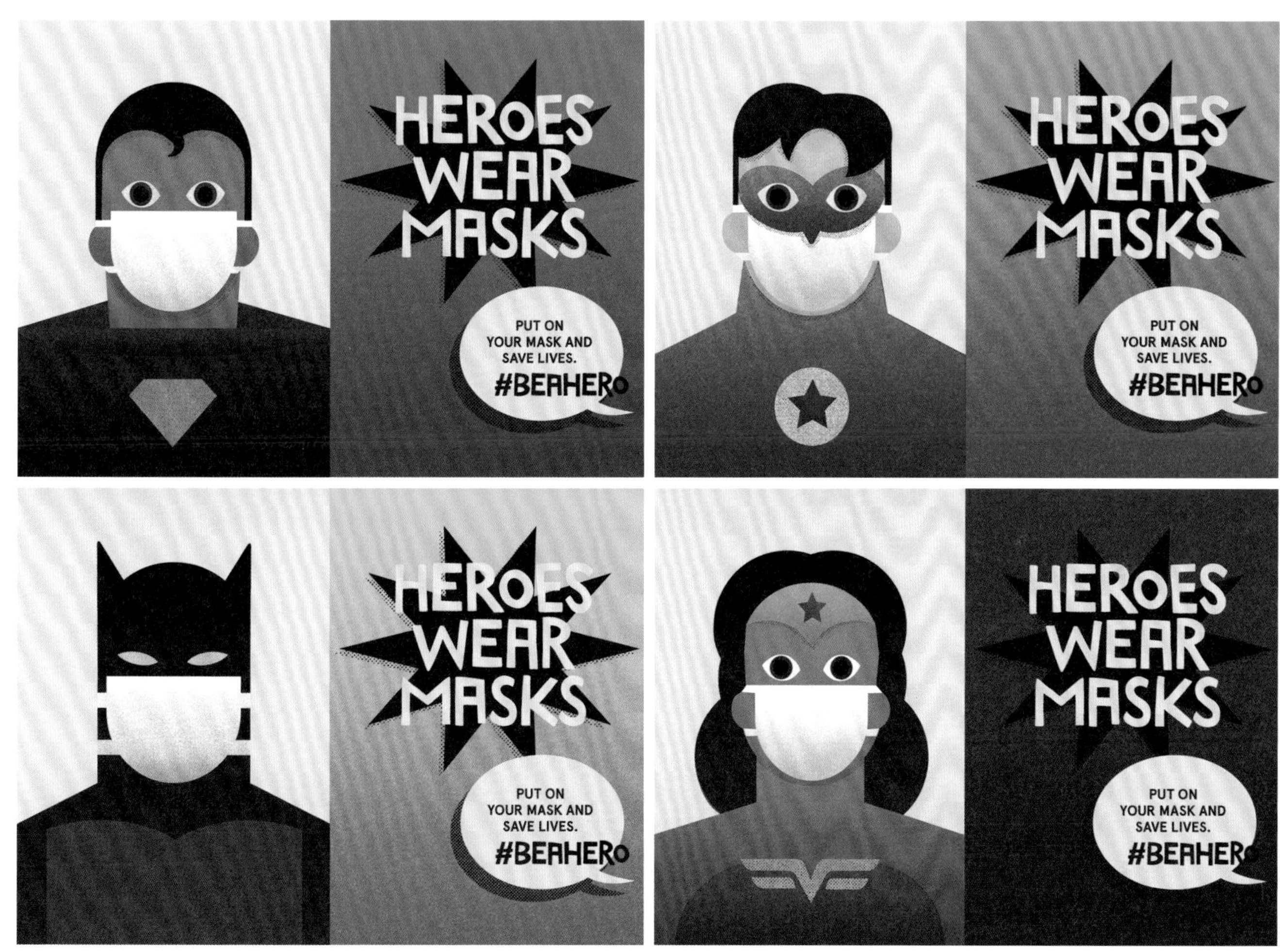
HEROES WEAR MASKS
PUT ON YOUR MASK AND SAVE LIVES.
#BEAHERO
HEROES WEAR MASKS
PUT ON YOUR MASK AND SAVE LIVES.
#BEAHERO
HEROES WEAR MASKS
PUT ON YOUR MASK AND SAVE LIVES.
#BEAHERO
HEROES WEAR MASKS
PUT ON YOUR MASK AND SAVE LIVES.
#BEAHERO

97 坠落 / The Fall
帮助癌症儿童的动画宣传片

类别：动画设计、影视设计

年度：2018

地区：巴西

作者：保罗·加西亚（Paulo Garcia）、巴雷斯托医院（The Hospital de Cancer de Barretos）

标签：动画、儿童、癌症治疗、巴西

巴雷斯托医院是位于巴西的儿童癌症治疗中心。该中心的统计发现，很多病患因罹患癌症致死的原因并不是身体机能真的无法抵抗癌症，而是内心的无助感让他们失去了求生的希望。

这部为儿童癌症所拍摄的动画片，就是从患者的视角出发，为他们及其家人带来温暖的力量，以避免他们产生内心无助感而失去求生的动力。该动画片采用了许多超现实的意象来演绎角色内心的变化并推动剧情的发展。例如：主人公小女孩在梦境中被胶囊型封闭化疗之后产生头发脱落的情况，其过程真实刻画了孩童内心的无助和恐慌；当小女孩感受来自周边宠物、医生、家人的关爱的同时，身后鲜红的心形气球就可以带着她一路攀升离开可怕癌症幻境，最后带领小女孩重获新生。

专家点评

癌症已成为剥夺儿童生命的重要杀手。但对于多数患者而言，癌症致死的原因并不是身体机能脆弱到无法抵抗，而是病患内心的恐惧和无助浇灭了他们活着的希望。积极心理干预与儿童癌症治疗关系极为密切，前者有助于患者减轻抗癌的痛苦、保持良好的心态、坚定抗癌的信心。这部动画短片，从儿童患者的视角出发，运用超现实主义的手法，表达了主人公从患病到康复的生命历程、从绝望到希望的内心轨迹，有效地传达出“外界的关爱是患者生命延续的良药”。该短片所传达的医疗理念与行为关照，是患者家长、医生，乃至每一个人，都应该建立的。

（丛志强，中国人民大学艺术学院艺术设计系副教授）

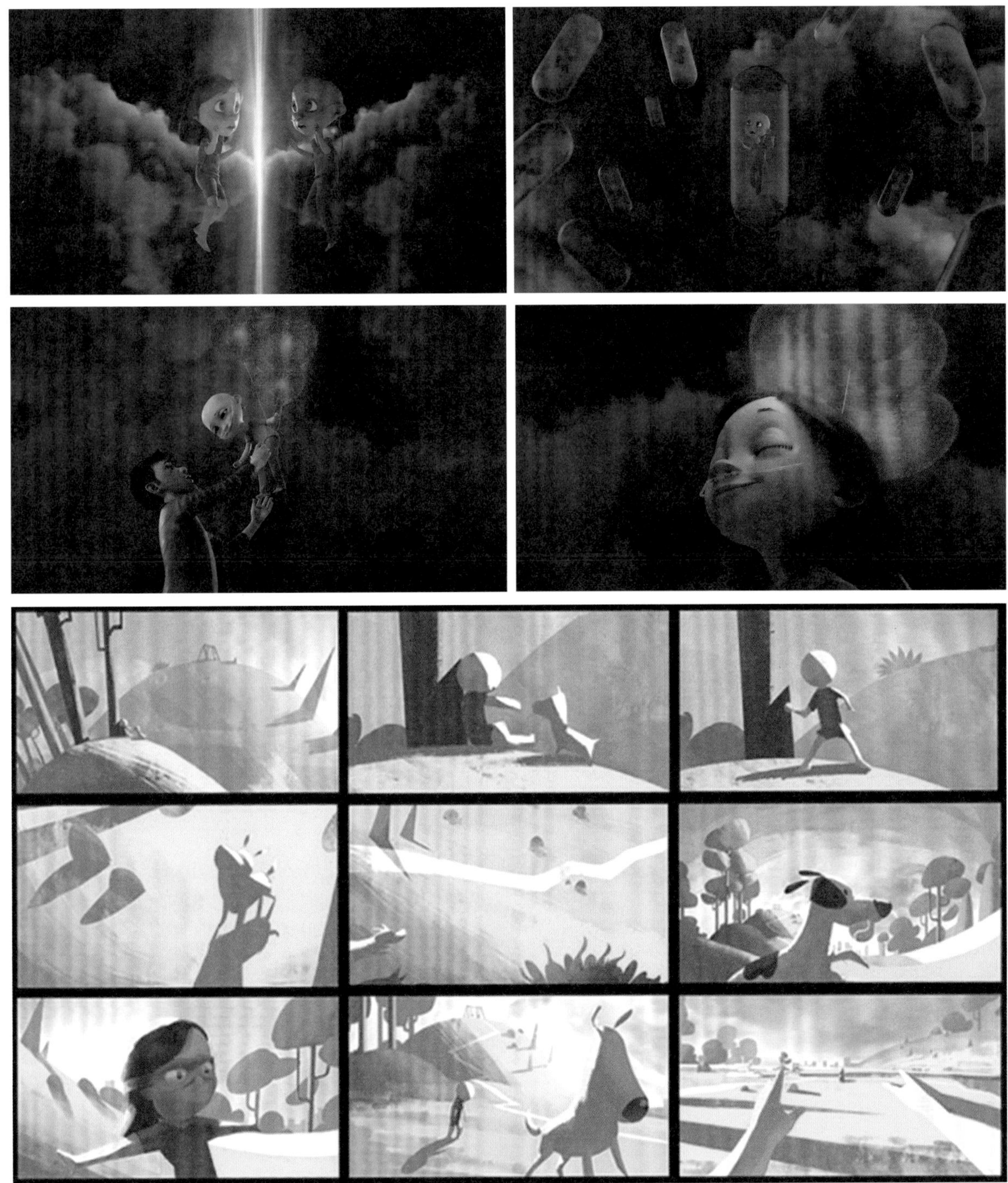

98 自闭症障碍了解盒 / Autism Spectrum Disorder
普及自闭症障碍的信息设计

类别：视觉设计、产品设计

年度：2019

地区：俄罗斯

作者：艾莉亚·佛雷利亚（Elya Forelya）

标签：自闭症、盒子、插图设计、俄罗斯

这是一个普及自闭症障碍知识的视觉设计，旨在消除人们在面对该疾病及其患者时所产生的误解和偏见。该设计的外观像一个铺开的纸盒，其上印制着色彩斑斓的图形，用来展现自闭症患者与常人相异的思维方式和精神世界。为了更好地了解这个盒子的全貌，用户要做的就是将该纸盒组装完成。纸盒作为三维表现的载体，它封闭的外形似乎也代表了自闭症患者所处的封闭环境。

设计师艾莉亚阐述自己的设计理念："盒子的设计是日常生活中人们应对混乱并且梳理出头绪的常见方式；另外盒子方框即代表患有自闭症的人，其外部封面的图案能更好地诠释这些患者不同常人的思维。"

专家点评

自闭症群体是目前社会中的弱势群体，他们数量庞大，但是却仍然得不到大众足够的关注和了解。他们有自我的世界，而我们似乎很难走进。目前，中国自闭症人群已超过1 000万，且每年以十几万的速度递增，因此如何帮助这一群体更好地融入社会，为自闭症人群提供全方位的社会接纳和支持尤为重要。这一设计携带的秩序感与规则性不仅满足了自闭症群体的心理需求，还能帮助我们了解自闭症群体的相关知识，以帮助大众建立对这一群体的客观认识，消除已有的社会偏见。

（祝帅，北京大学新闻与传播学院研究员）

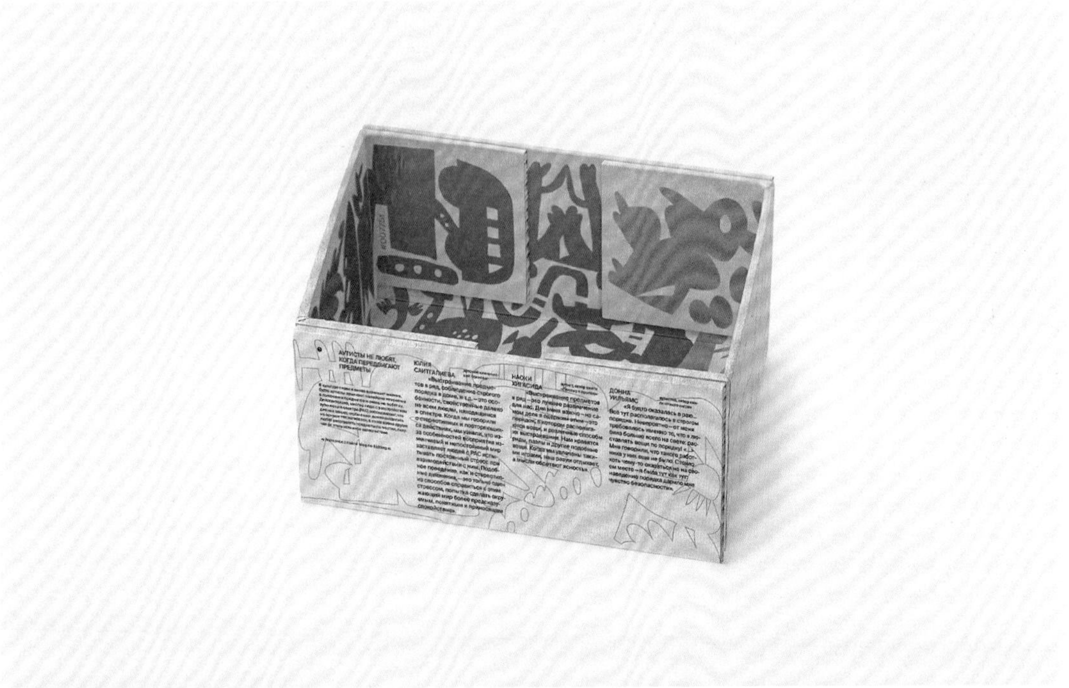

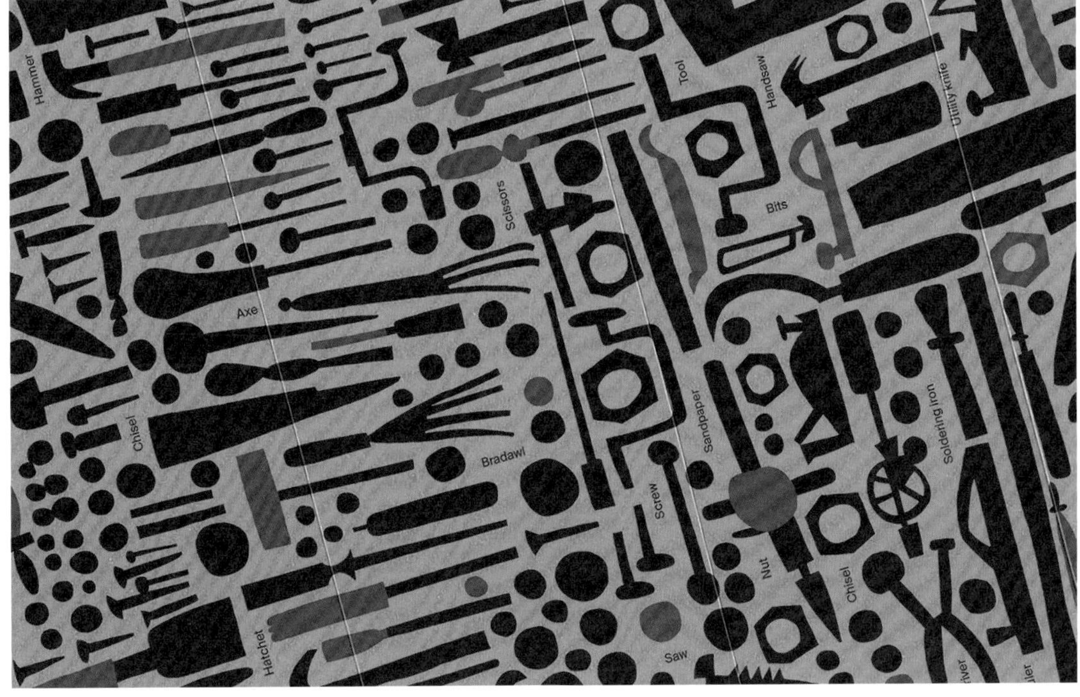
Hammer
Tool
Handsaw
Utility knife
Scissors
Bits
Axe
Chisel
Bradawl
Sandpaper
Screw
Nut
Chisel
Soldering iron
Hatchet
Saw

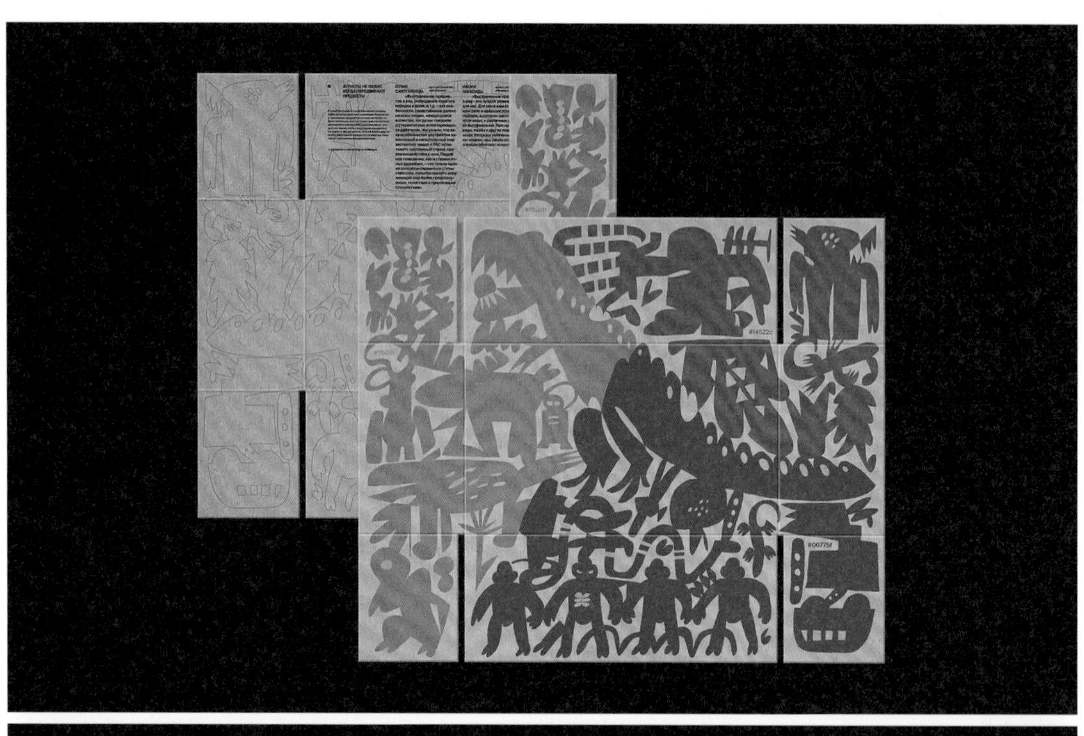

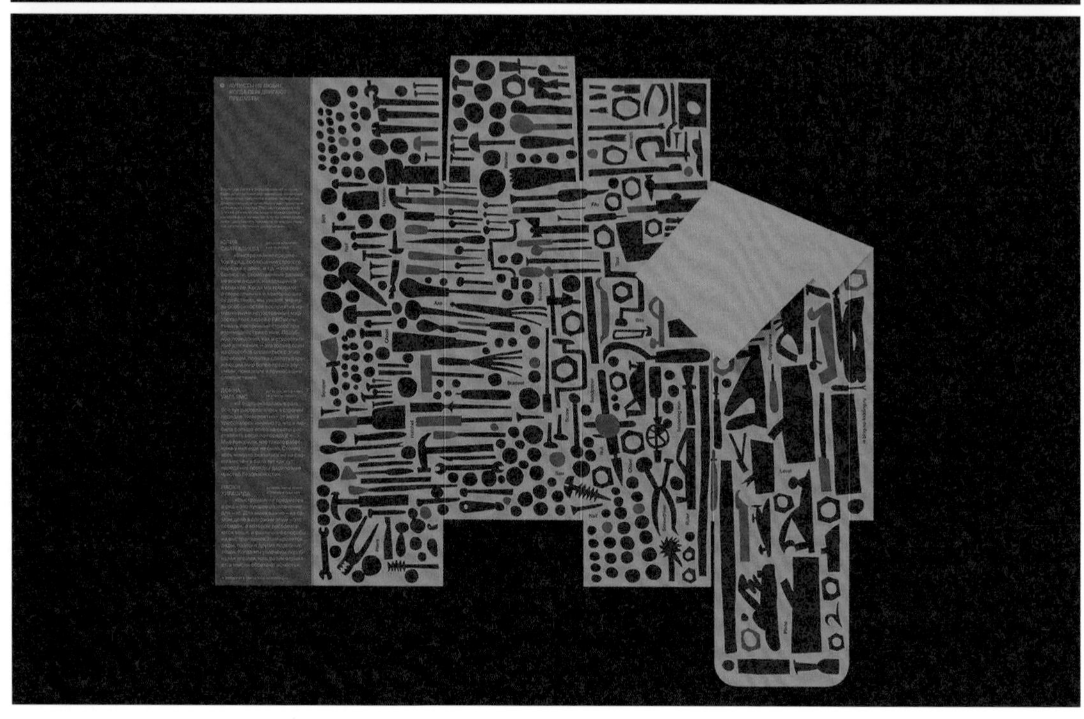

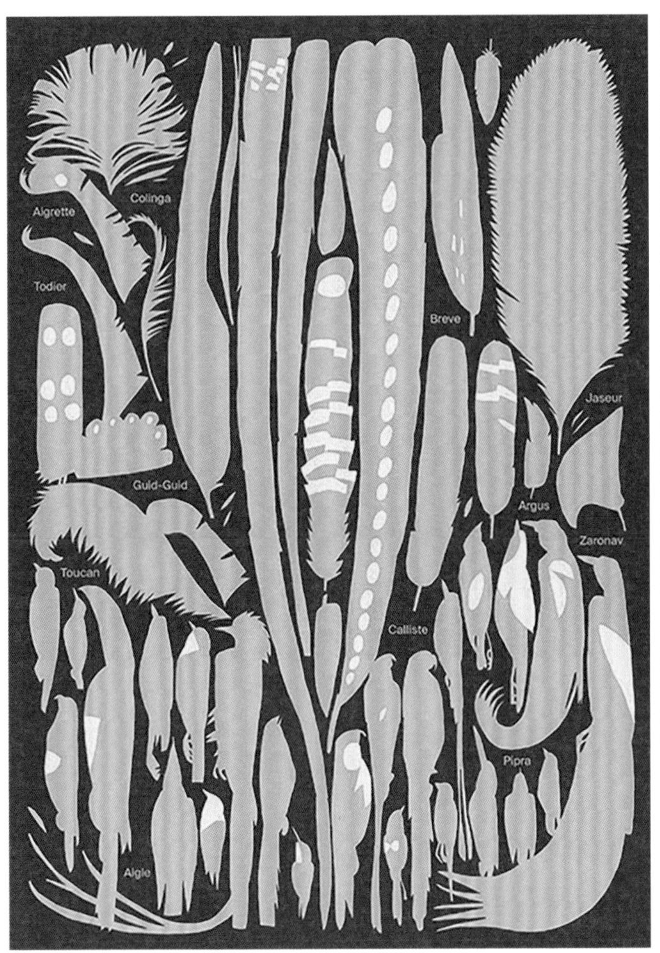
Algrette
Colinga
Todier
Breve
Jaseur
Guid-Guid
Argus
Zaronav
Toucan
Calliste
Pipra
Algle

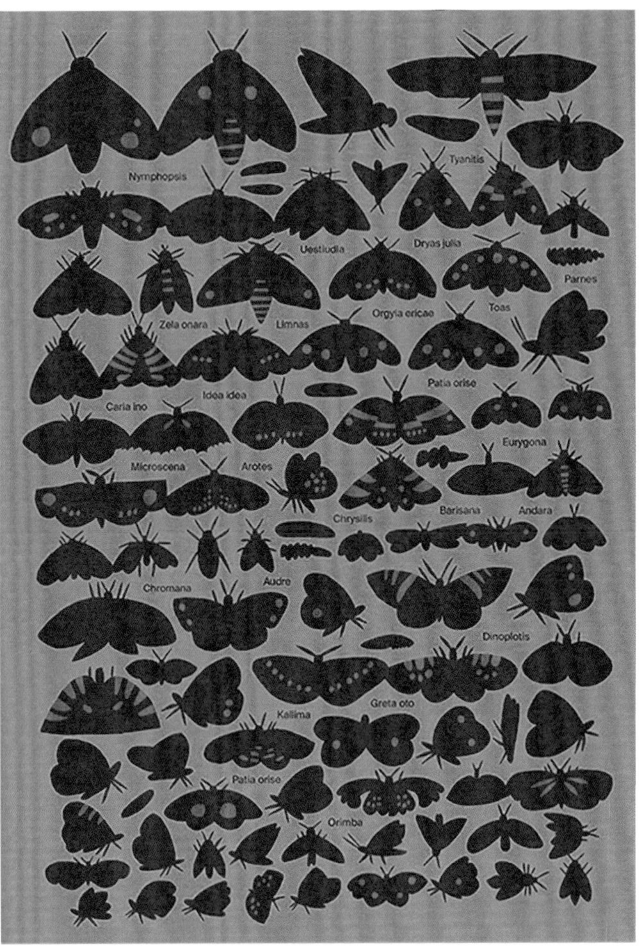
Nymphopsis
Tyanitis
Uestiudia
Dryas julia
Parnes
Orgyia ericae
Toas
Zela onara
Limnas
Patia orise
Caria ino
Idea idea
Eurygona
Microscena
Arotes
Chrysilis
Barisana
Andara
Chromana
Audre
Dinoplotis
Kallima
Greta oto
Patia orise
Orimba

99 黑色素瘤预防公益海报 / Some Moles Can Kill

提醒人们防范黑色素肿瘤的宣传海报

类别：海报设计、视觉设计

年度：2018

地区：美国

作者：23区（Area 23）

标签：黑色素肿瘤、黑痣、海报设计、美国

这是一系列让人们关注与正视黑色素肿瘤的海报设计。黑色素肿瘤很像黑痣，非常不易让人察觉与重视。身患此癌症的病人往往是等到症状恶化后才反应过来，但为时已晚。该海报的设计目的是希望尽早带给大众关注黑色素肿瘤的警示效果，它以皮肤的质感与肌理形成海报中的炸弹形象，而黑色素瘤则是该炸弹的引线。此设计以隐喻的手法将黑色素肿瘤可造成的严重后果表达得淋漓尽致，以直观地唤起人们的生活保健意识。

专家点评

黑色素肿瘤难察觉，且恶化程度高，患者不仅难以“早发现早治疗”，而且发病后的治愈概率极低。因此，正确的疾病预防观念与生活保健意识必不可少。该海报作品以“惊醒世人，呼吁防范”为目的，运用异质同构的创意手法，将不同炸弹的外观材质置换为带有黑色素肿瘤的病变皮肤，有效地将潜伏期的恶性黑色素瘤的危害程度进行了视觉化呈现。静置的病变炸弹引发无数猜想，给观者营造紧张感、压迫感与压抑感，警醒世人黑色素肿瘤发病后果极为严重，呼吁人们保持警惕，注意生活保健。

（丛志强，中国人民大学艺术学院艺术设计系副教授）

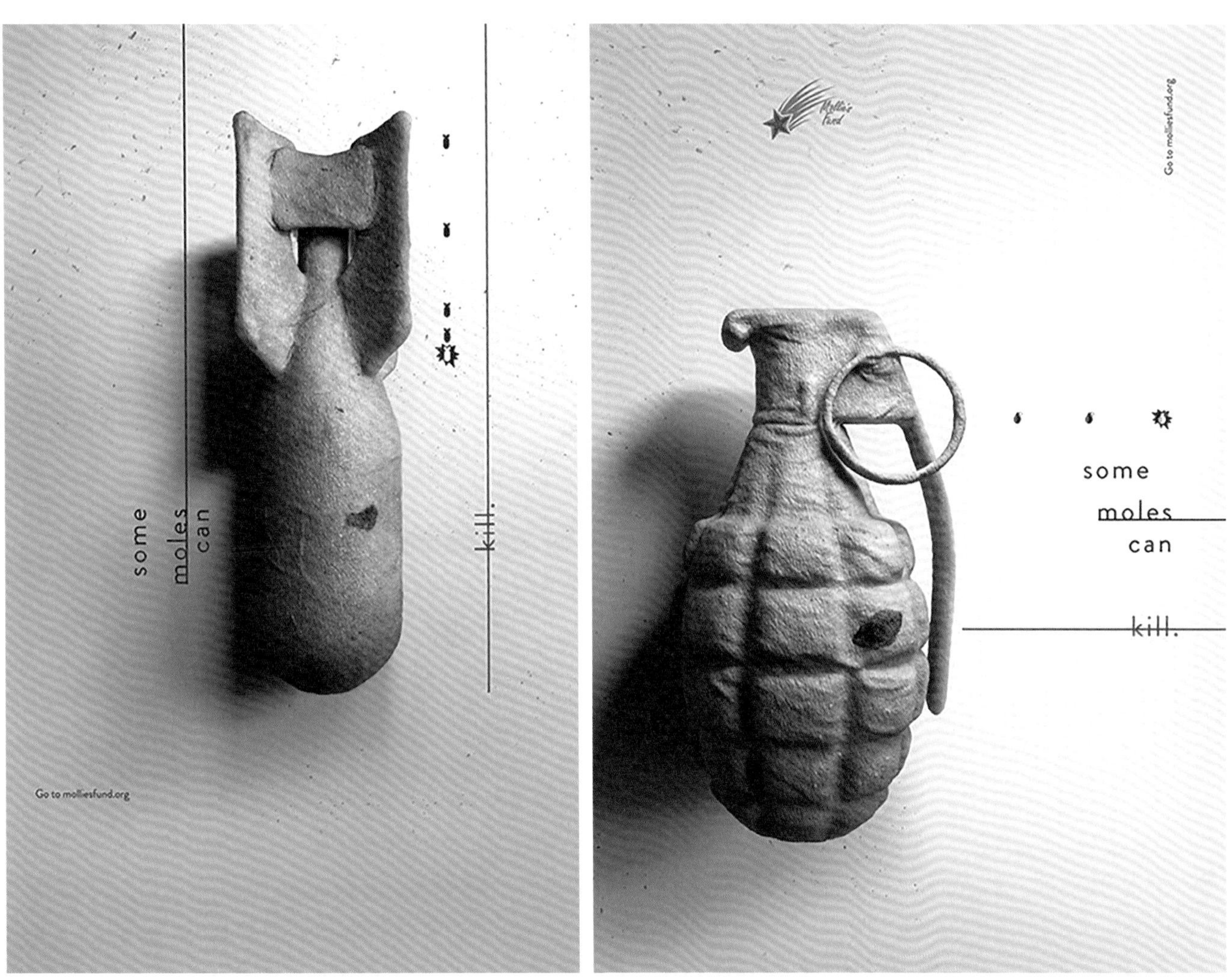
some
moles
can
kill.
Go to molliesfund.org
Mollie's Fund
Go to molliesfund.org
some
moles
can
kill.

100 艾克非醒酒药 / Alco Free
缓解宿醉的醒酒药包装设计

类别：包装设计

年度：2019

地区：美国

作者：亚历山大·洛金（Alexandra Loginevskaya）

标签：可视化、宿醉、醒酒药、美国

这是一款包装设计很特殊的醒酒药，可用来缓解不同程度的酒醉状态（微醺、小醉和喝醉）。在假日聚会等休闲活动中，喝酒的确可以帮助人们达到放松身心和消遣的功能。然而，酒精对于人体的影响也是众所周知的，喝酒过多第二天起床后会出现头晕眼花等症状，甚至可能产生幻觉。

试想，喝酒后的第二天早晨，你恍恍惚惚地从床上爬起来，看到镜子中自己酒醉的恍惚状态会是一个什么样的情况呢？此醒酒药的包装设计就是采用此概念来真实还原这个状态，它使用了绿、黄、红3种颜色来区分酒醉的程度。包装上印制的扭曲图像代表宿醉的程度，以此提醒用户少喝酒的同时选择适合自己的醒酒药。

专家点评

醉酒后头晕眼花的症状通常令人苦恼，但酒精与神经的作用，也给思维与意识带来无限可能。“艾克非醒酒药”的包装设计，巧妙利用了人们醉酒后眼花缭乱的视觉行为，将饮酒者酒醉后眼神涣散的观感体验视觉化，通过扭曲变形的表现手法，强化醉酒后的不良视觉感受，极易博人眼球，引起消费者与饮酒者的共鸣。该醒酒药包装利用包装色彩与图像扭曲程度提醒酒醉程度，区分醒酒等级，不仅对饮酒用户有警示作用，同时照顾多类饮酒者的醒酒需求与醉酒体验，兼具创新性、实用性与趣味性。

（丛志强，中国人民大学艺术学院艺术设计系副教授）

HANGOVER
REMEDY
15 G
ASPIRIN AND CAFFEINE

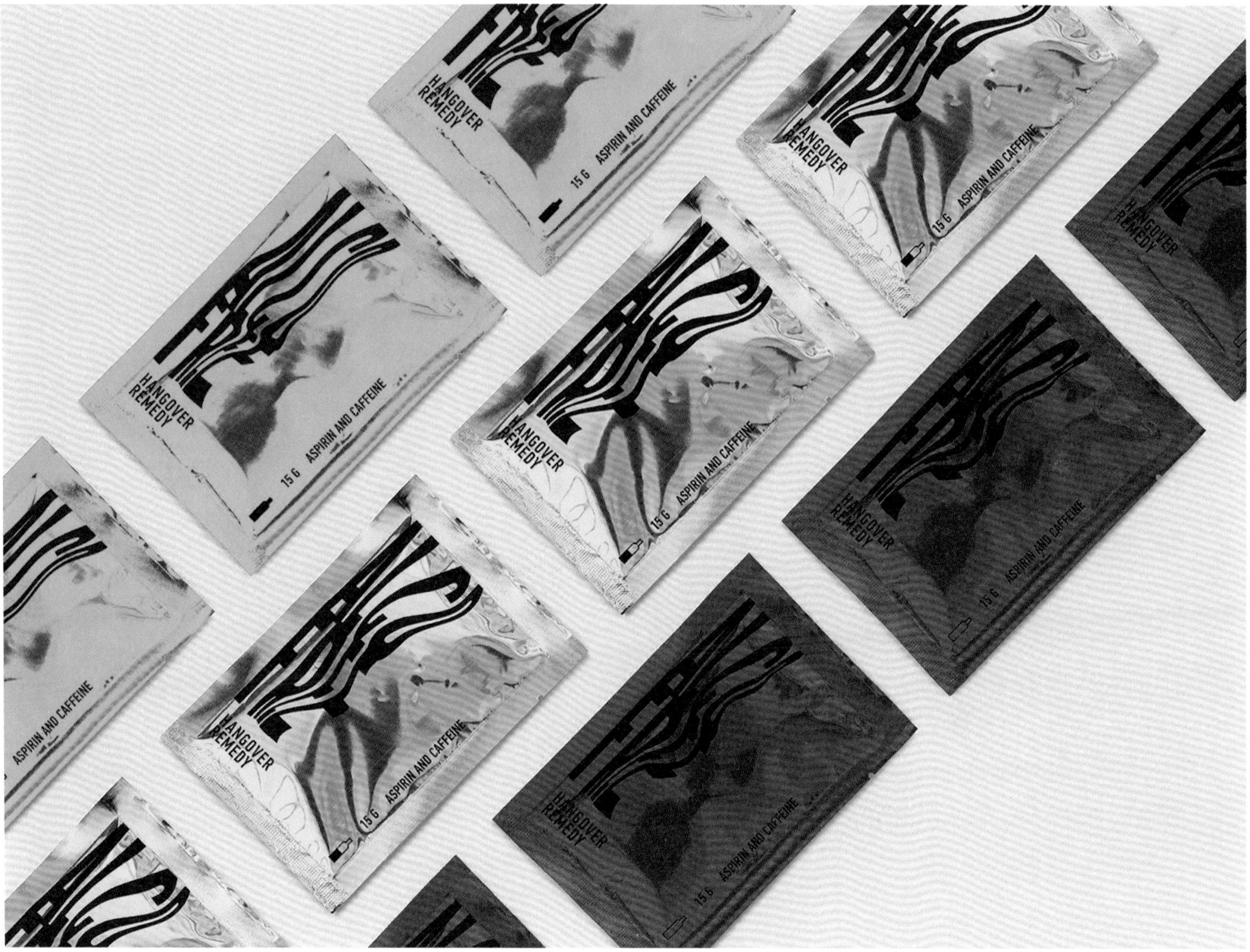

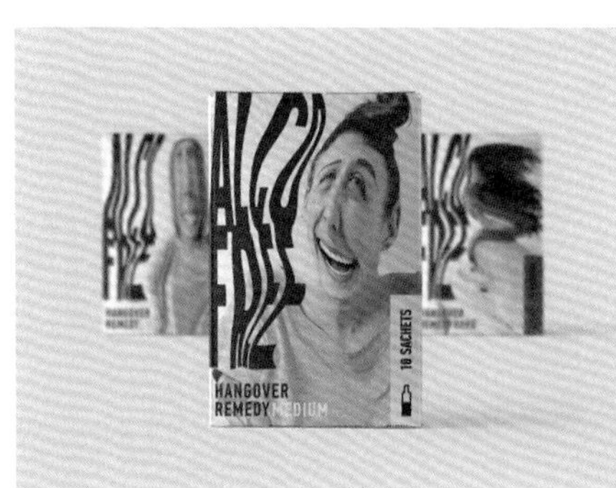

HANGOVER
REMEDY MEDIUM
10 SACHETS

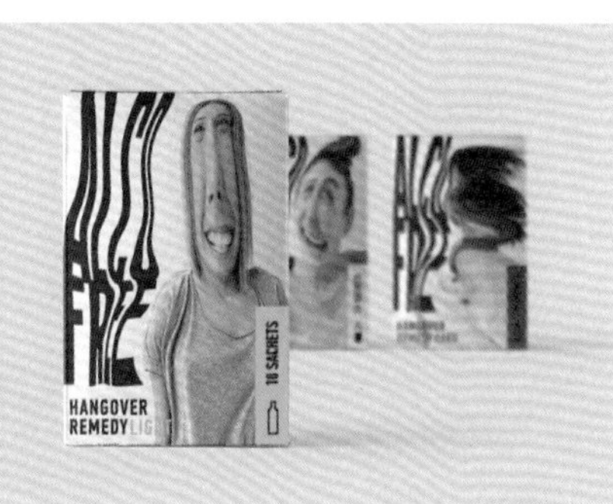

HANGOVER
REMEDY
10 SACHETS

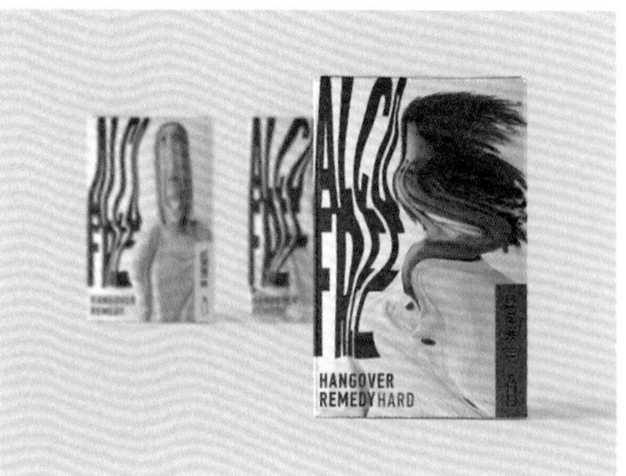

HANGOVER
REMEDY HARD

健康设计延伸资源库

● 专业网站

为健康而设计 / Design for Health

该网站创建于2017年，是由比尔和默林达·盖茨基金会（Bill & Melinda Gates Foundation）以及美国国际开发署创新和影响中心（The United States Agency for International Development’s Center for Innovation）共同主导的。其主要任务是向世界推广“设计”，在应对全球健康卫生的挑战中能起到重要作用，并且在全球范围内推动“健康设计”项目。

健康设计网络 / Health Design Network

健康设计网络是一个用以连接设计师和医疗专业人士的网站。此网站是为了确保健康设计切合实际、科学合理，以及便于两者在医疗保健与设计的共同领域工作、教学和研究，而专门建立的一个与该领域有关的案例研究和信息数据库。

本地人杂志 / The Local

这是一本探讨加拿大多伦多的城市健康和社会问题的独立杂志，采用数据驱动且真实的方法来讲述城市面临的紧迫问题，包括贫困和无家可归、心理健康、老龄化和粮食安全等。

医学未来主义者 / The Medical Futurist

医学未来主义者是一个分析科幻小说技术在医学和医疗保健中如何实现的门户网站，由匈牙利贝塔兰·梅斯科医生（Dr. Bertalan Meskó）创建。作为一个拥有基因组学博士学位的极客医生，他是亚马逊排名前100的作家，同时也是匈牙利布达佩斯塞梅尔维斯医学院教授，曾在哈佛、斯坦福及耶鲁大学演讲，研究成果刊登于CNN，BBC和纽约时报等。

医疗保健设计杂志 / Healthcare Design Magazine

医疗保健设计杂志定期刊载最新的医疗相关研究、医疗项目以及医疗行业的重要发展趋势，有助于设计师更合理地构建出提高患者疗效和满意度的医疗设施，创建可促进康复、支持临床医生和工作人员工作流程的医疗空间。

● 相关活动

CES数字健康峰会 / CES Digital Health Summit

消费电子展（CES）是全球消费电子产业一年一度的顶尖盛会，每年能吸引超过180 000名与会者。其中，“数字健康峰会”重点讨论最新的技术如何彻底改变医疗保健和健康状况。该峰会还能让参会者通过参加活动获得继续医学教育学分（CME）。

2020年消费电子展 / CES 2020

在消费电子展（CES）上，健康科技一直占据着重要地位。2020年则由于疫情的影响，CES展会带来了更多与健康相关的科技产品。这些新设备有望使人们在家中就可以获得更便利、更准确的护理和医疗体验。

为健康而设计国际会议 / Design 4 Health Conference

该国际会议成立于2011年，汇集了设计师、创意从业者、研究人员、临床医生、政策制定者和用户等，针对健康和设计间的复杂联系，以及如何促进两者间有效合作的方法进行讨论、传播和测试。

健康的空间 / Health Spaces

该活动为医疗保健产业投资人、供应商、服务商提供一个聚会社交的平台。活动结合较为私密的度假中心，使参会者之间的关系在度假与休闲的双重目的中能自然地建立起来。

趋势报告

《2020年数字医疗的主要趋势 》（*Top Trends in Digital Health in 2020*）

这是医疗未来主义学家贝塔兰·梅斯科医生（Dr. Bertalan Mesk ó ）发布的年度数字化健康趋势。文中探讨医疗行业的全球趋势塑造、多国数字健康战略、5G对医疗的冲击、亚马逊和谷歌进军医疗保健等方面的预测。

医疗保健领域的人工智能指南 / A Guide to Artificial Intelligence in Healthcare

这本指南旨在帮助医疗保健和医疗专业人员更加了解人机协作的智能时代，并提前做好与此有关的相应准备。文中探讨了智能医疗来临时的一些问题，包含：是否能够保持人类本色？是否能进一步增强人性？是否可塑造更人道、更公平和可持续的医疗保健体系？

2020年消费电子展数字健康产品发展趋势 / CES 2020 Trend: Tech for Personalized Health Care

2020年消费电子展览会（CES）在数字健康产品的4个主要发展趋势全都与个性化有关，具体为：基于慢性病的个性化解决方案、数字疗法、口腔护理解决方案多样化和个性化营养指南。

2020年消费电子展，让人工智能为医疗保健所用 / CES 2020，Making AI Part of Health Care

卡瑞姆健康医疗公司（Carium）的首席转型官海朱亚· 里卡蒂（Lygeia Ricciardi）在2020年CES数字健康峰会上分享了对“人工智能的强大力量”的心得。讨论会邀请了3位人工智能（AI）专家探讨人工智能的利与弊以及人与机器的界线模糊化等问题。

● 书籍

数字卫生和抗击COVID-19大流行病 / *Digital Health and the Fight Against the COVID-19 Pandemic*

这是医疗未来主义学家贝塔兰·梅斯科医生（Dr. Bertalan Meskó）撰写的电子书，书中介绍了与新冠病毒相关的最新科技资源，并列举了许多成功的案例，以向我们说明数字健康技术对于改善医疗保健问题的重要性。

解决现实世界需求的前100名数字医疗公司 / *Top 100 Digital Health Companies Addressing Real-World Needs*

本书是由贝塔兰·梅斯科医生领衔编写的电子书，遴选出全球数字医疗领域百强公司名单。这些公司正通过数字创新技术对医疗与健康领域产生实际影响，并通过与时俱进的企业策略脱颖而出，成为明日健康产业之星。

健康设计思维：创造更好的健康产品和服务 / *Health Design Thinking: Creating Products and Services for Better Health*

作者：本古（Bon Ku），艾伦·拉普顿（Ellen Lupton）

出版：麻省理工学院出版社（MIT Press）

日期：2020

语言：英语

全球医疗保健系统应如何不断地扩大访问范围，改善结果并控制成本，本书提供了关于如何将设计思维原理应用于实际医疗保健的大量案例。本书建议我们通过以人为本的策略来对医疗保健产品和服务进行设计。其案例研究涵盖了药品包装、检查室以及用于早期检测乳腺癌的互联网连接设备等。

发现设计：改善医疗保健的设计思路 / *Discovery Design: Design Thinking for Healthcare Improvement*

作者：风险管理机构（The Risk Authority），未来医疗系统（Future Medical Systems）

出版：风险管理机构

日期：2018

语言：英语

本书是为那些希望解决患者、家庭、临床医生和医疗保健组织所面临的最重要挑战的医疗保健创新者编写的手册，结构清晰、实例和图文丰富，主要通过设计思维、风险管理、医疗改善和业务战略等内容，来指导使用者开发有意义的解决方案。

护理设计：创新医疗保健体验 / *Design for Care: Innovating Healthcare Experience*

作者：彼得·琼斯（Peter Jones）

出版：罗森菲尔德媒体（Rosenfeld Media）

日期：2013

语言：英语

本书由多伦多安大略艺术设计学院（Ontario College of Art & Design University，OCAD）副教授彼得·琼斯撰写，从当前医疗保健实践整体系统的角度出发，通过代表性的案例研究，帮助设计师为多学科医疗服务和护理复杂性的新兴问题提供系统相关的解决方案。

心理和行为健康设计 / *Design for Mental and Behavioral Health*

作者：玛黛尔·麦库斯基·谢普利（Mardelle McCuskey Shepley），萨梅拉·帕夏（Sameera Pasha）

出版：Routledge

日期：2017

语言：英语

物理环境会影响人们的健康、情绪、满意度和偏好取向，但很少有研究关注心理和行为健康状况，本书总结了心理和行为健康设施的设计原则，并对现有设施进行评估。作者讨论了心理和行为健康系统、设计指南、设计研究和现有标准，并提供了实践示例。

医院和医疗设施设计 / *Hospital and Healthcare Facility Design*

作者：理查德·米勒（Richard L. Miller），伯爵·斯文森（Earl S. Swensson），托德·罗宾逊（J.Todd Robinson）

出版：W. W. Norton＆Company

日期：2012

语言：英语

这是本为建筑师、规划师和医院管理人员所写的一本书，它向这些专业人士介绍了创造康复环境的最新技术及案例，介绍了康复环境的结构，并向用户提供健康与舒适感的相关举措。

论文

Altman，Myra，Huang，Terry T K，Breland，Jessica Y. Design thinking in health care[J]. Preventing Chronic Disease 15，2020，9：E117.

Asch，David A，et al. . Insourcing Health Care Innovation[J]. The New England Journal of Medicine 370，2014，19：1775 - 7.

Bennett A. Good design is good social change：envisioning an age of accountability in communication design education[J]. Visible Language，2012，46（1/2）：66 - 78.

Bindle S，Joost G. Modelling access to healthcare：design research in remote communities[J]. Information Design Journal，2010，18（3）：262 - 274.

Donetto，Sarah et al.. Experience-based codesign and healthcare improvement：realizing participatory design in the public sector[J]. The Design Journal，2015，18（2）：227 - 48.

Frascara J，Noël G. What's missing in design education today？[J] Visible Language，2012，46（1/2）:36 - 52.

Gottlieb，Michael，et al.. Applying design thinking principles to curricular development in medical education[J]. AEM Education and Training 1，2017，1:21 - 26.

DJ Bamber. Design methods：seeds of human future[J]. Journal of the Operational Research Society，1981.

Jones P H. Design for care：innovating healthcare experience[J]. Brooklyn，NY：Rosenfeld Media，2013.

Matheson，Gordon O，et al.. Leveraging Human- Centered Design in Chronic Disease Prevention[J]. American Journal of Preventive Medicine 48，2015，4：472 - 79.

Roberts，Jess P，et al.. A design thinking framework for healthcare management and innovation[J]. Healthcare 4，2016，1：11 - 14.

● 学术、科研机构

美国托马斯·杰斐逊大学健康设计实验室 / Health Design Laboratory，Thomas Jefferson University，US

健康设计实验室成立于2016年，隶属于托马斯·杰斐逊大学。它为医学院学生、临床医生、患者和医疗保健行业人员创建了各种交叉课程，目的是将不同专业背景的专家聚集在一起，以促进医疗保健中的包容性设计。

美国哈佛大学公共卫生学院阿里阿德涅实验室 / Ariadne Labs，Harvard T.H. Chan School of Public Health，US

该实验室是由布里格姆妇女医院（Brigham and Women’s Hospita）和哈佛大学陈曾熙公共卫生学院（The Harvard T.H. Chan School of Public Health）共同建立的联合创新中心，创建了许多以严格的科学方法来改良卫生系统、改善病人生活的项目。团队包含110多名医护人员与项目专家以及150多名助理教师。

美国北卡罗莱纳州立大学设计学院通用设计中心 / The Center for Universal Design，North Carolina State University College of Design，US

北卡罗莱纳州立大学设计学院通用设计中心（CUD）成于1989年，是国家信息、技术援助和研究中心，负责评估、开发和促进住宅、商业和公共设施、户外环境和产品的无障碍和通用设计。该中心通过研究和教育来协助改善产品的通用设计，以及建立相关设计准则。

新西兰奥克兰城市医院健康和福利设计实验室 / Design for Health and Wellbeing Lab，Auckland City Hospital，NZ

该实验室位于奥克兰市医院内，是由奥克兰地区健康委员会与奥克兰理工大学的设计和创新技术学院一起联合建立的，其目标是为患者及其家属，以及工作人员的健康和幸福感，而去开发相关的产品、服务、系统和体验设计。

新西兰奥克兰城市医院健康和福利设计实验室 / Design for Health and Wellbeing Lab，Auckland City Hospital，NZ

该实验室位于新西兰奥克兰市医院内，是由奥克兰市健康委员会与奥克兰理工大学设计和创新技术学院联合创建的，目标是通过产品、服务、系统和体验设计提升患者及其家属，以及医疗人员的健康和幸福感。

美国亚利桑那州立大学设计健康实验室 / Designing Health Lab，Arizona State University，US

该实验室由亚利桑那州立大学营养与健康促进学院的教授埃里克·赫克勒（Eric Hekler）博士负责，重点研究如何利用新兴技术（如移动设备、无线传感器、云计算、大数据、社交互动等）来促进大众体育锻炼和健康饮食的积极性。

美国宾夕法尼亚大学护理学院健康设计思维在线平台 / Design Thinking for Health，University of Pennsylvania School of Nursing，US

该在线平台由宾夕法尼亚大学护理学院和丽塔和亚历克斯·希尔曼基金会（Rita and Alex Hillman Foundation）共同建立，目的是关注美国护理创新工作并提供设计资源，教授不同地域背景的护士解决复杂问题的新方法，从而促进学校和社区中护理治疗的创新。

新西兰奥克兰理工大学良好健康设计研究团队 / Good Health Design，Auckland University of Technology，NZ

这是一个来自新西兰奥克兰科技大学艺术设计学院的跨学科研究团队，目标是通过设计来改善社区群众的健康和快乐问题，赋予社区群众更加愉悦和丰富的生活，并与临床专家、医疗保健人员进行交流，以发出相应解决方案。

美国得克萨斯大学奥斯汀分校健康设计研究所 / Design Institute for Health，College of Fine Arts at the University of Texas at Austin，US

该研究所由戴尔医学院（Dell Medical School）和德州大学奥斯汀分校美术学院（College of Fine Arts at the University of Texas at Austin）合作设立，强调采取以人为中心的创造性方法来解决问题，并将设计思维运用到医疗保健的复杂挑战中。

美国哈佛全球健康研究所 / Global Health at Harvard University，US

该研究所通过从设计、法律、政策、商业与其他领域的合作来解决医学和公共卫生领域的问题，并充分利用哈佛独特的优势，汇集不同观点，发起新研究，促进学习机会，建议决策者让每个人都公平地享有卫生健康。

英国帝国理工学院医疗保健和设计研究课程 / Healthcare and Design Study，Imperial College London，UK

这是一个融合医疗保健系统与服务设计的创新硕士学位课程，利用伦敦帝国理工学院和皇家艺术学院的知识互补，让学生们了解医疗保健系统、服务和空间的需求，并学习创新设计工具。

加拿大多伦多综合医院健康护理人因实验室 / Healthcare Human Factors，Toronto General Hospital，CA

该实验室位于多伦多总医院，占地6 000平方英尺（1平方英尺≈9.29平方千米），由工程师，设计师，临床医生和人因专家等30余个专业人士组成，致力于将人因设计嵌入医疗保健，使医疗保健更加安全。

美国佛蒙特大学医疗创新合作实验室 / Healthcare Innovation Collaboratory，University of Vermont，US

该实验室位于佛蒙特大学卫生网络中心，通过与病人、员工和社区成员共同协作，专注改善患者和医护人员的情绪，分享在医疗保健方面的宝贵经验，以此确定改善措施的可能性并提出可行的解决方案。

加拿大艾米丽卡尔大学健康设计实验室 / Health Design Lab，Emily Carr University，CA

这是艾米丽·卡尔大学的一个设计研究中心，本着以人为本的思想来应对卫生保健领域的复杂挑战。实验室强调参与式设计研究，让患者、护理提供者和医疗保健人员共同参与整个设计过程。同时，该实验室倡导教师、学生与行业和社区合作，学生会在导师的指导下与加拿大不列颠哥伦比亚省卫生局合作完成实际项目。

美国康奈尔大学健康设计创新实验室 / Health Design Innovation Lab，Cornell University，US

健康设计创新实验室（HDIL）隶属康奈尔大学人类生态学院设计与环境分析系，是一个由教师、学生、从业者和社区成员组成的多学科学术社区，致力于医疗环境的相关研究。

英国皇家艺术学院海伦·哈姆林设计中心 / Helen Hamlyn Centre of Design，Royal College of Art，UK

该中心是为了跨代族群提供更安全、更好的保健服务而设立的，其中包含3个实验室：年龄与能力实验室、 医疗保健实验室、工作与城市实验室。

美国纽约州立大学水牛城分校创意中心 / The Idea Center，University at Baffalo，US

该中心由建筑教授爱德华·斯坦菲尔德（Edward Steinfeld）创建，致力于创造和实施包容性设计政策、实践、环境和产品，以满足儿童、老年人、残疾人士等特殊群体的需求。针对少数族群的设计需求，提供相关知识和工具用以增加设计的公平性。

美国莱斯大学医学未来实验室 / Medical Futures Lab，Rice University，US

该实验室是一个多学科机构，致力于研究医学技术的交叉发展。它将人文学者、计算机科学家、设计师、医学院学生、来自得克萨斯大学健康科学中心和贝勒医学院的医生聚集在一起，共同研究健康设计、医学媒体艺术、数字医学等创新项目。

美国麻省理工学院小设备实验室 / MIT Little Devices Lab，US

该实验室试图通过探索全球健康新技术来改善人们的生活质量。此外，该实验室也致力于设计医疗工具来解决一线病人和护理人员的照护负担。

加拿大大学健康网络开放实验室 / OPENLAB，University Health Network，CA

该实验室位于加拿大最大的研究形医院——多伦多大学健康网络（UHN），致力于研究改变医疗服务和体验方式的解决方案。该实验室由3部分所组成：复杂护理实验室（为慢性疾病患者设计）、体验实验室（改善护理体验）、X-LAB（研究卫生系统的未来）。

美国萨特保健设计与创新中心 / Sutter Health Design & Innovation，US

该中心隶属北加州萨特医疗（Sutter Health）的连锁医院网络，是为了提高患者就诊前、期间和之后的医疗体验所设立的。其研究和服务范围包括：远程医疗、医疗拼车、送药服务、临终关怀服务等。

美国斯坦福大学斯坦福长寿中心 / Stanford Center on Longevity，Stanford University，US

该中心成立于2007年，由劳拉·卡斯特森博士（Laura Carstensen）和托马斯·兰多（Thomas Rando）医生共同创立。劳拉·卡斯特森是心理学教授，曾获得古根海姆奖学金，她的研究也得到国家老龄研究所20多年的支持；托马斯·兰多是神经病学教授，利用诱导衰老组织中的干细胞来修复损伤，对再生医学和干细胞移植领域有极其广泛的影响。

美国斯坦福大学医学X计划 / Stanford Medicine X，Stanford University，US

医学X计划是斯坦福大学AIM实验室的一个项目，由拉里·朱（Dr. Larry Chu）博士领导。 X是用来表示鼓励超越数字和趋势的思考，它代表了未来通过信息技术改善健康的无限可能性。作为激发医学与卫生保健未来新想法的催化剂，该项目旨在探讨新兴技术将如何促进医学实践，改善健康状况，并使患者能够积极参与自己的护理。

新加坡医疗创新中心 / Center for Healthcare Innovation

医疗创新中心创立于2019年，位于新加坡黄廷芳综合医院，采用基于设计的教学法，通过互动式学习、教学和研究培训卫生保健专业人员。 通过共同学习和对话，该中心旨在将交叉学科领域专家与合作伙伴联系起来，建立思想领导力并将医疗新概念转化为实践机会。

美国建筑师协会设计与健康研究联盟 / AIA Design & Health Research Consortium，US

该联盟由美国建筑师协会（AIA）和美国大学建筑学院协会（ACSA）共同建立，旨在推进由大学主导的设计与健康领域的研究。该联盟的19名成员由设计和公共卫生领域的专家组成，通过与其他实体进行协商合作，提高并设计与健康成果相关的研究的有用性质量。

美国贝丽尔研究所 / Beryl Institute，US

该研究所于2010年9月成立，是一家通过合作和共享资源以改善患者体验的全球实践社区。它将患者体验定义为由组织文化形成的所有互动综合体，旨在通过互动改善患者对整个护理过程的看法。

美国健康设计中心 / The Center for Health Design，US

健康设计中心是一家非营利组织，不断推进医疗保健领域的最佳实践并通过高质量的研究来证明设计的价值。该组织通过设计研究、教育和活动来引领医院、诊所、健康中心和住院部护理设施等的变革。

英国CW艺术科学病人护理机构 / CW（Chelsea and Westminster）Art + Science of Patient Care，UK

该机构专注于利用艺术和设计开发医疗设备与服务。其艺术和设计课程是将媒体、视觉艺术与医疗创新相结合，用以改善患者、患者家属和护理医师的医疗服务体验。

新加坡黄登芳医疗创新中心 / Ng Teng Fong Centre for Healthcare Innovation，SG

该医疗创新中心位于新加坡，通过互动学习和基于设计的教学法来培训卫生保健专业人员。平台旨在加速知识共享，促进协作以及碰撞创新思想，重点关注的领域包括医疗行业的生产力和学术界的创新发展。

美国开放式实验室 / Open Style Lab，US

这是一个成立于2014年的非营利组织，它致力于创造功能性的可穿戴解决方案，并且为残疾人士制造可穿戴设备。团队由设计师、工程师和职业治疗师组成。该实验室于2019年获得了美国国家设计奖。

英国数字健康与护理研究所 / Digital Health & Care Institute，UK

该研究所的目标是通过发展尖端数字卫生技术和信息的新理念，以帮助解决现代卫生保健的挑战服务。数字健康与护理研究所由爱丁堡大学、格拉斯哥艺术学院及NHS24（National Health Service，英国国家医疗服务体系）于2013年10月成立，是苏格兰网络创新中心的一部分。

企业

比利时全新健康公司 / Brand New Health，BE

这是一个以健康行为为核心，为个人或企业提供数字健康指导服务的公司。该公司从面对面的健康辅导发展成为具有成本效益的数字健康辅导领域的先驱，在行为医学、健康心理学领域拥有坚实的基础和丰富的经验。

美国阿德勒设计公司 / Adler Design，US

该公司是由德博拉·阿德勒（Deborah Adler）所创立的设计公司，曾为目标百货（Target）和强生（Johnson &Johnson）等大客户提供设计方案，不仅在改进设计体验和改善行为结果上为项目提供多种新的解决方案，也为市场带来许多新的想法。

美国更好实验室 / The Better Lab，US

这是一家专注医疗设计问题的公司，也曾是加州大学旧金山扎克伯格旧金山综合医院的一个研究项目，主要利用设计来研究和解决医疗保健方面的挑战。

美国穿着照护公司 / CARE+WEAR，US

该公司成立于2014年，致力于改变医疗行业的现状，即医疗保健产品只专注于功能，而不考虑患者对产品外观的需求。作为创新保健服的领先提供商，其与患者、临床医生和设计师进行多方合作，目标是创造出功能性、时尚性与医学性兼备的产品。

英国达尔贝里设计公司 / Dalberg Design，UK

该跨国设计公司的服务范畴横跨多个领域，包括全球卫生、财务、 ICT与移动、农业与粮食安全、可持续渔业、就业与教育、城市发展、人道主义援助和能源环境卫生等。

美国致创新工作室 / GOINVO，US

致创新工作室位于波士顿，是一个专注于医疗领域，主要为医疗系统、公司和政府机构设计产品及服务的数字设计工作室。

美国更美好设计公司 / Greater Good Studio，US

这是一家战略设计公司，公司总部位于美国芝加哥。其项目包含：社区医疗设计与用户观察、流浪者收容所设计、心理健康辅导中心设计、防止药物依赖设计等。

英国螺旋中心 / Helix Centre，UK

该公司成员来自设计师、技术人员、临床医生和研究人员，通过以人为本的设计理念，来剖析医疗保健中的各种问题并开发临床评估解决方案。

英国健康集群网 / Health Cluster Net，UK

该公司成立于2005年，其目标是通过设计服务优化健康创新价值链，主要涉及的领域有：为健康而创新、与欧洲结构和投资基金会进行创新性医疗保健投资、激励区域卫生经济、减少健康医疗中的不公正现象等。

美国IDEO设计公司 / IDEO，US

IDEO是由大卫・凯利设计室（由大卫・凯利创立）、ID TWO设计公司（由比尔・莫格里奇创立）和Matrix产品设计公司（由麦克・纳托创立）于1991年创立的。IDEO是全球顶尖的设计咨询公司，以产品发展及创新见长。早期最著名的设计作品有苹果的第一只鼠标、世界第一台笔记本电脑和Palm的个人掌上电脑。目前在美国、英国、德国、日本和中国都设有办事处。

美国凯萨设计咨询公司 / Kaiser Permanente Design Consultancy，US

这是一家为医疗保健提供设计解决方案的咨询公司，主要服务对象是美国最大的非营利医疗保险公司凯萨医疗机构。

美国马斯建筑设计公司 / Mass Design Group，US

这是一家非营利性建筑公司，拥有超过120名来自全球20个国家的建筑师、景观设计师、工程师、家具设计师、作家、电影制作人和研究人员。该公司曾经在卢旺达、海地、马拉维、刚果民主共和国设计过医院及医疗设施，并于2017年获得了由史密森设计博物馆颁发的国家建筑设计奖。

美国瑙抛公司 / NOWPOW，US

该公司创始人史黛西・林道（Stacy Lindau）博士和首席执行官雷切尔・科勒（Rachel Kohler）结合了他们在医疗保健、医药技术、商业创新等方面的经验，向人们提供保持健康和长寿所需的信息，为那些健康服务欠佳的社区提供改善方案，帮助人们更便捷地找到合适的医护资源。

美国欧玛达健康公司 / Omada Health，US

该公司通过在线定制数字护理项目来解决日益增长的2型糖尿病、心脏病、肥胖症、高血压等问题，以帮助人们改变生活方式，实现可持续的健康目标。

英国皮尔逊劳埃德设计公司 / Pearson Lloyd，UK

该公司成立于1997年，是一家总部设在伦敦的设计咨询公司。它曾经与大型制造商、国际品牌和公共机构合作，制作功能性强、美观、高效且能满足客户和社会需求的产品、服务和空间。

健康设计检索关键词

独居老人
生活卫生
生活广场
生活辅具
生物细胞
男女平等
疫苗接种
病号服
病理
癌症
白噪声
盲文
眼睛语言
眼部健康
睡前模式
睡眠卫生
睡眠百科
社交机器人
社交距离
科普书籍
移动手术
空气净化
空间可及性
米兰世博会
粉红噪声
精神健康
精神疾病
糖尿病
结核病
老人健康
老年记忆障碍
耐多药结核病
聊天机器人
聋人
聋哑人
肌萎缩性侧索硬化症
肢体认知能力
肺部健康
脉搏波速度
脊椎纠正器
脑电波
自救书籍
自杀率
自然灾害
自虐伤害
自闭症
艺术装饰风格
英雄人物
药丸管理器
药瓶设计
行为障碍
装饰艺术
视力检测
视障
计划生育
认知能力训练
认知障碍
语音交互
贫穷地区
足部溃疡
过敏风险
运动疗法
运动障碍
远程诊疗
适老设计
通用设计
都会寝室
配色方案
醒酒药
闲置空间
防护口罩
防护服
防疫科普
阿尔茨海默病
音乐互动玩具
食品安全
食物过敏
餐具
饮食失调
魔幻现实
黄疸症
黑色素肿瘤
鼾症患者
龙图游戏

致　谢

本书从2020年春天开始启动案例查找和调研，历经了多次内容的选择与案例的迭代，最终有了各位现在看到的样貌。我们收集到的案例多数来自以下渠道，包含：国内外重大设计赛事与奖项、设计入口网站的文章、大型国际展会的科技产品专题介绍、趋势报告与新闻报道、国内外高校的师生案例等。对于每个案例的分析主要分为三个模块：基本信息、案例功能分析和专家点评，帮助大家对案例进行更深层次的思考与观点碰撞。

附录中的延伸资源库中标注了主题为健康设计的国际专业网站、学术与科研机构、大型企业和检索关键词，以满足大家对健康设计案例多方位信息的了解。

在查找案例与分析案例以来，不少专家和小伙伴们贡献了自己的观点，给健康设计带来很多有价值的启示。在此特别表达诚挚的谢意，同时也对那些默默帮助我们但是没有出现在以下名单里面的个人抱持感谢！

参与本书案例点评的专家：

杨一帆　西南交通大学国际老龄科学研究院 教授

祝　帅　北京大学新闻与传播学院 研究员

陈庆军　东华大学服装与艺术设计学院 教授

刘东峰　山东师范大学美术学院 教授/副院长

丛志强　中国人民大学艺术学院艺术设计系 副教授

吴立行　南开大学艺术设计系视觉传达专业主任 副教授

陈嘉嘉　南京艺术学院工业设计学院 教授/副院长

李四达　北京服装学院 教授

参与本书案例查找的学生：

姜博文　北京服装学院　　姜靓雯　北京服装学院　　吕　静　北京服装学院

胡一琳　北京服装学院　　王志国　北京服装学院　　郝　鑫　北京服装学院

徐晓明　北京服装学院　　高昊天　北京服装学院　　曾嘉懿　西南交通大学

刘桓志　南开大学文学院　　洪英姬　南开大学文学院　　方　郑　南开大学文学院

胡晓芸　南开大学文学院　　陈奕冰　南开大学文学院